专科技能培训教程

护理学分册

主　编　李　君　李亚敏　黄　辉

副主编　张　琼　张　红　刘　能　王　琴　易琦峰

编　委（按姓氏笔画排序）

王　琴	王花芹	方　艳	龙飞艳	田含章	刘　莉
刘　能	刘安琪	孙林丽	阳　萍	阳建怡	李　文
李　君	李　曦	李亚敏	李兵发	李怡轩	李淇淋
杨　艳	杨灵芝	吴辽芳	吴秀颖	何　文	何　利
张　红	张　玲	张　琼	张其健	张颖帆	陈文凤
林　莉	易琦峰	周　琳	周艳红	胡　珍	胡元萍
钟　静	施树清	秦春香	袁　晥	莫　丹	徐　灿
高　辉	唐红英	唐运姣	陶子荣	黄　荣	黄　辉
黄女桐	黄思婷	曹　岚	曹晓霞	章　艳	彭　娟
彭小贝	彭罗方	韩辉武	曾巧苗	曾宇峰	谢晓敏

人民卫生出版社

·北　京·

版权所有，侵权必究！

图书在版编目（CIP）数据

专科技能培训教程. 护理学分册 / 李君，李亚敏，
黄辉主编. —北京：人民卫生出版社，2024.1
ISBN 978-7-117-32671-1

I.①专… Ⅱ.①李…②李…③黄… Ⅲ.①护理学
—技术培训—教材 Ⅳ.①R

中国版本图书馆 CIP 数据核字（2021）第 272297 号

人卫智网	www.ipmph.com	医学教育、学术、考试、健康， 购书智慧智能综合服务平台
人卫官网	www.pmph.com	人卫官方资讯发布平台

专科技能培训教程
护理学分册
Zhuanke Jineng Peixun Jiaocheng
Hulixue Fence

主　　编：李　君　李亚敏　黄　辉
出版发行：人民卫生出版社（中继线 010-59780011）
地　　址：北京市朝阳区潘家园南里 19 号
邮　　编：100021
E - mail：pmph @ pmph.com
购书热线：010-59787592　010-59787584　010-65264830
印　　刷：河北环京美印刷有限公司
经　　销：新华书店
开　　本：787×1092　1/16　印张：25　插页：8
字　　数：608 千字
版　　次：2024 年 1 月第 1 版
印　　次：2024 年 2 月第 1 次印刷
标准书号：ISBN 978-7-117-32671-1
定　　价：86.00 元
打击盗版举报电话：010-59787491　E-mail：WQ @ pmph.com
质量问题联系电话：010-59787234　E-mail：zhiliang @ pmph.com
数字融合服务电话：4001118166　E-mail：zengzhi @ pmph.com

丛书前言

2020年国务院办公厅《关于加快医学教育创新发展的指导意见》明确提出要"深化住院医师培训和继续医学教育改革"。临床医师在完成住院医师规范化培训后,需要进一步完成专科医师规范化培训,才能成为能独立从事某一专科临床医疗工作的专科医师。而专科技能作为临床实践能力的一环,在专科医师规范化培训及医护人员的继续医学教育中尤为重要。

中南大学湘雅医学院是久负盛名的老校,创办于1914年,是我国第一所中外合办的医学院,具备医学本科生、研究生、进修生、住院医师规范化培训等完整的学位教育和继续教育教学体系。中南大学湘雅医学院素来治学严谨,坚持把培养具有扎实的临床实践能力和高尚的职业精神作为教学的根本任务;各附属医院历来重视住院医师规范化培训,尤其在专科医师规范化培训上投入大量的人力和物力,培养了一大批专科高端人才,积累了丰富的专科培训经验。

目前尚无一套涵盖临床医学各专科的专科技能培训教材,为了更好地帮助医护人员提高专科技能操作水平,中南大学湘雅医学院召集各附属医院的临床专科教师,讨论需要撰写的专科技能培训项目和内容,编写了这套《专科技能培训教程》系列教材。

《专科技能培训教程》系列教材涵盖范围广、系统性强,综合了各专科的临床技能培训内容。丛书包括临床各专科和护理共12分册,是一套系统的临床专科技能培训教材。内容不但包括常见的各专科技能操作的规范流程、评估标准及操作易犯错误分析,还列出了目前常用的训练方法和相关知识测试题。每一个分册均附有操作视频等数字化资源,生动直观地将专科技能操作全方位多角度展示给学员,让学员有更加身临其境的感受。

本丛书汇聚了湘雅医学院各附属医院临床专家的智慧,紧跟各专科新技术的前沿,对提高各专科医师的专业技能水平有很大的帮助。适用于住院医师及专科医师规范化培训,亦可以用作高等医学院校的专科技能教学的指导用书。

本套丛书由于首次编写,难免有遗漏或错误之处,敬请读者及同仁不吝赐教,予以斧正,以资完善。

陈 翔 吴 静 陈俊香
2021年10月

3

前　言

护理学是一门实践性、应用性很强的学科。护理工作也是卫生健康事业的重要组成部分，与人民群众的健康和生命安全息息相关。随着医学科学的飞速发展和护理学科内涵的不断提升，临床专科护理技能也发生了翻天覆地的变化。为适应我国护理专业日新月异的发展形势，满足高素质技能型护理人才的教育需求，我们编写了这本书，旨在培养具有扎实专科临床实践能力的护理人员。

专科护理技能是配合医疗专科化进程的有着鲜明特色的各专科类护理技术，在专科护理的培训中，技能培训尤为重要。《专科技能培训教程 护理学分册》是《专科技能培训教程》系列教材之一，内容包括主干学科如内科、外科、妇儿科、感染科、急危重症等专业的护理技术外，也介绍了静脉治疗、静脉血栓栓塞症、营养支持、伤口护理等40项专科护理技能内容。

本分册按照基础护理技能和高级护理技能分类编写，内容较全面。编写中坚持理论与实践相结合，强化对临床专科护士的实际操作性，有很强的适用性，同时也吸收护理专科领域发展的新知识、新技能和临床护理最前沿动态，能帮助临床专科护理人员紧跟医学前沿，掌握专科技能，提高专业护理服务水平。

本分册的编委来自中南大学湘雅医学院各附属医院的临床护理专家，具有丰富的临床实践和管理经验，并作为指导老师，参与和承担多届全国高等医学院校大学生临床技能竞赛的指导、赛事组织和出题工作。本书汇聚了各位老师的经验和智慧，全书内容系统性强、涵盖面广，技能操作知识点与视频等信息化资源紧密结合，多视角、多方位阐明了临床护士所需要掌握的护理技能。同时，考虑护理技能实践的特点，重要技术操作均配有插图，增强教材的可读性，更易于理解和掌握。本书适用于护理人员在职培训、规范化培训等。

由于编写时间和知识水平所限，本书难免有遗漏或错误之处，敬请读者及同仁不吝赐教，予以斧正，以资完善。

李　君　李亚敏　黄　辉
2023 年 12 月

目　录

第一部分　基础护理技能

第一部分　基础护理技能

第一章

内科护理技术

第一节　气道廓清护理技术

一、概述

气道廓清护理技术是通过一系列物理或机械的护理手段作用于呼吸道气流,促进气管、支气管内分泌物排出,或触发咳嗽使痰液及异物排出。常用的气道廓清护理技术包括呼吸技术(指导性咳嗽、主动呼吸循环技术、自主引流),手法技术(体位引流、拍背、叩击和振动)和机械装置辅助技术(呼气正压/振荡呼气正压、高频胸壁压迫、肺内叩击通气)等。临床护士需掌握气道廓清护理技术的规范流程,最大程度降低因操作不当导致的窒息、低氧血症、呼吸道黏膜损伤、心律失常等风险。

二、操作规范流程

(一)适应证

1. 气道相关疾病　与慢性炎症刺激致气道黏液分泌增多有关。如慢性阻塞性肺疾病、哮喘、弥漫性泛细支气管炎、支气管扩张、囊性纤维化等。

2. 神经、肌肉疾病　与呼吸肌无力和咳嗽机制受损有关。如脊髓损伤、原发性神经疾病和全身无力等。

3. 外科手术　与胸腹部手术有关。主要由于肺容积减少、黏液纤毛运动减弱、膈肌活动受限、切口疼痛惧怕咳嗽等。

4. 建立人工气道患者　与呼吸道屏障功能弱化、咳嗽能力抑制有关。主要由于镇痛镇静药物的使用或患者昏迷状态无法自主排痰,存在并发肺不张的风险。气道廓清被认为是管理机械通气患者的标准做法。

(二) 禁忌证(表 1-1-1-1)

表 1-1-1-1　气道廓清护理技术禁忌证

技术名称		禁忌证
呼吸技术	指导性咳嗽	无绝对禁忌证
	主动呼吸循环技术	无绝对禁忌证
	自主引流	无绝对禁忌证
手法技术	体位引流	不稳定的头颅/脊髓损伤、活动性出血伴血流动力学不稳定
	拍背、叩击和振动	不稳定的头颅/脊髓损伤、静脉血栓栓塞症急性期、活动性咯血、胸骨/多发肋骨骨折、主动脉夹层动脉瘤、血流动力学不稳定
机械装置	呼气正压/振荡呼气正压	大量血气胸、活动性咯血、颅内压增高、颌面创伤或术后、鼓膜穿孔、血流动力学不稳定
	高频胸壁压迫	不稳定的头颅/脊髓损伤、静脉血栓栓塞症急性期、活动性咯血、胸骨/多发肋骨骨折、主动脉夹层动脉瘤、血流动力学不稳定
	肺内叩击通气	大量血气胸、活动性咯血、颅内压增高、颌面创伤或术后、鼓膜穿孔、血流动力学不稳定

(三) 操作前准备

1. 患者的准备

(1)完善检验、检查项目,如血常规、白细胞、肺部 CT、胸部 X 线等。

(2)已了解气道廓清护理技术的目的及意义。

(3)根据不同的操作方式给予不同的体位。

2. 物品(器械)的准备

(1)仪器设备:根据不同操作做技术准备。

1)体位引流:根据需要使用体位引流床。

2)呼气正压/振荡呼气正压:呼吸训练装置。

3)高频胸壁压迫:高频胸壁震荡排痰仪、充气背心。

4)肺内叩击通气:肺内叩击装置,必要时备雾化吸入装置及药物。

(2)一般物品:听诊器、纱布、痰液收集装置、负压吸引装置、吸氧装置、快速手消毒液。

(3)其他:笔、护理记录单。

3. 操作者的准备

(1)核对患者信息:包括患者姓名、性别、住院号、年龄等。

(2)了解患者有无相关禁忌证。查看检查和检验结果。

(3)评估患者意识状态、配合程度、生命体征。

(四) 操作步骤

1. 指导性咳嗽　咳嗽分为刺激、吸气、屏气及咳出 4 个阶段。指导性咳嗽目的在于教会患者掌握主动咳嗽的时机和技巧。

(1)患者取坐位,身体前倾,肩部放松。卧位患者则抬高床头,协助患者双腿屈膝,脚掌支撑于床垫。

（2）嘱患者深吸气。

（3）屏气 2~3 秒。

（4）收缩腹肌，连续咳嗽 3 次。咳嗽无力者由操作者将双掌置于患者下胸部或上腹部，咳嗽时给予辅助加压；胸腹部有伤口者，咳嗽时轻压伤口两侧予以保护；疼痛明显、咳嗽受限者可改用哈气动作代替咳嗽。

（5）咳毕，缩唇缓慢呼出剩余气体。

（6）缓慢深吸气。

重复以上动作 2~3 次。

2. 主动呼吸循环技术　主动呼吸循环技术由呼吸控制、胸廓扩张运动和用力呼气三个通气阶段构成，可以根据实际情况使用不同的循环组合（图 1-1-1-1）。

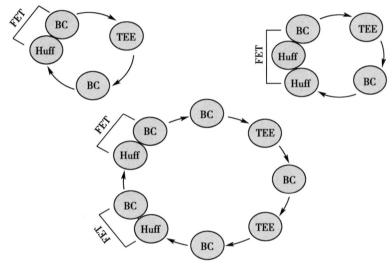

图 1-1-1-1　主动呼吸循环技术示意图
（BC，呼吸控制；TEE，胸廓扩张运动；Huff，哈气；FET，用力呼气技术）

（1）呼吸控制（breathing control，BC）：即指导患者进行腹式呼吸，为胸廓扩张运动做好准备。嘱患者用一个放松的方法以正常的潮气量进行呼吸，上胸部和肩颈部保持放松，下胸部和膈肌主动收缩。一般为 5~10 秒或直至患者放松、呼吸平稳为止。

（2）胸廓扩张运动（thoracic expiratory exercises，TEE）：是专注于深呼吸的吸气训练。

1）经鼻深吸气，吸气时双手放于胸廓两侧感受胸部扩张，吸气末屏气 3 秒。

2）用嘴缓慢呼气，呈缩唇状，力度以面前 20cm 左右燃烧的蜡烛火焰左右摆动，但不至于熄灭为宜。

3）控制吸呼比 1:(2~4)，尽量延长呼气时间。

4）重复 3~5 次。

（3）用力呼气技术（forced expiration technique，FET）：穿插在 BC 过程中 1~2 个哈气（Huff）（即采用腹式呼吸一段时间后，口和声门保持张开状态，利用胸部与腹部肌肉将气体挤出，呼气时发出的无声"哈"），旨在将分泌物从远端移向近端。

每天进行 1~2 次，根据患者情况频次可酌情增减。

3. **自主引流** 通过在不同肺容积位进行呼吸,促进分泌物排出;包括在低肺容积时松动痰液、中肺容积时积聚痰液、高肺容积时排出痰液等 3 个过程(图 1-1-1-2);其目的是最大限度地增大气道内的气流,以改善通气功能并清除黏液。

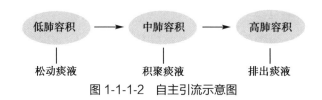

图 1-1-1-2 自主引流示意图

(1)低肺容积:开始一个深吸气后屏气 2~3 秒,使各肺段相对充盈后深呼气,再进行几个低潮气量的呼吸,呼气时腹肌收缩,以达到低肺容积,便于松动外周痰液。

(2)中肺容积:以相同的方式呼吸,缓慢增加潮气量以达到中肺容积,重复几次以促进痰液由外周向中央移动积聚痰液。

(3)高肺容积:做几次潮气量逐渐递增的深呼吸(以达到高肺容积),使痰液从中央气道移至声门下,排出痰液。

以上步骤每天练习 1~2 次,频次可根据患者情况酌情增减。

4. **体位引流** 依靠重力作用促使各肺叶或肺段气道分泌物引流至大气管,将痰液排出的方法(图 1-1-1-3)。

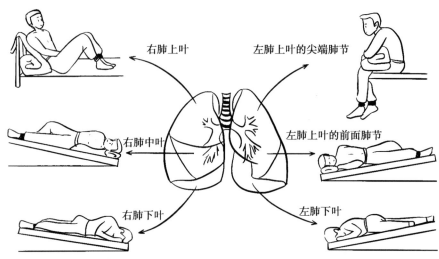

图 1-1-1-3 体位引流示意图

(1)将患者置于痰液潴留部位高处位的体位,使引流支气管向主支气管垂直引流。

(2)每次引流一个部位,每个部位 3~15 分钟,每天引流 3 次。如有多个部位,则总时间不要超过 30~45 分钟,以防止造成患者疲劳。

(3)联合拍背、叩击及振动,指导患者深呼吸并呼气时尽力咳嗽排出痰液。

5. **拍背、叩击和振动** 借助拍背、叩击或振动使滞留在气道内的分泌物松动,并移行到中心气道,最后通过咳嗽排出体外。

（1）拍背、叩击：患者侧卧位或在他人协助下取坐位，叩击者两手手指弯曲并拢，使掌侧呈杯状（图 1-1-1-4），以手腕力量从肺底自下而上、由外向内、迅速而有节律地叩击胸壁，叩击时发出一种空而深的拍击音则表明叩击手法正确。每一肺叶叩击 1~3 分钟，每次叩击时间以 3~5 分钟为宜，每天 3~4 次。

（2）振动：有助于纤毛清除分泌物，用于拍背叩击之后。两只手直接放在患者胸壁的皮肤上并压紧（图 1-1-1-5），当患者在呼气的时候给予快速、细小的压力振动，频率为 3~5 次 /s，每次 0.5~1 分钟，每一部位 5~7 次，每天 3~4 次。

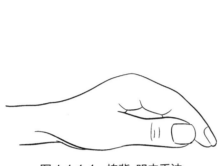

图 1-1-1-4　拍背、叩击手法

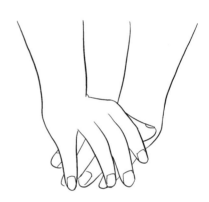

图 1-1-1-5　振动手法

6. 呼气正压 / 振荡呼气正压　是通过呼吸训练装置（图 1-1-1-6）在吸气时产生阻力形成一定呼气相正压，呼气时通过装置内钢球或阀片产生振荡气流，从而松动痰液并排出。

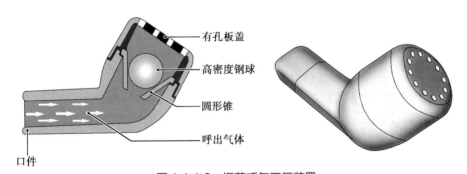

有孔板盖

高密度钢球

圆形锥

呼出气体

口件

图 1-1-1-6　振荡呼气正压装置

（1）调整好压力档位或角度，使呼气压力维持在 10~20cmH$_2$O 水平。

（2）患者取坐位或立位，卧床者可取半卧位。

（3）通过面罩或咬口器通过呼吸器慢慢吸气，屏气 2~3 秒，吸气量略大于正常潮气量。

（4）呼气，指导患者以比正常稍快的速度使用腹部肌肉呼气，此时可听到气流振动的声音。呼气时可以用另一只手稳定脸颊（颊部肌肉），以确保气流更好的呼出。

（5）呼吸次数可在 6~10 次。取决于患者痰量、疲劳和呼吸困难程度。

（6）使用 FET 技术，做一连串的哈气或咳嗽排出痰液。

重复训练 6~12 次，直到痰液排净，每天 2 次。

7. 高频胸壁压迫 使用高频胸壁震荡排痰仪(图 1-1-1-7)产生不同气流速作用于胸壁上,使胸壁产生振荡,从而达到降低气道分泌物黏度并使分泌物向大气道移动的效果。

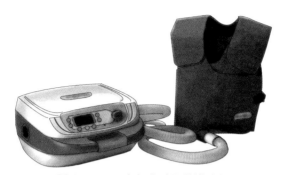

图 1-1-1-7 高频胸壁震荡排痰仪

(1)选择合适尺寸的充气背心,调节松紧度以一指为佳。

(2)连接充气背心和空气脉冲泵,开机。

(3)设置频率,振荡频率应由低(7~10Hz)、中(10~14Hz)、高(14~20Hz)逐渐递进,每个频率 10~15 分钟为宜。

(4)治疗结束后,应指导患者哈气或咳嗽来排出松动的气道分泌物。治疗频次 3~4 次 /d。

8. 肺内叩击通气 肺内叩击通气是通过气动装置(phasitron)产生每分钟 100~300 次高频脉冲经口腔或人工气道对患者进行肺内叩击,达到扩张并振荡气道、促进痰液排出的目的。神清配合患者使用经口途径进行,机械通气患者可直接连接人工气道。气动装置具有雾化功能(每分钟喷射 1ml 气雾剂),促进分泌物松弛,肺内叩击通气时可选择雾化吸入。以下介绍经口途径肺内叩击通气的操作步骤。

(1)组装管路。根据需要备雾化药物。

(2)开机,设置初始参数:叩击频率从 300Hz 开始,压力为 20~25psi(1psi=6.895kPa)。

(3)置接口器于患者口中,连接患者。

(4)嘱患者通过循环呼吸 1~2 分钟。然后按下 Phasitron 按钮,触发叩击。

(5)让患者通过叩击来吸气和呼气,保持嘴唇在口器上密封,脸颊收紧。叩击过程中可暂停休息,并继续进行雾化吸入。

(6)叩击频率每 5 分钟降低 50Hz,工作至 100Hz。

(7)每 5 分钟或必要时进行一次咳嗽。

治疗频次 3~4 次 /d,每次 20 分钟。

9. 操作后处理

(1)协助患者取舒适卧位,整理床单位。

(2)整理用物,分类处理医疗废物。

(3)再次核对。

(4)洗手,记录。

10. 健康教育

(1)休息与活动:指导患者适当休息,条件允许时可进行全身活动,活动以不感到气急、劳累为宜。

(2)尽可能取坐位或半坐位,以增加腹压,减低胸部压力,以利肺扩张。避免长时间采用同一卧位。

(3)指导患者给予足够热量的饮食,适当增加蛋白质和维生素的摄入;避免油腻、辛辣刺激的食物。如患者无心、肾功能障碍,应给予充足的水分,使每天饮水量达到 1.5~2L,使痰液稀释利于排出。

(4)保持健康良好的生活习惯,戒烟。

(五) 并发症及处理

1. 窒息　最严重的并发症。因分泌物堵塞导致呼吸道梗阻,临床表现是患者出现呼吸困难,口唇、颜面紫绀,脉搏细速,无法言语,严重者可出现昏迷甚至死亡。

预防措施:加强患者主动咳嗽、咳痰训练。操作前评估气道分泌物及其颜色、性状、量、咳嗽能力等,及时给予雾化、吸痰等治疗。操作中密切观察病情变化,有无呼吸困难、紫绀等气道梗阻现象。一旦发生窒息,立即予以吸痰,背部叩击,给予高浓度吸氧,必要时行气管插管或气管切开。

2. 低氧血症　最常见的并发症。因操作过程中吸入氧浓度过低或未能有效清除气道分泌物致肺泡通气不足而缺氧。主要临床表现是呼吸困难、胸闷、紫绀等症状,血氧饱和度/血氧分压下降。

预防措施:操作前评估患者生命体征、气道分泌物、咳嗽能力,根据患者病情调节氧流量等。操作中应严密观察患者病情变化、监测血氧饱和度。一旦发生低氧血症,应保持气道通畅,及时吸氧或提高氧浓度,报告医生。

3. 呼吸道黏膜损伤　因机械装置使用过程中压力设置过大、频率过快或时间过长导致。临床表现主要为咳血或痰中带血。

预防措施:操作前评估患者凝血功能。操作中正确调节仪器参数,观察气道分泌物颜色、性状、量。如果发生黏膜损伤,应加强气道护理,必要时抗感染、止血。

4. 心律失常　对有严重心血管疾病患者实施气道廓清护理技术时可能诱发心律失常,如高频胸壁压迫护理技术操作中患者不能耐受等。临床表现为心悸、胸闷、头晕等症状,严重者可出现晕厥,甚至猝死。

预防措施:操作前评估患者病史。操作中密切观察患者病情及耐受情况。一旦出现严重心律失常时,应立即停止操作,报告医生处理。

(六) 操作注意事项

1. 指导性咳嗽　操作前如患者疼痛剧烈,可遵医嘱给予止痛药,30 分钟后再进行操作;操作中若深吸气诱发咳嗽,可分次吸气,以使肺泡充气足量。

2. 主动呼吸循环技术与自主引流　要求患者具备一定的学习理解能力,操作者需详细讲解操作步骤以取得患者配合。在病情加重期间或患者无法深呼吸时,不宜执行。

3. 体位引流　如引流液大量涌出,应防止发生窒息;应在餐后 1~2 小时或饭前 1 小时进行,不允许安排饭后立即进行体位引流,以防止胃食管反流、恶心呕吐。

4. 拍背、叩击和振动　避开创伤或外科手术部位、心脏、脊柱及骨突处;操作应在安排在餐后 2 小时至餐前 30 分钟完成,以避免治疗中引发呕吐。

5. 呼气正压/振荡呼气正压　仅用于可深呼吸并能产生足够高呼气流量患者。

6. 高频胸壁压迫　留置胸腔引流管者禁用。

7. 肺内叩击通气 建立人工气道的患者可在关闭压力支持的同步间歇指令通气或持续气道正压模式中使用,不推荐辅助 / 控制机械通气模式。PEEP 维持不变,保持驱动压力恒定(15cmH$_2$O);脉冲频率每隔 5 分钟进行强弱档切换,每次治疗维持 20 分钟。

(七) 相关知识

咳嗽强度评估在气道廓清护理技术中具有重要意义。评估方法主要有以下几种。

1. 咳嗽评分 根据咳嗽强度评分(0~5 分)评估咳嗽能力。嘱患者尽可能地多次咳嗽,将咳嗽强度从弱到强采用 0~5 分:

0 分 = 不咳嗽

1 分 = 没有咳嗽,但可以听见口腔里的气流声

2 分 = 弱(勉强),可听到的咳嗽

3 分 = 清楚可听到的咳嗽

4 分 = 较强的咳嗽

5 分 = 多次连续强咳嗽

将 0~2 分的患者归为咳嗽力度弱,将 3~5 分的患者归为咳嗽力度强。

2. 咳嗽峰流速(peak cough flow,PCF)或呼气峰流速(peak expiratory flow,PEF) 是反映患者咳嗽能力的最重要和最常见的量化指标,测量时患者应取坐位或床头抬高 30°~45°,指导患者做咳嗽动作,随后将峰流量测量仪连接到人工气道末端,连续记录三次,取其中最大值;也可以使用便携式肺活量计、呼气峰值流量计、呼吸机来评估 PCF 或 PEF。机械通气患者 PCF<60L/min(神经肌肉疾病的机械通气患者 PCF<160L/min)提示患者咳嗽能力较差,不宜撤机。

3. 白卡实验 用于评估患者主动咳嗽的力量。将一张白色卡片放在距离气管插管开口处约 1~2cm 处,鼓励患者咳嗽,重复 3~4 次。如果分泌物喷到卡片上即为阳性,提示患者咳嗽能力较强。白卡实验结果阴性患者拔管失败的风险较高,比白卡实验阳性高 3 倍。

三、气道廓清护理技术规范检查表(表 1-1-1-2~ 表 1-1-1-3)

表 1-1-1-2 气道廓清护理技术规范操作检查表

项目	内容	是	部分	否
操作前准备	核对患者信息			
	了解患者有无气道廓清的相关禁忌证,查看患者检查检验结果			
	评估患者意识状态、配合程度,生命体征是否平稳;判定痰液滞留的部位;评估患者自主 / 反射性咳嗽的能力等			
	告知气道廓清护理技术的目的及配合要点			
	用物齐全,摆放有序;质量合格,大小型号符合要求			
操作过程	指导性咳嗽			
	患者取坐位,身体前倾,肩部放松。卧位患者则抬高床头,协助患者双腿屈膝,脚掌支撑于床垫			

续表

项目	内容	是	部分	否
操作过程	嘱患者深吸气			
	屏气 2~3 秒			
	收缩腹肌,连续咳嗽 3 次			
	咳毕,缩唇缓慢呼出剩余气体			
	缓慢深吸气			
	重复以上动作 2~3 次			
	主动呼吸循环技术			
	呼吸控制:指导患者进行腹式呼吸,为胸廓扩张运动做好准备。嘱患者用一个放松的方法以正常的潮气量进行呼吸,上胸部和肩颈部保持放松,下胸部和膈肌主动收缩。一般为 5~10 秒或直至患者放松、呼吸平稳为止			
	胸廓扩张运动:指导患者进行深呼吸。经鼻深吸气,吸气时双手放于胸廓两侧感受胸部扩张,吸气末屏气 3 秒;用嘴缓慢呼气,呈缩唇状;控制吸呼比 1:(2~4),尽量延长呼气时间。重复 3~5 次			
	用力呼气技术:采用腹式呼吸一段时间后,口和声门保持张开状态,利用胸部与腹部肌肉将气体挤出,呼气时发出的无声"哈"			
	每天进行 1~2 次,根据患者情况频次可酌情增减			
	自主引流			
	低肺容积:开始一个深吸气后屏气 2~3 秒,使各肺段相对充盈后深呼气,再进行几个低潮气量的呼吸,呼气时腹肌收缩,以达到低肺容积,便于松动外周痰液			
	中肺容积:以相同的方式呼吸,缓慢增加潮气量,以达到中肺容积,重复几次以促进痰液由外周向中央移动积聚痰液			
	高肺容积:做几次潮气量逐渐递增的深呼吸,以达到高肺容积,使痰液从中央气道移至声门下,排出痰液			
	以上步骤根据患者情况每天 1~2 次左右			
	体位引流			
	将患者置于痰液滞留部位高处位的体位,使引流支气管向主支气管垂直引流			.
	每次引流一个部位,每个部位 3~15 分钟,每天引流 3 次。如有多个部位,则总时间不要超过 30~45 分钟,以防止患者疲劳			
	联合拍背、叩击及振动,指导患者深呼吸并呼气时尽力咳嗽排出痰液			
	拍背、叩击和振动			
	拍背、叩击:叩击者两手手指弯曲并拢,掌侧呈杯状,以手腕力量从肺底自下而上、由外向内、迅速而有节律地叩击胸壁。每一肺叶叩击 1~3 分钟,每分钟叩击 120~180 次,每天 3~4 次			

续表

项目	内容	是	部分	否
操作过程	振动:两只手放在患者胸壁的皮肤上并压紧,在患者呼气时给予快速、细小的压力振动。频率为 3~5 次 / 秒,每次 0.5~1 分钟,每一部位 5~7 次,每天 3~4 次			
	呼气正压 / 振荡呼气正压			
	调整好压力档位或角度,使呼气压力维持在 10~20cmH$_2$O 水平			
	患者取坐位或立位,卧床者可取半卧位			
	通过面罩或咬口器通过呼吸器慢慢吸气,屏气 2~3 秒,吸气量略大于正常潮气量			
	呼气,指导患者以比正常稍快的速度使用腹部肌肉呼气,呼气时可以用另一只手稳定脸颊			
	呼吸次数可在 6~10 次之间			
	使用 FET 技术,做一连串的哈气或咳嗽排出痰液			
	重复训练 6~12 次,直到痰液排净,每天 2 次			
	高频胸壁压迫			
	选择合适尺寸的充气背心给患者穿上,松紧度以一指为佳			
	将充气背心和空气脉冲泵用导气管连接,开机			
	根据患者的舒适度设置压力,治疗的振荡频率应由低(7~10Hz)、中(10~14Hz)、高(14~20Hz)逐渐递进,每个频率 10~15 分钟为宜			
	治疗结束后指导患者哈气或咳嗽来排出松动的气道分泌物,治疗频次 3~4 次 / 天			
	肺内叩击通气			
	组装管路。根据需要备雾化药物			
	开机,设置初始参数:叩击频率从 300Hz 开始,压力为 20~25psi(1psi=6.895kPa)			
	置接口器于患者口中,连接患者			
	嘱患者通过循环呼吸 1~2 分钟。按下 Phasitron 按钮,触发叩击			
	让患者通过叩击来吸气和呼气,保持嘴唇在口器上密封,脸颊收紧。叩击过程中可暂停休息,并继续进行雾化吸入			
	叩击频率每 5 分钟降低 50Hz,工作至 100Hz			
	每 5 分钟或必要时进行一次咳嗽			
	治疗频次 3~4 次 /d,每次 20 分钟			
操作后处置	调整体位,整理床单位			
	分类处理医疗垃圾			
	洗手,在护理记录单上及时记录相关信息			
	告知体位、活动、饮食及并发症观察与应急处理等注意事项			

表 1-1-1-3 气道廓清护理技术规范操作评估表

项目	好(5分)	一般(3分)	差(1分)
操作过程流畅度			
操作技术熟练度			
人文关怀			

打分说明:

好:操作过程清晰流畅,机械装置使用熟练,方法正确,排痰效果明显,人文关怀到位,有操作前交流、操作中安慰及操作后注意事项交代。

一般:操作过程能整体完成,操作方法基本正确,有部分排痰,能有部分操作前交流、操作中安慰及操作后注意事项的交代。

差:操作过程粗暴、操作不熟悉,无痰液排出,无人文关怀。

四、常见操作错误及分析

(一) 拍背、叩击手法或部位选择不当

协助患者清除气道分泌物时,操作者可能使用错误手法或叩击到禁忌部位,导致患者不适且不能有效清除分泌物。这往往是因为操作者拍背、叩击时未学会使用肩部及手臂肌肉力量,用力过大或过小所致。要求操作者操作前准确评估患者病情并熟练掌握操作流程。

(二) 体位选择错误

操作者采用错误的操作体位,导致患者清除气道分泌物效果不佳。常因操作者对患者病情及痰液淤阻部位评估不到位或对操作理论知识掌握不全所致。进行体位引流时应根据痰液潴留的部位,将患者置于痰液潴留部位高处位的体位;拍背、叩击时使患者侧卧位或在他人协助下取坐位;呼气正压 / 振荡呼气正压、高频胸壁压迫、肺内叩击通气、吸痰指导性咳嗽、自主呼吸循环技术和自主引流操作时尽量使患者处于坐位或抬高床头 30°~45°。

(三) 机械装置参数设置错误

操作者未根据患者病情选择机械装置,或操作机械装置及其他仪器设备时参数设置错误。主要由于操作者对于某些新型机械装置的操作步骤、相对禁忌证和参数设定范围掌握不全面、不熟悉所致。操作者应熟练掌握机械装置操作流程、使用禁忌和参数设定范围,如正确设置高频胸壁压迫的振荡频率,可疑或存在活动性咯血患者不要使用肺内叩击通气清除分泌物等,以免引起患者不适。

五、目前常用训练方法简介

(一) 情景模拟训练

目的:通过情景模拟训练帮助医护人员熟练掌握呼吸训练、手法技术、机械装置辅助技术等操作方法,体验患者气道廓清的护理操作流程,更好地促进学习和成长。

方法:情景模拟训练旨在创建气道廓清护理技术场景,包括空间、人物(如患者、临床护士等),所有气道廓清操作用物等。练习者分别担任操作者及患者角色,模拟气道廓清护理技术过程。在操作过程中,可结合提供的病历资料,全程体验指导性咳嗽、自主呼吸循环技术、自主引流、体位引流、拍背、叩击和振动、呼气正压 / 振荡呼气正压、高频胸壁压迫、肺内

叩击通气操作,特别是拍背或叩击的手法、机械装置的使用等。操作者评估患者全身及局部情况,讲解气道廓清护理技术的操作步骤、注意事项、并发症的观察及处理,并按操作流程进行模拟练习,操作结束后,对患者进行健康教育。通过真实场景演练可使操作情境更为真实,加深操作者对各项气道廓清护理技术的感觉体会。

(二) 其他

在临床教学中,还可采用观摩学习、单项练习等方法,训练少量难度偏大的操作的熟练度,如高频胸壁压迫、肺内叩击通气等。

六、相关知识测试题

1. 患者,男,45 岁,今日查肺部 CT 示患者双上肺前段有大量分泌物,护士想为其进行体位引流帮助其咳痰,最为合适的体位是

  A. 仰卧位

  B. 躯干后倾坐位

  C. 右侧卧位,左侧向前转 45°,头侧抬高 45°

  D. 仰卧,头低位 45°

  E. 右侧卧,头低位 45°

2. 患者,女,36 岁,诊断为支气管扩张,1 个月前行阻生齿翻瓣拔除术,评估患者治疗计划时,下列气道廓清技术**不可取**的是

  A. 指导性咳嗽   B. 自体引流

  C. 主动呼吸循环技术   D. 振动

  E. 振动呼气正压

3. 患者,男,72 岁,在为其进行高频胸壁压迫辅助排痰时发现患者呼吸急促、口唇发绀,以下措施**不正确**的是

  A. 立即停止操作

  B. 给予鼻导管吸氧或面罩加压吸氧

  C. 酌情静脉注射阿托品、氨茶碱、地塞米松等药物

  D. 安抚患者情绪,鼓励其放松,继续操作

  E. 必要时进行机械通气

4. 患者,男,67 岁,肺癌术后,在指导其家属帮助其进行叩击咳痰时,下列说法**不正确**的是

  A. 通过叩击患者背部的方法,使痰液松动脱落至气道,便于咳出

  B. 为避免呛咳,叩击时患者可取坐位或半卧位

  C. 护士需手指并拢,利用全手掌与患者背部充分接触,以扩大叩击面积

  D. 叩击不可在肋骨下、脊柱或乳房上,以避免软组织损伤

  E. 叩击应注意避开胸部切口,从胸下部开始,自下而上,由边缘向中央有节律地叩拍

5. 患者,男,58 岁,胸部外科手术后,下列帮助其排痰的方法**不正确**的是

  A. 鼓励患者咳嗽、咳痰

  B. 用面罩法给患者充分吸氧

  C. 痰液黏稠者,给予雾化吸入

D. 指导患者深呼吸和有效地咳嗽、咳痰

E. 刺激气管诱发咳嗽、咳痰

答案：1. A；2. E；3. D；4. C；5. B。

参考文献

［1］葛慧青,孙兵,王波,等.重症患者气道廓清技术专家共识.中华重症医学电子杂志(网络版),2020,6(03): 272-282.

［2］李小寒,尚少梅.基础护理学.6版.北京:人民卫生出版社,2017: 265-268.

［3］燕铁斌,尹安春.康复护理学.3版.北京:人民卫生出版社,2017: 160-162.

［4］尤黎明,吴瑛.内科护理学.6版.北京:人民卫生出版社,2017: 49-51.

［5］何成奇,吴毅.内外科疾病康复学.3版.北京:人民卫生出版社,2018: 96-102.

［6］湖南省卫生和计划生育委员会.湖南省常用护理操作技术规范.长沙:湖南科学技术出版社,2017: 96-98.

［7］卢慕菊,邹文燕.振动正压呼气排痰设备在慢性阻塞性肺疾病康复护理中的应用.中西医结合护理(中英文),2019,5(06): 78-80.

［8］朱雪娟,王一飞,段善州,等.高频胸壁振荡排痰时机对肺癌患者胸腔镜肺叶切除术后并发症发生及肺功能的影响.抗感染药学,2020,17(09): 1346-1351.

［9］熊佰如,沈美芳,陈梦霞.气道廓清技术在气道黏液高分泌相关疾病中的应用现状.中国临床护理,2020,12(04): 383-385.

［10］宋德婧,巴文天,段军,等.机械通气患者咳嗽能力的评价及临床意义.中华医学杂志,2018,98(26): 2128-2130.

［11］LESTER M K, FLUME P A. Airway-clearance therapy guiclelines and implementation. Respiratory Care, 2009, 54(6): 733-750.

第二节　结肠透析护理技术

一、概述

结肠透析主要是利用结肠黏膜作为半透膜的特性,通过结肠透析机向结肠腔内注入透析液,利用结肠黏膜上分布的毛细血管内血液与透析液中的渗透压梯度和溶质浓度梯度,通过弥散和渗透的原理清除体内潴留的水分及代谢产物,同时将透析液中对人体有用的物质吸收进入毛细血管;另外,借助结肠各段具有结肠袋的生理构造,使透析液在肠腔曲折处构成许多小的透析池,提高了肠腔中透析液与血液间的水及溶质交换效率,进一步达到清除毒素、维持水电解质和酸碱平衡的治疗效果。

结肠透析应用于临床,以其安全、无创、操作简单、低成本、疗效肯定、副作用小等特点,逐渐成为继血液透析、腹膜透析后的第三种透析方法,在慢性肾衰竭、肝硬化等疾病的治疗中发挥着越来越重要的作用。

结肠透析一般包括传统结肠透析法和机器结肠透析法,本章节以机器结肠透析法为例介绍。

二、操作规范流程

(一) 适应证

1. 急性肾损伤,早、中期慢性肾衰竭患者。

2. 高尿酸血症患者。

3. 顽固性便秘患者。

4. 肠镜检查前、钡剂灌肠前等需肠道清洁的患者。

5. 肝性脑病患者。

(二) 禁忌证

1. 心力衰竭、急性心肌梗死、恶性高血压、呼吸衰竭、恶性肿瘤的患者。

2. 严重痔疮、肛裂、肛瘘、肛管黏膜炎症、巨结肠的患者。

3. 肠道肿瘤、感染、手术及其他疾病所致直肠狭窄的患者。

4. 胃肠穿孔、肠坏死、腹膜炎、急性肠炎及有活动性出血的患者。

5. 月经期女性及孕妇。

(三) 操作前准备

1. 患者的准备

(1)完善肝肾功能、电解质、凝血全套、感染四项(乙型肝炎病毒、丙型肝炎病毒、梅毒螺旋体、人类免疫缺陷病毒)等相关检验。

(2)备卫生纸、毛巾、清洁专用盆、内衣裤。

(3)治疗前一日进少渣饮食。上机前排空大小便(或清洁灌肠)。

(4)签署结肠透析治疗知情同意书。

(5)需中药灌注的患者,遵医嘱提前备好中药汤剂(量约200ml)。

2. 物品(器械)的准备

(1)仪器设备:结肠透析机。

(2)结肠透析液、一次性结肠透析管路(一次性使用单腔插肛器、一次性使用双腔肛门管)、一次性手套、一次性中单、石蜡油棉球、医用纱布、注射器(20~50ml)、带刻度的量杯、专配的节制钳或止血钳、治疗盘、弯盘、治疗车、快速手消毒液、医疗废物桶、生活垃圾桶、卫生纸、便盆等。

(3)其他:治疗执行单、笔、血压计。

3. 操作者的准备

(1)核对患者信息,包括患者姓名、性别、住院号、出生年月等。

(2)了解患者有无结肠透析的禁忌证。

(3)确认患者已签署结肠透析的知情同意书。

(4)评估患者意识状态、活动是否受限、自理程度、排便情况。

(5)评估患者肛周情况,有无瘢痕、炎症等,再行肛门指检,评估肛门括约肌松弛度、有无严重痔疮等。

(四) 操作步骤

1. 机器调试　开机,设置治疗参数:灌注总量、透析液温度(37~40℃)、间歇时间、灌注泵速等,向机器恒温液箱中注入适量水,连接注入管,排气。

2. 协助患者摆放体位 左侧卧位,褪裤至膝下,屈髋屈膝,臀部移至床沿,脊柱的纵轴与床沿夹角呈 30°~45°,充分暴露肛门部位。

3. 插管

(1)一次性使用单腔插肛器:充分润滑肛门冲洗器前端,润滑肛门并轻轻扩肛;缓慢插入肛门 5~10cm,固定,拔出插芯,连接注入管、排污管。

(2)一次性使用双腔肛门管:充分润滑肛门,检查双腔肛门管,调整细管置粗管内腔前端,润滑后插入肛门 8~12cm,边灌注边缓慢推细管至结肠高位。一般插入长度约 50cm(可根据患者实际情况进行调整),如插入时遇阻力或腔内压力值增高,可将细管慢慢回退,调整方向后再推进。固定。

4. 清洗肠道 夹闭排污管,开机,向肠道内注水(流速建议 500~700ml/min,总灌注量500~2 000ml,也可根据患者实际情况适当调整)。当患者有明显腹胀感时暂停灌注,操作者做逆时针腹部按摩,打开排污管,顺时针方向按摩,让肠内污物排出。必要时可重复上述操作。

5. 结肠透析

(1)一次性使用单腔插肛器:向机器恒温液箱中注入适量水,将结肠透析液灌入恒温液箱中,加温并保持恒温。关闭排污管,启动仪器,向肠道内灌注透析液(流速建议 500~700ml/min,总灌注量约 8 000ml,也可根据临床实际情况适当调整)。当患者有较明显的腹胀感时暂停灌注,让透析液在肠道内保留约 10 分钟,然后打开节制钳,排出透析液。重复上述步骤至透析总量完成。

(2)一次性使用双腔肛门管:选择结肠透析模式,流速建议 500~700ml/min;设置透析总量约 10 000ml 或更多;可根据患者实际耐受情况调节透析总量及流速。透析时间通常约1~2 小时,也可酌情延长。

6. 拔管 排便,以排出肠道内残留液体。

7. 病情观察 在治疗过程中,注意监测腔内压力、温度、灌注压、排泄压等参数和处理各种报警状态;注意患者病情观察。

8. 肠道给药

(1)备药液于仪器储液罐中,将一次性肛管与注入管相连接,润滑肛管前端,排气,夹闭,再插入肛门。设置药泵速度为 70ml/min 左右,开启给药模式,灌注药液约 200ml 后停止灌注,肠道给药结束,拔管。

(2)嘱患者平卧 5~10 分钟,使药液在肠道内尽可能延长保留时间,以充分发挥药效。

9. 操作后处置

(1)拔管,观察患者生命体征、神志、瞳孔有无变化,询问有无不适。

(2)再次核对医嘱、患者信息。

(3)协助患者清洁肛周,整理衣物。更换床单位,拉开隔帘,开窗通风。

(4)洗手,记录。

(5)空气消毒、物体表面及地面消毒。

10. 健康教育

(1)饮食:透析后建议清淡饮食,少食多餐。

(2)皮肤:透析前、后清洗肛周及会阴部,保持肛周皮肤干燥、清洁。

（3）排便：保持大便通畅、质软。

（五）并发症及处理

1. 腹痛、腹胀　灌注量过大或灌注速度过快时，可反射性刺激肠道，使肠蠕动增强、增快；腹腔内压力增加；患者的高度紧张、焦虑，也可能增加患者出现腹痛、腹胀的可能性。

预防措施：做好心理护理，缓解紧张情绪；根据患者不同的年龄、病情等设置合适的流速及液体总量。必要时，遵医嘱予以解痉药物。

2. 肛周红肿、肠道黏膜损伤、肠穿孔　与结肠透析管路润滑不充分，反复插管、插管力度过大等有关。

预防措施：操作前，对患者进行充分评估。插管前，充分润滑肛门和结肠透析管路。操作过程中，动作轻柔缓慢，尽量避免反复插管、插管力度过大等情况出现。同时根据患者的耐受程度不同，调整灌注总量、灌注速度等，尽量避免出现灌注量过大，速度过快等情况。若怀疑患者发生肠穿孔、肠破裂，立即停止透析，通知医生进行处理。

3. 大便失禁　对于长期进行结肠透析的患者，因反复的插管、拔管易使肛门括约肌受损，长期大量灌注也易造成患者肛门括约肌松弛。

预防措施：指导患者进行提肛、缩肛等运动。合理设置灌注总量和速度。

（六）操作注意事项

1. 遵守院感原则，防止交叉感染。

2. 治疗过程中密切观察患者的病情变化。

3. 保护患者隐私。

4. 不能配合的患者应当慎重选择。

5. 插管前要充分润滑肛管，插管和拔管时注意动作应轻柔、缓慢，不可粗暴操作。

（七）相关知识

1. 传统结肠透析法　主要由清洁灌肠、高位保留灌肠组成。清洁灌肠采用一次性的肛肠管（22 号为宜），用 2% 肥皂液或生理盐水等液体对患者进行灌肠，灌注量以达到清洁灌肠为目标。高位保留灌肠：肛管插入 15~20cm，利用止血钳控制灌排，循环交替将透析液灌注到结肠腔内或灌注透析液后退出导管行高位保留。

2. 结肠透析液的分类

（1）常规结肠透析液采用血液透析液的浓缩 A、浓缩 B 液和净化水按比例混合配制，推荐配方为 A 液：B 液：水 =1:1.225:32.775。其配制的主要指标包括：

1）电解质成分及浓度范围：钠 135~145mmol/L，钾 2~4mmol/L，钙 1.25~1.75mmol/L，镁 0.25~0.75mmol/L，氯 98~124mmol/L，醋酸根 3~8mmol/L，碳酸氢根 30~40mmol/L，也可含有枸橼酸根 0.2~1.0mmol/L，含糖透析液中的葡萄糖浓度 0~11mmol/L。

2）pH 7.1~7.3。

3）总渗透压约为 316mOsm/L，为等渗高限值。

（2）中药结肠透析液：通过中药灌肠或中西医结合方式对慢性肾功能衰竭进行结肠透析，或采用结肠透析机将药物灌注到高位结肠，以达到治疗效果。

三、机器结肠透析技术操作检查表（表 1-1-2-1～ 表 1-1-2-2）

表 1-1-2-1　机器结肠透析技术操作检查表

项目	内容	是	部分	否
操作前准备	核对医嘱及患者床号、姓名、住院号			
	评估患者意识、活动是否受限、自理程度、排便情况、与结肠透析治疗有关的检查检验结果、有无禁忌证、心理状态等			
	确定患者已签署结肠透析治疗知情同意书			
	评估患者肛周情况：有无瘢痕、炎症等，行肛门指检，评估肛门括约肌松弛度、有无严重痔疮等			
	环境清洁，光线充足、保护隐私、温度适宜			
	用物齐全，摆放有序；监护设备、氧气及急救药品准备妥当			
操作过程	开机，设置治疗参数，注入适量水，连接注水管，排气			
	遵医嘱加入透析液，预热			
	垫一次性中单摆放体位：左侧卧位，褪裤至膝下，屈髋屈膝，臀部移至床沿，脊柱的纵轴与床沿夹角呈 30~45℃，充分暴露肛门部位，注意隐私保护及保暖等			
	石蜡油润滑插肛器			
	根据单腔插肛器、双腔肛门管的要求，正确插管至需要深度，固定，清洗肠道			
	加入结肠透析液			
	点击进入结肠透析过程，单腔插肛器根据提示和患者的感受手动完成灌排过程，双腔肛门管探头自动完成透析液的灌排			
	治疗过程中询问患者主诉，适时调整流速及参数			
	注意观察大便的颜色、性质			
	治疗结束，拔管方式正确			
	便盆垫于臀下，协助患者排便			
	肠道给药者，嘱患者平卧 5~10 分钟，以充分发挥药效			
	拔管；协助患者取舒适体位			
操作后处置	观察患者生命体征，询问有无不适			
	再次核对医嘱、患者信息			
	协助患者清洁肛周，整理床单位。拉开隔帘，开窗通风，空气消毒，物体表面及地面消毒			
	洗手，记录			
	告知患者或家属注意事项，如包括饮食、皮肤清洁、用药等			

表 1-1-2-2　机器结肠透析技术操作评估表

项目	好(5分)	一般(3分)	差(1分)
严格执行无菌操作			
操作流程准确、熟练			
人文关怀			

打分说明：

好：结肠透析机使用熟练，故障处理及时到位，操作过程清晰流畅，插管及拔管方法正确，垃圾分类处理及时正确，人文关怀到位，注意病情及并发症的观察，有操作前交流、操作中安慰及操作后注意事项交代。

一般：结肠透析机基本能够独立使用，多数故障能够独立处理，操作过程能整体完成，插管及拔管方法基本正确，能有部分的操作前交流、操作中安慰及操作后注意事项交代。

差：结肠透析机参数设置不熟练，故障处理不及时，插管及拔管等操作过程粗暴，没有注意病情及并发症的观察，患者不适感强，无人文关怀。

四、常见操作错误及分析

(一) 透析机参数设置不当

在透析过程中，由于结肠透析机设置的透析液总量、流速、温度等参数设置不当，导致患者出现腹痛、憋胀感等情况。这主要与机器操作不熟练，培训不到位、应急处理能力欠缺有一定的关系。

(二) 导管打折

在插管过程中，出现阻力未及时调整管道位置，继续插入导致。

五、目前常用训练方法简介

(一) 模型训练

模型训练可使用结肠透析实体机器进行。

(二) 虚拟训练

结肠透析操作可通过先进的虚拟训练器来进行安全技能培训，以真实的透析管路或虚拟系统，通过视觉重现和力反馈技术、触觉反馈系统等，使学员在培训时有逼真的场景和感觉，这样可以使培训感受最佳，同时给予学员安全的教学环境，全面提升学员的结肠透析技术操作能力。

六、相关知识测试题

1. 患者，女，45岁，患者诊断为慢性肾脏疾病4期，复查血肌酐为202μmol/L，既往无特殊疾病史，患者有延缓慢性肾脏病进展的强烈需求，临床上除了口服肠道透析用药外，采取以下方式最有利于控制该患者疾病进展的是

  A. 血液透析　　　　　　　B. 腹膜透析　　　　　　C. 结肠透析

  D. 肾移植　　　　　　　　E. 完善检查

2. 患者，女，65岁，因腹部肿块、习惯性便秘就诊，初步检查考虑结肠癌可能性大，以下检查和治疗**不恰当**的是

  A. 胎蛋白的测定　　　　　B. 心电图检查　　　　　　C. 结肠透析治疗

　　D. PET-CT 检查　　　　　　　E. 血常规检查

　　3. 患者,男,60 岁,因慢性肾功能不全就诊,既往有严重的心力衰竭、恶性高血压,请问下一步处理**不恰当**的是

　　A. 测量血压　　　　　　B. 心电图检查　　　　　　C. 结肠透析治疗

　　D. 肾功能检查　　　　　E. 电解质检查

　　4. 患者,女,52 岁,因痛风、高尿酸血症就诊,患者虽已按时服用口服药控制尿酸,但效果不佳,以下方式最直接有效辅助降尿酸的治疗措施是

　　A. 控制饮水量　　　　　B. 控制海鲜摄入量　　　　C. 结肠透析治疗

　　D. 控制饮酒量　　　　　E. 控制体重

　　5. 患者,男,50 岁,在进行结肠透析过程中突然出现呼吸困难,以下方式最有效的是

　　A. 停止结肠透析,取半坐卧位,吸氧　　　B. 做心电图

　　C. 进食　　　　　　　　　　　　　　　　D. 给予抗过敏治疗

　　E. 心理疏导

　　答案:1. C;2. C;3. C;4. C;5. A。

参考文献

[1] 梁萌 . 结肠透析 (结肠灌洗疗法) 临床实践指南 (征求意见稿): 中国中西医结合学会肾脏疾病专业委员会 2015 年学术年会 , 2015 [C]. 167-176

[2] DAI S, DAI Y, PENG J, et al. Simplified colonic dialysis with hemodialysis solutions delays the progression of chronic kidney disease. QJM-An International Journal of Medicine, 2019, 112 (3): 189-196.

[3] 陈香美 , 章友康 . 积极宣传世界肾脏日 , 唤起全社会对慢性肾脏病的重视 . 中华肾脏病杂志 , 2006, 22 (2): 65-66.

第三节　连续性血液净化操作护理技术

一、概述

　　连续性血液净化(continuous blood purification,CBP)技术是利用弥散、对流、吸附的原理,持续而缓慢地清除人体内过多的水分、代谢废物及毒物,纠正电解质紊乱的治疗方法。1977 年,持续性血液滤过技术被引入血液透析领域。1995 年这一技术被命名为连续性肾脏替代治疗(continuous renal replacement therapy,CRRT)。2000 年更名为连续性血液净化(continuous blood purification,CBP)。到 21 世纪,专家提出将 CRRT 协同体外膜氧(合)(extracorporeal membrane oxygenation,ECMO)技术,运用于体外循环支持系统或体外循环生命支持系统(extra corporeal life support system,ECLS),治疗多种原因引起的多器官功能障碍综合征,在脓毒血症的治疗中也被广泛运用。ECLS 不仅支持脏器功能,而且新增了血液净化功能,使仅支持心肺功能的传统 ECLS 得到了拓展和延伸。

　　CBP、ECMO 和机械通气合称为急危重症患者的"三大生命支持技术",在突发公共卫生事件中对急危重症患者的救治中发挥了重要作用。

　　为了最大限度地降低连续性血液净化技术操作中的风险,护士必须掌握血液净化的相

关理论知识及护理技术操作规范。

二、操作规范流程

(一) 适应证

1. 急性肾功能衰竭

(1) 无尿 2 天或少尿 4 天。

(2) 血尿素氮>21.4mmol/L, 血肌酐>442μmol/L。

(3) 血钾 ≥ 6.5mmol/L。

(4) 血碳酸氢根<15mmol/L, CO_2CP<13.4mmol/L, 血 pH ≤ 7.25。

(5) 机体高分解代谢状态, 血清钾升高 1~2mmol/L, 血肌酐升高 177μmol/L 以上, 碳酸氢根下降超过 2mmol/L。

(6) 合并严重的酸碱代谢失衡、电解质紊乱、急性心力衰竭、严重感染等。

2. 慢性肾功能衰竭合并急性肺水肿、心力衰竭、尿毒症脑病等。

3. 大量补液、输血等。

4. 非肾脏疾病

(1) 药物或毒物中毒。

(2) 严重的电解质和酸碱代谢紊乱, 如高血钾、高血钙、高钠或低钠血症等。

(3) 严重水钠潴留, 如急性呼吸窘迫综合征(ARDS)、慢性心功能不全、肝肾综合征、肝硬化顽固性腹水引起的严重水钠潴留。

(4) 高胆红素血症或高尿酸血症等。

(5) 炎症风暴: 如脓毒血症、新型冠状病毒肺炎(COVID-19)重症、器官移植术后等。

(6) 其他: 多器官功能障碍综合征、急性呼吸窘迫综合征(ARDS)、心肺体外循环手术、多发性创伤、重度烧伤、肝性脑病、挤压综合征、肿瘤溶解综合征、热射病等。

连续性血液
净化技术

(二) 禁忌证

连续性血液净化技术没有绝对禁忌证, 相对禁忌证如下。

1. 低血压难以纠正。

2. 血管通路难以建立。

3. 晚期肿瘤, 极度恶病质者。

4. 精神异常不能合作者。

(三) 操作前准备

1. 患者准备

(1) 完善检验项目, 如血常规、凝血功能、生化全套及感染四项等有关血清学检验。

(2) 签署知情同意书。

(3) 建立血液净化血管通路。

2. 物品(器械)的准备

(1) 连续性血液净化仪器及相关配置用物, 必要时备输液泵等。

(2) 置换液 / 透析液、生理盐水、碳酸氢钠溶液、抗凝剂、封管液等。

(3) 其他: 注射器, 无菌(手套、纱布、敷料贴), 医用胶布, 护理包等。

3. 操作者的准备

(1)核对患者相关信息:姓名、性别、出生年月、住院号等。

(2)了解患者情况,查看患者血常规、生化全套及感染四项结果。

(3)评估患者生命体征,询问用药史、过敏史,并做好解释工作取得配合。

(4)评估患者血管通路,确保其功能良好。

(四) 操作步骤

1. 仪器准备

(1)开机自检:依次检测各个泵(血泵、置换液泵、透析液泵、废液泵)及各模块(空气探测、漏血探测、加温装置、漏血装置)等。

(2)安装:按机器提示逐步安装体外循环管路及血液滤过器。

(3)连接:根据治疗模式依次连接预冲液、置换液、透析液、废液收集袋等。打开各管路夹(图 1-1-3-1)。

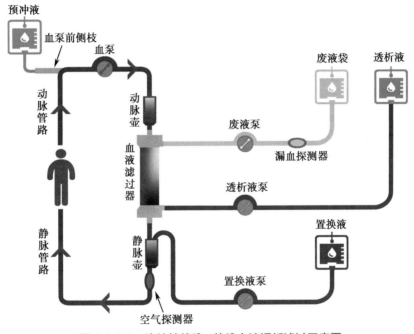

图 1-1-3-1　连续性静脉 - 静脉血液透析滤过示意图

(4)检查:各部件安装是否正确,连接是否紧密。

(5)预冲:依次进行膜内或膜外预冲,确保滤器及管路无空气。

(6)遵照医嘱正确设置各项治疗参数。

2. 上机

(1)再次核对患者信息,评估患者病情及血管通路情况。

(2)引血

1)分别连接体外循环管路动脉端与患者血管通路动脉端、管路静脉端与废液收集袋。

2)开启血泵开关,调节血流速度至 50~100ml/min。

3）血液到达静脉壶时,关闭血泵开关。

4）连接体外循环管路静脉端与患者血管通路静脉端,建立密闭循环。

5）调节治疗参数至目标值。

6）打开超滤开关。

（3）上机治疗：严密观察患者病情变化,评估出入水量,确保各管路连接紧密,机器运转正常,如有报警及时处理。

（4）妥善固定管路,置导管连接口于无菌巾中。

（5）再次核对治疗参数。

（6）整理用物,洗手。

（7）填写血液净化记录单。

（8）健康教育：嘱患者不要随意变动体位,防止牵扯管道。

3. 下机

（1）回血：回血方式分为密闭式和开放式,目前临床常用密闭式回血。

1）调整血泵流速<100ml/min。

2）用生理盐水先排净动脉管路至动脉壶的血液。

3）关闭血泵开关,用生理盐水使动脉侧管近心端的血液回流至患者体内。

4）夹闭动脉端,开启血泵开关,回输残余血液直至管路颜色呈洗肉水色。

5）分别夹闭患者血管通路及体外循环管路静脉端。

6）将体外循环管路与患者血管通路分离。

（2）按机器提示,拆除全套管路。

（3）关闭电源,机器终末处理。

（4）按护理常规进行患者血管通路的护理。

（5）整理用物,洗手。

（6）填写血液净化记录单。

（7）健康教育：加强饮食宣教及保护血管通路的相关知识。

（五）并发症

1. 低血压　透析时超滤量过大,或者脱水过快容易导致低血压的发生。此外,使用不合适的置换液或透析液、血管活性药物以及严重贫血也可诱发低血压。主要表现为头晕、头疼、恶心、呕吐、肌痉挛、出汗,躁动不安,严重时还可继发呼吸困难、面色苍白、脉搏细速,甚至晕厥、意识障碍。早期部分患者可表现出某些特殊症状,如打哈欠、腰腹痛、背痛及便意等。

预防措施：需要准确评估患者循环容量状态,密切观察患者对治疗的耐受性,超滤量应循序渐进。一旦发生低血压,根据具体情况调整治疗方案或停止超滤,协助患者取休克卧位,吸氧,必要时扩容,或开压治疗,密切观察血压变化。

2. 透析相关性过敏反应　由于滤器膜的生物相容性差导致,也可能与血滤器、透析管路的消毒剂、患者抗体或过敏体质有关。临床分为两型：A 型多发生在治疗进行时的 5~30 分钟,患者出现呼吸困难、皮肤瘙痒、咳嗽、打喷嚏、流泪、流涕、全身发热、腹部绞痛等,严重时可心跳骤停。B 型多在治疗开始 20~60 分钟出现,表现为低血压、胸背疼、恶心、呕吐等。

预防措施:详细询问过敏史,选用生物相容性较好的血液滤过器,对高敏患者选用压力蒸汽灭菌方式的无菌血液滤过器。发生 A 型过敏反应,应及时终止治疗,体外血液不能回输,同时给予抗组胺药、肾上腺素及激素等药物。发生 B 型过敏反应,对症处理,不必终止透析。

3. **体外循环凝血**　由于患者血流量不足、红细胞压积高、抗凝效果不佳等导致体外循环管路及血滤器凝血。主要表现为静脉压高、跨膜压高、血滤器和体外循环管路颜色变黑。

预防措施:充分预冲体外循环管路及血滤器内的空气,适当提高血流速度,控制超滤率,防止脱水过多,根据患者具体情况制定个性化的抗凝方案。严密观察凝血程度,根据情况使用生理盐水冲洗或更换体外循环管路及血滤器。

4. **导管相关性感染**　常见于低蛋白血症、贫血、营养不良、免疫力低下的患者。在置管及导管护理过程中违反无菌操作原则,均可导致感染的发生。此外,导管留置时间过长、换药频次与感染有一定的关系。主要表现为置管处皮肤红、肿、热、痛、渗液、脓液等,严重时出现寒颤、高热。

预防措施:操作中严格遵守无菌技术原则,置管时避免反复穿刺,置管时间过长建议行第二次消毒。开、封管操作时避免污染导管口。如渗湿、出血或污染,应及时更换敷料。发生局部感染,可局部涂抹抗生素。考虑全身感染,应进行细菌性检查,根据结果全身使用抗生素治疗。若感染未控制,考虑拔管。

5. **血滤器破膜**　由于血滤器内部凝血或超滤量过大,使跨膜压超出限值,导致滤器膜破裂。主要表现为机器发生漏血报警,透析液颜色变红。

预防措施:适时调整抗凝剂量,降低血滤器凝血的风险,合理设置超滤率;定期评价血管通路通畅性,及时预防及治疗血栓形成;选择经国家食品药品监督管理局批准使用的血滤器治疗。一旦发现血滤器破膜应立即回血更换血滤器,继续治疗。

6. **失衡综合征**　血液净化治疗导致机体溶质清除过快过多,血浆渗透压迅速下降,引起尿素反向渗透而出现以神经系统症状等为主要表现的综合征。分为脑型和肺型,以脑型多见。脑型主要表现为头痛、恶心呕吐、躁动,严重者出现抽搐,甚至昏迷。

预防措施:首次治疗时,避免清除溶质速度过快过多,清除的血清尿素氮量应控制在30%~40%;建议采用低血流量、缩短治疗时间、使用膜面积小的血液滤过器,缓慢清除毒素。必要时增加透析液中的钠离子浓度。如果出现剧烈头痛、恶心呕吐、呼吸困难等症状,立即予以脱水降颅压等对症处理,保持气道通畅,吸氧。

7. **空气栓塞**　由于管路排气不彻底,管路连接不紧密或松脱,机械装置故障等导致气体进入患者血管。可表现为胸闷不适或胸骨后疼痛、阵发性剧咳、呼吸困难、发绀,严重时发生抽搐、意识改变,甚至死亡。

预防措施:上机前排尽通路空气,确保接口处紧密连接;夹闭血泵前补液侧管;妥善固定患者血管通路,防止牵扯、松脱;定期维护血滤机的空气报警装置。如果发生空气栓塞,应立即关闭血泵,患者处头低足高左侧卧位,予以吸氧,立即通知医生处理。

8. **出血**　由于患者凝血机制障碍,使用抗凝剂不当等导致。可表现为鼻出血、牙龈出血等,部分患者可出现血性胸水、尿血、咯血,严重者可出现脑出血和蛛网膜下腔出血等。

预防措施:充分评估患者病情,根据患者具体情况合理使用抗凝剂,对于有出血倾向的患者使用无肝素或者枸橼酸抗凝治疗。如发现出血加重,立即停用抗凝药物并给予对抗剂治疗。

(六) 操作注意事项

1. 预冲时膜内预冲血泵速度应低于 100ml/min，跨膜预冲血泵速度应在 200~300ml/min；预冲液总量至少 2 000ml。

2. 治疗过程中严密观察患者病情、神志及治疗反应，有无出血倾向，如有异常及时处理。

3. 严密监测血清生化、凝血功能等动态变化。如有异常及时调整治疗方案。

(七) 相关知识

1. 血液净化抗凝方式　抗凝是连续性血液净化治疗的关键过程。合理应用抗凝剂，需要充分了解患者的凝血功能、有无出血倾向等。治疗过程中应密切观察抗凝效果，及时调整。常用的抗凝方式：

(1)对于无出血性疾病或出血倾向、无显著脂代谢和骨代谢异常的患者，可选择普通肝素抗凝。

(2)对于无活动性出血性疾病，但脂代谢和骨代谢的异常程度较重，具有潜在出血风险的患者，可选择低分子肝素抗凝。

(3)对于存在明确的活动性出血性疾病或明显的出血倾向，可选择阿加曲班、枸橼酸或无肝素抗凝。

2. 连续性血液净化技术治疗模式的选择　目前常用的治疗模式有：缓慢连续超滤(slow continuous ultrafiltration，SCUF)、连续静静脉血液滤过(continuous veno-venous hemofiltration，CVVH)、连续静静脉血液透析(continuous veno-venous hemodialysis，CVVD)和连续静静脉血液透析滤过(continuous veno-venous　hemodiafiltration，CVVHDF)，连续性高流量透析(continuous high flow dialysis，CHFD)，连续性血浆滤过吸附(continuous plasma filtration absorption，CPFA)等，根据疾病和病情选择相应的治疗模式。SCUF 和 CVVH 用于清除过多液体为主的治疗；CVVHD 适用于需要清除大量小分子溶质的高分解代谢患者；CHFD 适用于急性肾功能衰竭伴高分解代谢者；CVVHDF 适用于脓毒症患者以清除炎症介质；CPFA 可去除炎症介质及内毒素。

3. 常见机器报警情况

(1)静脉压报警：静脉压是体外循环管路中回血端的压力，通常是正值。静脉压高常见于静脉壶凝血、静脉管路弯曲打折、导管尖端贴壁、血管通路受压等。静脉压低常见于血流量不足、监测点前的管路弯曲打折、体外循环不严密、静脉端管路脱出等。

(2)动脉压报警：动脉压是血泵前管路内的压力，为血泵运转抽吸产生，通常为负值。常见于血流量不足，导管尖端贴壁、引血端管路打折弯曲。

(3)空气报警：常见于管路连接不紧密，置换液更换或输液侧管关闭不及时等。

(4)跨膜压报警：跨膜压是超滤状态下膜内外的压力差，一般为正值。常见于血液过滤器凝血、超滤率过大、废液管打折弯曲或机器故障等。在跨膜压异常的情况需要检查各压力监测器有无正常工作，需要警惕的是滤器凝血导致的跨膜压增高。

(5)漏血报警：通过漏血探测器监测废液的透光度监测漏血。常见于血液滤过器发生破膜、废液中进入空气、探测器故障或污染、患者黄疸或服用利福平药物等造成废液颜色改变。

（6）平衡报警：主要是因为置换液/透析液量与废液总量不平衡。常见于管路漏液、外力作用于液体称等。治疗过程中,液体称避开空调出风口,避免人为触碰;实时检查管路是否连接紧密。

（7）温度报警：常见于机器温度探测器的邻近管路安装不到位或故障等。

三、连续性血液净化护理技术规范检查表（表 1-1-3-1～表 1-1-3-2）

表 1-1-3-1　连续性血液净化技术操作检查表

项目	内容	是	部分	否
操作前准备	核对患者信息			
	评估患者意识、生命体征、配合程度等			
	询问用药史及过敏史,建立患者血管通路,确保功能良好			
	了解患者检查检验结果			
	签署知情同意书			
	用物齐全,摆放有序;连续性血液净化仪器及相关配套用物,必要时备输液泵等			
操作过程	仪器准备			
	开机自检:依次检测各个泵及各模块等			
	安装:按提示逐步安装			
	连接:根据治疗模式依次连接预冲液、置换液、透析液、废液收集袋等,并打开各管路夹			
	检查:检查各部件安装是否正确,连接是否紧密			
	预冲:依次进行膜内和膜外预冲,确保滤器及管路无空气			
	设置各治疗参数			
	上机			
	再次核对患者信息			
	引血:分别连接体外循环管路动脉端与患者血管通路动脉端、管路静脉端与废液收集袋;开启血泵开关,调节血流速度至 50~100ml/min;血液到达静脉壶时,关闭血泵开关;连接体外循环管路静脉端与患者血管通路静脉端,建立密闭循环;调节治疗参数至目标值;打开超滤开关			
	上机治疗:观察病情,评估出入水量,确保管路连接紧密			
	固定管路,置导管连接口于无菌巾中			
	再次核对治疗参数			
	整理用物,洗手,记录			
	嘱患者不要随意变动体位,防止牵扯管道			

项目	内容	是	部分	否
操作过程	下机			
	回血(密闭式回血):调整血泵流速<100ml/min;先排净动脉管路至动脉壶的血液;关闭血泵开关,使动脉侧管近心端的血液回流至患者体内;夹闭动脉端,开血泵开关,回输残余血液直至管路颜色呈洗肉水色;分别夹闭患者血管通路及体外循环管路静脉端;将体外循环管路与患者血管通路分离			
	按提示拆除全套管路			
	关闭电源,机器终末处理,正确处理医疗废物			
	妥善处理血管通路			
	整理用物,洗手,记录			
	健康教育			
操作后处置	患者治疗过程安全、顺利			
	无菌观念强,操作熟练			
	体现人文关怀,能快速、有效地处理各种血液透析应急事件			

表 1-1-3-2　连续性血液净化技术规范检查评估表

项目	好(5分)	一般(3分)	差(1分)
操作过程流畅度			
操作检查熟练度			
人文关怀			

打分说明:

好:能够熟练使用连续性血液净化机器,能够准确应对报警提示,能够及时发现患者的病情变化并做到相应的处理,操作过程清晰流畅,垃圾分类处理及时正确,人文关怀到位,操作前有交流、操作中安慰及操作后按要求交代注意事项。

一般:基本能够独立操作连续性血液净化机器,多数报警能够独立处理,操作过程能整体完成,操作流程基本符合要求,能有部分的操作前沟通、操作中安慰及操作后的健康教育。

差:参数设置不熟练,故障处理不及时,相关操作过程粗暴,患者不适感强,无人文关怀。

四、常见操作错误及分析

(一)空气进入体外循环管路

机器出现空气报警,主要是由于管路连接不紧密或输液时未及时关闭导致,空气进入体外循环管路。

(二)管路连接错误

主要包括体外循环管路的连接错误、透析液管路连接方向错误、血管通路与体外循环管路连接错误等情况,导致机器自检不通过,影响治疗效果。主要是由于操作者不熟悉不同机型所配套的管路、未按血流方向连接等。

(三)参数设置错误

机器参数如治疗温度、血流量、脱水速度、超滤量等参数设置错误会影响患者治疗效果。

主要由于操作者未严格核对医嘱;在设置治疗参数时设置错误或遗漏参数项目。

五、目前常用训练法简介

(一)模型训练

模型训练可使用连续性血液净化操作实体机器进行(不同厂家的机器及配套耗材不同)。

(二)虚拟训练

连续性血液净化技术操作可通过先进的虚拟训练器来进行安全技能培训,以真实的血液透析机配血管和血流的虚拟系统,通过视觉重现和力反馈技术、触觉反馈系统等,使学员在培训时有逼真的场景和感觉,这样可以使培训感受最佳,同时给予学员安全的教学环境,全面提升学员对血液净化技术操作技能。

六、相关知识测试题

1. 患者,男,37 岁,检查显示两肺底较多湿啰音,血压 190/110mmHg,心率 160 次 /min,律不齐,双下肢水肿,使用利尿剂无效,血尿素氮、肌酐、电解质等实验室指标未见明显异常,若进行连续性血液净化治疗,最好选择的治疗模式是

  A. CVVH   B. CVVHD   C. CVVHDF

  D. SCUF   E. HVHF

2. 患者,男,47 岁,63kg,因"发现血肌酐升高 5 年,双下肢水肿 10 天,呼吸困难 1 天"入院。查体:端坐位,心率快(110 次 /min),血压 150/93mmHg,双肺满布湿啰音,腹部膨隆,双下肢明显水肿,股动脉搏动不能触及。辅助检查:血肌酐 1 200μmol/L,脑钠肽 1 500pg/ml,血气分析:pH 7.20,PO_2 55mmHg,PCO_2 35mmHg,K^+ 6.7mmol/L,HCO_3^- 12.5mmol/L,Hb 75g/L。入院诊断:①慢性肾功能不全(尿毒症期),肾性贫血,肾性高血压;②急性左心衰。入院后即刻使用床旁无创呼吸机辅助通气,拟行 CRRT 治疗。患者首选的血管通路是

  A. 自体动静脉内瘘   B. 人造血管动静脉内瘘   C. 颈静脉置管

  D. 股静脉置管   E. 动静脉直接穿刺

3. 患者,女,77 岁,61kg,慢性肾衰尿毒症期,规律血液透析治疗 3 年余。使用右颈内永久性双腔导管作为血管通路,治疗中均使用普通肝素(4 000U)抗凝,每周透析 3 次,下机后使用 66% 的普通肝素盐水进行封管操作。血压控制良好,血红蛋白104g/L。患者透析一日后突发呼之不应,意识丧失,收入我院急诊监护室。入院后查 PT>120 秒,APTT>180 秒,头颅 CT 提示颅内出血,神经外科医师会诊后暂不考虑手术治疗,欲行长时间 CRRT 治疗,首选的抗凝方式是

  A. 肝素抗凝   B. 低分子肝素抗凝   C. 枸橼酸抗凝

  D. 阿加曲班抗凝   E. 无抗凝剂

4. 患者,女,74 岁,发现糖尿病肾病 2 年,现昏迷,机械通气,夜间阵发性呼吸困难 5 天,血压 90/50mmHg,双肺底较多湿啰音,心率 160 次 /min,律不齐,双下肢水肿,血尿素氮 35mmol/L,肌酐 1 210μmol/L,CO_2CP 9mmol/L,此时最宜采用的治疗措施是

  A. 积极补充血容量   B. 5% 碳酸氢钠 250ml 静脉滴注

  C. 连续性血液净化   D. 腹膜透析 / 血液透析

  E. 强心、利尿、扩血管

5. 患者，女，30岁，确诊高血压3年，反复出现颜面及下垂部位水肿4年余，近3个月多次牙龈出血，3天前开始解柏油样稀便，口干伴呼吸困难，1小时前突发昏迷，儿童时患过肺结核并治愈，此时为明确诊断应首选的检查项目是

    A. 血尿素氮测定   B. 血肌酐测定   C. 肝功能检查

    D. 血糖及尿酮检查   E. 血常规检查

答案：1. D；2. D；3. C；4. C；5. B。

参考文献

［1］孙仁华，黄永胜．重症血液净化学．杭州：浙江大学出版社，2015．

［2］SPASOVSKI G, VANHOLDER R, ALLOLIO B, et al. Clinical practice guideline on diagnosis and treatment of hyponatraemia. Eur J Endocrinol 2014. 170 (3), G1-G47.

［3］陈香美．血液净化标准操作流程（2020版）．北京：人民军医出版社，2020．

［4］NERI M, VILLA G, GARZOTO F, et al. Nomenclature for renal replacement therapy in acute kidney injury: basic pinciples. Cri Care, 2016, 20 (1): 318.

［5］GEISEN M. SPRAY D, NICHOLAS FS. Echocardiography-based hemodynamic management in the cardiac curical intensive care unit. Cardiothorac Anesth, 2014, 28 (3): 733-744.

［6］刘大为，杨荣利，陈秀凯．重症血液净化．北京：人民卫生出版社，2017．

［7］符霞．血液透析护理实践指导手册．北京：人民军医出版社，2012．

［8］付平．连续性肾脏代替治疗．北京：人民卫生出版社，2016．

［9］王玉柱，叶朝阳，金其庄，等．中国血液透析用血管通路专家共识．2版．中国血液净化，2019, 018 (006): 365-381.

［10］赵宇亮，张凌，付平．枸橼酸抗凝在肾脏替代治疗中的新进展．中华内科杂志，2013, 51 (7): 571-573.

［11］张凌，付平．急性肾损伤肾替代治疗的新观点与新认识．中华内科杂志，2011, 50 (12). 999-1001.

［12］张凌，杨莹莹，付平．连续性肾脏替代治疗急性肾损伤的时机、模式及剂量．中国实用内科杂志，2011, 31 (4): 301-304.

［13］廖永健，张琳，曾宪宪，等．柠檬酸盐和普通肝素在连续性肾脏替代治疗中的抗凝作用．中华医学杂志，2013, 126 (7): 1344-1349.

第四节 动静脉内瘘护理技术

一、概述

动静脉瘘是动脉与静脉直接相通，动静脉之间无毛细血管连接。动静脉瘘有动静脉外瘘和动静脉内瘘，而动静脉内瘘包含自体动静脉内瘘和移植血管内瘘。血液净化标准操作规程（2020版陈春美）推荐使用自体动静脉内瘘，并至少在开始血液净化治疗前2~4周完成建立。自体动静脉内瘘是通过外科手术将外周动脉和邻近的浅表静脉吻合，吻合后的静脉中增加动脉血的流动，使静脉便于穿刺、满足血液透析血流量需求，从而建立血液透析体外循环。自体动静脉内瘘是目前最常用、最安全、最有效的血液净化通路。

动静脉内瘘是维持性血液透析患者的生命线，正确的使用和护理可延长内瘘的使用寿命，对患者极为重要，血液净化专科护士要熟练掌握内瘘穿刺护理技术。本节重点介绍自体动静脉内瘘穿刺护理技术。

二、操作规范流程

(一) 适应证

适应于维持性血液透析患者进行血液净化相关治疗且动静脉内瘘处于成熟期的患者。

(二) 禁忌证

动静脉内瘘患者均需护理,无绝对禁忌证。若出现动静脉内瘘血管皮肤有感染、破损等,动静脉内瘘功能不良:狭窄、肿胀、闭塞等,穿刺拔针后止血困难者均应暂停使用动静脉内瘘,改用其他血管通路完成治疗。

(三) 操作前准备

1. 患者准备

(1) 完善检查检验项目:血管超声、肾功能、电解质、感染四项(乙型肝炎病毒、丙型肝炎病毒、梅毒螺旋体、人免疫缺陷病毒)。

(2) 着衣袖宽松的衣服,以免过紧压迫影响回血。

(3) 清洁内瘘侧肢体,保持干燥。

(4) 取舒适功能位;穿刺肢体相对制动,必要时约束。

2. 物品(器械)准备

(1) 穿刺用品:16G 或 17G 内瘘穿刺针、10ml 或 20ml 注射器、生理盐水、无菌巾、无菌手套、无菌输液贴、棉签、胶布、止血带。

(2) 消毒物品:络合碘、75% 乙醇、快速手消毒液。

(3) 药品准备:抗凝剂,备抢救盒(盐酸肾上腺素、地塞米松),根据情况备局麻药。

(4) 其他:止血棉球、听诊器、治疗车、垃圾桶、锐器盒、剪刀、弹力绷带。

3. 操作者准备

(1) 核对患者信息:包括姓名、性别、住院号、出生年月等。

(2) 评估患者意识状态、配合程度,生命体征是否平稳。

(3) 评估穿刺部位皮肤、有无肿胀、青紫。

(4) 核对患者透析治疗模式,抗凝方式。

(5) 了解患者病史及过敏史。

(四) 操作步骤

1. 评估动静脉内瘘

(1) 成熟度:成熟时间需 6~8 周,静脉血管壁增厚,突出于皮肤表面;可供穿刺的血管长度在 60mm 以上。血管超声皮下深度<6mm,静脉血管直径约 6mm,内瘘口血流量达到 600ml/min。

(2) 通畅性:局部听诊有血管杂音,触诊有震颤杂音。若无则停止穿刺。

(3) 使用情况及并发症:血管深浅、长度、弹性及充盈情况,血管壁厚薄,是否易滑动,有无假性动脉瘤,血管有无塌陷,有无窃血综合征、手肿胀综合征等。

(4) 评估血管走向。

2. 穿刺部位消毒

(1) 选择穿刺点。

(2) 消毒方法:以穿刺点为中心,螺旋式消毒 2 遍,直径大于 10cm。

（3）待干。

3. 准备穿刺

（1）打开穿刺无菌用品。

（2）戴无菌手套。

（3）铺无菌巾，建立无菌区域。

（4）生理盐水预冲内瘘穿刺针，排净空气，夹闭安全夹。

4. 穿刺

（1）动脉穿刺点距离动静脉瘘口3~5cm以上，采用离心（向心）穿刺。

（2）静脉穿刺点，如果在同一根血管上距离动脉穿刺点6~8cm，动静脉瘘血管长度不够，静脉穿刺点可以选择其他肢体或者非动静脉瘘的血管，采用向心穿刺。

（3）首次穿刺：动静脉内瘘成熟后第一次穿刺需两名有经验的护士完成。协助护士扎止血带，穿刺护士嘱患者握拳，穿刺针连接10ml或者20ml的注射器，打开穿刺针上安全夹穿刺，见回血协助者松止血带，患者松拳。必要时可以在B超引导下进行穿刺。穿刺失败后不要多次重穿，应立即拔针压迫止血，并改其他血管通路。

（4）分别固定穿刺针：采用蝶形固定动静脉穿刺针；离针柄2~3cm处，使用胶布加强固定。

（5）推注药液：遵医嘱准确使用抗凝剂、抗过敏等药物。

5. 治疗过程中穿刺部位的观察

（1）加强巡视：观察患者生命体征及神志，观察血泵血流量是否合适。

（2）出现穿刺部位出血、肿胀，穿刺针滑脱等紧急情况立即处理，并上报不良事件。

6. 拔针

（1）拔针后用止血棉球按压。按压力度以能摸到震颤或听到血管杂音为宜。

（2）用胶布固定止血棉球，必要时使用弹力绷带加压固定。

（3）按压时间：根据患者自身的凝血功能30~60分钟去除压迫的棉球，穿刺点使用创可贴保护。若使用了弹力绷带，5~10分钟后开始根据情况逐步放松。

7. 操作后处理

（1）协助患者取舒适体位，整理床单位。

（2）整理用物，医疗废物分类处理。

（3）对床单位、机器、周围物品按要求进行擦拭消毒。

（4）洗手，记录。

8. 健康宣教

（1）患者掌握动静脉内瘘通畅的判断方法

1）扪及震颤或听诊血管杂音，每日3~4次。

2）震颤、杂音消失，瘘管处有触痛或疼痛，应及时去医院就诊。

（2）保持内瘘侧手臂皮肤清洁

1）透析前清洗造瘘侧手臂。

2）保持穿刺部位干燥，避免打湿，防止感染。

（3）严禁内瘘侧肢体受压，着宽松衣袖，避免持重物，禁止测量血压。

（4）禁止在内瘘侧肢体行有创性操作，如静脉输液、静脉采血等操作。

(5) 在医务人员指导下进行功能锻炼。

(6) 动静脉内瘘如有皮肤硬结或者血管硬化,遵医嘱使用多磺酸黏多糖乳膏。

(7) 有动脉瘤患者,应采用弹性绷带加以保护,避免动脉瘤继续扩张及意外破裂。一旦发生血肿、出血,立即压迫止血并及时就医。

(五) 并发症及处理

1. 出血　常见原因:①内瘘未成熟,静脉壁薄;②穿刺针滑脱;③肝素用量过大;④穿刺失败;⑤压迫止血不当或时间过短;⑥内瘘手臂外伤;⑦造瘘肢体负重;⑧动脉瘤破裂。临床表现为创口处出血及皮下血肿。

预防措施:①术前充分评估,术后密切观察;②避免过早使用未成熟的内瘘;③根据患者病情合理使用抗凝剂;④提高穿刺技术;⑤压迫止血力度适当,以不出血为宜;⑥避免同一部位反复穿刺,以防发生动脉瘤而出现动脉瘤破裂。

2. 感染　常见原因:①穿刺部位消毒不严或物品污染;②穿刺部位污染;③透析后穿刺处接触污染液体;④皮肤破损、溃烂或皮疹。临床表现为瘘管局部红、肿、热、痛,全身症状可见寒战、发热,重者可引起败血症。

预防措施:①严格执行无菌操作技术;②避免血肿、感染或破损的皮肤处进行穿刺;③嘱患者保持内瘘手臂皮肤清洁、干净。

3. 血栓形成　常见原因:①手术过程中反复定点穿刺致血管内膜损伤、血管手术吻合不佳、内瘘术后受压;②血管条件差,如静脉炎、血管硬化;③疾病原因,如高凝状态、基础血压低、休克、糖尿病等;④药物影响,如促红细胞生成素的使用可能增加血栓风险。临床表现为患者动静脉内瘘静脉侧搏动、震颤及杂音减弱,内瘘处疼痛。

预防措施:①严格无菌操作技术,手术中避免损伤血管内膜,吻合口对合良好;②内瘘成熟后再使用;③有计划地应用内瘘血管,切忌定点反复穿刺;④控制脱水量,每次不超过体重的 3%~5%,过多易引起血容量不足、低血压;⑤避免受压;⑥指导患者自我观察内瘘,如内瘘震颤消失或减弱,及时告知医生处理。如出现穿刺或止血时发生血肿,先行按压并冷敷,在透析后 24 小时热敷消肿,血肿处涂抹多磺酸黏多糖乳膏并按摩。血栓早期,可用尿激酶 25 万 ～ 50 万单位溶于 50~100ml 生理盐水中,在 B 超引导下进行溶栓,若无效,则再行内瘘再通或修补术。

4. 血流量不足　常见原因:①反复定点穿刺引起血管壁增生纤维化,弹性减弱,硬结、瘢痕形成,导致管腔狭窄;②血管术前评估不充分,血管内径过细;③血肿机化压迫血管;④血管痉挛、动脉炎症;血栓形成等原因都会造成血流量不足。临床表现为血管震颤和杂音减弱,透析中动脉端负压值上升;增大血流量血泵设定值时,可见血管塌陷,静脉壶滤网上血流量不连续,可见泡沫析出,并伴有静脉压、动脉压的低压报警。

预防措施:内瘘成熟前在内瘘侧手臂进行束臂锻炼或握力球锻炼,促进血管扩张;合理选择穿刺方法;根据情况使用球囊扩张术。

5. 血管样扩张　常见原因:内瘘血管比较表浅、反复局域穿刺、静脉高压外伤、感染,造成血管壁局部形成扩张。临床表现为内瘘血管隆起于皮肤表面并伴有搏动。

预防措施:避免在同一部位反复穿刺,避免透析血流量过大。动脉瘤样扩张根据情况可采取血管成形术,切除动脉瘤,重新吻合血管,重建内瘘。

6. 心力衰竭　常见原因:动静脉内瘘吻合口血流量过大,加大回心血量引起心力衰竭。

表现为呼吸困难、端坐卧位,血液透析不能缓解症状。

预防措施:一般上臂动静脉内瘘吻合口直径应限制在 4mm 以下,同时应积极治疗基础疾病。

7. 肿胀手综合征 常见原因:由于内瘘侧近心端静脉血管狭窄,回流被阻断和/或动脉血流压力高,引起肢体远心端静脉回流障碍。临床表现为内瘘手腕、手背进行性肿胀、疼痛,发生冻疮样改变,色泽暗红、皮肤发痒,严重可致溃疡或坏死。

预防措施:早期可以通过抬高内瘘侧肢体、握拳增加回流,减轻水肿。如果是较长时间或严重的肿胀必须结扎内瘘,更换部位重建内瘘。

8. 窃血综合征 常见原因:动静脉内瘘术后静脉血管分流动脉血使吻合口远端的动脉血液供应下降,同时远端静脉回流受阻,压力升高。表现为内瘘侧指端苍白、发冷、麻木,局部有隐痛,活动或者用力时加重,严重时出现指端溃疡甚至坏死等。

预防措施:早期患者感觉肢体发凉,皮温下降,增加活动、热敷;感到手部疼痛及麻木,出现手背水肿或发绀,指端坏死等情况,则应当外科处理。

(六) 操作注意事项

1. 操作者需接受过动静脉瘘护理相关培训与考核,才能进行相关护理技术操作。

2. 充分评估动静脉内瘘,血管走向、深浅、大小、分支情况,内瘘口血流速度,局部皮肤情况,制订穿刺方案。

3. 严格执行无菌技术操作。

4. 拔针前注意测量患者血压。如果血压低于 100/60mmHg 时尽量让血压回升后再拔针压迫,防止动静脉内瘘堵塞。

(七) 相关知识

1. 穿刺方法

(1)绳梯式穿刺(图 1-1-4-1):动静脉内瘘可以穿刺的血管长度 ≥10cm 者,可以考虑使用绳梯式穿刺。穿刺前标记并拍照。动脉穿刺点和静脉穿刺点各建立 6~8 个穿刺点,每个穿刺点之间间隔 1cm,一一对应,可使每个穿刺点有足够的时间修复,并减少动静脉瘘狭窄、避免假性动脉瘤等并发症的发生,达到延长使用时间,提高血液透析质量。

(2)纽扣式(区域)穿刺法(图 1-1-4-2):动脉穿刺点和静脉穿刺点固定在一个区域内进行反复穿刺,非必要时不推荐使用。

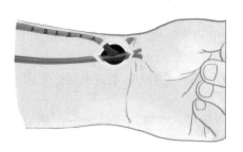

图 1-1-4-1 绳梯式穿刺

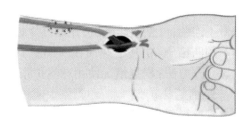

图 1-1-4-2 区域穿刺法

（3）钝针（扣眼）穿刺法（图 1-1-4-3）：①建立隧道，由同一名护士、在固定内瘘侧同一进针角度、同一个穿刺点、同一个摆放位置，使用锐针穿刺 6~10 次形成隧道。隧道形成后改用钝针穿刺。操作前使用络合碘消毒 2 遍，待干，铺无菌巾，建立无菌区域，穿刺者戴无菌手套。②使用 7 号无菌针头的斜面去除穿刺点结痂或膜。③再次消毒。④钝针穿刺：钝针从穿刺点进入隧道，轻轻送入血管。⑤不可强行用力刺破血管，引起血管壁的损伤，导致局部血管增生，引起狭窄。

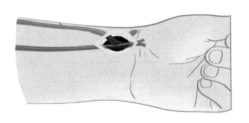

图 1-1-4-3　钝针穿刺法

2. 自体动静脉内瘘手术部位

（1）腕部：桡动脉 - 头静脉（首选）（图 1-1-4-4）、桡动脉 - 贵要静脉、尺动脉 - 贵要静脉（图 1-1-4-5）、尺动脉 - 头静脉。此外，还可以采用鼻咽窝内瘘。

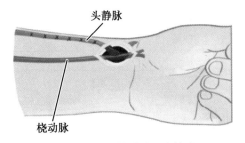

图 1-1-4-4　桡动脉 - 头静脉

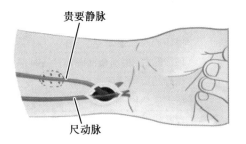

图 1-1-4-5　尺动脉 - 贵要静脉

（2）肘部：肱动脉 - 贵要静脉、肱动脉 - 头静脉、肱动脉 - 肘正中静脉或穿静脉。

（3）其他部位：踝部、大腿部，一般很少采用。

3. 自体动静脉内瘘术术前注意事项　避免在造瘘侧手臂留置静脉留置针。

4. 自体动静脉内瘘术术后护理

（1）内瘘形成后，抬高术肢 30° 以上。

（2）24 小时内密切观察生命体征，手术局部情况及内瘘通畅度。

（3）定时换药（术后第 2 天换药 1 次，然后每 3 天换药 1 次至拆线）。

（4）严禁在内瘘侧肢体测血压、静脉输液、静脉采血等操作，以免闭塞。

（5）术后 1~2 周在伤口无渗血、无感染、愈合好的情况下，在医务人员的指导下进行束臂锻炼，促进内瘘成熟。

三、动静脉内瘘穿刺护理技术规范检查表(表 1-1-4-1~ 表 1-1-4-2)

表 1-1-4-1　动静脉内瘘穿刺护理技术规范操作检查表

项目	内容	是	部分	否
操作前准备	核对患者信息:包括患者姓名、性别、出生年月;血液透析治疗处方、抗凝剂使用方法			
	评估动静脉内瘘是否成熟、通畅			
	评估内瘘侧肢体皮肤是否完整、无破损、红肿、硬结、感染等			
	评估内瘘血管走向、深浅、长度、弹性及充盈情况,血管壁厚薄,是否易滑动			
	清洁内瘘侧肢体,保持干燥,取舒适体位,暴露内瘘侧肢体			
	物品齐全,摆放有序;急救物品准备妥当			
操作过程	戴无菌手套,使用生理盐水预冲内瘘穿刺针排尽空气,夹闭安全夹			
	选择正确的穿刺点:动脉穿刺点距吻合口 3cm 以上,针尖朝吻合口方向;静脉穿刺点距动脉穿刺点 6~8cm 以上,针尖朝向心方向			
	以穿刺点为中心,使用络合碘螺旋式消毒 2 遍,直径大于 10cm			
	待干			
	铺无菌巾,建立无菌区域			
	穿刺血管:进针时针尖斜面朝上,与皮肤呈 15°~20° 进针。采用绳梯式或纽扣式穿刺,或者钝针穿刺			
	分别固定穿刺针:采用蝶形固定动静脉穿刺针,离针柄 2~3cm 处,再使用胶布加强固定			
	推注药液:遵医嘱准确推注抗凝剂,抗过敏等药物			
	治疗结束拔针压迫止血			
操作后处置	整理床单位,协助患者取舒适体位			
	观察患者生命体征、神志、瞳孔有无变化,询问有无不适			
	整理用物,医疗废物分类处理			
	洗手,记录			
	向患者交代注意事项,包括自我判断动静脉内瘘是否通畅的方法;禁止压迫和进行有创性操作;保持清洁干燥等			

表 1-1-4-2　动静脉内瘘穿刺护理技术操作评估表

项目	好(5分)	一般(3分)	差(1分)
操作过程流畅度			
操作检查熟练度			
人文关怀			

打分说明:

　　好:操作过程清晰流畅,操作熟练;评估到位、穿刺点选择合理、无菌观念强、穿刺一次成功;人文关怀到位,有穿刺前心理护理、穿刺中交流及穿刺后注意事项的交代和健康教育。

　　一般:操作过程能整体完成,操作较熟练;评估基本到位、穿刺点选择较合理、无菌观念较强、穿刺一次成功;能有部分的穿刺前心理护理、穿刺中交流及穿刺后注意事项的交代和健康教育。

　　差:评估不到位、穿刺点选择欠合理、无菌观念不强、穿刺未一次成功;无人文关怀和健康教育。

四、常见操作错误及分析

(一) 在闭塞的动静脉内瘘穿刺
穿刺前评估不充分或没有评估。

(二) 体外循环血液凝固
穿刺位置选择不当、动静脉瘘狭窄未评估出、穿刺失败,引起血流不够。

(三) 透析参数设置不当
医嘱字迹潦草,患者口述失误等。

(四) 消毒方法不规范
将两个穿刺点分开消毒出现重叠位置,达不到消毒要求。

五、目前常用训练方法简介

(一) 模型训练
训练模型有仿真动静脉内瘘手臂模型(图1-1-4-6)。包括:仿真手臂肢体,在该仿真手臂肢体上固定有一条模拟动静脉内瘘的血管,一条模拟动脉血管和一条模拟静脉血管;在紧贴该仿真手臂肢体的外部套有一层模拟皮肤。模型形成一个可循环的回路系统,可以清楚地展示动静脉内瘘的外观,模拟动静脉内瘘的功能,进行动静脉内瘘的穿刺练习,同时与血透机联动模拟血液透析治疗过程。用于对医护人员进行培训和演练,可视、可触。

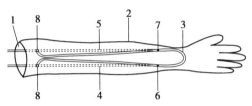

图 1-1-4-6 仿真动静脉内瘘手臂模型
(1. 仿真手臂肢体;2. 模拟皮肤;3. 模拟动静脉内瘘血管;4. 模拟动脉血管;5. 模拟静脉血管;6. 动脉穿刺点;7. 静脉穿刺点;8. 输液旋塞。)

(二) 虚拟训练系统
目前已有虚拟静脉注射培训系统。虚拟穿刺培训系统用于静脉穿刺虚拟仿真训练的自我学习。系统具有逼真的三维视觉效果和先进的压力反馈装置,通过用户界面与实验硬件系统的交互,准确模拟接触和穿刺的感觉,让培训者获得真实的体验。在练习穿刺技能时,根据病例的不同情况选取适合的穿刺部位,还能充分地训练临床思维能力和决策能力。可以利用此系统练习穿刺技术。今后,有望可以利用此系统原理,设计动静脉内瘘穿刺虚拟仿真训练系统,用于动静脉内瘘穿刺训练。

(三) 其他
实践带教,是目前常见的传统带教方法。还可以利用自制简易模型,比如用柚子皮等自制模型。

六、相关知识测试题

1. 患者王某,血透结束后,护士为其下机拔针,下列操作中**不正确**的是
   A. 压迫时间为 30 分钟
   B. 力度以不出血且能触及震颤为宜
   C. 压迫点为穿刺针进血管点和进皮点
   D. 压迫时间越长越好
   E. 穿刺针完全拔出后再立即按压

2. 动静脉内瘘术前准备**不包括**

  A. 术前宣教   B. 清洁内瘘侧肢体

  C. 为防止术中出血,术前口服抗凝药   D. 测量血压

  E. 术前进行功能锻炼

3. 动静脉内瘘居家护理**不正确**的是

  A. 透析结束当日,如果穿刺处发生血肿,可压迫止血,并立即进行热敷

  B. 造瘘侧手臂不能测血压、输液、抽血等

  C. 内瘘如有皮肤硬结或者血管硬化,可局部热敷数次或涂多磺酸黏多糖乳膏 2 次并按摩 15 分钟

  D. 动静脉内瘘检查必须每日进行 3~4 次

  E. 造瘘侧手臂衣袖要宽松,不能佩戴过紧饰物

4. 护士小刘为患者行血液透析动静脉内瘘穿刺,下列操作**错误**的是

  A. 穿刺前一定要摸清内瘘血管走向,血管管壁厚薄、弹性及深浅,切忌盲目进针

  B. 先穿静脉穿刺点,后穿动脉穿刺点

  C. 穿刺失败后不要多次重穿

  D. 为保护血管,选择定点穿刺及区域穿刺

  E. 进针时针尖斜面朝上,与皮肤呈 15°~20° 进针

5. 患者,女,左前臂动静脉内瘘使用 2 年,最近发现内瘘处疼痛,内瘘震颤减弱,血流量不足,可能的原因是

  A. 血栓形成   B. 感染   C. 肿胀手综合征

  D. 窃血综合征   E. 动脉瘤

  答案:1. D;2. C;3. A;4. D;5. A。

参考文献

［1］陈香美. 血液净化标准操作规程. 北京：人民军医出版社, 2020.

［2］周洁,陈冬平,叶朝阳. KDOQI 血管通路临床实践指南解读 (2019 版). 中国血液净化, 2020, 19 (07): 482-491.

［3］洪成波,江瑞,凌扣荣,等. 疑难内瘘患者穿刺方法的改良及应用. 中华护理杂志, 2020, 55 (05): 727-730.

［4］钟盼,赵健秋,查艳. 定期更换钝针穿刺点在动静脉内瘘维护中的应用. 护理研究, 2020, 34 (09): 1679-1680.

［5］王培莉,施素华,林巧红,等. 扣眼穿刺法与绳梯穿刺法对动静脉内瘘功能影响的 Meta 分析. 中国血液净化, 2020, 19 (01): 65-69.

［6］邱乐乐,王建荣,冯哲,等. 自体动静脉内瘘并发症的预防进展. 临床医药文献电子杂志, 2020, 7 (40): 191-193.

［7］金其庄,王玉柱,叶朝阳,等. 中国血液透析用血管通路专家共识. 2 版. 中国血液净化, 2019, 18 (06): 365-381.

［8］阳新星. 不同穿刺方法对血液透析患者动静脉内瘘并发症的影响分析. 中国现代药物应用, 2020, 14 (08): 202-203.

第五节 自体外周血造血干细胞采集与输注技术

一、概述

造血干细胞(hematopoietic stem cell,HSC)是指骨髓中具有良好的分化增殖能力,能分化发育和再生成为各种血细胞的祖细胞。造血干细胞来源于红骨髓,经血液循环从骨髓迁移到外周血,分为骨髓血造血干细胞、外周血造血干细胞和脐带血造血干细胞。自体造血干细胞移植(autologous hematopoietic stem cell transplantation,AHSCT)是指患者先接受超大剂量放疗和/或化疗,或联合其他免疫抑制药物,清除体内的肿瘤细胞、异常克隆细胞,待化疗和/或放疗结束36小时后,再输注采集的自身造血干细胞,以重建正常造血功能和免疫功能的一种治疗手段。

自体外周血造血干细胞采集技术是将患者自身骨髓血中的造血干细胞动员至外周血中,通过血细胞分离机分离、采集造血干细胞的过程。自体外周血造血干细胞输注技术是在患者行 AHSCT 时,将冻存后的自体外周血造血干细胞复苏后回输至患者体内的过程,也称自体外周血干细胞回输技术。

1979 年美国 Goldman 等为慢性粒细胞白血病患者在加速期或急变期回输初诊时采集的冻存外周血干细胞,这是最早的外周血造血干细胞移植(peripheral blood stem cell transplantation,PBSCT)临床应用。之后,随着造血干细胞采集技术提升和粒细胞集落刺激因子(granulocyte-colony stimulating factor,G-CSF)的应用,PBSCT 得到迅速发展。针对侵犯骨髓程度较轻的肿瘤患者,如造血与淋巴组织恶性疾病、实体肿瘤等,使用 AHSCT 并发症少,无排异反应,取得了优于常规化疗的良好疗效,现已成为一种成熟的治疗方法。

临床护士需掌握自体外周血造血干细胞采集与输注技术的规范流程,最大程度降低因操作不当导致的低钙血症、肺栓塞等风险。

二、操作规范流程

(一) 适应证

1. 造血与淋巴组织恶性疾病 急性髓系白血病、急性淋巴细胞白血病、淋巴瘤、多发性骨髓瘤等。

2. 实体肿瘤 乳腺癌、小细胞肺癌、卵巢癌、生殖细胞瘤和神经母细胞瘤等。

3. 自身免疫性疾病 系统性硬皮病、类风湿性关节炎、淀粉样变性肾病等。

自体外周血造血干细胞采集、输注技术

(二) 禁忌证

1. 绝对禁忌证

(1)严重的凝血功能障碍。

(2)活动性感染。

(3)不能耐受干细胞运动及化疗方案。

2. 相对禁忌证

(1) 多器官功能障碍综合征。

(2) 造血功能减退的年老体弱者。

(三) 操作准备

1. 患者的准备

(1) 采集及输注完善检验项目,如血常规、电解质、凝血功能和/或 CD34$^+$ 细胞计数;输注前完善肺部 CT、心脏彩超等检查。

(2) 患者及家属了解干细胞采集输注的目的及意义。

(3) 签署干细胞采集、输注风险告知书。

(4) 患者中心静脉导管符合移植要求。

(5) 排空大小便。

2. 物品(器械)的准备

(1) 仪器设备:血细胞分离机、稳压器、心电监护仪、输氧装置、抢救车及抢救用物、一次性血细胞分离管道、干细胞采集分离盘、热合机。

(2) 采集用物及药品:输液器、无菌治疗盘、皮肤消毒液、穿刺针、输液贴、止血带、10% 葡萄糖注射液、葡萄糖酸钙注射剂、生理盐水、枸橼酸 - 葡萄糖抗凝溶液 A(anticoagulant citrate dextrose solution formulation A,ACD-A)。

(3) 输注用物及药品:输液器、输血装置、延长管、输液用三通阀、50ml 注射器、生理盐水、灭菌注射用水、抢救盒(内置盐酸肾上腺素、地塞米松等急救药品)。

(4) 其他用物:恒温水浴箱及造血干细胞转运箱(75% 乙醇擦拭后待干备用)、握力球、无菌纱布、无菌巾、无菌剪、无菌棉球、2ml 注射器、载玻片、标签贴等。

3. 操作者的准备

(1) 核对患者信息,包括姓名、性别、住院号、出生年月、身高体重等。

(2) 核查患者检验及检查结果。

(3) 确认患者已签署干细胞采集、输注风险告知书。

(4) 评估患者意识状态、配合程度、生命体征、穿刺部位血管。

(5) 询问患者过敏史。

(6) 向患者做好解释工作,取得配合。

(7) 协助患者取平卧位或抬高床头 15°~30°。

(四) 操作步骤

造血干细胞采集技术

1. 开机　开机,连接稳压器。根据屏幕提示,选择干细胞采集程序。

2. 预充　正确安装一次性血细胞分离管道,连接生理盐水及 ACD-A 溶液预充,排尽管道内空气。

3. 录入信息并计算　录入患者信息。机器根据性别、身高、体重自动计算循环血量,待机。

4. 建立血管通路　选择粗直的血管穿刺,建立采血和回输两条血管通路。采血通路可选择静脉或动脉血管,回输通路选择静脉血管。通常选择肘正中静脉、贵要静脉及头静脉。

5. 固定连接　妥善固定穿刺针,紧密连接各管道。

6. 启动采集程序

7. 采集过程中观察造血干细胞采集情况及患者反应。

8. 采集结束　关闭采血通路,回输余血。拔针,加压包扎。

9. 标本处理　①抽取 1ml 造血干细胞混悬液送检;②热合造血干细胞混悬液存储袋端口;③双人核对标签内容并粘贴;④置于转运箱,送实验室冻存处理。

10. 操作后处置

(1)协助患者取舒适体位,整理床单位。

(2)洗手,记录。

11. 健康教育

(1)活动:采集后卧床休息 30 分钟,不宜剧烈运动。

(2)穿刺部位保护:穿刺部位保持干燥,穿刺侧肢体 24 小时内避免提重物。

(3)饮食:进食高热量、高蛋白、高钙的饮食。

造血干细胞输注技术

1. 入仓　操作者洗手。更换一次性医用手术帽及外科口罩,穿无菌隔离衣,更鞋。

2. 心电监护及吸氧。

3. 建立静脉通路　确认中心静脉导管通畅;连接输血器;用生理盐水冲管。另建通路以输注抗过敏药物。

4. 复苏造血干细胞　从 –196℃液氮罐或者 –80℃冰箱中取出患者自体外周造血干细胞,双人核对姓名、住院号、编码,确认无误后置于盛有 37℃无菌注射用水的水浴箱,平稳抖动 1~2 分钟,直至造血干细胞呈均匀液态状。

5. 留取标本　抽取 1ml 标本立即送检,检测干细胞活性。

6. 再次核对　双人核对医嘱、患者信息是否与造血干细胞存储袋标签一致。

7. 干细胞输注　更换造血干细胞液,以患者能耐受的最快速度输注。输注完毕后更换生理盐水冲管。

8. 病情观察　输注过程中严密观察患者神志及生命体征,尤其是体温变化。

9. 操作后处置

(1)协助患者取舒适卧位,整理床单位。

(2)分类处理医疗废物。

(3)洗手,记录干细胞回输量、生命体征等。

10. 健康教育

(1)注意保暖,多饮温开水。

(2)观察尿液颜色。嘱输注后 4~6 小时内留取小便标本。

(五) 并发症及处理

1. 低钙血症　干细胞采集时,ACD-A 溶液的枸橼酸可与钙离子结合,患者血液中的钙离子不断消耗而导致血清钙水平降低,可出现指、趾、口唇、面部发麻,肌肉震颤,甚至抽搐。

预防措施:采集前口服钙剂或采集中持续、缓慢静滴葡萄糖酸钙注射液,必要时可降低采集流速,减少单位时间内 ACD-A 溶液输入。如出现较严重的抽搐、惊厥,应暂停,待患者好转后继续采集。

2. 肺栓塞　干细胞复苏时手法不当或时间过长可导致细胞破坏,红细胞聚集可形成微小血栓引发肺栓塞,患者可出现胸痛、呼吸困难等症状。

预防措施:复苏造血干细胞时动作轻柔,减少细胞破坏,输注过程中密切观察病情。如出现胸痛、呼吸困难,立即停止输注,予高流量吸氧,立即通知医生处理。

3. 二甲基亚砜不良反应　输注的干细胞悬浮液中含有二甲基亚砜,可造成患者咽喉瘙痒感,或出现一过性高血压。预防措施:输注过程中,嘱患者张口呼吸,促进二甲基亚砜的排出。一过性高血压无需降压处理,多半可自行缓解,既往有高血压病史患者可遵医嘱使用降压药。

(六) 操作注意事项

1. 干细胞采集

(1)严格遵守无菌技术操作原则。

(2)采集量低于患者总血容量的 15%。

(3)血细胞分离机必须连接稳压器,防止电流不稳定造成机器故障。

(4)预充时应排尽管道内空气,以防空气栓塞。

(5)采集过程中密切观察血细胞分离机提取的干细胞质量,如离心腔内干细胞聚集形成白膜的厚度、质地,或使用比色卡对比颜色。若聚集的干细胞颜色偏离平常范围,则考虑调整为手动采集。

(6)采集后经评估需要二次采集的患者应复查血常规、电解质和凝血功能。

2. 干细胞输注

(1)严格遵守无菌技术操作原则。

(2)复苏造血干细胞时应彻底解冻,避免揉搓。

(3)解冻后的造血干细胞应及时输注,避免在常温下停留时间过长使二甲基亚砜分解而导致干细胞破坏。

(七) 相关知识

1. 血细胞分离　血细胞分离是采用离心技术,利用高速旋转时产生的强大离心力,使悬浮颗粒发生沉浮或漂浮,由于血细胞大小和密度不同,在离心力作用下,沉降速率也不同,从而使血细胞成分分离。

2. 造血干细胞采集原理　通过专用的密闭管路,使患者的部分全血通过血细胞分离机进行体外循环,由于血液不同成分存在密度差异,通过梯度离心原理可形成不同界面,从而提取造血干细胞。经多次循环获得足量的造血干细胞。

3. 干细胞动员方案　PBSC 常用的动员方式分为稳态动员和非稳态动员。稳态动员是指不包含化疗的动员,单用细胞因子的动员。目前唯一推荐应用于干细胞动员的细胞集落刺激因子为 G-CSF。非稳态动员是指化疗方案联合细胞集落刺激因子 G-CSF 的动员,包括疾病特异性化疗动员与独立化疗动员。

4. 干细胞采集要求　造血干细胞采集时循环血量需根据患者全血容量、干细胞动员效果及患者的耐受程度而定。循环血量一般控制在 8 000~12 000ml,不宜超过 15 000ml,采集血流速为 50~70ml/min。

5. 采集的干细胞质量评价　采集的干细胞受采集前化疗次数、CD34$^+$ 细胞计数、年龄、性别等因素影响。造血干细胞计数标准要求达到 CD34$^+$ 细胞计数 $\geq 2 \times 10^6$/kg,单个核细胞计数 $\geq 2 \times 10^8$/kg,采集后对造血干细胞混悬液进行检测,低于该细胞计数结果应考虑二次采集。

6. 自体造血干细胞的冻存 在造血干细胞混悬液中加入细胞保存液,分装入造血干细胞存储袋中,置于 –196℃液氮或者 –80℃冰箱冻存,使造血干细胞进入休眠状态。

三、造血干细胞采集、输注技术规范核查表(见表 1-1-5-1~表 1-1-5-4)

表 1-1-5-1 造血干细胞采集技术规范操作核查表

项目	内容	是	部分	否
操作前准备	核对患者床号、姓名、性别、住院号			
	患者了解采集目的及注意事项			
	评估患者配合与肢体活动情况;查看穿刺部位皮肤			
	督促排空大小便,取舒适卧位			
	环境清洁、光线充足			
	用物齐全、摆放有序,质量合格			
操作过程	检测机器性能、选择正确程序,装机预充			
	核对并录入患者信息			
	为患者实施心电监护			
	建立静脉通路			
	检查管道密闭性			
	启动仪器			
	观察采集效果,调节参数			
	监测患者生命体征,观察穿刺部位情况			
	注重沟通,讲解可能出现的不良反应			
	采集结束,回输余血拔针,加压包扎			
	留取标本送检,干细胞混悬液热合密封,送实验室冻存处理			
操作后处置	整理床单位			
	分类处理医疗垃圾			
	记录外周血造血干细胞采集信息			
	追踪计数结果,评估是否二次采集			
	告知患者及家属采集后注意事项:如活动、穿刺部位保护、饮食等			

表 1-1-5-2 采集技术操作评估表

项目	好(5分)	一般(3分)	差(1分)
操作过程流畅度			
操作技术熟练度			
人文关怀			

评分说明:

好:操作过程清晰流畅,装机下机熟练,操作方法正确,穿刺技术能力强,参数设置合理,病情观察及时,无菌观念强,人文关怀到位,操作全程有交流和健康教育。

一般:操作过程基本熟悉,装机基本熟练,穿刺技术一般,无菌观念一般,操作前后有部分交流和健康教育。

差:操作过程不熟悉,装机下机不能单独完成,基本不能完成操作,无菌观念差,无人文关怀。

表 1-1-5-3 造血干细胞输注技术规范核查表

项目	内容	是	部分	否
操作前准备	核对患者床号、姓名、住院号			
	患者了解输注的目的、配合及其注意事项			
	评估已留置的中心静脉导管			
	督促排空大小便,注意保暖,取舒适卧位;给患者戴一次性口罩和帽子			
	层流仓光线充足、备移动输液架			
	用物齐全,摆放有序,质量合格			
	操作者穿戴整齐后进入层流仓			
操作过程	为患者实施心电监护、吸氧			
	建立两条静脉通路,连接输液、输血管路			
	双人核对造血干细胞,确认无误后复苏,使造血干细胞呈均匀液态状			
	抽取标本送检,检测细胞活性			
	双人再次核对,确认无误开始回输干细胞,根据患者耐受的最快速度输注			
	输注时密切观察患者神志及生命体征			
	注重沟通,讲解可能出现的不良反应			
	输注完毕后生理盐水冲管			
操作后处置	整理床单位			
	分类处理医疗垃圾			
	观察患者输注后有无不良反应			
	书写护理记录			
	告知患者回输后注意事项:如注意保暖、饮水量、排尿频率、标本留取时间			

表 1-1-5-4 输注技术操作评估表

项目	好(5分)	一般(3分)	差(1分)
操作过程流畅度			
操作技术熟练度			
人文关怀			

评分说明:

好:操作过程清晰流畅,操作方法正确,穿刺技术能力强,患者病情观察及时,无菌观念强,充分体现人文关怀,操作全程有交流和健康教育。

一般:操作过程基本熟悉,操作方法基本正确,无菌观念一般,患者病情观察欠及时,操作前后有部分交流和健康教育。

差:操作过程不熟悉,不能单独完成操作,患者病情观察不到位,无菌观念差,未能体现人文关怀。

四、操作中常见错误及分析

(一) 采血流速未达标

采血流速与患者因素及血管通路有关。常见于患者血管穿刺不达标,血容量不充盈造成血管塌陷、穿刺部位弯曲打折或穿刺针贴壁。

(二) 造血干细胞存储袋破裂

与干细胞存储袋从液氮罐取出直接复苏有关。造血干细胞从 -196℃液氮罐中取出时,应置于罐口 30~60 秒,目的是让冷冻造血干细胞与外界环境进行温度适应后再解冻,可有效避免存储袋破裂。

(三) 血细胞分离机感应区域污染

安装滴管和分离盘时,操作者手指触碰感应区域,导致感应区域污染出现机器报警。在安装过程中应避免手指触碰管路及分离盘监测界面。

(四) 干细胞输注不畅

通过正压接头输注干细胞时,输注阻力过高导致输注不通畅。

五、常用训练方法简介

自体外周血造血干细胞采集技术操作复杂,是一项有创操作,同时血细胞分离管道价格昂贵,为减轻患者由于置管技术不成熟带来的痛苦和减少不必要的经济损失,采集技术人员在为患者操作前必须经过一系列的技术训练,下面介绍常用的模型训练。

模型训练

目前,自体外周血造血干细胞采集技术常用的训练模型是静脉穿刺手臂模型(图 1-1-5-1)。静脉穿刺手臂模型的模拟程度高,可以高度还原静脉穿刺时的情况及可见的反应,供操作者多次反复练习。

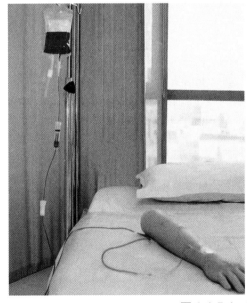
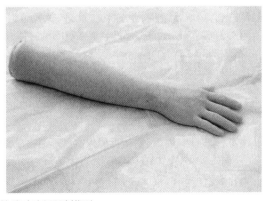

图 1-1-5-1　静脉穿刺手臂模型

六、相关知识测试题

1. 患者,女,45 岁,淋巴瘤,行自体外周血造血干细胞采集过程中自诉手脚发麻,此时下列药物中可选择用以改善症状的是

　　　　A. 碳酸氢钠　　　　　　　B. 葡萄糖酸钙　　　　　　C. 肾上腺素

　　　　D. 硝酸甘油　　　　　　　E. 利多卡因

2. 患者,男,55 岁,确诊多发性骨髓瘤 6 月余,欲行自体外周血造血干细胞采集,血常规提示红细胞压积 20%,此时应输注的是

　　　　A. 浓缩红细胞　　　　　　B. 林格液　　　　　　　　C. 血浆

　　　　D. 血小板　　　　　　　　E. 羟乙基淀粉

3. 患者,男,35 岁,确诊非霍奇金淋巴瘤 4 月余,欲行自体移植,外周血造血干细胞采集后评估细胞数量是否达到标准,常用的细胞计数包括

　　　　A. 单个核细胞和 CD34$^+$ 细胞计数　　　　B. 白细胞和红细胞计数

　　　　C. 白细胞和血小板计数　　　　　　　　　D. 淋巴细胞和粒细胞计数

　　　　E. 淋巴细胞和白细胞计数

4. 患者,男,35 岁,确诊多发性骨髓瘤 4 个月,已完成预处理化疗,造血干细胞输注应间隔至少(　　　)小时

　　　　A. 12　　　　　　　　　　B. 24　　　　　　　　　　C. 36

　　　　D. 48　　　　　　　　　　E. 无需间隔

5. 患者,男,45 岁,淀粉样变性肾病,已行自体造血干细胞输注,输注后静脉推注呋塞米 20mg,1 小时后患者解红色尿液,考虑出现的并发症是

　　　　A. 血红蛋白尿　　　　　　B. 药物代谢　　　　　　　C. 出血性膀胱炎

　　　　D. 肾病综合征　　　　　　E. 以上均不是

　　答案:1. B;2. A;3. A;4. C;5. A。

参考文献

［1］(美)安汀,(美)拉雷.外周血干细胞与骨髓移植手册,韩明哲,译.北京:人民军医出版社,2011:11-44.

［2］黄晓军.造血干细胞移植问与答.北京:人民卫生出版社,2014:9-11.

［3］陈幸华,张曦,孔佩艳.HLA 不全相合造血干细胞移植.重庆:西南师范大学出版社,2013:124-142.

［4］温柏平,杨跃煌.血细胞分离机.北京:人民卫生出版社,2007:13-14.

［5］鲍文,刘苒,王飞,等.恶性血液系统疾病自体外周血造血干细胞动员的临床分析.中国实验血液学杂志,2020,28 (02): 663-668.

［6］任召祺,张铮,原杰,等.外周血造血干细胞的采集、冻存与质量检测的研究.北京医学,2018,40 (11): 1075-1078.

［7］李清,廖和东,蒋迷,等.一种血细胞分离机不同转速对外周血造血干细胞采集的影响.中国输血杂志,2017,30 (02): 188-190.

［8］闫岩,李斯丹,周翾.自体外周血造血干细胞采集时机选择及采集效果预测方法.中国小儿血液与肿瘤杂志,2016,21 (02): 104-107.

［9］王荣孝,李建英,邢江涛,等.新改良外周血造血干细胞冷冻技术的临床应用观察.世界最新医学信息文摘,2016,16 (07): 71-72.

［10］ 刘默, 赵瑜, 孙敬芬, 等.-80℃冻存的自体外周血造血干细胞移植重建造血的观察. 中国实验血液学杂志, 2015, 23 (1): 166-172.

［11］ 黄斯勇, 刘利, 郝森旺, 等. 自体外周血干细胞移植治疗非霍奇金淋巴瘤的外周血干细胞动员方案临床分析. 中国实验血液学杂志, 2011, 19 (06): 1415-1418.

第六节　肢体功能评定及安置技术

一、概述

肢体功能评定及安置技术是根据患者病情和治疗、护理的需要,结合患者肢体肌力、肌张力等评定结果而采取合适体位和姿势的方法。肢体功能评定有助于早期识别骨骼肌受损情况,动态观察其变化,判断预后,并根据肌力、肌张力水平制定相应的干预措施,最大程度地减轻或缓解肌肉衰弱程度。神经电生理监测、测力计肌力测定、日常生活活动能力评定(activities of daily living, ADL)等是常见的肢体功能评定方法。根据肢体功能评定结果采取正确的体位,既能保持躯干和肢体的功能状态,又可预防肢体肌肉挛缩或关节畸形。常用的体位安置方法包括良肢位摆放、功能位摆放。肢体功能评定及安置技术被广泛应用于神经科、康复科、老年专科病房肢体功能障碍患者。

二、操作规范流程

(一) 适应证
肢体功能障碍患者。

(二) 绝对禁忌证
无绝对禁忌证。

(三) 相对禁忌证
1. 双侧去大脑皮质综合征、双侧去脑状态(身体异常屈曲)患者。
2. 病情危重,如患者抢救过程中。
3. 严重认知障碍者、精神疾病等无法配合者。
4. 肢体功能先天障碍患者。

(四) 操作前准备
1. 患者的准备
(1)完善检查检验项目,如血常规、凝血功能、心电图、头部 CT 等。
(2)患者或家属了解肢体功能评定及体位安置的目的及意义。
(3)呼吸道分泌物已经清理。
(4)餐前或餐后 1 小时。
2. 物品(器械)的准备
叩诊锤、棉签、软枕 4~5 个、速干手消液等。
必要时备吸氧、吸氮装置、指脉氧夹等。
3. 操作者的准备
(1)核对患者信息:包括患者姓名、性别、住院号、出生年月等。

(2)了解患者有无体位安置的禁忌证。查看患者检查检验结果。

(3)确认患者及家属已经了解肢体功能评定及体位摆放的目的及意义。

(4)评估患者意识状态、配合程度、生命体征、血氧饱和度等。

(5)做好解释工作,取得配合。

(五)操作步骤

1. 摇低床头,患者取平卧位。

2. 去枕。

3. 手法评定肌力

(1)肩前屈肌群:患者屈肩,评估三角肌伸展肌力。

(2)肩外展肌群:患者肩外展,评估三角肌收缩肌力。

(3)屈肘肌群:患者肩外展、屈肘,前臂处于中立位,评估肱桡肌收缩肌力;前臂旋前位,评估肱二头肌收缩肌力;前臂旋后,评估肱肌收缩肌力。

(4)屈髋肌群:患者小腿悬于床缘边完成屈髋,根据屈髋完成度评估屈髋肌群肌力。

(5)伸膝肌群:患者小腿悬于床缘边完成伸膝,根据伸膝完成度评估伸膝肌群肌力。

(6)踝跖屈肌群:患者屈膝,根据屈膝完成度评估踝跖屈肌群肌力。

4. 评定肌张力

(1)肩前屈肌群:患者肩内旋,掌心向下,评估抗阻力反应。

(2)肩外展肌群:患者屈肘,左肩外展90°,评估抗阻力反应。

(3)屈肘肌群:患者前臂中立位,肘屈曲,评估抗阻力反应。

(4)屈髋肌群:患者小腿悬于床缘,屈髋,评估抗阻力反应。

(5)伸膝肌群:患者小腿于床缘下垂,伸膝,评估抗阻力反应。

(6)踝跖屈肌群:患者小腿屈膝,踝跖屈,评估抗阻力反应。

5. 体位安置 包括良肢位摆放和功能位摆放。

(1)患侧卧位(图1-1-6-1)

1)上肢放于身上,下肢屈髋屈膝。

2)将患者身体移向健侧。

3)操作者一手扶健侧肩部,一手扶健侧臀部,使患者头面部、躯干转向患侧。

4)头下垫软枕。

5)患者躯干稍向健侧倾斜,背部垫软枕。

6)患臂向前伸展并外旋,伸展手指,掌心向上,臂下垫软枕。

7)手托患侧前屈,外旋。

8)患侧髋关节略前屈,膝关节略屈曲,踝关节保持功能位。

9)健侧自然放置,下肢屈髋屈膝,腿下垫软枕。

(2)健侧卧位(图1-1-6-2)

1)上肢放在身上,下肢屈髋屈膝。

2)将患者身体移向患侧。

3)一手扶患肩,一手扶患侧臀部。使患者头面部、躯干转向健侧。

4)头下垫软枕。

5)手托患肩前屈、内旋。

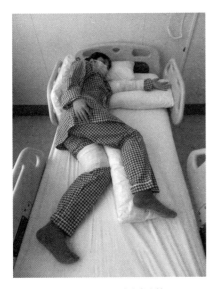

图 1-1-6-1 患侧卧位

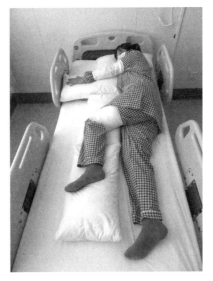

图 1-1-6-2 健侧卧位

6）胸前垫软枕。

7）患侧肘关节、腕指关节伸展，掌心向下。

8）患侧屈髋关节、膝关节 90°，踝关节保持功能位，垫软枕。

9）健侧肢体自然放置。

（3）仰卧位（图 1-1-6-3）

1）患者身体移至床中线。

2）头部下垫软枕。

3）患侧肩外旋，下垫软枕。

4）患臂外旋、外展，肘、腕、指关节伸展，掌心朝上，下垫软枕，手指分开伸直。

5）患侧髋向内旋，膝关节稍向内屈。

6）患侧下肢垫软枕。

（4）端坐位（图 1-1-6-4）

1）患者身体移至床中线。

2）抬高床头 70°~80°。

3）患者腰、背、肩部后垫软枕，保持脊柱生理曲度。

4）双上肢平放于床上餐桌板，下垫软枕。

5）髋关节屈曲 90°。

（5）上肢功能位（图 1-1-6-5）

1）肩关节前屈约 45°，外展约 60°。

2）肘关节屈曲 90°，前臂中立位。

3）腕关节背伸 30°~45° 稍向桡偏。

4）掌指关节和指间关节稍屈曲，保持四指屈度一致，拇指在对掌中间位。

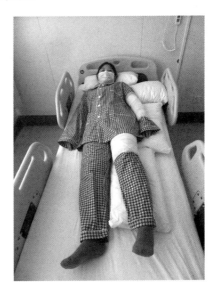

图 1-1-6-3 仰卧位

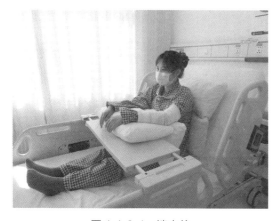

图 1-1-6-4 端坐位

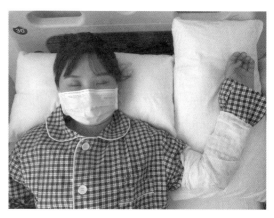

图 1-1-6-5 上肢功能位

（6）下肢功能位（图 1-1-6-6）

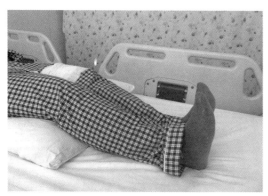
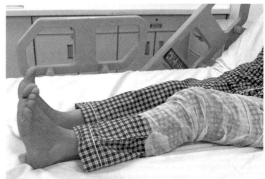

图 1-1-6-6 下肢功能位

1）患者仰卧，下肢伸直。

2）膝稍屈曲 20°~30°，下垫软枕。

3）踝处于 90° 中立位。

6. 操作后处置

（1）询问患者舒适度，整理床单位。

（2）再次核对。

（3）观察患者是否有缺氧、呼吸困难、血压升高等表现。

（4）洗手，记录体位摆放的时间、体位名称及患者舒适度。

7. 健康教育

（1）指导患者和家属注意保暖。

（2）保持各管道通畅，避免打折、扭曲、移位、受压或脱落。

（3）告知患者及家属肢体功能评定结果，给予早期康复锻炼建议。

（六）并发症及处理

1. 关节脱臼或骨折 常由于操作者动作幅度过大、用力过猛，或患者患有骨质疏松症等原因所致。主要表现为疼痛、活动障碍、关节畸形、肿胀等。以肩关节脱臼、长骨骨折多见。

预防措施：操作时遵循省力原则，动作轻柔，避免用力拖、拉、拽。一旦出现关节脱位或骨折，应立即进行对症处理。通过 X 线检查评估脱位、骨折的程度。必要时，进行关节手术复位与固定。

2. 皮肤破损　操作过程中操作者指甲过长、床上硬物误伤，或动作过重造成皮肤损伤。

预防措施：操作前，修剪指甲。操作时，动作轻柔，避免拖、拉动作。操作后，保持床单位清洁、平整、无异物。如出现局部皮肤破损，应立即进行局部皮肤消毒及保护，避免局部感染。

3. 肢体忽略　由于体位摆放不当或处于某种体位 / 姿势时间过长，感知功能正常的患者出现浅感觉及部分深感觉减弱或消失。

预防措施：正确摆放体位，避免局部神经、血管长时间受压；定时更换患者体位。一旦出现肢体忽略，应及时给予感知觉综合刺激，如按摩、针灸等。

4. 局部压力性损伤　由于患者消瘦、身体皮肤暴露于潮湿中、躯体移动障碍，意识障碍，对压力所致的不舒适状态感知能力差，局部皮肤长时间受压，血液循环障碍所致。局部压力性损伤常见于受压的骨隆突处，如：枕骨粗隆、骶尾部、脚踝、足跟等。

预防措施：给予高蛋白、高热量、富含维生素、营养丰富的饮食。保持患者皮肤清洁、干燥，及时更换清洁被服，对于长期卧床患者给予波动式气垫床，做好局部骨隆突处减压保护。一旦出现局部压力性损伤，应立即停止局部受压、做好局部保护，定时更换体位，班班交接，必要时请伤口中心会诊，指导处理。

（七）操作注意事项

1. 操作者需接受专科护理培训与考核。

2. 评估肢体功能时，需遵循从上至下，由健侧到患侧的评定原则，并进行左、右侧同肌群对比。

3. 评估肌力 3 级以上的患者时，检查者必须连续施加阻力，强度一致，与患者运动方向相反。

4. 体位摆放注意事项

（1）防止意外脱管。操作前，妥善固定各种管道；操作时，注意保护好管道，操作动作轻柔；操作后，做好患者及家属管道护理健康教育。

（2）患者进食后 1 小时内不要随意搬动，禁止进行体位摆放，防止患者呕吐、引发误吸、窒息。

（3）体位摆放后，避免长时间保持同一体位或姿势，2~3 小时更换体位一次。鼓励患者深呼吸、咳嗽、咳痰。意识障碍、咳嗽无力患者予以辅助拍背。必要时，机械辅助排痰。

（4）深静脉血栓患者，更换体位前需进行充分风险评估，避免栓子脱落阻塞肺动脉主干或分支引起肺循环障碍。

（八）相关知识

1. 其他肢体功能评定方法

（1）神经电生理检测：包括神经传导速度测定和肌电图检查。用于测定周围神经传导速度，周围神经 - 肌肉接头和肌肉的功能状态，评估周围神经系统病变对肢体功能的影响。神经电生理检测是一种安全无创、简便、客观反映运动过程中肌肉生理、生化等改变的有效手段。肢体组织水肿、患者体温改变、颅内疾病或镇静状态下肌肉无法产生自主收缩、各种电子设备干扰等可影响其检测效果。

(2)测力计法:是利用仪器设备对患者的肌力进行测量,记录每次测量的肌力数值结果,是肌力测试的客观量化方法。主要包括握力和拉力。握力是测定手部紧握仪器时产生的力量。拉力是测定上下肢体共6个关节运动(腕关节伸展、肘关节屈曲、肩关节外展、髋关节屈曲、膝关节伸展、踝关节背屈)肌力。意识障碍、不能配合检查的患者不适用。

(3)ADL评定:包括大便、小便、修饰、如厕、吃饭、转移、活动、穿衣、上下楼梯、洗澡10项日常生活内容,总分100分。依据评分的高低分为完全依赖别人帮助、需部分别人帮助、自理。ADL评定是患者肢体功能的综合体现。

2. 肌力分级

0级:肌肉既没有收缩也没有运动,软瘫。

1级:肌肉只有收缩,没有运动,相当于正常肌力的10%。

2级:肢体可以水平运动,不能抵抗重力,相当于正常肌力的25%。

3级:肢体可以抵抗重力,但不能抵抗阻力,相当于正常肌力的50%。

4级:肢体可以抵抗重力,抵抗阻力的能力稍差,相当于正常肌力的75%。

5级:正常肌力。

3. 肌张力分级

0级:软瘫,被动活动肢体无反应。

1级:低张力,被动活动肢体反应减弱。

2级:正常,被动活动肢体反应正常。

3级:轻、中度增高,被动活动肢体有阻力反应。

4级:重度增高,被动活动肢体有持续性阻力反应。

4. 不同体位摆放目的

(1)患侧卧位:通过伸展患侧肢体使患肢关节韧带受到一定的压力,缓解患肢痉挛,促进本体感觉恢复,是患者康复期首选体位。

(2)健侧卧:避免患侧肢体受压,尤其是肩关节直接受压导致关节损伤,是疾病急性期常用体位。

(3)仰卧位:常作为体位交换时的过渡体位。长时间仰卧会强化患者的上肢屈曲痉挛和下肢伸肌痉挛,易激发异常反射活动。

(4)端坐位:常作为重症患者早期康复体位或长期卧床患者下床前的过渡体位。该体位可强化躯干的屈曲,激化下肢伸肌痉挛,不适用于下肢肌张力3级及以上患者。

(5)上、下肢功能位:上下肢肌肉、关节功能尚未恢复时使用,有利于恢复肢体活动能力。关节挛缩或僵直的患者,采取最小力量进行功能锻炼。

三、肢体功能评定及安置技术检查表（表 1-1-6-1~ 表 1-1-6-2）

表 1-1-6-1 肢体功能评定及安置技术操作检查表

项目	内容	是	部分	否
操作前准备	核对患者信息：包括患者姓名、性别、住院号、出生年月等			
	了解患者有无体位安置的禁忌证			
	评估患者病情、生命体征、意识状态、血氧饱和度等			
	查看患者检查检验结果			
	做好解释，取得配合			
	用物齐全，摆放有序			
操作过程	1. 摇低床头，患者取平卧位			
	2. 去枕			
	3. 手法评定肌力			
	(1)肩前屈肌群：患者屈肩，评估三角肌伸展肌力			
	(2)肩外展肌群：患者肩外展，评估三角肌收缩肌力			
	(3)屈肘肌群：患者肩外展、屈肘，前臂处于中立位，评估肱桡肌收缩肌力；前臂旋前位，评估肱二头肌收缩肌力；前臂旋后，评估肱肌收缩肌力			
	(4)屈髋肌群：患者小腿悬于床缘边完成屈髋，根据屈髋完成度评估屈髋肌群肌力			
	(5)伸膝肌群：患者小腿悬于床缘边完成伸膝，根据伸膝完成度评估伸膝肌群肌力			
	(6)踝跖屈肌群：患者屈膝，根据屈膝完成度评估踝跖屈肌群肌力			
	4. 评估肌张力			
	(1)肩前屈肌群：患者肩内旋，掌心向下，评估抗阻力反应			
	(2)肩外展肌群：患者屈肘，肩外展90°，评估抗阻力反应			
	(3)屈肘肌群：患者前臂中立位，肘屈曲，评估抗阻力反应			
	(4)屈髋肌群：患者小腿悬于床缘，屈髋，评估抗阻力反应			
	(5)伸膝肌群：患者小腿于床缘下垂，伸膝，评估抗阻力反应			
	(6)踝跖屈肌群：患者小腿屈膝，踝跖屈，评估抗阻力反应			
	5. 安置体位			
	良肢位摆放			
	(1)患侧卧位：①上肢放于身上，下肢屈髋屈膝；②将患者身体向健侧移动；③一手扶健肩，一手扶健侧臀部，使患者头面部、躯干转向患侧；④头下垫软枕；⑤患者躯干稍向健侧倾斜，背部垫软枕；⑥患臂向前伸展并外旋，伸展手指，掌心向上，臂下垫软枕；⑦手托患侧肩前屈、外旋；⑧患侧髋关节略前屈，膝关节略屈曲，踝关节保持功能位；⑨健侧自然放置，下肢屈髋屈膝，腿下垫软枕			

续表

项目	内容	是	部分	否
操作过程	(2)健侧卧位：①上肢放于身上，下肢屈髋屈膝；②将患者身体向患侧移动；③一手扶患肩，一手扶健侧臀部，使患者头面部、躯干转向健侧；④头下垫枕头；⑤手托患健肩前屈、内旋；⑥胸前垫软枕；⑦患侧肘、腕、指关节伸展，掌心向下，垫软枕；⑧患侧屈髋、屈膝90°，踝关节保持功能位，垫软枕；⑨健侧肢体自然放置			
	(3)仰卧位：①将患者身体移至床中线；②头下垫枕头；③患侧肩外旋，下垫软枕；④患臂外旋、外展，肘、腕、指关节伸展，掌心朝上，下垫软枕；⑤患侧髋稍内旋，膝关节微屈向内；⑥患侧下肢垫软枕			
	(4)端坐位：①将患者身体移至床中线；②抬高床头70°~80°；③患者腰、背、肩部垫软枕，保持脊柱生理曲度；④双上肢平放于床上餐桌板，下垫软枕；⑤髋关节屈曲90°			
	功能位摆放			
	(1)上肢功能位：①肩关节前屈约45°，外展约60°；②肘关节屈曲90°，前臂中立位；③腕关节背伸30°~45°，稍向桡偏；④掌指关节、指间关节稍屈曲，保持四指度度一致，拇指在对掌中间位			
	(2)下肢功能位：①患者仰卧；②下肢伸直；③膝关节屈曲20°~30°，下垫枕头；④踝关节处于中立位			
操作后处置	询问患者舒适度，整理床单位			
	再次核对患者信息			
	观察患者是否有缺氧、呼吸困难、血压升高等表现			
	洗手			
	在护理记录单上记录患者肌力、肌张力的评定级别，目前体位及摆放的时间，患者舒适度			
	健康教育：指导饮食营养及压力性损伤预防；注意保暖；保持各管道通畅，避免打折、扭曲、移位、受压或脱落；告知患者及家属肢体功能评定结果，给予早期康复锻炼建议			

表 1-1-6-2　肢体功能评定及安置技术操作评估表

项目	好(5分)	一般(3分)	差(1分)
操作过程流畅度			
操作熟练度			
人文关怀			

打分说明：

好：操作过程流畅，动作熟练、轻柔，肢体功能评定方法正确，体位摆放方法正确，符合病情需要，患者感觉舒适，人文关怀到位，有操作前沟通、操作中言语安慰、操作后注意事项的宣教。

一般：操作过程较流畅，动作较熟练，肢体功能评定方法正确，未遵循从上到下、从健侧到患侧的评估顺序，部分肌群功能漏评，体位摆放方法基本正确，体位摆放符合病情需要，部位操作顺序颠倒，在操作过程中仅有部分言语沟通。

差：操作过程不熟练，动作粗鲁，肢体功能评定顺序或体位摆放不正确，体位摆放不符合患者病情需要，体位摆放后患者不舒适，整个操作过程中无言语沟通。

四、常见操作错误及分析

(一) 摆放体位与患者病情不符

患者处于固定或与病情不相符合的体位,导致肌肉萎缩、关节僵硬或痉挛畸形、退行性关节炎等。主要原因是操作者不熟悉体位摆放的目的,未根据患者病情进展阶段适时调整患者体位。

(二) 体位摆放姿势不正确

操作者在摆放患侧卧位时,患臂未向前伸展、外旋,患侧肩未前屈、内旋,导致患肩受压和未达到对抗患肢痉挛的效果。主要原因是操作者摆放体位时肢体伸展、屈曲的角度过小或过大。

五、目前常用训练方法简介

(一) 模型训练

肢体功能评定及体位安置技术一般采用课堂教学、模型训练的方式来展示操作流程。通过课堂教学课帮助学生、新入职医护人员对肢体功能评定及体位安置技术产生清晰的认识,了解其评估的目的、操作的方法、要点、操作注意事项、操作过程中并发症的预防。通过模型训练可帮助学生、新入职医护人员清晰掌握肢体功能评定方法,根据肢体功能评定结果,采取适合患者病情的正确体位。尤其是对不同疾病,不同疾病阶段的体位选择。

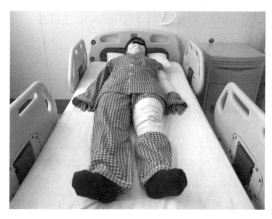

图 1-1-6-7　肢体功能障碍患者

(二) 其他

实木制作木头关节人、拼装高达模型、可利用肢体功能障碍患者来训练(图 1-1-6-7)。

六、相关知识测试题

1. 患者,男,61 岁,脑梗急性期,左侧肢体软瘫。患者目前左侧肢体肌力为

 A. 0 级   B. 1 级   C. 2 级

 D. 3 级   E. 4 级

2. 患者,女,35 岁,脑损伤康复期,右侧肢体肌力 1 级,肌张力增高。目前,患者应该采取的正确体位是

 A. 健侧卧位   B. 患侧卧位   C. 仰卧位

 D. 坐位   E. 左侧肢体功能位

3. 患者,男,48 岁,活动性脑出血,右侧肢体肌力 2 级。目前患者应该采取的正确体位是

 A. 健侧卧位   B. 患侧卧位

 C. 仰卧位,头部抬高 15°~30°   D. 坐位

 E. 左侧肢体功能位

4. 患者,男,40 岁,三个月前外伤致左股骨中段骨折,行手术固定后发现伸髋、屈膝、踝

跖屈困难。以下**不需要**进行评估的肌群是

    A. 伸髋肌群   B. 屈髋肌群   C. 伸膝肌群

    D. 踝跖屈肌群   E. 屈肘肌群

5. 患者,女,75 岁,右额叶胶质瘤术后 1 个月,现左下肢肌力 1 级,生命体征正常。患者应该采取的正确体位是

    A. 健侧卧位   B. 患侧卧位   C. 仰卧位

    D. 左下肢功能位   E. 坐位

答案:1. A;2. B;3. C;4. E;5. D。

参考文献

[1] 燕铁斌. 康复护理学. 4 版. 北京:人民卫生出版社,2017: 156-159.

[2] 周良辅. 现代神经外科学. 2 版. 上海:复旦大学出版社,2014: 99-101.

[3] 潘世琴,王丽,王玉宇. 危重症患者肌力评定方法的研究进展. 中国康复理论与实践,2019,25 (9): 1052-1055.

[4] 王盛,姜文君. 徒手肌力检查发展史及分级进展. 中国康复理论与实践,2015,21 (6): 666-669.

[5] 励建安. 康复医学. 3 版. 北京:人民卫生出版社,2017: 112-123.

第七节　人工肝操作护理技术

一、概述

人工肝即人工肝支持系统(artificial liver support system,ALSS),是指借助物理或生物性的体外机械装置,以清除体内有害物质、改善内环境、纠正水电解质紊乱为目的,达到暂时性替代肝脏部分功能的技术。

人工肝有三种类型:生物型、非生物型和混合型。生物型人工肝是含有肝细胞、肝细胞微粒、肝细胞悬液、肝组织片等成分和生物合成材料结合的生物反应装置,当患者血液或血浆经过反应装置时进行物质交换,而达到暂时的肝脏支持作用。非生物型人工肝是指清除患者体内各种有害物质,暂时替代肝脏功能的血液净化装置,包括血浆置换(plasma exchange,PE)、血浆灌流(plasma perfusion,PP)、胆红素吸附(bilirubin absorption,BA)、血液滤过(hemofiltration,HF)、血液透析(hemodialysis,HD)、分子吸附再循环系统(molecular adsorbents recirculating system,MARS)等。混合型人工肝是指非生物型人工肝和生物型人工肝组合的支持系统。

本节以肝病患者血浆置换(PE)为例介绍。PE 是将人体内含有有害物质或疾病因子的血浆分离丢弃,并补充新鲜冰冻血浆或其他置换液的一种方法,既可机械性被动去除体内毒素,又能补充白蛋白、凝血因子等生物活性物质。

二、操作规范流程

(一) 适应证

1. **肝衰竭**　各种原因引起的急、慢性肝衰竭早、中期。

2. 肝移植　术前等待供体、器官移植后排异反应、肝脏移植后无功能期。

3. 肝衰竭引起的并发症,如肝性脑病、肝肾综合征等。

4. 高胆红素血症,内科治疗无效者。

5. 药物和毒物中毒引起的肝脏损伤。

(二) 禁忌证

血浆置换技术无绝对禁忌证,相对禁忌包括:

1. 严重活动性出血和弥散性血管内凝血患者。

2. 对血浆、人血白蛋白、抗凝药物等过敏者。

3. 血流动力学不稳定者。

4. 心、脑梗死非稳定期患者。

5. 严重全身感染者。

(三) 操作前准备

1. 患者准备

(1) 完善检验项目,如血常规、凝血功能、肝功能、电解质、血型、交叉合血等。

(2) 患者或家属已了解血浆置换的目的及意义。

(3) 签署特殊治疗同意书、深静脉置管同意书、输血治疗同意书。

2. 物品(器械)的准备

(1) 仪器及配套装置:血浆置换机、膜型血浆分离器、血液净化装置的体外循环血路、心电监护仪、吸痰装置、吸氧装置。

(2) 置换液:血浆或其他替代的置换液。

(3) 无菌人工肝包:无菌手术衣、带孔的无菌大单、无菌治疗巾、弯盘、无菌纱布及棉球、持针器、巾钳、治疗碗、止血钳、有齿镊子、弯钳、三角针、3-0 线。

(4) 一次性使用无菌血液透析导管及附件:(穿刺针、单针双腔导管、无菌刀片、一次性肝素帽、导丝、扩皮器),无菌手套,棉签,注射器,静脉留置针等。

(5) 药品:肝素钠注射液(12 500 单位 /2ml)、0.9% 氯化钠注射液 500ml、5% 葡萄糖注射液 100ml、2% 利多卡因、10% 葡萄糖酸钙注射液,地塞米松注射液、苯海拉明注射液等。

(6) 其他用物:络合碘、75% 乙醇、管道标识、废液桶、一次性备皮包等。

3. 操作者的准备

(1) 核对患者信息:包括患者姓名、性别、床号、住院号、出生年月等。

(2) 了解患者有无血浆置换相关禁忌证。查看患者血常规、凝血功能、肝功能及血型结果。

(3) 确认患者已签署同意书。

(4) 评估患者意识状态、生命体征及配合程度。

(5) 询问患者有无输血史及过敏史、深静脉置管史。

(6) 做好解释工作。

(7) 患者取合适体位,充分暴露穿刺部位。

(四) 操作步骤

1. 仪器准备

(1) 开机自检。

（2）选择 PE 模式。

（3）安装。

1）安装膜型血浆分离器。

2）按机器提示逐步安装血液净化装置的体外循环管路。

2. 预冲

（1）将生理盐水 1 000ml 悬挂于输液架。

（2）将补液旁路、回血侧补液管、清洗用管路插入生理盐水瓶进行预冲。

（3）再使用含抗凝剂的生理盐水 1 000ml 进行预冲。

（4）预冲完毕,仪器切换到治疗模式。

3. 置管

（1）选择血管:通常选择股静脉、锁骨下静脉、颈内静脉、颈外静脉等部位。肝病患者建议选择股静脉。

（2）消毒:以穿刺点为中心络合碘消毒 3 遍,直径 ≥20cm。

（3）铺巾:先铺孔巾,再铺无菌巾。

（4）麻醉:2% 利多卡因进行局部麻醉。

（5）穿刺:置管者进行穿刺。穿刺成功后协助者配合送入导丝。沿导丝将扩皮器扩皮（由小到大）后、拔扩皮器。沿导丝送入导管。

（6）固定导管:缝线固定导管,纱布覆盖穿刺点,贴好导管标识（长度、日期、置管者）。

4. 上机

（1）再次核对患者信息,评估患者病情及血管通路情况。

（2）引血

1）连接动脉端:连接体外循环管路动脉端与患者血管通路动脉端（红色）。

调节流速:血流速度调节至 60ml/min,开始治疗。

2）连接静脉端:当血流至膜型分离器时,按停止键,连接静脉端（蓝色）,按"start"键开始。

3）血浆分离:5 分钟后患者无不良反应,再调节流速至 100ml/min。将血浆分离速度调节至 30ml/min。废弃的血浆经过血浆泵流入废液桶,新鲜冰冻血浆通过血浆泵经过加温器从静脉端回输到患者体内。

（3）上机治疗:严密观察患者病情变化,确保各管路连接紧密,机器运转正常,如有报警及时处理。

（4）妥善固定管路。

（5）再次核对治疗参数。

（6）整理用物,洗手。

（7）填写人工肝治疗记录单。

（8）健康教育嘱患者不要随意变动体位,防止牵扯管道。

5. 下机

（1）抽血:抽血复查血常规、肝功能、电解质等。

（2）回血:血浆输注完毕后回血,补液旁路端接生理盐水,夹闭患者血管通路动脉端夹子,并与体外循环动脉端分离,开启血泵进行开放式回血。

（3）回输残余血液至静脉壶气泡检测夹处,夹闭患者血管通路及体外循环管路静脉端,将体外循环管路与患者血管通路分离。

（4）封管:10ml 肝素盐水脉冲式封管,一次性肝素帽封口。

（5）妥善固定导管。

6. 操作后处置

（1）整理床单位,协助患者取舒适体位。

（2）再次核对医嘱、患者信息及血标本。

（3）洗手,记录。在人工肝治疗记录单、护理记录单记录相关信息。

（4）正确处理医疗废物:关闭电源,取下体外循环血路及血浆分离器,弃入医疗废物桶;废浆按院感要求处理并登记;血袋注明受血者姓名、住院号,常温存放 24 小时后按医疗废物处理。

（5）仪器擦拭消毒,操作间做好环境消毒。

7. 健康教育

（1）活动:当日置管术后 4~6 小时制动,活动时动作轻缓,防止管道打折、脱出。

（2）饮食:嘱患者选择优质蛋白、易消化软食,少量多餐。

（3）洗浴:带管期间不建议淋浴,保持置管伤口敷料干燥固定。如出现渗血渗液,及时报告医务人员予以处理。

（4）导管脱出:立即握拳按压穿刺点并制动,报告医生处理。

（五）并发症及处理

1. 过敏反应　由于置换过程中输入大量新鲜冰冻血浆、异体血浆蛋白等物质可以引起变态反应。主要表现是皮肤瘙痒、皮疹,畏寒、发热、呼吸急促,上腹部不适、恶心、呕吐、腹痛等,严重者可出现休克、意识障碍。

预防措施:①治疗前根据情况使用抗过敏药物,如地塞米松、苯海拉明注射液等;②治疗过程中观察患者是否有皮肤瘙痒、呼吸急促等过敏表现。轻症者可减慢或暂停血浆泵,并使用地塞米松、苯海拉明注射液或 10% 葡萄糖酸钙等抗过敏药物;如有呕吐、腹痛等症状,可使用胃复安或山莨菪碱,如症状缓解可继续治疗;重症者立即停止血泵并抢救。

2. 低钙血症　由于输注血浆中含有枸橼酸钠,枸橼酸根与钙离子的结合可降低血浆中钙离子浓度,引起低钙血症,表现为肌肉痉挛,手足抽搐,感觉异常等症状。

预防措施:治疗开始时最大血流速度不宜过快,血浆分离速度不应超过 30%,避免枸橼酸钠快速进入人体引起血清钙急剧下降,一般每置换 1 000ml 血浆补充 10% 葡萄糖酸钙 10~20ml 可以预防低钙血症的发生。处理:一旦发生低钙血症立即给予 10% 葡萄糖酸钙 10~20ml 稀释后缓慢静脉注射。

3. 低血压　由于体外循环的建立,体内有效血容量减少所致。表现为头晕、轻微头痛、恶心等。预防措施:血浆置换开始治疗时血流速度不宜过快,密切监测生命体征变化,观察是否有出血等。轻微的血压变化可能与迷走神经综合征有关,暂不予处理;血压下降明显时应减慢血液流速,必要时从旁路补充液体,血压下降严重应停止治疗。

4. 出血、血肿　由于置管时,穿刺过深、反复穿刺、误入动脉、抗凝药物的使用不当导致。预防措施:密切监测生命体征变化,及早发现并处理脏器出血,治疗中根据患者的凝血常规结果个体化使用抗凝药物。治疗中发生穿刺部位有少量出血时要检查穿刺部位及管路连接是否正确,置管处使用水袋或沙袋加压,血肿明显者要加压包扎。

（六）操作注意事项

1. 操作者需接受过血液净化相关专业培训与考核。

2. 观察引血或回血通畅性,以防血浆分离器堵塞,导致血浆分离器膜破裂。引血受阻,引血管径过小,引出不畅,形成抽吸;回血受阻,血浆中的沉淀物阻塞管路滤过膜,肝素化剂量不足使血浆分离器及管路内形成血凝块,均可致管路堵塞,使血流量减少,血浆分离速度减慢,血浆分离器及管路内压力过高;负压吸引泵泵速超过血浆分离器的安全范围。

3. 监测动脉压、静脉压、跨膜压的变化,治疗过程中观察引血是否通畅,体外循环管路是否有扭曲、受压,血泵转速,血压变化等,如引血不畅、血泵转速过快,血压偏低都会引起静脉压、动脉压及跨膜压的改变。

4. 观察置管部位是否有出血或血肿,治疗中有出血时应检查穿刺部位及管路连接是否拧紧,血肿明显时应加压包扎。

5. 如遇突然停电或机器故障,应改用手动摇柄尽快将体外血液泵回体内。

（七）相关知识

1. 置换液的种类

(1)新鲜冰冻血浆:含有正常人所有的血浆成分,是恢复机体内环境稳定的最佳置换液,对改善凝血功能、提高血浆胶体渗透压,纠正氨基酸失衡具有重要作用。

(2)血浆替代物

1)胶体类:主要有人血白蛋白、右旋糖酐、羟乙基淀粉等,胶体类应在治疗启动时使用,总量不能超过总置换量的20%。人血白蛋白需用生理盐水稀释成4%~5%的浓度后输入。

2)晶体类:主要有生理盐水、葡萄糖氯化钠注射液、林格氏液等,治疗总量不超过1 000ml,根据具体情况分次输入,每次约250ml。对于严重低蛋白血症、脑水肿、颅内高压等患者禁用。

2. 血浆置换量换算　血浆置换量以患者血浆容量的1~1.5倍为宜。血浆容量按公式计算:

方法一:根据患者的性别、血细胞比容和体重计算:

$$血浆容量(ml)=(1-血细胞比容)\times\{b+[c\times体重(kg)]\}$$

其中,b 值:男性为 1 530,女性为 864;c 值:男性为 41,女性为 47.2。

方法二:血浆容量(ml)=0.065×体重(kg)×(1-血细胞比容)

3. 抗凝方案

(1)无肝素法:预冲时给予 80mg/L 的肝素生理盐水 1 000ml 充分冲洗管路和滤器,连接回路前先将管路中残留的预冲肝素盐水排弃,治疗过程中不再使用肝素。

(2)肝素法:一般首剂量 0.5~1.0mg/kg,追加剂量 10~20mg/h,间歇性或持续性静脉注射,治疗结束前 30 分钟停止使用肝素。肝素抗凝时应监测激活全血凝固时间(ACT)或活化部分凝血活酶时间(APTT),从体外循环管路静脉端采集的标本 ACT/APTT 应维持在治疗前的1.5~2.5 倍。

(3)低分子肝素法:指标推荐,一般选择 60~80IU/kg,推荐在治疗前 20~30 分钟静脉注射,不再追加剂量。低分子肝素全身抗凝应监测血浆抗凝血因子 Xa 活性,目标值维持在500~1 000U/L。

4. 治疗模式　分选择性血浆置换和非选择性血浆置换。选择性血浆置换是经血浆分离器分离出来的血浆,再通过膜孔径更小的二次分离后,将清除致病因子的血浆和血液有形成分回输患者体内,达到特异性清除目标物质的目的。非选择性血浆置换是经血浆分离器分离出血浆和细胞成分,血浆丢弃,血细胞及补充等量的新鲜冰冻血浆回输入体内。

5. 穿刺针　选择单针双腔套管或留置针(要求最大通过血流速度 120ml/min 左右)。一般桡动脉或肘动脉引血,肘静脉回血,不能使用单针双腔套管,只能使用留置针或特定的穿刺针。

三、血浆置换术操作规范检查表(表 1-1-7-1~ 表 1-1-7-2)

表 1-1-7-1　血浆置换术操作检查表

项目	内容	是	部分	否
操作前准备	核对患者信息:姓名、性别、年龄、住院号、血型等			
	了解患者有无血浆置换相关禁忌证。查看患者血常规、凝血功能、肝功能及血型			
	确认患者已签署治疗同意书			
	评估患者意识状态、配合程度,生命体征是否平稳,有无置管史以及带管过程是否顺利			
	询问患者有无食物、药物过敏史、有无输血及过敏史、有无皮肤消毒剂过敏史			
	查看预置管部位皮肤、血管无损伤、无感染、无疤痕硬结等,并在预穿刺点处做标记			
	调整体位,充分暴露穿刺部位			
	环境清洁、光线充足、备输液架			
	洗手,戴口罩;着装规范,无长指甲,具备此操作能力			
	用物齐全、摆放有序;质量合格、型号符合要求			
操作过程	开机自检			
	选择 PE 模式			
	安装体外循环管路及分离器			
	清洗体外循环管路及分离器			
	选择血管,定位穿刺点			
	穿刺部位备皮、消毒			
	打开人工肝穿刺包,建立无菌区,按照无菌技术原则向无菌区域投放穿刺用物:导管及附件、消毒液、肝素盐水、5ml 注射器			
	局部麻醉			
	穿刺成功后送入导丝			
	拔注射器并使用扩皮器扩管			

项目	内容	是	部分	否
操作过程	送入单针双腔导管并褪出导丝			
	缝线固定导管,纱布覆盖穿刺点,贴导管标识			
	连接体外循环管路与血管通路,开始治疗			
	治疗结束,夹闭患者血管通路动脉端夹子,并与体外循环动脉端分离,开启血泵进行开放式回血			
	夹闭血管通路及体外循环管路静脉端,将体外循环管路与患者血管通路分离			
	10ml肝素盐水脉冲式封管,一次性肝素帽封口			
操作后处置	协助患者取舒适体位,整理床单位			
	再次核对医嘱与患者信息			
	洗手,记录			
	分类处理医疗废物			
	仪器、操作间消毒			
	告知患者和家属治疗后注意事项,如:活动、饮食、导管脱出应急处理等			

表 1-1-7-2　血浆置换操作评估表

项目	好(5分)	一般(3分)	差(1分)
操作过程流畅度			
操作检查熟练度			
人文关怀			
无菌观念			

打分说明:

好:操作过程清晰流畅,操作方法正确,人文关怀到位,有术前交流、治疗中安慰及治疗后注意事项的交代。

一般:操作过程能整体完成,操作方法基本正确,血浆置换过程中出现的报警及不良反应基本会处置,能有部分的治疗前交流、治疗中安慰及治疗注意事项的交代。

差:操作粗暴,置管反复穿刺,有错误操作,血浆置换过程报警不会处置,无人文关怀。

四、常见操作错误及分析

1. 管路内径切换错误　预冲程序时血液回路内的压力上升,不能进行预冲。主要是由于使用内径为 3.3mm 的管路时未进行管路内径切换,预冲程序未改为手动方式。

2. 管路夹子未打开　包括体外循环管路的夹子未打开,导致预冲时动脉压、静脉压、跨膜压压力改变,影响正常预冲。主要是由于操作者不熟练、未按操作流程将体外循环管路夹子打开。

3. 参数设置错误　机器参数如加温器温度、血流速度、血浆分离速度等参数设置错误会影响治疗效果。主要由于操作者在设置治疗参数时错误或疏漏造成。

五、目前常用训练方法简介

模型训练

目前深静脉置管训练常用训练模型有锁骨下静脉、颈内静脉训练模型(图 1-1-7-1),血浆置换操作是实体机器(图 1-1-7-2)和模拟训练管路(图 1-1-7-3)。锁骨下静脉与颈内静脉训练模采用高分子材料制成的成人上半身,解剖体表标志明显,可触及颈动脉搏动,可进行锁骨下静脉、颈内静脉穿刺,穿刺成功后可抽出模拟血液。带有电子监测系统,穿刺到动脉血管时、穿刺的位置错误时、当穿破胸膜时会有语音报警提示。优点是用相对真实的深静脉置管过程,触觉、立体感觉与真实操作相近,不足是相对操作变化较少,适合流程和基本操作手法的训练。

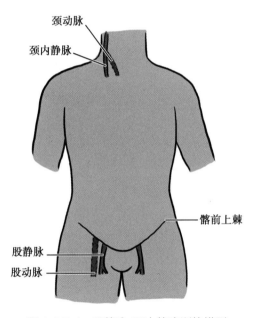

图 1-1-7-1　股静脉、颈内静脉训练模型

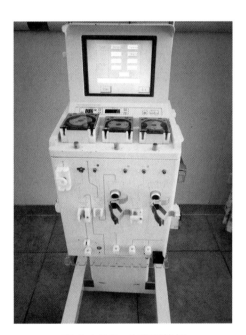

图 1-1-7-2　血浆置换机

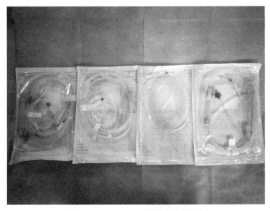

图 1-1-7-3　模拟训练管路

六、相关知识测试题

1. 患者,男,32 岁,在行血浆置换过程中出现皮肤瘙痒、皮疹,下列处理**不正确**的是

　　A. 立即停止治疗　　　　　　　　B. 减慢血浆泵流速

　　C. 使用地塞米松　　　　　　　　D. 肌注苯海拉明

　　E. 葡萄糖酸钙稀释后缓慢静注

2. 患者,男,52 岁,肝衰竭需行血浆置换治疗,因血浆量不够需要其他血浆代替物,以下**不属于**血浆代替物的是

　　A. 低分子右旋糖酐　　　　　　　B. 10% 葡萄糖注射液

　　C. 人血白蛋白　　　　　　　　　D. 羟乙基淀粉

　　E. 林格液

3. 患者,女,45 岁,在血浆置换过程中穿刺部位出现少量渗血,以下处理**不适当**的是

　　A. 立即予以停止治疗　　　　　　B. 局部使用云南白药粉剂

　　C. 置管处使用水袋加压　　　　　D. 检查穿刺部位

4. 患者,男,35 岁,神志清楚、深度黄疸,尿量正常,需要进行人工肝治疗,首选治疗模式是

　　A. 血液透析　　　　　　B. 血液灌流　　　　　　C. 血浆置换

　　D. 血液滤过　　　　　　E. 分子吸附再循环

5. 患者,女,23 岁,因肝衰竭在血浆置换过程中血浆分离器破膜,以下**不属于**破膜的常见原因的是

　　A. 血液流出受阻

　　B. 血浆分离器及管路内形成血凝块

　　C. 回流受阻

　　D. 负压吸引泵泵速超过血浆分离器的安全范围

　　E. 静脉压、动脉压、跨膜压正常

　　答案:1. A;2. B;3. A;4. C;5. E。

参考文献

［1］谢琴芬,程晋坤,郑树森.人工肝支持系统治疗肝功能衰竭的应用进展.现代实用医学,2019,31 (8): 1132-1135.

［2］何金秋,熊墨龙.非生物型人工肝操作与应用.南昌:江西科学技术出版社,2017.

［3］王玉柱.血液净化通路.北京:人民军医出版社,2016.

［4］李兰娟,任红.传染病学.9 版.北京:人民卫生出版社,2018.

［5］贾彦梅,姜丽萍,姜惠萍.河南预防医学杂志.2010,21 (1): 81-82.

［6］许家璋,段钟平.实用人工肝及血液净化操作手册.北京:中国医药科技出版社,2005.

［7］王英杰.生物人工肝.北京:人民卫生出版社,2002.

［8］中华医学会感染病学分会肝衰竭与人工肝学组.2016 年版非生物型人工肝支持系统 (NBAL) 治疗肝衰竭指南.中华临床感染病杂志.2016, 9 (2): 97-103.

［9］由涛.人工肝血浆置换对肝功能衰竭的治疗作用及影响因素分析.中国医药指南,2019,17 (16): 52-53.

［10］曹蕴，徐葵花，赵守松．人工肝血浆置换术治疗肝衰竭病人的临床疗效及预后分析．蚌埠医学院学报，2018，43 (12): 1569-1571, 1574.

［11］曾军红．血浆置换技术临床应用研究进展．临床合理用药杂志，2018，11 (12): 178-179.

［12］朱琳．人工肝血浆置换术治疗重型肝炎的临床护理观察．实用临床护理学电子杂志，2019，4 (08): 155, 172.

［13］中华医学会感染病学会分会肝衰竭与人工肝学组，中华医学会肝病学分会重型肝病与人工肝学组．2018 年版肝衰竭诊治指南．中华肝脏病杂志．2019，27 (1): 18-26.

［14］李清奇，郭婷，张丽丽，等．人工肝血浆置换术治疗肝衰竭的临床效果．中国当代医药，2020，27 (17): 40-42.

第二章

外科护理技术

第一节　胃肠造瘘管护理技术

一、概述

　　胃肠造瘘术是指通过外科手术放置造瘘管于胃或空肠内,在体外与胃肠空腔之间形成临时性或永久性通道,以达到胃肠内营养支持和/或胃肠减压的目的。胃肠造瘘术于 1878 年首次报道,1980 年,Ponsky 和 Gauderer 在此基础上开展了经皮内镜下胃造瘘术。经皮内镜胃/空肠造瘘术(percutaneous endoscopic gastrostomy/percutaneous endoscopic jejunostomy,PEG/PEJ)(图 1-2-1-1)是在内镜的辅助下,经腹壁将导管置入胃/空肠腔内的技术,目前已在临床广泛应用,成为因口服摄入不足而无法满足其营养需求但胃肠功能正常的患者长期喂养的首选方法。胃肠造瘘管护理技术是对胃肠造瘘术后的患者按照规范化的护理流程,进行正确观察与护理的技术,以减少术后并发症,保证患者治疗过程中的安全。

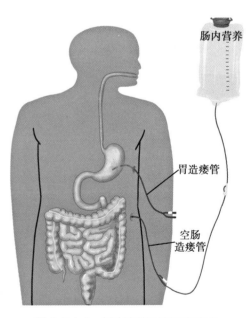

肠内营养

胃造瘘管

空肠
造瘘管

图 1-2-1-1　经皮内镜下胃肠造瘘术

二、操作规范流程

(一)适应证

　　1. 胃肠吻合口瘘、十二指肠瘘或梗阻。

　　2. 重症胰腺炎、幽门梗阻、食道肿瘤等疾病行胃肠造瘘的患者,均需观察和护理。

(二)禁忌证

　　1. 绝对禁忌证　所有留置胃肠造瘘管的患者均需护理,故无绝对禁忌证。

　　2. 相对禁忌证　以下情况需延迟胃肠造瘘管护理时间。

　　(1)意识不清、躁动不安;

　　(2)休克或存在危及生命的低氧血症、高碳酸血症或酸中毒且未得到有效控制时;

(3)活动性上消化道出血、明显肠道缺血、梗阻；

(4)胃肠造瘘管引流量大、胃内抽吸量大于 200ml。

(三) 操作前准备

1. 患者的准备

(1)患者或家属了解胃肠造瘘管护理的目的及意义。

(2)患者处于平卧位或半卧位,便于操作。

2. 物品(器械)的准备

(1)仪器设备:肠内营养泵、恒温器。

(2)肠内营养液输注物品:根据医嘱准备肠内营养液、温开水、一次性肠内营养输注管、50ml 注射器、无菌纱布、专用输液架、温度计、橡胶瓶盖、橡皮筋、肠内营养标识、记号笔、护理记录单。

(3)换药物品:一次性换药包(无菌盘 2 个、镊子、棉球、纱布)、无菌"Y"形纱布、一次性治疗巾、一次性无菌引流袋、无菌棉签、无菌手套、一次性手套、络合碘消毒液、血管钳、E 字形胶布、透明胶带、剪刀。

(4)其他:快速手消毒液、生活垃圾桶、医疗垃圾桶。

3. 操作者的准备

(1)核对患者信息:包括患者姓名、性别、住院号、出生年月等。

(2)了解胃肠造瘘管置入目的、时间、部位、管道、外露长度等信息,了解有无禁忌证。

(3)询问患者既往有无皮肤消毒剂过敏史。

(4)做好解释,取得配合。

(5)确定患者体位合适,可抬高床头 30°~45°

(四) 操作步骤

1. 评估

(1)评估患者意识状态、配合程度,生命体征是否平稳。

(2)评估患者肠内营养耐受程度,既往有无输注肠内营养液后出现不良反应(恶心、呕吐、腹胀、腹痛、腹泻、胃潴留等)。

2. 观察造瘘管情况

(1)检查造瘘管标识及置管日期。

(2)观察造瘘管体外的长度标记,判断是否发生移位;检查造瘘管是否妥善固定在位、有无二次固定。行引流者应观察引流是否通畅,有无堵管的情况。

(3)检查造瘘管处敷料是否清洁、干燥,有无污染、渗液。

3. 更换敷料

(1)洗手,暴露患者的腹部,垫治疗巾。

(2)戴一次性手套,揭下旧敷料弃入医疗垃圾桶内,露出造瘘管周围皮肤。

(3)观察造瘘管周围皮肤有无红肿、肉芽、脓性分泌物或渗液。

(4)消毒:打开一次性换药包,取络合碘棉球,置"Y"形纱布于换药包内,戴无菌手套;以造瘘口为中心由内向外螺旋式消毒两遍,直径为 10cm,待干。螺旋式消毒造瘘口近端两遍,待干。

(5)固定:使用两块无菌"Y"形纱布交叉重叠围绕造瘘管,完全覆盖造瘘管,用胶带固定,使用"E"字形胶带高举平台法进行二次固定,以防管道脱出。

(6)脱手套,洗手。

4. 泵入肠内营养液

(1)核对医嘱与患者身份,检查肠内营养液质量、温度。

(2)连接一次性肠内营养输注管,接通肠内营养泵电源,悬挂肠内营养标识。

(3)消毒:消毒胃肠造瘘管管口,回抽胃肠造瘘管,确认是否在位,并评估胃内残留量。

(4)抽取 30~50ml 温开水脉冲式冲洗胃肠造瘘管,检查管道的通畅性。

(5)在距离连接处 20~30cm 安装恒温器,可将营养液加温至 37~40℃。

(6)设置好预输注量,调节输注速度 20~25ml/h 开始输注。

(7)肠内营养液滴注完毕,冲管。反折胃肠造瘘管末端,使用无菌纱布包裹固定。

5. 操作后处置

(1)协助患者取半坐卧位,整理床单位。

(2)观察患者生命体征,询问有无不适。

(3)整理用物,医疗废物分类处理。

(4)洗手,记录。在护理记录单上记录营养液输注开始时间、结束时间,输注量,输注中及输注后的反应。

6. 健康宣教

(1)体位:输注过程中及输注结束后半小时至一小时,患者应保持半卧位或坐位,避免翻身及拍背,昏迷患者应摇高床头 30°,防止食物反流和误吸。

(2)指导患者和家属翻身、活动时,注意保护胃肠造瘘管,避免折叠、脱出。

(3)肠内营养液输注:向患者及家属告知输注肠内营养液的重要性及输注过程中可能出现的不良反应如腹痛、腹胀,恶心、呕吐,腹泻等,不可自行调节输注速度,每次输注量 300~500ml。

(4)营养液的管理:开瓶后的营养液有效期为 24 小时;不推荐使用自制匀浆膳食(因易结块、堵塞管道且有感染发生风险)。

(5)出现意外情况的处理:如果患者出现剧烈疼痛、发热、呛咳、局部皮肤感染,分泌物增加、有异味、引流出血性液体等立即告知,以免造成不良后果。

(6)无异常的带管患者应每半年至两年更换一次造瘘管。

(五) 并发症及处理

1. 误吸　因操作前未正确评估胃残留量、识别胃潴留,或输注速度突然加快引起腹胀、呕吐,呕吐物吸入气管所致。

预防措施:输注营养液时患者应取半卧位或坐位,防止反流及误吸。输注速度宜慢,根据病情上调速度时应循序渐进,最快泵入速度应低于 100~125ml/h。

2. 感染　因造瘘管引流袋固定位置高于伤口平面,引起逆行感染;造瘘管处敷料渗湿、污染未及时更换,造成造瘘口及周围皮肤感染;胃造瘘管周围漏液或管道破损,引流液或营养液进入腹腔,造成腹腔感染。患者可出现发热、腹痛等症状。

预防措施:正确悬挂引流袋,保证安全有效的引流;沐浴时用防水膜覆盖造瘘管口处,以免伤口感染;更换敷料时,严格执行无菌操作;每日检查造瘘管,如发现造瘘管老化或破损,应及时通知医生进行处理。

3. 恶心、呕吐　常因肠内营养液的输注速度过快，或单次输注量过大而引起。

预防措施：可减慢输注速度至 25ml/h 或暂停输入肠内营养液；暂停两小时后再次输注速度仍由 25ml/h 开始，以 25ml/h 递增，最快不超过 125ml/h。呕吐严重的患者，应暂停输注，并遵医嘱予以止呕、护胃药物。

4. 腹泻　可能与营养液污染、营养液浓度过高或温度过低、输注速度过快、输注量过大等原因有关。腹泻严重无法控制的患者可暂停输注。

预防措施：①在营养液的储存、运送、使用过程中注意无菌原则，防止营养液污染；②选择肠内营养液应从低浓度开始逐渐过渡到高浓度；③肠内营养液输入温度以 37~40℃为宜，输注前应测量营养液温度或使用加温器；④注意控制营养液合适输注量和速度。

5. 造瘘管堵塞　可能因营养液浓度过高、输注速度过慢、长时间未进行冲管等导致。表现为造瘘管无引流，冲管过程中出现阻力过大，营养液输注受阻。

预防措施：用温水脉冲式冲洗造瘘管是预防导管堵塞的有效方法。每 4 小时用 30ml 温水冲洗管道，每次中断输注前后用 30ml 温水冲洗管道，保持造瘘管的清洁通畅。注意冲管力度合适，避免用力过猛，造成患者不适或管道破损。输注营养液后保持坐位或半卧位至少30 分钟，避免食物反流导致造瘘管阻塞。

6. 造瘘口渗漏　可能与腹壁受导管牵拉引起瘘口扩张有关。体质量减轻、内固定器移位或破裂、腹压升高、残胃容量增加也可以导致。

预防措施：避免过度牵拉导管，定期调整内固定器，及时更换导管，预防便秘，治疗咳嗽和控制胃残余量。更换导管时勿使用更粗的导管，可能会使窦道扩大，导致渗漏加剧。

7. 造瘘管滑脱或移位　滑脱或移位多与固定不牢固、患者躁动或活动时发生暴力牵扯有关。

预防措施：妥善固定造瘘管，松紧合适，并进行安全有效的二次固定；对患者进行相关健康宣教，注意对造瘘管的保护，勿暴力牵拉管道。一旦发生造瘘管滑脱后，应立即用无菌纱布封闭（覆盖）、保护造瘘口，及时重新置管。

（六）操作注意事项

1. 操作过程中，严格遵循标准预防、手卫生、无菌技术原则。

2. 置管后 48 小时，可轻柔旋转导管 90° 再回位，1 次 /d，逐步旋转增加至 180°~360° 再回位，以防止粘连。造瘘管妥善固定，应松紧适宜，防止过松造成造瘘管滑入瘘口或胃内的营养液、消化液等从造瘘口溢出体外，腐蚀皮肤和黏膜，造成感染；过紧引起疼痛，导致胃壁、腹壁的缺血坏死。

3. 保持胃肠造瘘管引流通畅，严防脱落、移位，有效预防导管堵塞。持续输注营养液时，应每 4 小时用 20~30ml 温开水脉冲式冲管一次。对免疫功能受损或危重患者，宜用灭菌注射用水冲管。

4. 观察引流液颜色、量和性状，记录 24 小时引流液总量。引流液颜色通常可反映胃肠道内是否有出血征象。胃肠手术后 24 小时内，一般引流液多为暗红色，2~3 天后渐渐减少。若引流管可见鲜红色液体流出，提示手术后有出血，立即处理。

5. 保持造瘘管周围皮肤清洁干燥，造瘘口肉芽增生应局部清洁消毒后使用无菌剪刀剪除，再使用苯酚或硝酸银灼烧创面。造瘘管周边皮肤发红肿胀、疼痛或可见脓性分泌物时，先用 2% 过氧化氢清洗，再用生理盐水清洗，最后予氧化锌软膏涂抹保护皮肤。

6. 保持造瘘管敷料干燥,术后一到两周伤口如无红肿、分泌物等,每日更换敷料一次;如有污染、渗湿应及时更换;待伤口完全长好,每周更换两至三次,每次换药时,可适当活动造瘘管,以免与皮肤黏膜发生粘连。

7. 喂养前应测胃残留量,重症患者持续经泵输注时应每隔 4~6 小时检查胃残留量。如胃残留量大于 200ml 时,应暂停输注肠内营养,观察 2 小时后复测,如降至 200ml 以内,维持原来的速度和量继续输注。

8. 根据医嘱及患者肠内营养耐受情况调节输注速度,由慢到快,先调至 20~25ml/h,若患者病情稳定且无不适,可适当将滴速调至 40~60ml/h,最快不超过 100~125ml/h。

9. 肠内营养应现配现用,配制过程中避免污染。配制的肠内营养制剂常温保存不宜超过 4 小时,超过 4 小时应置于冰箱冷藏,24 小时内未用完应丢弃。成品肠内营养制剂应根据说明保存、使用。

10. 置管后 12~24 小时,观察患者生命体征平稳且造瘘口处无出血时,可以开始输注肠内营养。最佳时间为 24 小时后,首次输注可经胃肠造瘘管注入 5% 葡萄糖或 5% 葡萄糖氯化钠无菌溶液 50~100ml,观察注入时是否通畅以及注入后患者的反应,如 2~3 小时无不良反应,可逐渐增加输入量。

11. 胃肠造瘘管置管初期管路护理要点

(1)对于长期置管的成人患者,建议外固定装置与皮肤保持 0.5cm 间距,避免内外固定装置间张力过大,以减少缺血、坏死、感染和包埋综合征(由于造瘘管内外固定器间压力过大使得内固定器向外移行而嵌入到胃前壁或腹前壁,加压时不能将液体注入造瘘管、管周存在分泌物和上腹部疼痛不适等)的发生。

(2)首次置管后标记导管外露刻度,有利于识别导管是否发生易位。

(3)置管 24 小时后以及置管第一周,每天均需使用无菌生理盐水清洁造瘘管穿刺点及周围皮肤,清除瘘口周围的分泌物和污渍,评估瘘口周围是否有炎性反应、感染、压疮、淤伤和肉芽组织增生的迹象。

(4)为防止粘连,手术 24 小时后,需旋转 PEG 管 1 周。每周重复一操作至少 1 次,但每日最多 1 次,以预防固定器植入综合征的发生。

(5)在 PEG 管置入 7~10 天后,在胃皮窦道形成后,每周应至少重复下列操作 1 次,但每天最多 1 次:松开外固定,将肠内营养管轻插入胃内 2~3cm,然后轻拉回来,直至感到有阻力时停止,此方法能降低包埋综合征的风险。

(七) 相关知识

1. 肠内营养

(1)定义:肠内营养(enteral nutrition,EN)是指以口服或管饲的方式通过胃肠道供应人体代谢必须的营养物质和其他各类营养素的营养支持方法。以最符合生理的方式,为患者可提供每天所需要的蛋白质、碳水化合物、维生素、矿物质元素、微量元素和膳食纤维素等。肠内营养因其具有符合人体生理过程、并发症少及营养供给全面等优点,是目前国内外一致推荐的营养治疗首选方案。

(2)原则

1)温度:进行肠内营养时需注意肠内营养液的温度变化,一般控制在接近人体体温为宜,37°~40° 之间,可减轻对胃肠黏膜的刺激。

2）速度：肠内营养液的补充，需遵循先慢后快的原则，使机体逐渐适应，可调节滴速为 25ml/h 开始，根据病情调节泵入的速度，最快泵入速度应低于 100~125ml/h。在病情允许的情况下，以每日输注 1 000~2 000ml 为宜。

3）浓度：营养液浓度不可过高，食物应充分研磨，不可颗粒过大。接近正常体液浓度（300mmol/l）的溶液最佳，可减少管路堵塞或腹泻等并发症的发生。

4）体位：在输注过程中及输注结束后半小时至 1 小时，患者应保持半卧位或坐位，昏迷患者应摇高床头 30°，防止食物反流和误吸。

5）冲管：在输注营养液前后使用 20~30ml 温开水进行脉冲式冲管，以防管路堵塞；每次输注前需回抽残留液体，若结束输注 1 小时后的残留量仍大于 200ml，提示有胃潴留，需延长输注间隔，一般为 2~6 小时。

6）时间：开瓶后的营养液有效期为 24 小时；自行配制的营养液有效期 8 小时。

（3）肠内营养输注途径：肠内营养可选的路径包括口服和管饲两大类，管饲路径又包括鼻胃管、鼻空肠管、咽造口、胃造瘘及空肠造瘘等。

（4）肠内营养输注方式

1）一次性输注：将营养液用注射器缓慢地注入营养管道内，每次输注量不超过 200ml，每天 6~8 次。

2）间歇重力输注：使用输液瓶或合适的容器装好营养液，通过输液管与喂养管连接，使营养液慢慢滴入胃肠道内，每天 4~6 次，每次 250~500ml，输注速度为 20~30ml/min。

3）肠内营养泵输注：在间歇重力输注的基础上，加用肠内营养泵，刚开始泵入速度不宜快，浓度不宜高，以免造成胃肠黏膜刺激，可由每小时 20~25ml 开始，逐步增至 100~125ml，浓度亦逐渐增加。

2. **胃残留量**

1）定义：胃残留量（gastric residual volumes，GRV），指胃内未排空的内容物的体积，组成成分包括唾液、胃液、十二指肠反流液和肠内营养液。

2）测定意义：各种原因所致的胃肠道功能障碍，都可使胃排空延迟、胃残留量过高，使患者易发生误吸导致吸入性肺炎。胃残留量过高与误吸有直接相关性。测定胃残留量可动态了解胃排空情况，评估患者对肠内营养的耐受程度，及时调整肠内营养输注速度与量，保证肠内营养输注的安全，减少反流和误吸的危险。

3）测定方法：①注射器抽吸，目前临床常用 50ml 注射器经胃肠减压装置或造瘘管抽吸胃残留量，该方法简单、方便、经济，应用最为广泛，但准确度易受患者体位、胃管 / 造瘘管的长度、胃管 / 造瘘管前端的位置、肠内营养的黏稠度等因素的影响，抽吸时切忌用力过猛，损伤胃黏膜；②B 超检查具有非侵入性、便于操作、能避开常规抽吸法的诸多干扰因素等优点，能评估胃窦和胃体情况，并提供胃内容物及其性质的定性信息，被认为是实际操作性和实用性最好的测量方法，但此方法需要依赖专业技术人员实施，其使用的必要性和可行性有待更多临床研究证实；③X 线检查虽准确，但频繁检查增加了辐射的危险以及费用，临床较少使用；④白利度计监测利用折射原理通过检测胃内容物（主要是肠内营养液与胃液的混合物）的折射率相关指标 - 白利度（Brix 值），利用相应公式计算出胃残留量。此方法因没有具体监测标准，故未在临床广泛开展。

4）测定时机及标准：连续肠内营养输注者测量前停止输注 30 分钟，每 4~8 小时监测一次。美国肠外肠内营养协会 ASPEN 指南建议胃残留量范围为 200~500ml。当胃残留量控制在 200ml 以内,能避免胃残余量过多导致的胃内容物反流、误吸、降低吸入性肺炎发生率,从而保证肠内营养的摄入。

5)胃残留量高处理措施:①促进胃肠蠕动,应用促进胃肠蠕动药物如吗丁啉或莫沙必利等,或应用抑制胃酸分泌的质子泵抑制剂如奥美拉唑等,避免使用镇静、镇痛药以免抑制胃肠蠕动;腹部按摩或针灸可促进胃肠蠕动;②综合护理,肠内营养输注应遵循先慢后快、浓度由低到高的原则。当胃残留量小于 100ml 时增加输入速度 20ml/h,如胃残留量大于 200ml/h 时,暂停输注,观察 2 小时后复测,如胃残留量在 100~200ml,则维持原来的速度和量继续输注。

三、胃肠造瘘管护理技术规范操作核查表(表 1-2-1-1~ 表 1-2-1-2)

表 1-2-1-1　胃肠造瘘管护理技术规范操作核查表

项目	内容	是	部分	否
操作前准备	核对患者信息			
	了解胃肠造瘘管置入目的、部位、时间、管道外露长度等相关信息。了解有无相关禁忌证。了解患者有无恶心、呕吐、腹胀、腹痛、腹泻等不适			
	做好解释,取得配合			
	确认患者体位合适,可抬高床头 30°~45°。			
	自身具备此操作能力			
	用物齐全、摆放有序;质量合格,符合要求			
操作过程	评估患者意识状态、配合程度,生命体征是否平稳			
	评估患者肠内营养耐受程度,既往有无输注肠内营养液后出现不良反应			
	检查造瘘瘘管是否固定、标识、置管日期、体外长度,敷料是否干燥,引流是否通畅			
	洗手;更换敷料;,观察造瘘管口周围皮肤;消毒造瘘管口皮肤 2 遍,固定胃肠造瘘瘘管			
	检查肠内营养液质量、温度			
	核对医嘱			
	连接一次性肠内营养输注,接通肠内营养泵电源,悬挂肠内营养标识			
	消毒胃肠造瘘管接口,回抽胃肠造瘘管确认是否在位,并评估胃内残留量			
	冲洗胃肠造瘘管,检查管道的通畅性			
	30~50ml 温开水脉冲式冲洗胃肠造瘘管			

续表

项目	内容	是	部分	否
操作过程	安装恒温器			
	调节预输量及输注滴速,开始输注			
	肠内营养液输注完毕,温开水脉冲式冲管			
	反折胃肠造瘘管前端,使用无菌纱布并固定			
操作后处置	调整体位,整理床单位			
	分类处理医疗垃圾			
	洗手,记录			
	健康教育			

表 1-2-1-2　胃肠造瘘管护理技术规范操作评估表

项目	好(5分)	一般(3分)	差(1分)
操作过程流畅度			
操作技术熟练度			
人文关怀			

打分说明:

好:操作过程清晰流畅,操作熟练;评估、处理方法正确;人文关怀到位;有操作前交流、操作过程中注意观察及操作后注意事项的交代。

一般:操作过程能整体完成,操作较熟练;评估、处理方法基本正确;有部分的操作前交流、操作过程中注意观察及操作后注意事项的交代。

差:操作过程不清晰;操作不熟练;评估、处理方法错误;无人文关怀。

四、常见操作错误及分析

(一)输注前后体位摆放不当

在进行肠内营养输注时,未将患者床头抬高,或操作后立即协助患者变换卧位均容易造成患者发生呛咳、误吸。输注前应注意协助患者抬高床头 30°~45°,输注结束后应保持该体位至少 30 分钟,能够防止胃内容物倒流或误吸。

(二)肠内营养液输注速度及时间不当

操作者在肠内营养输注过程中,未调节速度,导致输注速度过快;或未注意核对营养液有效期,输注过期营养液,因营养液过期导致其成分不稳定容易分解变质,这些都易引起患者发生恶心、呕吐等不良反应。因此,操作者应调节好输注速度,注意肠内营养液现配现用,配制的肠内营养制剂常温保存不宜超过 4 小时,自制的营养液有效期为 8 小时。超过 4 小时应置于冰箱冷藏,24 小时内未用完应丢弃。

(三)肠内营养液输注时未悬挂警示标识

操作者直接将未悬挂标识的肠内营养液置于普通输液架上,容易与肠外营养液或药物混淆使用,或将肠内营养通路与静脉通路混淆使用,将造成严重后果。在输注肠内营养液时一定要注意悬挂警示标识,使用肠内营养专用输液架,并进行床旁重点交接班。

五、目前常用训练方法简介

情景模拟训练

通过情景模拟训练帮助医护人员熟练掌握胃肠造瘘管的观察、敷料更换、肠内营养液泵入的操作,体验患者胃肠造瘘管的护理,更好地促进学习和成长。

情景模拟训练旨在创建胃肠造瘘管护理场景,包括空间、人物(患者、护士),所有操作评估用物及病历资料等。练习者分别担任操作者及患者角色,模拟胃肠造瘘管护理技术过程。在操作过程中,可结合提供的病历资料,通过设置翻身、下床活动等场景,全程体验胃肠造瘘管的观察、管道固定、敷料更换、预防管道脱出及肠内营养液泵入操作,特别是营养液输注过程中对患者肠内营养耐受性的影响。操作者评估患者全身及局部情况,讲解胃肠造瘘护理技术的操作步骤、注意事项、并发症的观察及处理,并按操作流程进行模拟练习,操作结束后,对患者进行健康教育。通过真实场景演练可使操作更为真实,能更好地体验患者的感受和需求,加深了操作者对操作的感觉体会。

六、相关知识测试题

1. 患者,女,65 岁,留置胃肠造瘘管,护士在为其进行护理操作时,下列操作中**不妥的**一项是

    A. 只要进行了正确的宣教,可不进行二次固定

    B. 引流袋上标注更换日期及时间

    C. 每日记录引流液的颜色、量和性状

    D. 告知患者及家属不可自行倾倒引流液或造成引流液污染

    E. 进行更换引流装置前,需使用血管钳进行夹闭

2. 患者,男,25 岁,因行经皮内镜下胃造瘘术,留置永久性胃造瘘管而心情低落,作为他的责任护士,最合适的健康宣教是

    A. 以后你还会经口进食的,造瘘管只是暂时的

    B. 不影响你运动和沐浴,无需做特别的处理

    C. 我们会帮助你掌握正确的护理方法,出院后它不会影响你的社交活动

    D. 这点小事情你都承受不了,真是不坚强

    E. 留置造瘘管很安全,不会有任何的并发症

3. 患者,男,43 岁,行经皮内镜下胃造瘘术,该患者可能患有的疾病是

    A. 胸主动脉瘤   B. 急性胃穿孔   C. 鼻炎

    D. 食管癌   E. 右半结肠癌

4. 患者,女,55 岁,出院时带胃造瘘管出院,下列健康宣教中**不正确**的一项是

    A. 若发现异常或身体不适等,应及时就诊

    B. 造瘘管口出现红肿热痛,患者可自行口服消炎药

    C. 造瘘管堵管后可自行大力冲洗管道

    D. 无异常的患者,造瘘管应每半年至两年更换一次

    E. 沐浴时用塑料薄膜覆盖造瘘管口处,以免伤口感染

5. 患者,男,73 岁,食管 ca 术后患者,留置胃造瘘管,关于术后当天的宣教**错误的**一项是

    A. 起床活动时首先将引流袋从挂钩上取下

    B. 一次性引流袋每日一换

    C. 引流袋需挂在床旁,比伤口平面低

    D. 造瘘管处敷料渗湿需要及时告知医生护士

    E. 由远心端向近心端挤压引流管

答案:1. A;2. C;3. D;4. B;5. E。

参考文献

[1] 李小寒. 基础护理学. 6 版. 北京:人民卫生出版社,2017: 313-319.

[2] 谭翠莲,熊丹莉,李素云. 现代外科健康教育胃肠外科分册. 武汉:华中科技大学出版社,2017: 36-44.

[3] FRIGINAL-RUIZ AB, LUCENDO AJ. Percutaneous endoscopic gastrostomy: A practical overview on its indications, placement conditions, management, and nursing care. Gastroenterol Nurs. 2015, 38 (5): 354-66.

[4] SCHRAG SP, SHARMA R, JAIK NP, et al. Complications related to percutaneous endoscopic gastrostomy (PEG) tubes. A comprehensive clinical review. J Gastrointestin Liver Dis. 2007 Dec, 16 (4): 407-18.

[5] GAUDERER MW, PONSKY JL, IZANT RJ Jr. Gastrostomy without laparotomy: A percutaneous endoscopic technique. 1980. Nutrition. 1998 Sep, 14 (9): 736-8.

[6] ROVERON G, ANTONINI M, BARBIERATO M, et al. Clinical practice guidelines for the nursing management of percutaneous endoscopic gastrostomy and jejunostomy (PEG/PEJ) in adult patients: An executive summary. J Wound Ostomy Continence Nurs. 2018 Jul/Aug, 45 (4): 326-334.

[7] 成人肠内营养支持的护理. 中华护理学会团体标准:T/CNAS 19-2020. 北京. 中华护理学会,2021: 02.

[8] 黄伊明. 胃残余量监测在内科机械通气病人肠内营养中的应用护理. 护理实践与研究,2013, 10 (20): 30-31.

[9] 陈兴爱. 危重症患者肠内营养测定胃残留量研究进展. 齐鲁护理杂志,2015, 21 (19): 54-56.

[10] 刘桂英,郭红,唐玲,等. 危重患者肠内营养不常规监测胃残留量的研究进展. 中西医结合护理(中英文),2020, 6 (07): 273-276.

[11] ELKE G, FELBINGER TW, HEYLAND DK. Gastric residual volume in critically ill patients: A dead marker or still alive? Nutr Clin Pract. 2015, 30 (1): 59-71.

第二节 T 管引流护理技术

一、概述

T 管引流技术是指肝外胆道探查手术、胆道肿瘤或胆道结石等手术后的一种引流方式,以达到减轻胆管内压力,解除胆管狭窄梗阻,排出胆道结石残渣的目的。T 管引流患者需要长时间带管,可能发生逆行感染、脱管、堵管等并发症。医务人员应掌握规范的 T 管引流知识及护理技术,减少并发症的发生,保障手术效果。

二、操作规范流程

(一)适应证

1. 肝胆管结石行胆总管探查术后。

2. 胆管狭窄修复整形术后。

3. 肝门部胆管癌术后。

4. 壶腹部周围癌行姑息手术后。

5. 胆道重建术后等。

(二) 禁忌证

无相关禁忌证。

(三) 操作前准备

1. 患者的准备

(1)完善检查检验项目,包括 B 超、血常规、凝血功能等。

(2)患者及家属了解 T 管护理的目的及意义。

2. 物品(器械)的准备

(1)一次性引流袋、无菌巾、无菌纱布、无菌手套、无菌棉签、血管钳、量杯、弯盘。

(2)其他:透气弹性胶带、络合碘、速干手消毒液、引流管标识、笔等。

3. 操作者的准备

(1)核对患者信息:患者姓名、性别、出生年月、住院号等。

(2)查看患者检查检验结果。

(3)评估患者意识状态、生命体征,配合程度。

(4)了解患者诊断、手术方式、T 管留置时间。

(5)做好解释,取得配合。

(四) 操作步骤

1. 体位 患者取仰卧位或半卧位,充分暴露 T 管部位。

2. 评估

(1)核查引流管:查看引流管标识,确认 T 管,查看外露长度是否与标识一致,引流管有无滑脱或移位。

(2)伤口情况:观察伤口敷料有无渗血、渗液;揭开敷料,并观察管口周围皮肤有无胆汁渗漏、发红、破溃,缝线有无脱落;询问患者有无疼痛、瘙痒等不适。

(3)引流管通畅性:观察引流液量、颜色、性状,由上至下挤捏引流管,观察引流管是否通畅。

3. 倾倒引流液 记录引流量,遵医嘱留取标本送检,倾倒。

4. 更换引流袋

(1)铺巾:洗手、戴手套,铺治疗巾于引流管接口处下方,置弯盘。

(2)检查:检查无菌引流袋的完好性及有效期,拧紧出口处活塞,置床旁备用。

(3)夹闭:纱布包裹 T 管尾端,血管钳夹闭。

(4)分离:分离 T 管和引流袋接口,丢弃原引流袋。

(5)消毒:取络合碘棉签环形消毒引流管接口端(内壁、横截面、外壁)两遍,待干后连接引流袋。

(6)松钳:松开血管钳,由上至下挤捏引流管,观察引流液有无流出。

(7)固定:使用透气弹性胶带高举平台法固定引流管于腹壁,腹带保护。

(8)悬挂:悬挂引流袋于床旁,高度低于腹部切口平面。

(9)标识:标识更换引流袋时间。

5. 操作后处置

(1)协助患者取舒适卧位,整理床单位。

(2)用物分类处理。

(3)洗手、记录。

6. 健康教育

(1)活动:指导患者保持引流袋应低于引流管口平面,防止逆流诱发感染;活动或卧床时不可过度牵拉引流管,防止脱落。

(2)饮食:给予高蛋白、高维生素、低脂肪,清淡易消化饮食,少食多餐。

(3)洗浴:腹部伤口未愈合前,宜擦浴,禁止淋浴盆浴。擦浴前用保鲜膜覆盖引流管处,擦浴后敷料如有渗湿等情况,及时换药。

(五)并发症及处理

1. 胆道感染　与未严格遵守无菌操作技术原则,引流袋松脱或高于腹部切口平面等有关。主要表现为出现腹痛、寒战、发热等,严重者可发生感染性休克。

预防措施:严格遵守无菌操作技术原则;妥善固定引流袋,不能高于腹部切口平面,防止胆汁逆流诱发感染;每班挤捏引流管,保持引流通畅;密切观察患者体温、腹痛情况,引流液的颜色、性状及量;行 T 管造影的患者,需充分引流 24~48 小时;监测血常规,合理使用抗生素。如果出现感染征兆,及时予以处理。

2. T 管堵塞　常与导管受压、打折或残余结石、泥砂样结石堵塞导管相关。主要临床表现为胆汁引流量突然减少或无引流液流出,发热、黄疸等。

预防措施:妥善固定,防止受压、折叠、扭曲;密切观察胆汁的引流量、颜色、性状,如引流不畅,需警惕结石沉积或导管受压,定时检查并挤压,保持引流管通畅;一旦发生堵塞,轻捏引流管,必要时可考虑使用生理盐水 20~30ml 缓慢冲洗,不可加压。

(六)操作注意事项

1. 加强病情观察,尤其是体温、腹痛腹胀、黄疸消退等情况;观察胆汁颜色、性状、量变化;注意有无腹腔出血、胆道出血、胆瘘等并发症。

2. 严格遵守无菌操作技术原则,由内向外消毒引流管,内壁、横截面、外壁环形向上消毒。

3. 妥善固定引流管,若引流管口缝线松动或脱落予以重新固定,防止导管滑脱。

4. 防止过度牵拉 T 管,尤其是术后术后 3~5 天内滑脱,窦道未形成,可引发全腹性腹膜炎,有二次手术的风险。

5. 保持伤口敷料干燥,如 T 管引流管管口周围有胆汁渗漏,应及时了解渗漏原因,及时更换伤口敷料;同时观察局部皮肤情况,如引流管周围皮肤发红等,可使用皮肤保护剂,预防皮肤破溃或感染。

6. 留置 T 管期间,注意维持水、电解质的稳定和酸碱平衡,遵医嘱予胆汁回输。

(七)相关知识

1. T 管型号选择　T 管放置应遵循“短、粗、直”的原则。T 管的型号选择应根据患者的胆管直径匹配合适的型号,常用型号为 12~22 号。T 管过细会出现引流受阻,过粗会导致胆总管受压后引起缺氧缺血。材质首选橡胶管,其次为乳胶管、硅胶管,因橡胶管粗糙,对机体反应大,组织相容性差,易形成窦道。T 管短臂不宜太长,1.5~2.5cm 为宜,两臂的交叉处呈"V"字修剪,两端修剪成"八"字的斜面。胆总管切口缝合只缝 T 管一侧,使拔管时有弹性,缝合口不易撕裂,对侧无瘢痕。此外,T 管不宜贴紧肝下缘,避免肝脏随呼吸运动影响窦道形成。

2. 胆汁观察　胆汁由肝细胞、胆管细胞分泌,是弱碱性透明的等渗胶态液体。成人每天分泌胆汁 800~1 200ml,术后胆汁引流量呈少 - 多 - 少的规律,颜色呈金黄色,浓稠,澄清无渣。病理状态下胆汁可呈现不同的颜色、性状、量。如胆汁呈红色,提示胆道有出血;如胆汁变绿浑浊,有絮状物提示有感染;如胆汁稀薄,引流量超过 1 500ml,提示肝功能差,且有水电解质失衡的可能;如胆汁引流量突然减少,应排除有无结石、蛔虫、坏死组织堵塞。因此,胆汁的观察是 T 管引流护理的重点。

(1)术后 1~2 天胆汁引流液,每天 100~250ml。因手术前胆总管被结石和炎症组织所堵塞,胆总管内压力增高,肝细胞分泌功能受影响、手术创伤对肝细胞功能的影响,所以胆汁量分泌较少,如引流量超过 500ml,多表示胆总管下端梗阻或胆肠吻合口狭窄。

(2)术后 2~3 天胆汁量可增至每天 400ml。因手术后胆总管下端水肿,Oddi 括约肌处于痉挛状态,但胆总管压力已降低,肝细胞功能慢慢恢复,胆汁量逐渐增多,所以大部分胆汁通过 T 管引流至体外,引流液颜色逐渐加深,清亮,呈黄色。

(3)饮食恢复后胆汁分泌量逐渐增加至每天 600~700ml,胆汁量多时遵医嘱予抬高 T 管,注意电解质平衡,必要时胆汁回输。指导患者低脂、高蛋白、高维生素饮食,宜少量多餐。术后 5~7 天胆总管炎症消退、水肿消失,Oddi 括约肌功能恢复,胆总管下端通畅,大部分胆汁进入十二指肠,胆汁引流量逐渐减少,2 周后 T 管引流量约 200ml。

3. 胆汁回输　适用于胆道、肝脏、胰腺疾病行胆汁外引流术的患者,可维持水、电解质的稳定和酸碱平衡,增加食欲、促进消化与吸收,利于伤口愈合,减少并发症的发生。

(1)胆汁回输一般在患者肠道功能恢复后,患者食欲减退、胆汁量多时遵医嘱予回输胆汁。

(2)胆汁收集的时间越短,效果越好,收集后及时回输,存放时间一般不超过 2 小时。

(3)胆汁回输的温度控制在 37℃左右为宜,量 300~600ml 为宜,4 小时内输完,严格控制胆汁回输的速度。

(4)回输胆汁需清亮、无絮状物、无污染。急性感染期胆汁与污染的胆汁不宜回输。

(5)操作者注意无菌操作,胆汁需用无菌纱布过滤,且纱布勿重复使用。

(6)严密观察患者的症状和体征,如出现发热、腹胀、腹泻、恶心呕吐等不适症状,应立即停止输注,遵医嘱取胆汁送检。胆汁细菌培养阳性患者不得进行胆汁回输。

4. T 管拔管

(1)夹管实验:一般术后 10~14 天,无腹痛、腹胀、发热、胆汁色泽正常,试夹 T 管(特殊情况如胆道肿瘤姑息性外引流术、胆管狭窄整形术、术后胆道造影提示有残余结石或胆瘘暂不考虑夹管)。夹管方法:饭前先夹管 1 小时,饭后开放;若无不适,饭前饭后各夹 1 小时后开放;并逐渐过渡到白天夹管,夜间开放;若无不适,全天夹管。如夹管期间如有腹痛、腹胀、发热等不适,则及时放开。

(2)拔管指征:一般在手术后 2 周 ~2 个月。胆管狭窄需要支撑者,则 T 管要放置半年至一年,病情复杂者需要留置更长时间。①体温正常、血常规正常、大便颜色正常、黄疸消退;②无发热、腹痛、腹胀等现象;③胆道造影或胆道镜证实无狭窄、无结石、无蛔虫。

(3)拔管：拔除 T 管前先接引流袋充分引流，在经 T 管行胆道造影或胆道镜检查，造影后持续引流 24~48 小时，如胆道通畅无结石或其他病变，再次夹管 24 小时后无不适则可拔管；若胆道造影有残余结石，则保留 T 管 6 周以上，再行胆道镜取石或其他处理。拔管后，予凡士林纱布填塞窦道，1~3 天自行闭合，观察体温、T 管窦道胆汁渗出情况，渗出液较多时及时更换敷料。

三、T 管引流护理技术规范检查表（表 1-2-2-1~ 表 1-2-2-2）

表 1-2-2-1　T 管引流护理技术规范操作检查表

项目	内容	是	部分	否
操作前准备	了解患者意识、生命体征及相关检验结果、T 管留置时间。			
	环境清洁、光线充足			
	用物齐全、摆放有序；质量合格，符合要求			
操作过程	取仰卧位或半卧位，充分暴露 T 管			
	评估			
	查看引流管标识，确认 T 管，查看外露长度是否与标识一致，引流管有无滑脱或移位			
	观察伤口敷料有无渗血、渗液；揭开敷料，并观察管口周围皮肤有无胆汁渗漏、发红、破溃，缝线有无脱落；询问患者有无疼痛、瘙痒等不适			
	观察引流液量、颜色、性状，由上至下挤捏引流管，观察引流管是否通畅			
	记录引流量，遵医嘱留取标本送检，倾倒			
	更换引流袋			
	铺巾：洗手、戴手套，铺治疗巾于引流管接口处下方，置弯盘			
	检查：检查无菌引流袋的完好性及有效期，拧紧出口处活塞，置床旁备用			
	夹闭：纱布包裹 T 管尾端，血管钳夹闭			
	分离：分离 T 管和引流袋接口，丢弃原引流袋			
	消毒：取络合碘棉签环形消毒引流管接口端（内壁、横截面、外壁）两遍，待干后连接引流袋			
	松钳：松开血管钳，挤捏引流管，观察引流液有无流出			
	固定：高举平台法固定，腹带保护			
	悬挂：悬挂引流袋于床旁			
	标识：标识更换引流袋时间			
操作后处置	取舒适卧位，整理床单位			
	用物分类处置			
	洗手，记录			
	健康教育			

表 1-2-2-2 T 管护理技术操作评估表

项目	好(5分)	一般(3分)	差(1分)
操作过程流畅度			
操作技术熟练度			
人文关怀			

打分说明:

好:操作过程清晰流畅,评估全面、更换引流袋方法正确、无菌观念强,人文关怀到位,有操作前交流、操作过程中观察及操作后注意事项的交代。

一般:操作过程能整体完成,评估欠全面,更换引流袋方法基本正确、无菌观念较强,能有部分的操作前交流、操作过程中观察及操作后注意事项的交代。

差:操作过程不熟练,未评估,更换引流袋方法不正确、无菌观念差,无人文关怀,有脱管等不良事件发生风险。

四、常见操作错误及分析

(一)引流袋位置过高

引流袋放置高于腹部切口平面位置,容易导致引流液逆流造成感染。主要原因是操作者为患者治疗护理时如变换体位或患者活动过程中,未保持引流袋水平低于腹部切口平面。

(二)更换引流袋时消毒、夹闭操作不规范

消毒接口不规范、未夹闭引流管,容易导致感染或引流液流出等。主要原因是操作者消毒引流管接口时未按照"内壁 - 横截面 - 外壁"的顺序螺旋环行消毒引流管,未遵守"先夹闭后更换"的顺序进行更换。

五、目前常用训练方法简介

(一)情景模拟训练

通过情景模拟展示 T 管引流护理的操作流程,帮助医护人员熟练掌握观察引流液、更换引流袋的操作过程,体验患者挤压、夹闭、固定引流管的力度和感受,更好地促进学习和成长。

情景模拟训练旨在创建 T 管护理技术场景,包括空间、人物(患者、护士),所有操作用物及病历资料等。情景模拟设计方案为理论与临床实例相结合,将 T 管相关理论知识、技能融入到情景模拟个案中,使操作者围绕个案完成理论、操作的学习。2 名操作者分别担任护士、患者,并模拟出患者相应的症状、体征、躯体反应、情绪变化。模拟护士讲解 T 管护理相关知识,记录患者临床症状与体征,根据 T 管护理技术特点,重点模拟观察引流液、更换引流袋,并对患者进行健康教育。通过真实场景演练可使操作更为真实,能更好地体验被操作者的感受和需求,加深了使用者对操作的感觉体会。

(二)其他

1. 制作 T 管胆汁引流教学模具,T 管横管的两端分别与负压球(模拟肝脏)和瓶子(模拟十二指肠)连接,T 管的竖管与引流袋连接,T 管与瓶子、T 管与引流袋之间设有夹子,模具能模拟胆汁排放的过程,T 管胆汁的引流情况,能使操作者更直观、具体、形象地理解 T 管相关理论知识,比如 T 管的放置位置、引流目的、引流液的颜色、性质、量的观察。也能反复练习更换引流袋的操作流程,提高操作者的操作能力。

2. 通过观看胆道系统解剖图图片、T 管引流术在手术中的应用视频,让操作者了解该技术的作用原理及适应证;其次利用 PPT 教学为操作者讲解该技术的相关知识;最后指导操作者进行临床观察及护理。

六、相关知识测试题

1. 王先生,男,64 岁,行胆总管切开取石术留置 T 管 3 个月,拔除前,予以试夹管,应严密观察患者内容的是

    A. 体温、血压、意识   B. 腹痛、呕吐、体温

    C. 腹痛、体温、黄疸   D. 腹痛、血压、体温

    E. 黄疸、血压、意识

2. 张女生,女,53 岁,因肝门部胆管癌患者行姑息性胆道外引流术 3 天,对于其胆道术后 T 管引流的护理,下列**不正确**的是

    A. 妥善固定 T 管

    B. 密切观察 24 小时胆汁引流液的颜色、量和性状,并详细记录

    C. 放置管道 7 天可以拔管

    D. 必要时可用无菌生理盐水冲洗 T 管

    E. T 拔管前试夹管 1~2 天,观察患者有无腹痛、腹胀、发热等情况

3. 李先生,男,28 岁,因车祸后腹部外伤,行剖腹探查胆管修补 T 管引流术,刚刚行翻身时牵扯到引流管,护士立即观察,高度怀疑胆道出血,**不属于**胆道出血的临床表现是

    A. 腹腔引流管持续引流出血性液体 ≥ 100ml/h 以上

    B. 恶心、呕吐

    C. 血压下降,脉搏细速

    D. 腹胀、腹围增大

    E. 面色苍白

4. 张大爷,4 个月前因胆总管结石行胆总管切开取石 + T 管引流术,现准备拔除 T 管。关于拔管指征,下面正确的是

    A. 保持引流管通畅,胆汁量、颜色、性状正常

    B. 胆汁引流量逐渐减少

    C. 食欲逐渐好转,大便颜色正常

    D. T 夹闭后无腹痛、腹胀、发热、黄疸等不适,造影无残余结石

    E. 黄疸逐渐消退,无腹痛、腹胀、无发热

5. 社区护士小李,今天上门为一位胆道手术后行 T 管引流患者更换引流袋,下列操作中,**错误**的是

    A. 分离接口时注意用力力度及方向,防止引流管拔出

    B. 分离接口必须用血管钳夹闭引流管,防止引流液渗漏

    C. 螺旋式由外向内消毒

    D. 必须严格遵守无菌操作技术规程,防止胆道感染

    E. 妥善固定引流管,避免引流管脱出。

答案:1. C;2. C;3. B;4. D;5. C。

参考文献

［1］陈孝平, 汪建平, 赵继宗. 外科学. 9 版. 北京 : 人民卫生出版社 , 2018: 574-577.

［2］李乐之 , 路潜. 外科护理学. 6 版. 北京 : 人民卫生出版社 , 2017: 523-524.

［3］田敏, 丁洪琼, 刘义兰. 肝胆胰外科护理. 北京 : 中国协和医科大学出版社 , 2005: 407-410.

［4］中华人民共和国卫生部. 临床护理实践指南. 北京 : 人民军医出版社 , 2011: 53.

［5］彭湘群, 徐晓平. 腹腔镜肝胆胰专科护理手册. 广州 : 世界图书出版公司 , 2016: 54-56.

［6］刘俐, 李芸, 谢徐萍. 疼痛科护理手册. 北京 : 科学出版社 , 2015: 14.

［7］张代英, 田华菊. 借助微信平台的延续性护理在胆道术后 T 管引流患者中的应用研究. 西南医科大学学报 , 2019, 42 (4): 366-368.

［8］张平丽, 徐宝红等. T 管造影围操作期的护理研究. 中国医药指南 , 2008, 6 (15): 162-163.

［9］喻海波, 王存川. 经腹腔镜 T 型管引流术拔管后胆汁瘘的诊断与处理. 中国内镜杂志 , 2012, 18 (4): 442-443.

［10］阚文静. 不同的 T 管引流袋更换方式对胆总管结石患者术后胆道感染的影响. 山西医药杂志 , 2017, 46 (14): 1773-1775.

［11］艾昕, 郑铠. 胆管结石术后 T 管引流护理研究与进展. 吉林医药学院学报 , 2018, 39 (1): 68-70.

［12］王建春. 肝胆外科术后 T 管引流的有效护理措施. 世界最新医学信息文摘 , 2017, 17 (48): 233.

［13］齐琳娜. 胆道术后 T 管引流的整理护理. 河南外科学杂志 , 2018, 24 (2): 179-180.

［14］菅志远, 周猛, 黄林生, 等. T 管拔出后再发胆漏 9 例临床分析. 肝胆外科杂志 , 2012, 20 (4): 299-300.

［15］臧羽, 李雨薇, 李文雅. PDCA 结合情景模拟教学用于胸外科临床带教的价值分析. 中国医学教育技术 , 2018, 32 (3): 332.

［16］罗琴, 陈风玲, 甘媚珍. T 型管胆汁引流教学模具在实习护生中的应用. 全科护理 , 2017, 15 (29): 3695-3696.

［17］黄晓文. 胆道术后 T 管拔管最佳时间及部分危险因素的临床分析. 中国当代医药 , 2010, 17 (7): 19-21.

第三节　经皮肝穿刺胆道引流(PTCD)护理技术

一、概述

经皮肝穿刺胆道引流(percutaneous transhepatic cholangial drainage, PTCD)是指在超声或 X 线显影引导下, 通过穿刺术经皮经肝将导管支架等置入肝内胆管进行疏导, 引流胆汁以减轻胆道压力, 有效缓解胆道梗阻的一系列技术。PTCD 是肝胆胰外科疾病常见的临床治疗手段之一, 规范的 PTCD 护理技术有利于胆汁有效引流, 促进肝细胞功能恢复, 增进患者食欲, 提高舒适度, 为手术创作良好条件, 同时可预防感染、导管堵塞等情况发生。

二、经皮肝穿刺胆道引流术护理技术操作规范流程

(一)适应证

重度梗阻性黄疸、急性胆道感染、肝胆胰晚期肿瘤伴梗阻性黄疸、胆道术后胆瘘等行PTCD。

(二)禁忌证

无相关禁忌证。

（三）操作前准备

1. 患者的准备

(1)完善检查检验项目,包括 B 超、CT、血常规、肝功能、凝血功能等。

(2)患者及家属了解 PTCD 管护理的目的、意义、注意事项、配合要点。

2. 物品(器械)的准备

(1)物品:一次性换药包(含弯盘、纱布、棉球、无菌镊子等)、一次性无菌巾、一次性引流袋、无菌手套、无菌棉签、"Y"形无菌敷料、透气弹性胶带、止血钳、络合碘、生理盐水、必要时备皮肤保护剂;需送检胆汁做化验或病原学检查者,备相应标本采集容器。

(2)其他:一次性手套、手电筒、引流管标识、速干手消毒液、笔等。

3. 操作者的准备

(1)核对患者信息:包括患者床号、姓名、性别、住院号、出生年月等。

(2)查看患者检查检验结果,了解有无操作禁忌证。

(3)了解患者诊断、手术方式、PTCD 管留置的时间、目的、置入长度及位置。

(4)操作者修剪指甲,洗手。

（四）操作步骤

1. 体位　患者取平卧位或斜坡卧位,充分暴露 PTCD 管。

2. 评估

(1)评估患者生命体征、配合程度。

(2)评估患者食欲改善情况。

3. 观察

(1)观察患者皮肤、巩膜的黄疸消退情况。

(2)观察引流管:检查管道标识,观察 PTCD 引流管固定是否牢固,外露长度是否与标识一致,引流管有无滑脱或移位。由腹壁近端向远端两手交替挤捏引流管,判断引流是否通畅。

(3)观察置管部位皮肤:查看敷料有无渗血、渗液;揭开敷料,并观察患者置管部位周围皮肤有无发红、破溃;询问患者有无疼痛、瘙痒等不适。

(4)观察引流液:观察 PTCD 管引流液的颜色、性状;放引流液,量杯测量,记录引流量。

4. 伤口换药

(1)开包:打开一次性换药包,倒络合碘于无菌弯盘内,"Y"形无菌敷料、无菌引流袋、无菌巾拆包装置于换药包内。

(2)铺巾:戴无菌手套,取无菌巾铺于引流管口下方。

(3)消毒:用镊子夹取络合碘棉球消毒置管处周围皮肤 3 遍,以置管处为中心,同心圆消毒 5cm × 5cm 大小,消毒范围依次缩小。

(4)覆盖敷料:用无菌镊子夹取"Y"形无菌敷料交叉包绕覆盖引流管置管处。

(5)固定:透气弹性胶带采用"E"字形螺旋固定法、高举平台法粘贴,双重固定,防止脱管;在引流管出皮肤处、中段部分分别固定于腹壁。

5. 更换引流袋

(1)止血钳夹闭引流管近端。

(2)断开接口:采用合适的力度断开引流管与引流袋,换下的引流袋弃于医疗垃圾袋中,引流管接口端用无菌纱布包裹。

(3)消毒：取络合碘棉签螺旋消毒引流管接口(内壁向上环行2.5cm、横截面、外壁向上环行2.5cm)2遍,先内后外。

(4)连接：在引流管接口端连接无菌引流袋,松开止血钳,观察有无引流液流出。遵医嘱留取标本。

(5)悬挂：悬挂引流袋固定于床旁,预留合适长度,以患者翻身活动时不受牵拉为宜。患者在下床活动时应保持引流袋低于穿刺部位,平卧位时引流袋应低于穿刺处30cm。

(6)更换管道标识：定期更换管道标识,距引流导管末端接头处上方2~5cm处粘贴管道标识,标注管道名称、置管日期和导管外露长度,引流袋上标注更换日期、操作者。

(7)再次观察并确认引流管固定妥当,引流通畅。

(8)脱手套,洗手。

6. 操作后处置

(1)询问患者有无疼痛、牵拉过度等不适。

(2)整理床单位,协助患者取舒适体位。

(3)整理用物,医疗垃圾分类处理。

(4)洗手,记录。

7. 健康教育

(1)活动：避免剧烈咳嗽及右臂高举等动作,以防膈肌大幅运动使引流管移位或脱管。起床、活动的动作宜轻柔缓慢。下床活动前,引流液达到袋内1/2满时,及时放空引流液,以减少引流袋对引流管的重力牵拉;用别针将引流袋固定于衣服或裤子上,位置低于穿刺处平面,防止引流液返流入体内而引起感染。

(2)饮食：进食高维生素、高热量、低脂、优质蛋白清淡易消化饮食,少量多餐;多食新鲜蔬菜和水果,保持大便通畅;可多吃香蕉、橘子、香菇等含钾高的食物。

(3)洗浴：长期留置PTCD管患者一周后以温水擦浴或淋浴为宜,禁盆浴,避免使用高温热水及碱性肥皂。淋浴时可用保鲜膜包裹敷料和引流管,保持PTCD管周围皮肤的干燥清洁。

(4)呼吸训练：指导患者正确呼吸幅度,防止术后因膈肌和肝脏随呼吸上下移动导致引流管脱出。

(5)复诊：长期留置PTCD管引流的患者,如伤口敷料干洁无渗出及感染,可5~7天来院更换纱布或敷贴,如有渗湿或汗湿应立即更换。注意观察引流液的颜色、性状和量的变化。如患者出现高热、腹痛、黄疸加重、恶心呕吐、皮肤瘙痒、陶土色大便等症状,应及时就诊。

(五) 并发症及处理

1. 胆道感染　与置管、更换引流袋过程中违反无菌操作技术原则,或PTCD管扭曲、折叠或移位,导致引流不畅等有关。主要表现为腹痛、寒战、高热、黄疸加重等。

预防措施：①严格遵守无菌技术操作原则;②保持PTCD管引流通畅,定时沿腹壁近端向远端挤捏管路;③观察并记录胆汁的颜色、性状和量;④严密监测患者生命体征,如有腹痛、寒战、发热等症状,可留取胆汁和抽取静脉血做细菌学培养;⑤如发生感染,禁行胆道冲洗。

2. 导管堵塞 与 PTCD 管细长易扭曲打折、早期引流的胆汁浓稠、术后出血形成血凝块有关。主要表现为腹痛加重、寒战发热等症状,胆汁引流量骤然减少或 24 小时引流量少于 100ml 等症状。

预防措施:①妥善固定 PTCD 引流管,定期更换敷料和固定胶带,避免导管受压或扭曲;②保持导管通畅,注意观察胆汁的颜色、性状和量,定时挤捏,必要时用生理盐水行管道低压冲洗;③选择合适的引流袋,连接管口径不宜过小,以确保引流通畅。

3. 意外脱管 与导管固定不当或过度牵拉,患者局部皮肤潮湿或渗血渗液等有关。主要表现为腹痛、腹胀、寒战发热等症状,引流管外露长度增加,瘘管口有胆汁渗出等情况。

预防措施:①瘘口用无菌敷料覆盖,PTCD 管外露端妥善固定在腹壁;②定期更换敷料和固定胶带,如有渗血渗液、敷料松脱及时予以更换;③防脱管高危人群应加强管理,重点时加强巡视;床头悬挂“预防管道滑脱”警示标识;加强患者的健康教育;对不合作的患者可采取约束性保护措施。

（六）操作注意事项

1. 严格遵守无菌技术操作原则,防止外源性医院感染的发生。

2. 加强病情观察,有无发热、寒颤、恶心、呕吐、腹胀、腹痛等不适。

3. 根据患者情况选用疼痛评估工具评估患者置管部位的疼痛程度,对于中度以上的疼痛,应予以相应处理。

4. 观察引流管口周围皮肤,如发红破溃者予以皮肤保护剂保护皮肤;揭除敷料时动作轻柔,防止医用粘胶相关性皮肤损伤的发生。

5. 加强导管固定,提高患者舒适度。宜选用低敏材质固定装置,采用无张力粘贴的固定方法,双重固定,防止脱管。

6. 严密观察并记录引流液的颜色、性状与量。如有异常及时处理。

7. 定时更换置管处敷料与引流袋。敷料如有渗湿或脱落,应及时更换。

8. 避免含乙醇类的消毒剂接触导管,防止加速导管变性老化。

（七）相关知识

1. 经皮肝穿刺胆管造影 始于 1937 年 Huard 开展的经皮肝穿刺胆管造影术（PTC）,是一种顺行性胆道直接造影方法,可清楚地显示肝内外胆管的情况,病变部位、范围、程度和性质等,有助于胆道疾病,特别是梗阻性黄疸的诊断和鉴别诊断。

（1）适应证与禁忌证

适应证:主要用于梗阻性黄疸患者,了解胆道梗阻的原因、部位和范围。

禁忌证:①凝血机制障碍;②肝肾功能不良伴有腹水;③严重心肺不良;④急性胆道感染;⑤肝多发性肿瘤;⑥碘过敏者。

（2）手术步骤:患者取平卧位或左侧卧位,常规消毒铺巾,使用 Philips EPIQ7 型彩色多普勒超声诊断仪引导,探及扩张的肝内胆管。选择腋中线第 7~9 肋间或剑突下为穿刺点,在肋骨上缘给予 2% 利多卡因局部麻醉,体外用穿刺针指向第 11 肋骨,呈水平夹角 10°~20°,在超声引导下选择起始部扩张较显著部位为穿刺靶点,适当调整穿刺的角度和位置,经皮肝穿刺胆管,穿刺成功后抽出针芯,用 10ml 注射器抽吸见胆汁,注入造影剂 20%~25% 的泛影葡胺 20ml,待胆道充盈满意后,立即摄片,观察胆管显影,以了解肝内外胆管的病变,并明确梗阻部位。如果再做置管引流,则为 PTCD。

（3）术前准备：完善检验检查如血常规、凝血功能及腹部彩超、CT等；做碘过敏试验及抗生素皮试；术前一日清洁肠道；术前需禁食、禁饮6小时。

（4）术中配合：根据穿刺位置采取相应的体位，指导患者保持平稳的呼吸，避免屏气或深呼吸。

（5）术后护理：术后平卧6小时，禁食24小时后改清淡饮食；每小时监测生命体征变化，保持生命体征平稳；沙袋或盐袋压迫穿刺点24小时，注意观察穿刺点有无出血；严密观察患者有无腹痛、腹胀、肌紧张的情况，防止胆汁性腹膜炎的发生；同时注意有无胆汁漏、出血、胆道感染等并发症的发生；遵医嘱应用抗菌药物及止血药。

2. PTCD管的固定与连接

（1）固定：PTCD管固定采用双重固定法，防止管道滑脱。首先用"Y"形无菌敷料或开口纱布覆盖引流管出口，选择原装导管配套的"蝴蝶扣"固定，或者自行裁剪透气弹性胶带，采用蝶形交叉、"工"字形、"E"字形螺旋固定法固定（图1-2-3-1），以上方法任选一种；在引流管中下段用透气弹性胶带采用高举平台法二次固定导管于腹壁。

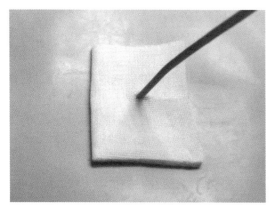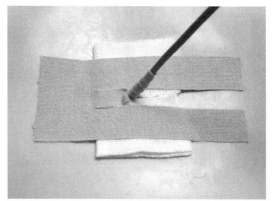

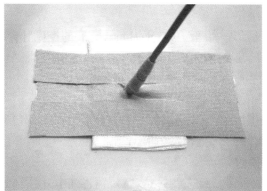

图1-2-3-1　PTCD管出口部位"E"字形螺旋固定法

（2）连接：由于PTCD引流管口径小，无法与引流袋直接相连，连接不当易引起引流管堵塞、脱出、断开，常需借助其他的连接装置如三通延长管加螺旋口、胶止血带、无菌注射器针筒等，根据情况选择合适的连接方式。

3. 左右叶肝内胆管穿刺置管的特点　体表穿刺点及肝内目标穿刺点的选择，主要是依据胆管扩张的情况、梗阻的位置及肝脏的形态等,在尽量不伤及局部正常结构前提下实现引流范围最大化。肝内目标胆管的穿刺点常选择肝内三级以下胆管分支,应避免穿刺肝门部胆管。

(1)右叶肝内胆管:穿刺时通常选择右季肋部作为体表穿刺点,右肝管穿刺置管引流优点在于肝右叶较大,不易损伤肝外大血管及其他器官,缺点主要为右肝受呼吸影响活动幅度大且肋膈角较深,穿刺时容易损伤胸膜腔,胆道PTCD引流管易发生移位。置管引流术后护理应重点预防管道的移位、脱管。

(2)左叶肝内胆管:穿刺时选择上腹部剑突下偏左或偏右区域作为体表穿刺点,左肝管穿刺置管引流优点在于左肝受呼吸影响不大,活动幅度小,引流管不易发生移位,不影响患者卧床休息,缺点主要在于其穿刺路径易伤及肝外重要器官及血管。置管引流术后应加强观察和预防出血并发症的发生。

4. 拔管指征

(1)肝胆胰晚期肿瘤伴梗阻性黄疸的患者需长期留置PTCD管,不可随意拔除。

(2)胆道术后胆瘘的患者若腹腔引流管无胆汁等液体流出后,可行PTCD试夹管,每次夹管时间从用餐前30分钟开始至餐后2小时,如无不适逐渐延长每次夹管时间,直至全天夹管;完全夹管后1~2周,经造影确认胆道引流通畅则可考虑拔管。

(3)急性胆道感染的患者留置PTCD管,待胆道炎症完全控制,试行夹管1~3天,无任何不适,完全夹管状态下再留管1~3个月则可考虑拔管,留置引流时间至少要大于2周。

(4)术前行PTCD置管用于减轻黄疸治疗的梗阻性黄疸患者,行内引流手术后或胆道内支架植入治疗后则可拔除PTCD管。

三、经皮肝穿刺胆道引流管(PTCD)护理技术规范检查表(表1-2-3-1~表1-2-3-2)

表1-2-3-1 PTCD护理技术规范操作检查表

项目	内容	是	部分	否
操作前准备	患者准备			
	完善检查检验项目			
	了解PTCD管护理的目的、意义、注意事项、配合要点			
	物品(器械)准备			
	用物齐全,摆放有序;质量合格,符合要求			
	操作者准备			
	核对患者信息:床号、姓名、性别、住院号、出生年月等			
	了解患者检验、检查结果,有无操作禁忌证			
	了解患者诊断、手术方式、PTCD管留置时间、目的、置入长度及位置			
	修剪指甲、洗手			

项目	内容	是	部分	否
操作过程	体位：取平卧位或斜坡卧位，暴露 PTCD 管			
	评估			
	患者生命体征、配合度			
	患者饮食改善情况			
	观察			
	观察皮肤、巩膜的黄疸消退情况			
	观察引流管			
	检查管道标识的内容是否清晰完整			
	观察 PTCD 引流管固定是否牢固，引流管是否有滑脱、移位			
	由腹壁近端向远端两手交替挤捏引流管，判断引流是否通畅			
	观察患者置管部位皮肤			
	查看敷料有无渗血、渗液			
	揭开敷料并观察置管部位周围皮肤有无发红、破溃			
	询问患者有无疼痛、瘙痒等不适			
	观察引流液			
	观察 PTCD 管引流液的颜色、性状			
	放引流液，量杯测量，记录引流量			
	伤口换药			
	开包：打开换药包，倒碘伏于无菌弯盘内，"Y"形无菌敷料、无菌引流袋、无菌巾拆包装置于换药包内			
	铺巾：戴无菌手套，取无菌巾铺于引流管下方			
	消毒：用镊子夹取碘伏棉球消毒置管处周围皮肤 3 遍，以置管处为中心，同心圆消毒 5cm×5cm 大小，消毒范围依次缩小			
	覆盖敷料：用无菌镊子夹取"Y"形无菌敷料交叉包绕覆盖引流管置管处			
	固定：透气弹性胶带采用"E"字形螺旋固定法、高举平台法粘贴，双重固定；在引流管出皮肤处、中段部分分别固定于腹壁			
	更换引流袋			
	止血钳夹闭引流管近端			
	断开接口：采用合适的力度断开引流管与引流袋，换下的引流袋弃于医疗垃圾袋中，引流管接口端用无菌纱布包裹			
	消毒：取络合碘棉签螺旋消毒引流管接口（内壁向上环行 2.5cm、横截面、外壁向上环行 2.5cm）2 遍，先内后外			
	连接：在引流管接口端连接无菌引流袋，松开止血钳，观察有无引流液流出。遵医嘱留取标本			

项目	内容	是	部分	否
操作过程	悬挂:悬挂引流袋固定于床旁,预留合适长度。患者在下床活动时应保持引流袋低于穿刺部位,平卧位时引流袋应低于穿刺处30cm			
	更换管道标识:定期更换管道标识,距引流导管末端接头处上方2~5cm处粘贴管道标识,标注管道名称、置管日期和导管外露长度,引流袋上标注更换日期、操作者			
	再次观察并确认引流管固定妥当,引流通畅			
	脱手套,洗手			
操作后处置	询问患者有无疼痛、牵拉过度等不适			
	整理床单位,协助取舒适体位			
	整理用物,医疗垃圾分类处理			
	洗手,记录			
	健康教育:告知患者或家属PICD置护理注意事项:包括活动、饮食、洗浴、呼吸训练、复诊等事项			

表 1-2-3-2　PTCD 护理技术规范操作评估表

项目	好(5分)	一般(3分)	差(1分)
操作过程流畅度			
操作技术熟练度			
人文关怀			

打分说明:

好:操作过程清晰流畅,操作熟练;评估、处理方法正确;人文关怀到位;有操作前交流、操作过程中观察及操作后注意事项的交代及相关指导。

一般:操作过程能整体完成,操作较熟练;评估、处理方法基本正确;能有部分的操作前交流、操作过程中观察及操作后注意事项的交代及相关指导。

差:操作过程不清晰,操作不熟练;评估、处理方法错误;存在有引流不畅、脱管等不良事件发生的风险;无人文关怀。

四、常见操作错误及分析

(一) 操作过程中忽略管道保护

操作者在换药、处置过程中未有效保护导管,造成患者疼痛、导管移位或脱出。主要由于操作者在消毒、敷料固定过程中未将导管进行保护,或用力方向不正确所导致。

(二) 引流管外固定方法不当

操作者未根据管道特殊性(管道细小较硬,PTCD 管出口处不易固定)进行相应固定,导致患者局部疼痛、引流不畅、脱管等。主要由于操作者未使用"工"字形、"E"字形或专用引流管固定装置单独进行管道的固定。

五、目前常用训练方法简介

情景模拟训练

通过情景模拟训练展示经皮肝穿刺胆道引流的护理,帮助医护人员熟练掌握 PTCD 的观察要点、敷料更换、引流袋更换、管道固定的操作过程,以及常见并发症的观察与预防处理,更好地促进学习和成长。

情景模拟训练旨在创建 PTCD 护理场景,包括空间、人物(患者、护士),所有病历资料及操作的用物等。练习者分别担任操作者及患者角色,模拟经皮肝穿刺胆道引流护理技术过程。在操作过程中,可结合提供的病历资料,通过设置翻身、下床活动等场景,模拟患者全程体验管道固定、引流袋更换、敷料更换及预防管道脱出操作,特别是管道固定中的牢固性、舒适性、顺应性的感受。操作者评估患者全身及局部情况,讲解 PTCD 术的操作步骤及术后注意事项,并按操作流程进行模拟练习,操作结束后,向患者进行相应健康教育。通过真实场景演练可使操作更为真实,能更好地体验被操作者的感受和需求,加深使用者对操作的感觉体会。

六、相关知识测试题

1. 患者,女,38 岁。经皮肝穿刺胆道造影术后 2 小时,患者面色苍白,脉搏 115 次 /min,呼吸 24 次 /min,血压 80/60mmHg,PTCD 管引流出胆汁呈酱色,全腹有压痛、反跳痛及肌紧张。考虑最可能的并发症是

    A. 感染性休克   B. 腹腔内出血

    C. 膈下脓肿   D. 急性胰腺炎

    E. 急性梗阻性化脓性胆管炎

2. 患者因皮肤巩膜黄染半个月入院,经完善相关检查,拟明日在 B 超引导下行 PTCD 术,下列**不属于** PTCD 术禁忌证的是

    A. 肝内胆管扩张,胆管直径>1cm

    B. 肝周有明显大量积液

    C. 凝血功能明显障碍有出血征象

    D. 穿刺部位皮肤感染

    E. 生命体征不平稳者

3. 患者,男,78 岁,因胆管癌晚期行 PTCD 姑息治疗,下列**不属于** PTCD 术的护理措施的是

    A. 保持 PTCD 管的引流通畅

    B. 胆汁清亮,引流量多时可采用经口胆汁回输

    C. 可能长期带管,做好心理护理

    D. 若出现黄疸加深等情况,应考虑夹管,减少胆汁外流

    E. 每日观察引流液的颜色、量的变化

4. 患者,男,50 岁,黄疸,B 超检查显示肝内胆管直径 1cm,于昨日行 PTCD 术。现该患者的护理要点**不包括**

    A. 禁食禁饮 24 小时

    B. 严密观察生命体征的变化

  C. 卧床休息 24 小时

  D. 观察并记录引流的胆汁颜色及量的变化

  E. 定时监测血尿淀粉酶的变化

  5. 患者,男,68 岁,因梗阻性黄疸行 PTCD 术,现术后第四天,每天胆汁引流量为 1 100~1 200ml,呈金黄色,患者自诉有头晕、恶心、呕吐、四肢乏力、食欲减退,精神差等不适,下列选项**不正确**的是

  A. 抽血查电解质、肝功能

  B. 嘱患者进食新鲜蔬菜、水果

  C. 指导卧床休息,进食清淡饮食

  D. 警惕低血钾、高钠血症的发生

  E. 监测生命体征的变化

  答案:1. B;2. A;3. D;4. E;5. D。

参考文献

［1］陈孝平, 汪建平, 赵继宗. 外科学. 9 版. 北京: 人民卫生出版社, 2018: 563-589.

［2］李乐之, 路潜. 外科护理学. 6 版. 北京. 人民卫生出版社, 2017: 547.

［3］徐苗, 闻利红, 闫保君, 等. 全国 130 家医院恶性胆道梗阻 PTCD 引流管护理问题现况调查. 全科护理, 2020, 18 (4): 489-491.

［4］刘莉, 朱琳, 陈静, 雷素. 新型管道固定法在 PTCD 管道护理中的应用. 齐鲁护理杂志, 2020, 26 (5): 121-123.

［5］吴卫泽, 蒋渝. 胆道外科的微创伤技术. 外科理论与实践, 2004, 9 (6): 455-457.

［6］雷阳阳. 经皮经肝胆道引流术后的护理体会. 中华普通外科学文献, 2009, 4 (10): 56.

［7］王泽锋, 肖瑞, 赵磊, 等. PTCD 联合胆汁回输对低位恶性梗阻性黄疸 PD 手术的影响. 局解手术学杂志, 2018, 27 (6): 414-418.

［8］程伟鹤, 史冬雷, 等. 恶性梗阻性黄疸患者胆汁回输方式及其护理现状. 护理学报, 2016, 23 (14): 24-27.

［9］贾宏玥. 22 例胆管癌患者 PTCD 术后并发症的护理分析与处理. 继续医学教育, 2019, 33 (2): 130-132.

［10］莫伟, 郑玉婷. 经皮肝穿刺胆道引流术管路护理专家共识. 中华现代护理杂志. 2020, 26 (36): 4997-5003.

［11］金龙, 邹英华. 梗阻性黄疸经皮肝穿刺胆道引流及支架植入术专家共识. 中国介入影像与治疗学, 2019, 16 (1): 2-7.

［12］DUMONCEAU JM, TRINGALI A, BLERO D, et al. Biliary stenting: Indications, choice of stents and results: European Society of Gastrointestinal Endoscopy (ESGE) clinical guideline. Endoscopy, 2012, 44 (3): 277-298.

［13］GEORGE C, BYASS OR, CAST JE. Interventional radiology in the management of malignant biliary obstruction. World J Gastrointest Oncol, 2010, 2 (3): 146-150.

第四节　皮瓣血运监测技术

一、概述

皮瓣是指具有自身血液供应的皮肤且附着皮下组织的活组织块(图 1-2-4-1a)。皮瓣移植术是通过血管吻合方法或以皮瓣营养血管为蒂,通过局部转移方法,达到修复组织缺损的外科技术(图 1-2-4-1)。在创面修复、功能重建以及改善外形领域中广泛应用。皮瓣移植术后最严重且最容易发生的并发症是血管危象,可危及移植组织的存活,需要对移植后的皮瓣进行血运监测,包括皮肤温度、颜色、肿胀程度及毛细血管回流测定等,及时识别血管危象。

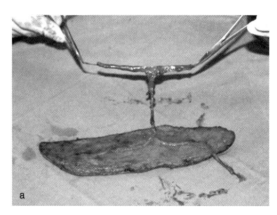

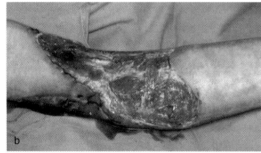
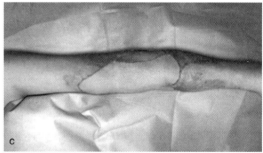

图 1-2-4-1　皮瓣移植术
（a 皮瓣;b 受区;c 皮瓣移植）

二、操作规范流程

(一) 适应证

1. 创面修复　任何需要皮瓣移植覆盖的创面如慢性骨髓炎、糖尿病性溃疡等。
2. 功能重建　如背阔肌移位重建屈肘功能、踇展肌瓣游离移植治疗面瘫等。
3. 改善外形　如鼻再造、耳再造等。

(二) 禁忌证

无相关禁忌证。

（三）操作前的准备

1. 患者的准备（以四肢皮瓣移植术后为例）

（1）患者及家属了解皮瓣血运监测技术的目的及意义。

（2）取合适体位，暴露皮瓣部位。

2. 物品（器械）的准备

（1）仪器设备：皮温枪、烤灯、引流装置。

（2）其他：无菌棉签、无菌手套、记号笔。

3. 操作者的准备

（1）核对患者信息：包括患者姓名、性别、出生年月等。

（2）评估患者意识状态、配合程度，生命体征，及肢体末梢血运、感觉、活动有无异常。

（3）洗手，戴手套。

（四）操作步骤

1. 评估

（1）伤口

1）伤口敷料有无渗血、渗液及松脱。

2）受区及供区周围皮肤是否完好，有无感染。

3）伤口疼痛情况：部位、性质、程度等。

4）伤口引流管是否通畅、固定妥当，引流液的颜色、性质、量有无异常，引流管标识是否清楚。

（2）仪器装置：引流装置有无漏气，参数设置是否合理。

2. 烤灯照射　选择功率 40~60W 的烤灯持续照射皮瓣，距离保持 30~45cm。

3. 皮瓣血运监测

（1）定位测量皮肤温度：标记皮瓣及对侧肢体定点测量皮温的位置。移开烤灯，用皮温枪分别测量皮温。

（2）观察皮肤颜色

1）清洁皮瓣。如有血渍或消毒剂残渍，应用温生理盐水擦净。

2）固定合适的观察角度，在同一类光源下观察。正常情况下，移植组织皮肤红润或与供区的皮肤颜色一致。如出现以下情况应及时处理：

①当皮肤颜色变淡或苍白，提示动脉痉挛或栓塞；

②若出现散发的紫色斑点，多提示早期静脉栓塞。如散发斑点相互融合成片，甚至扩展到整个移植组织表面，皮肤颜色呈现由暗红→红紫→紫红→紫黑，提示栓塞程度不断加重，甚至完全栓塞。

③当动静脉同时栓塞时，移植组织的皮肤呈灰暗色，继而变成洋红色，最后变为黑色。

（3）观察肿胀程度：皮瓣移植术后皮肤均有轻微肿胀为（−）；皮肤肿胀但皮纹存在为（＋）；肿胀明显但皮纹消失为（＋＋）；极度肿胀，出现水疱为（＋＋＋）。

（4）测定毛细血管回流时间

1）用棉签按压皮肤，皮肤随着毛细血管排空而变白。

2）松开棉签，观察毛细血管充盈情况。如在数秒内颜色恢复，即为正常。如颜色恢复时间超过 5 秒，多提示皮瓣血运障碍。

4. 继续予以烤灯照射。

5. 操作后处置

(1)协助患者取合适体位,避免皮瓣受压,整理床单位。

(2)用物分类处理。

(3)洗手,记录。

6. 健康教育

(1)环境温度:避免低温刺激引起血管痉挛导致皮瓣血管危象,局部采用烤灯照射,并全身保暖,室温保持在26~28℃,湿度60%~70%。

(2)禁烟:患者戒烟,避免吸入二手烟。

(3)饮食:高热量、高蛋白清淡饮食,补充纤维素。

(4)活动:卧床休息7~10天。皮瓣禁止受压。在床上活动时,注意引流管位置,避免受压、打折,若发生管路堵塞、滑脱或有出血倾向时及时告知医护人员。抬高患肢促进静脉回流,减轻肿胀。忌用力排便,以防皮瓣血管破裂出血。

(五) 并发症及处理

皮瓣坏死:常与操作不当、保暖效果不佳等导致血管痉挛、缺血、栓塞有关。主要临床表现为皮瓣明显变黑,针扎时不流新鲜血液。

预防措施:操作规范定期监测保暖效果。定时监测皮瓣血运情况,必要时增加监测频次,尽早发现皮瓣坏死征兆。一旦发生小范围的皮瓣坏死如浅表的皮缘坏死,可通过换药预防感染,促进其愈合,但较大范围的坏死一般需重新寻找皮源、再手术等。

(六) 操作注意事项

1. 须由接受过"皮瓣血运监测技术"专业培训合格的人员进行。

2. 测量皮温时应固定位置,固定时间,以减少人为的误差,为判断血管危象提供参考依据。移植组织皮肤温度应保持在33~35℃,与对侧定点测量温度差在2℃以内。移植组织皮温术后一般3小时内恢复正常。使用多层纱布或棉垫覆盖皮瓣保温。皮温测量中易受患肢局部温度、暴露时间、受区创面大小、减张切口等因素影响。

3. 妥善固定引流管,保持引流管通畅有效,标识清晰,避免受压、打折、堵塞,防止管路滑脱,若引流管1h引流出鲜红色血性液体超过100ml伴进行性血压下降、面色苍白、脉搏细弱,四肢厥冷等失血症状时,提示有活动性出血,应立即夹闭引流管,遵医嘱处理。

(七) 相关知识

1. 皮瓣血管危象

(1)定义:皮瓣移植术后吻合的血管发生血液通路受阻,从而危及移植组织存活的一种病理现象。

(2)发生机制:由于皮瓣区域的血流微循环发生障碍,动静脉系统血流动力失衡,形成动脉血栓或静脉血栓,皮瓣持续处于缺血、低氧状态,氧自由基释放,内皮细胞损伤,释放多种有害因子,产生炎症反应,从而导致血管腔完全阻塞,皮瓣发生坏死。

(3)血管危象分类

1)根据发生的时间不同分为术中和术后危象。术后危象分为早期危象和晚期危象,早期危象常由血管痉挛所致,晚期危象常由血管栓塞所致。

2)根据血管类型的不同分为动脉危象(图1-2-4-2a)、静脉危象(图1-2-4-2b)和动静脉混合危象。

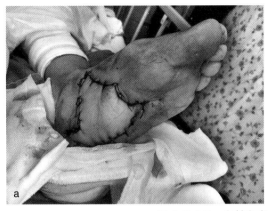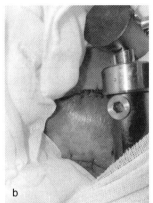

图 1-2-4-2　血管危象

（a 动脉危象；b 静脉危象）

2. 皮瓣颜色观察的影响因素

（1）光线的影响：宜在自然光线下进行皮瓣颜色观察。白炽灯下皮肤颜色偏白，热炽灯下皮肤颜色偏红。

（2）肤色的影响：皮肤颜色随个体不同、部位不同均有所差异。皮肤色素较深的部位行组织移植后容易误判。

3. 毛细血管回流测定的影响因素

（1）易受肤色及组织部位影响。如皮肤颜色深者不易判别；足趾移植后趾端的毛细血管很易观察而腹部皮瓣则不易测定。

（2）动脉栓塞时回流不明显；静脉栓塞时早期回流增快，后期减慢；动静脉同时栓塞，由于毛细血管内残留淤血，仍有回流但速度缓慢。

4. 其他辅助监测技术

（1）非侵入性：主要包括近红外光谱仪、可见光光谱仪、激光多普勒血流仪、激光多普勒灌注成像、反射光光描技术、组织血氧计、红外热成像仪、智能化程序等。

（2）侵入性：主要包括植入式多普勒、血流耦合器、微量渗析技术、免疫荧光技术、增强超声以及组织 PH 技术等，但其对人体或多或少形成创伤，而且操作相对复杂。

三、皮瓣血运监测技术操作检查表（表 1-2-4-1～ 表 1-2-4-2）

表 1-2-4-1　皮瓣血运监测技术操作检查表

项目	内容	是	部分	否
操作前准备	核对患者信息			
	评估患者意识状态、配合程度、生命体征及肢体末梢情况；评估皮瓣、供区伤口及周围皮肤情况；仪器装置情况			
	环境清洁、光线充足，温度适宜，床帘遮挡			
	自身具备此操作能力			
	用物齐全，摆放有序；质量合格			

续表

项目	内容	是	部分	否
操作过程	取合适体位,暴露皮瓣部位,移开烤灯			
	标记:移植皮瓣及对侧肢体定点测量皮温的位置,以便定位测量			
	测量皮肤温度			
	观察:皮肤颜色、肿胀程度			
	测定毛细血管回流时间			
	继续予以烤灯照射			
操作后处置	取合适体位,整理床单位			
	用物分类处理			
	洗手、记录			
	告知患者和家属皮瓣移植术后注意事项:包括环境温度、禁烟、饮食、活动、并发症的临床表现及其应急处理等			

表 1-2-4-2　皮瓣血运监测技术操作评估表

项目	好(5分)	一般(3分)	差(1分)
操作过程流畅度			
监测熟练度			
人文关怀			

打分说明:

好:操作过程流畅,熟练,观察手法正确,人文关怀到位,有操作前交流、操作中观察及操作后注意事项的交代。

一般:操作过程能够整体完成,观察手法基本正确,有部分的操作前交流、操作中观察及操作后注意事项的交代。

差:操作不熟练,观察手法不正确,无人文关怀。

四、常见操作错误及分析

(一)皮温监测方法错误

用皮温枪监测皮温时未做到定点测量,出现移植组织与对侧定点位置测量温差过大。

(二)皮瓣颜色判断错误

在观察移植组织的皮肤颜色时易造成误判,这是因为患者肤色和移植部位、观察角度及光线、皮瓣清洁度等原因造成的。

五、目前常用训练方法简介

情景模拟训练

通过情景模拟训练展示皮瓣监测技术操作流程,帮助医护人员熟练掌握皮瓣监测的操作。

情景模拟训练旨在创建临床皮瓣监测技术场景,包括空间、人物(如患者,护士等),所有器械设备等。在操作过程中,通过真实场景演练可使操作更为真实,加深使用者对操作的感觉体会。练习者分别担任护士及皮瓣移植术后患者角色,模拟皮瓣移植术后情景,从测量皮温、观察皮肤颜色、观察肿胀程度及毛细血管回流测定,全程体验,能更好地体会每一个指标判定的要领,同时体验患者的感受和需求,换位思考,从他人需求出发,更好地体会皮瓣监测的时机、观察方法准确的重要性,更好地促进学习和成长。

六、相关知识测试题

1. 患者,男,53 岁,左胫骨慢性骨髓炎,行胸背动脉嵌合穿支皮瓣移植术后 3 小时,皮瓣缝线处出现少许花斑样改变,下列做法正确的是

    A. 考虑正常反应,继续观察

    B. 考虑动脉危象,通知管床医生

    C. 考虑静脉危象,通知管床医生

    D. 考虑动静脉危象,通知管床医生

2. 患者,男,28 岁,行车祸造成左下肢踝部开放性损伤,行皮瓣移植术后皮瓣观察的指标**不包括**

    A. 皮肤温度　　　　　　B. 皮肤颜色　　　　　　C. 肿胀程度

    D. 疼痛　　　　　　　　E. 毛细血管回流时间

3. 患者,男,12 岁,因机械绞伤行改良背阔肌皮瓣移植术,术后移植组织的皮肤温度范围应在

    A. 23~25℃　　　　B. 33~35℃　　　　C. 35~37℃　　　　D. 25~28℃

4. 患者,男,68 岁,因脚底黑色素瘤行皮瓣移植术,术后第二天皮瓣区域皮肤肿胀明显,皮纹消失,其肿胀程度为

    A. -　　　　　　B. +　　　　　　C. ++　　　　　　D. +++

5. 患者,女,46 岁,因左下肢淋巴水肿行左下肢淋巴复合体皮瓣移植术,术后烤灯照射皮瓣时,以下烤灯与皮瓣距离正确的是

    A. 15cm　　　　　B. 20cm　　　　　C. 25cm　　　　　D. 30cm

答案:1. B;2. D;3. B;4. C;5. D。

参考文献

[1] 侯春林,顾玉东.皮瓣外科学.3 版.上海:上海科学技术出版社,2019.

[2] KAARIAINEN M, HALME E, LARANNE J. Modern postoperative monitoring of free flaps. Curr Opin Otolaryngol Head Neck Surg, 2018, 26 (4): 248-253.

[3] 谢庆平,穆蘭,刘元波,等.腹壁下动脉穿支皮瓣专家共识.中华显微外科杂志,2020,43 (05): 417-423.

第五节　烧伤患者翻身技术

一、概述

烧伤患者翻身技术是指医护人员为满足治疗护理的需要协助或使用辅助工具为烧伤患者改变体位的一种技术,包括一人、两人、多人翻身法以及烧伤翻身床翻身法等。

烧伤翻身床(图 1-2-5-1)是一种帮助烧伤患者翻身的护理工具,由上下两个床面、支架及床体等组成,分为电动和手动两种。使用烧伤翻身床能避免患者局部组织长期受压,充分暴露创面,操作简易,能有效减轻临床劳动强度。本章节以电动翻身床操作技术为例介绍。

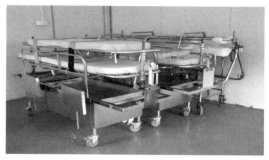

图 1-2-5-1 翻身床

二、操作规范流程

烧伤翻身床技术

(一) 适应证

1. 大面积中、重度烧伤,特别是躯干部环形烧伤的患者。
2. 臀部及腰背部等躯干后侧烧伤的患者。
3. 全身多发性压力损伤或慢性溃疡的患者。
4. 躯干体表巨大肿瘤切除植皮术后。
5. 中毒性表皮坏死松解症。
6. 烧伤合并肺部疾病需进行体位引流且病情比较稳定。

(二) 禁忌证

1. 生命体征不稳定。
2. 严重头面部水肿。
3. 严重心脑血管疾病。
4. 中、重度吸入性损伤患者未建立人工气道前。
5. 严重躁动者。

(三) 操作前准备

1. 患者的准备

(1)患者或家属了解翻身床的目的、意义及配合要点。

(2)操作前确认 30 分钟未进食,排空大便。

(3)有义齿者取出。

2. 物品(器械)的准备

(1)翻身床:上下床面、支撑架、转盘轴、电动按钮、翻身床电源等性能完好。

(2)选择大小适宜的无菌棉垫、中单、护带、无菌手套。

(3)抢救设备:监护设备、氧气、吸痰装置及急救车。

(4)其他:笔、护理记录单、翻身卡、便器。

3. 操作者的准备

(1)核对患者信息:包括患者姓名、性别、住院号、出生年月等。

(2)了解患者有无翻身床使用的相关禁忌证。

(3)确认患者已签署知情同意书。

(4)向患者及家属做好解释,取得配合。

（四）操作步骤

1. 评估

（1）评估患者的生命体征是否平稳、意识状态及配合程度。

（2）确认患者的进食时间。

（3）妥善安置患者各类管路。

2. 过床　将患者从病床转移至翻身床；取仰卧位，会阴部正对床面便孔处；整理患者管路。

3. 清理床上用物，取出便盆等。

4. 翻身

（1）仰卧位转俯卧位

1）将患者双上肢放置于躯干两侧，双下肢并拢。

2）妥善安置管路，如尿袋置于患者两腿之间，动静脉管路、呼吸机管道根据患者翻身的方向进行调整等。

3）在胸腹部、双下肢分别垫无菌大棉垫，并在患者肩部、髂棘、膝关节处加用小棉垫。

4）保护带束缚：将清洁的保护带分别铺放于患者胸腹部及双下肢处，并固定于下层床面，松紧适宜（以伸入 2~3 横指为宜）。

5）放置上层床面：两名操作者分别站于翻身床头尾两端，从另一操作者手中接过床面，对准转盘丝杆，放下床面并紧贴患者身体，拧紧螺丝。

6）再次检查，确定患者安全。

7）翻身：床尾的操作者先摇下支撑杆，再按住翻身键直至床轴转动 180°，使患者转为俯卧位。

8）固定床面：操作者扶住上下床面保持稳定；观察患者有无病情变化；床尾的操作者摇起底部支撑杆。

9）取下上层床面：拧开床头、尾螺丝，取下患者上层床面及棉垫。

（2）俯卧位至仰卧位

1）将患者双上肢放置于躯干两侧，双下肢并拢。

2）妥善安置管路，如尿袋置于患者两腿之间，动静脉管路、呼吸机管道根据患者翻身的方向进行调整等。

3）在腰背部、双下肢烧伤创面分别垫无菌大棉垫，并在患者的在枕骨粗隆、肩胛部、髓尾部加用小棉垫。

4）保护带束缚：将清洁的保护带分别铺于患者腰背部及双下肢，并固定于下方床面，松紧度适宜。

5）余同"仰卧位转俯卧位"的翻身步骤。

5. 再次检查并固定翻身床，确保安全。

6. 摆放体位，将患者摆放为"大"字形，使双腋下、双大腿内侧、会阴部充分暴露。足可用脚挡板保持功能位。

7. 妥善固定各管道，确保通畅。

8. 健康教育

（1）翻身后如果出现呼吸、心悸、胸闷、疼痛加剧等不适要及时告知。

（2）翻身床应由专业人员操作，家属不得自行使用，避免发生意外

（五）并发症及处理

1. 窒息　与吸入性损伤患者因俯卧位加重气道黏膜水肿，变换体位时痰栓活动堵塞气道，或气道分泌物过多且黏稠有关。主要表现为呼吸困难、口唇颜面发绀、心率增快，严重者出现昏迷，甚至心跳呼吸骤停。

预防措施：俯卧位前充分评估患者生命体征，尤其呼吸及血氧饱和度情况，以及头面部肿胀程度，气道分泌物的量及性状；气道分泌物多者操作前予以吸痰；气切患者俯卧位气管导管与床上缘的距离>5cm，避免导管受压或堵塞；翻身过程中密切观察患者病情；俯卧后摇高床头 15°~30°，避免气道水肿加重。一旦发生，立即转为仰卧位，对症处理。

2. 意外脱管　与翻身前后导管未妥善安置或过度牵拉有关。如气管导管脱出可出现呼吸困难，甚至窒息；动静脉导管脱出可出现出血、空气栓塞等。

预防措施：翻身前应充分评估各类管路，确认固定妥善，根据情况实行夹闭管路或封管处理；气切患者定期评估气管导管系带的松紧度（以放入 1 指为宜），严密观察患者的咳嗽、咳痰情况，谨防导管脱出；翻身过程中注意保护管路，翻身后及时检查管道并妥善固定。

（六）操作注意事项

1. 使用前检查翻身床各部件是否完好，确保安全。

2. 翻身时间　首次俯卧时间不超过 1 小时。头面颈部严重水肿者，俯卧时间以 20 分钟为宜。

3. 翻身时医生必须在场，病重或原有基础疾病的患者由于突然改变体位，可出现体位性血压变化。操作前应询问病史，评估生命体征；在操作过程中动作轻稳，协调一致，注意观察头晕、心悸、胸闷等症状。

4. 使用呼吸机辅助呼吸的患者，翻身前观察患者呼吸情况，若患者自主呼吸平稳无不适，可暂时脱离呼吸机管道，翻身后及时连接。监测生命体征，根据血气分析结果调节呼吸机参数。

5. 体位　头面部血管、淋巴丰富，皮下组织疏松，烧伤后渗出更严重，水肿更明显。因此头面部烧伤患者俯卧时需抬高床头，保持头高足低位，以免加重头面部水肿，导致呼吸道梗阻。

6. 病情观察　翻身后应加强巡视，密切观察患者的神志、心率/脉搏、呼吸、血氧饱和度（SPO_2）等变化，特别注意患者的呼吸情况，必要时吸痰。

（七）相关知识

1. 翻身器材　目前用于临床的主要有手动翻身床、电动翻身床、小儿大字架及悬浮床。

（1）手动翻身床（图 1-2-5-2）：为不锈钢结构，包括上床面、下床面、翻转机构、顶框连杆、支撑调节杆、升降托板、床身及脚轮机构等配件，集大型红外烧烫伤治疗机、翻身床于一体，需两人协力将上、下床面翻转180°，实现翻身功能。优点：可以充分暴露创面，避免

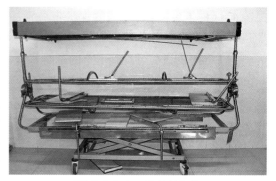

图 1-2-5-2　手动翻身床

患者创面长期受压,便于患者生活护理。缺点:翻身床床面较窄,易导致患者坠床、肢体滑脱等,翻身过程中需要 2 人合力,操作过程较繁杂,存在安全隐患。

(2)电动翻身床(图 1-2-5-3):采用电动升降及翻身配件,其结构、原理与手动翻身床相同。该类翻身床的前后两端均可电动升降、调整患者体位。电动翻身床较手动翻身床操作灵活,节约人力。

(3)小儿大字架(图 1-2-5-4):根据患儿体型利用木材、棉垫或海绵等材料制作而成的小儿大字架,由床体、头部架、左右手臂架、左右腿架组成,适用于大面积烧伤尤其是会阴部、臀部烧伤以及大面积溃疡等患儿。其优点是便于小儿烧伤患者翻身及生活护理,避免大小便污染创面,防止创面加深,促进创面愈合,减轻或避免患儿肢体功能障碍。缺点是无护栏保护,存在小儿坠床风险,同时因材质简单,牢固性及美观性欠佳。

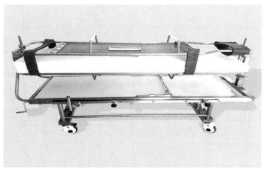

图 1-2-5-3 电动翻身床

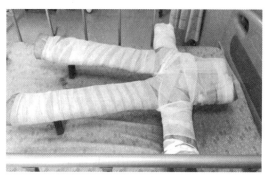

图 1-2-5-4 小儿大字架

(4)悬浮床:利用液体流动的原理,分为沙粒悬浮床(图 1-2-5-5)和空气搏动悬浮床(图 1-2-5-6)。沙粒悬浮床内含有硅和陶瓷形成的细沙,通过气浪形成波浪,使人"悬浮"起来。空气搏动悬浮床不含细沙,通过电动装置使空气在气囊中上下搏动,实现悬浮功能。悬浮床优点是能使患者尽量减少受压,避免创面持续加深;控制温度,保持创面干燥;操作方便,减少护理人员工作量;同时有利于患者代谢调理,增加患者舒适度。其缺点是不能实现翻身功能,且价格昂贵,治疗成本高,患者难以承受。

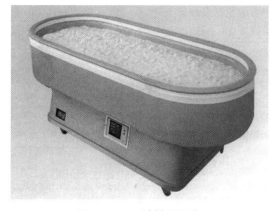

图 1-2-5-5 沙粒悬浮床

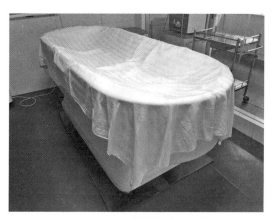

图 1-2-5-6 空气搏动悬浮床

2. 翻身床的保养 为了延长翻身床的使用年限,保证翻身安全,翻身床实行专人管理,建立翻身床保养、清洗、消毒制度。在使用期间需经常擦拭翻身床的灰尘、污垢,保持清洁。放置不用时,床面需卸下,用消毒液彻底擦洗干净,并将各部件上油安装后备用。床面上的海绵垫放入消毒液浸泡消毒,清洗干净后阳光下暴晒。有条件的单位也可使用环氧乙烷灭菌法灭菌。

三、烧伤患者翻身技术规范检查表(表1-2-5-1~表1-2-5-2)

表1-2-5-1 烧伤患者翻身技术规范检查表

项目	内容	是	部分	否
操作前准备	了解患者的意识状态,确认患者的生命体征是否平稳			
	评估患者的各种管道是否通畅、妥善固定			
	环境清洁、光线充足、备输液架			
	自身具备此操作能力			
	用物齐全、摆放有序;质量合格,大小型号符合要求			
操作步骤	过床			
	将患者从病床转移至翻身床上,取仰卧位			
	患者会阴部正对床面便孔处			
	整理患者的管路			
	清理床上用物,取出便盆各类物品			
	翻身			
	(1)仰卧位转俯卧位			
	患者双上肢放置于躯干两侧,双下肢并拢			
	妥善安置管路			
	胸腹部、双下肢分别垫无菌大棉垫,肩部、髂嵴、膝关节分别加用小棉垫			
	保护带束缚:将清洁的保护带分别铺放于患者胸腹部及双下肢处,并固定于下层床面,松紧适宜(以伸入2~3横指为宜)			
	放置上层床面:两名操作者分别站于翻身床头尾两端,接过另一操作者的床面,对准转盘丝杆,合紧床面,拧紧螺丝			
	再次检查,确定安全			
	翻身:床尾的操作者先摇下支撑杆,按下翻身键(一般情况顺时针或逆时针均可)转动翻身床轴180°,使患者转为俯卧位			
	固定床面:操作者扶住上下床面保持稳定,床尾操作者摇起底部支撑杆			
	取下上层床面:拧开床头、尾螺丝,取下患者上层床面及棉垫			

项目	内容	是	部分	否
操作步骤	(2)俯卧位至仰卧位			
	患者双上肢放置于躯干两侧,双下肢并拢			
	妥善安置所有管路			
	患者腰背部、双下肢烧伤创面分别垫无菌大棉垫,在枕骨粗隆、肩胛部、骶尾部加用小棉垫			
	保护带束缚:将清洁保护带分别铺于患者腰背部及双下肢,并固定于下方床面			
	放置上层床面:两名操作者分别站于翻身床头尾两端,接过另一操作者的床面,对准转盘丝杆,合紧床面,拧紧螺丝			
	再次检查,确定安全			
	翻身:床尾的操作者先摇下支撑杆,按下翻身键(一般情况顺时针或逆时针均可)转动翻身床轴180°,使患者转为仰卧位			
	固定床面:操作者扶住上下床面保持稳定,床尾操作者摇起底部支撑杆			
	取下上层床面:拧开床头、尾螺丝,取下患者上层床面及棉垫			
操作后处置	再次检查并固定翻身床,确保安全			
	摆放体位:将患者肢体摆放于功能位,并确保创面充分暴露,整理床单位			
	妥善固定各管道,确保安全			
	整理用物,分类处理医疗垃圾			
	洗手,记录			
	告知患者及家属翻身后注意事项:包括活动、翻身时间、体位、常见并发症的临床表现及其应急处理等			

表 1-2-5-2　烧伤患者翻身技术规范操作评估表

项目	好(5分)	一般(3分)	差(1分)
操作过程流畅度			
翻身技术熟练度			
人文关怀			

打分说明:

好:操作过程清晰流畅,翻身熟练,人文关怀到位,有翻身前交流、翻身中安慰及翻身后注意事项的交代。

一般:操作过程能整体完成但欠流畅,操作方法基本正确,能有部分的翻身前交流、翻身中指导、翻身后注意事项的交代。

差:操作的先后顺序混乱,操作不熟练,护带及棉垫使用不正确,无人文关怀。

四、常见操作错误及分析

1. 保护措施不当

在翻身过程中,操作者未选择合适保护带或固定不当,翻身导致患者皮肤擦伤、移植皮片移位,甚至骨折或者坠床。主要由于保护带过松或固定后松脱,操作者支撑架未及时归位,翻身前后操作顺序错误,如翻身前先摇下支撑架后固定床面,或翻身后先取床面后摇起支撑架。

2. 上下床面间距过小

放置上层床面时与下层床面间距过小,导致患者身体受压,出现呼吸困难、创面出血或损伤进一步加重。主要原因是棉垫过厚、未根据患者情况调节间距而过于紧贴患者身体。

五、目前常用训练方法简介

(一)情景模拟训练

操作者通过翻身床模拟训练(图 1-2-5-7),包括临床情景、角色扮演(如患者、护士、医生)等,帮助医护人员熟练掌握床面放置、保护带束缚、肢体摆放、棉垫铺放、翻身等操作。在模拟过程中,练习者分别担任操作者及患者角色,演练不同的体位翻身,并通过模拟了解坠床、窒息等意外情况的紧急处理。通过操作者的亲身体验,了解患者在翻身过程中的感受,体验翻身的力度、速度、棉垫的厚度以及保护带的松紧度对翻身效果的影响。操作者通过互相操作和模拟练习,可以提高操作者之间的配合和应急能力,增强安全意识。培训老师可以在现场随机抽取问题,考核操作者遇到突发事件的处理流程及抢救方法。真实场景演练可使操作更为真实,加深操作者对操作的感觉、体会。

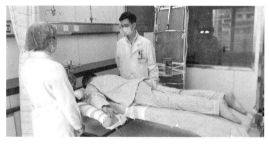

图 1-2-5-7 翻身床模拟训练

(二)其他

在临床教学中,还可采用观摩学习、单项练习等方法,训练少量难度偏大的操作如床面使用等,进一步提升操作熟练度。

六、相关知识测试题

1. 患者,女,47 岁,因全身多处火焰烧伤 65%,其中 20% 为深 II 度烧伤,45% 为 III 度烧伤,根据患者情况实行翻身床治疗,翻身至俯卧位应摇高床头

    A. 25°~35°   B. 30°~40°   C. 10°~25°

    D. 15°~30°   E. 35°~45°

2. 患者,女,35 岁,因开水烫伤,面积为 70%,深 II 度 45%,主要集中在背部,为防止该患者创面受压,促进创面愈合,应选用的最佳卧位是

    A. 半卧   B. 侧卧   C. 俯卧

    D. 仰卧   E. 睡翻身床,定时翻身

3. 患儿,男,3岁,因全身多处开水烫伤45%,医嘱予小儿床治疗。关于小儿大字床,以下内容正确的是

    A. 患儿躁动时应尽力安抚,为保护患儿肢体不可使用约束带

    B. 使用小儿大字床仰卧时保持去枕平卧

    C. 患儿心率快、呼吸急促应在心电监护下使用翻身床

    D. 使用该翻身床前后均应用1∶50的84消毒液擦洗后晾干

    E. 使用该翻身床前需用无菌棉垫及无菌巾平铺并用绷带缠绕固定

4. 患者,男,35岁,因蒸汽烫伤80%,合并呼吸道烧伤,初次使用翻身床首次翻身时长宜为

    A. 60分钟　　　　　　　　B. 50分钟　　　　　　　　　　C. 40分钟

    D. 30分钟　　　　　　　　E. 20分钟

5. 患者,男,25岁,因瓦斯爆炸致全身多处烫伤75%,创面培养为铜绿假单胞菌感染,医嘱予上翻身床,常规每日翻身(　　　)次,夜间应予仰卧位保证睡眠,可延长仰卧时间至(　　　)小时

    A. 5~8、6　　　　　　　　B. 6~8、6　　　　　　　　　　C. 7~8、7

    D. 8~9、7　　　　　　　　E. 9~10、8

    答案:1. D;2. E;3. E;4. D;5. B。

参考文献

[1] 曲淑娟,赵德君. 大面积烧伤应用悬浮床治疗的临床疗效观察. 中国冶金工业医学杂志,2021,38 (01): 2.

[2] 熊想莲,武小红,李丽红,等. 使用翻身床辅助治疗大面积烧伤患者的管道护理. 现代临床护理,2020, 19 (04): 45-49.

[3] 董冰. 大面积烧伤患者使用翻身床的研究及分析. 中国医疗器械信息,2018, 24 (08): 64-65.

[4] 张晓雯,王燕萍,沈丽梅. 综合护理管理在烧伤翻身床中的应用. 全科护理,2017, 15 (25): 3157-3158.

[5] 张祖奇. 悬浮床在治疗合并背臀部烧伤的重度烧伤患者中的临床效果分析. 世界最新医学信息文摘,2017, 17 (40): 75-76.

[6] 韩芳,彭媛媛,孔丽,等. 大面积烧伤患者使用翻身床的安全管理. 当代医学,2017, 23 (12): 23-25.

[7] 祝红娟,王淑君,李方容,等. 大面积烧伤患者使用翻身床的安全管理. 中华护理杂志,2014, 49 (01): 16-19.

[8] 陈玉. 翻身床在大面积烧伤手术应用中的护理配合及安全管理分析. 中国医药指南,2017, 15 (02): 227-228.

[9] 张慧萍,金霞,韩红举,等. 翻身床结构特点及其使用注意事项. 医疗卫生装备,2016, 37 (12): 163-164.

第六节　淋巴水肿护理技术

一、概述

淋巴水肿是因创伤、手术、感染、肿瘤、淋巴系统病变等原因导致淋巴回流障碍,淋巴液在组织间隙滞留所引起的包括组织水肿、慢性炎症和组织纤维化等一系列病理改变,分为原

发性和继发性。原发性淋巴水肿发病原因尚不明确,继发性淋巴水肿常见于肿瘤根治术后、丝虫病等。临床表现早期以水肿为主,晚期以组织纤维化、脂肪沉积和炎症等增生性病变为特征。淋巴水肿多发生在肢体,也可发生在面部、颈部及外生殖器。淋巴水肿具有高致残率,早期治疗是控制发展的关键。

淋巴水肿护理技术是采用手法淋巴引流、皮肤护理、加压包扎和功能锻炼等系列措施,以减轻局部组织水肿的技术,是临床应用最广泛的非手术治疗手段。

上肢淋巴水肿
护理技术

二、操作规范流程

(一) 适应证

原发性和继发性淋巴水肿。

(二) 禁忌证

包括各种原因引起的全身性水肿、肢体深静脉血栓形成的急性期、局部感染等。操作中还需考虑以下禁忌:

1. 手法淋巴引流的禁忌证

2. 压力绷带使用的禁忌证　心功能不全、急性脑卒中、糖尿病、恶性淋巴水肿等。

淋巴水肿
预防操作

(1) 颈部手法引流

1)甲状腺功能亢进或甲状腺功能减退。

2)颈动脉窦高度敏感者。

3)颈动脉粥样斑块不稳定。

(2)腹部手法引流治疗的禁忌证

1)妊娠期、月经期。

2)近期腹部手术。

3)门脉高压。

4)腹主动脉瘤、主动脉夹层动脉瘤。

5)急性肠炎、放射性大肠炎、膀胱炎、消化道憩室病。

(三) 操作前准备

1. 患者的准备

(1)完善检查检验项目,如 B 超检查、人体成分分析检测、血管彩超、血常规、凝血功能等,必要时完善 MRI 淋巴造影。

(2)患者或家属知晓淋巴水肿护理操作的目的和意义。

(3)签署淋巴水肿护理操作知情同意书。

(4)清洁皮肤,排空大小便,着宽松棉质衣物。

(5)掌握腹式呼吸方法。

2. 物品的准备

(1)仪器:超声波治疗仪,必要时备气压治疗仪。

(2)包扎套件:低延展绷带、手指/脚趾绷带、管状绷带、衬垫等。

(3)皮肤保护剂:润肤油。

(4)其他:皮尺、记号笔、淋巴水肿评估及治疗记录单、速干手消毒液。

3. 操作者的准备

(1)核对患者信息：包括患者姓名、性别、住院号或门诊号、出生年月等。

(2)了解患者有无淋巴水肿护理操作的禁忌证。查看患者人体成分分析报告、血管彩超及病理结果；了解既往史、过敏史。

(3)确认患者已经签署淋巴水肿护理操作知情同意书。

(4)评估患者生命体征、意识状态、配合程度。

(5)向患者做好解释工作，取得配合。

(6)协助患者摆放体位，暴露治疗部位。

(四) 操作步骤

以上肢、下肢、面部、会阴部淋巴水肿为例分别介绍。

1. 评估

(1)全身情况、水肿部位的皮肤、Pitting 征，肢体水肿者评估 Stemmer 征。

(2)上肢：①肩、肘、腕等关节的活动度；②测量双上肢各点的周径(图 1-2-6-1)：距腕横纹上、下 5cm，平虎口，距肘横纹上、下 10cm，平腋窝。

(3)下肢：①膝、踝等关节的活动度；②测量双下肢各点的周径(图 1-2-6-2)：平中趾蹼上 5cm，距踝关节上 5cm，距髌骨上、下缘 5cm，平大腿根部。

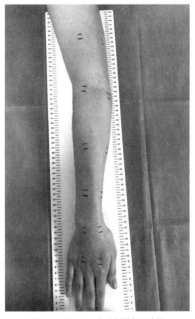

图 1-2-6-1　上肢周径测量

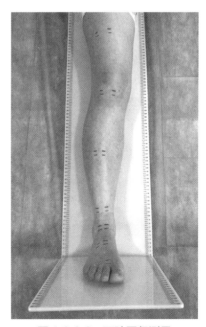

图 1-2-6-2　下肢周径测量

2. 指导患者做 5 个循环的深呼吸。

3. 激活淋巴结　每个部位不少于 5 次。

(1)头颈区淋巴结(图 1-2-6-3)：四指指腹以静止旋转的手法依次轻抚锁骨上窝、耳下方、枕骨下方、斜方肌上段外侧、锁骨上窝。

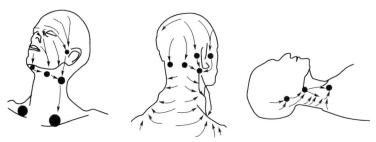

图 1-2-6-3 激活头颈区淋巴结

（2）双侧或健侧腋窝淋巴结：手法同前。

（3）脊柱两侧淋巴结：手法同前，自上而下。

（4）腹部淋巴结（图 1-2-6-4）：患者仰卧，屈曲双腿。操作者单掌轻放于腹部，嘱患者吸气至腹部隆起，呼气时轻压腹部。按照图示的每个位点做 5 次，每个位点的按压方向均朝向乳糜池。

（5）双侧或健侧腹股沟淋巴结：以静止旋转的手法轻抚。

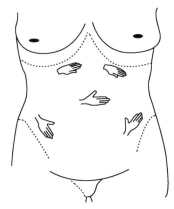

图 1-2-6-4 激活腹部淋巴结

4. 手法引流

（1）肢体淋巴引流：肢体淋巴引流应严格遵循"先近心端，后远心端"的顺序，如上肢淋巴引流顺序按上臂、前臂 - 上臂、手掌 - 前臂 - 上臂、肩胛部逐一引流。

1）上肢淋巴水肿引流（图 1-2-6-5）

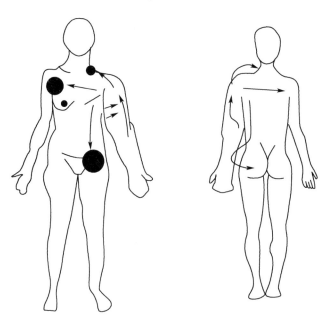

图 1-2-6-5 前胸、上臂、背部引流

前胸引流：①患者仰卧，四指指腹以静止旋转手法，从第一至十二肋双侧肋间隙，由内向外逐一引流；②双手以环状前推手法将淋巴液从患侧推送至健侧腋窝，并轻抚腋窝 5 次。操作中注意避开乳房。

患肢引流：①上臂：操作者单手或双手由上臂内侧向外以泵送或环状前推手法，将淋巴液经上臂外侧淋巴管引流至肩胛部、锁骨上窝，然后在锁骨上窝以静止旋转手法轻抚锁骨淋巴结；②前臂 - 上臂：引流方法同上臂，位置从腕关节内侧开始；③手掌 - 前臂 - 上臂：操作者双手大拇指分别对五个手指、大小鱼际肌以静止旋转手法引流淋巴液至指根；再以泵送手法引流手背淋巴液至前臂；上下活动或左右旋转腕关节；然后同前臂手法引流；④肩胛部：患者取健侧卧位，操作者双手以环状前推手法将淋巴液从患侧肩胛部引流至健侧腋窝；肩关节旋转 5 次；⑤从手背开始，自下而上轻抚患侧上肢。

2）下肢淋巴水肿引流（图 1-2-6-6a，图 1-2-6-6b）

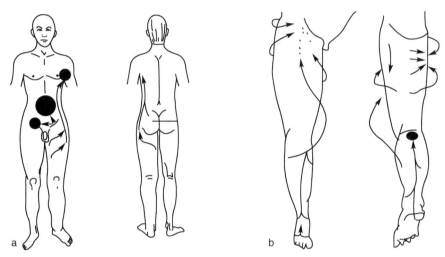

图 1-2-6-6　下肢淋巴水肿引流

（a 腹股沟、背部引流；b 大腿、小腿、足背引流）

开放患侧腹股沟 - 腋窝交通支：以环状前推手法将淋巴液从腹股沟引流至同侧腋窝。

患肢引流：①大腿：操作者双手从大腿内侧向外侧以泵送或环状前推手法，将淋巴液引流至腹股沟，然后以静止旋转手法轻抚腹股沟淋巴结，再以环状前推手法将淋巴液分别引流，向上引至患侧腋窝和腹部，水平引至健侧腹股沟；②膝关节：以静止旋转手法轻抚腘窝处及髌骨周围淋巴结；③小腿 - 大腿：引流方法同大腿，位置从踝关节开始；④踝关节：以静止旋转手法轻抚踝关节处淋巴结；⑤足 - 小腿 - 大腿：操作者双手大拇指分别对五个脚趾以静止旋转手法引流淋巴液至趾根；再以泵送手法引流足背淋巴液至小腿，上下活动或左右旋转踝关节，然后同大腿手法引流；⑥从足背开始，自下而上轻抚患侧下肢。

（2）面部淋巴水肿引流：患者取仰卧位，操作者坐或站在患者头侧，按照以下顺序依次引流。

①以静止旋转手法激活下颌下、颏下淋巴结；②从下颌区沿颈部引流至锁骨上窝；③从上颌区沿颈部引流至锁骨上窝；④从鼻旁引流至下颌下淋巴结；⑤从眼周、眉部引流至耳前淋巴结；⑥从额部正中引流至颞部和下颌角。

（3）外阴部淋巴水肿引流（图 1-2-6-7）

1）以静止旋转手法激活两侧腹股沟淋巴结。

2）以环状前推手法将腹股沟淋巴液沿躯干两侧引流至腋窝。

3）以环状前推手法将外阴部淋巴液引流至腹部、两侧腹股沟，再沿躯干两侧向上引流至腋窝。

5. 指导患者再次做 5 个循环的深呼吸。

6. 涂皮肤保护剂。

7. 包扎 遵循绷带或敷料松紧合适、平整、均匀受压包扎原则。

（1）穿戴管状绷带（图 1-2-6-8）：选择合适型号的管状绷带，平整地穿戴于患肢上，上肢绷带远端剪开一侧孔露出大拇指。

（2）包扎指/趾端（图 1-2-6-9）：用手指/脚趾绷带依次包扎各手指、脚趾。

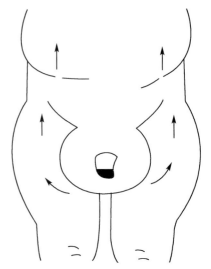

图 1-2-6-7 外阴部淋巴水肿引流

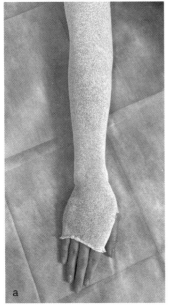
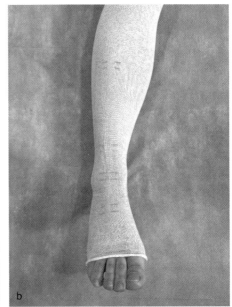

图 1-2-6-8 穿戴管状绷带

（a 穿戴上肢管状绷带；b 穿戴下肢管状绷带）

（3）衬垫包扎（图 1-2-6-10）：用软绵衬垫以 1/2 重叠的方式包扎患肢，注意在关节处应适当加厚。

（4）低延展绷带包扎（图 1-2-6-11）

1）上肢淋巴水肿（图 1-2-6-11a）：①用 6cm×5cm 低延展绷带"8"字包扎法包扎腕部及手掌；②自腕部开始，用 8cm×5cm 低延展绷带从下至上用环形包扎法包扎至肘下方；③肘部用"8"字包扎法包扎并保持功能位；④自肘上方开始，用环形包扎法包扎至肩部；⑤固定绷带末端。

2）下肢淋巴水肿（图1-2-6-11b）：①自掌趾关节开始，用6cm×5cm低延展绷带环形包扎足底和足背；②足踝用"8"字包扎法包扎；③自踝关节开始，用8cm×5cm低延展绷带从下至上用环形包扎法包扎至膝关节下方；④膝关节用"8"字包扎法包扎并保持功能位；⑤自膝关节上方开始，用10cm×5cm低延展绷带环形包扎法包扎至大腿根部；⑥固定绷带末端。

3）面部淋巴水肿：佩戴定制好的压力头套。

4）外阴部淋巴水肿：男性外阴淋巴水肿者，先用纱布绷带环形包扎阴茎，再戴阴囊托，穿弹性短裤；女性外阴淋巴水肿者，会阴部用海绵衬垫加压，穿弹性短裤。

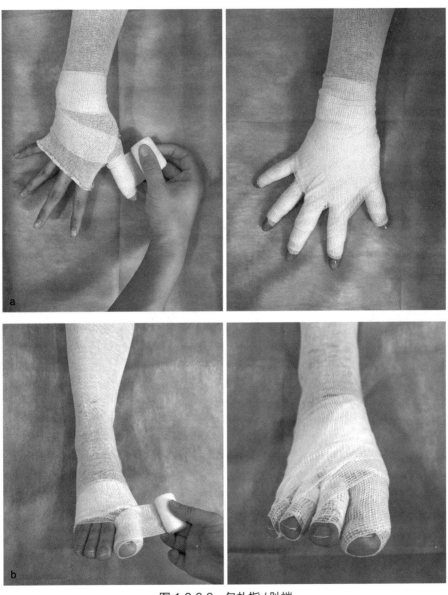

图1-2-6-9 包扎指/趾端

（a 包扎指端；b 包扎趾端）

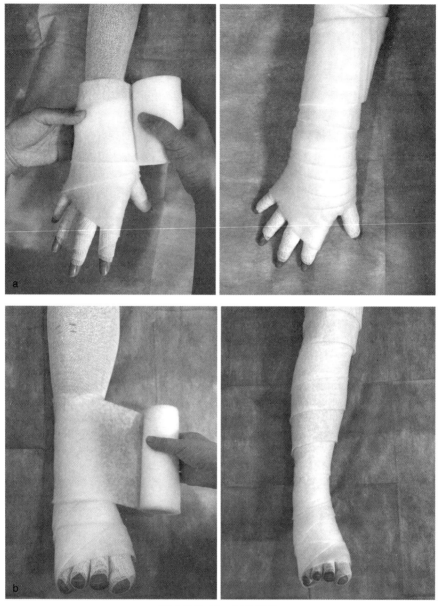

图 1-2-6-10　衬垫包扎

（a 包扎上肢衬垫；b 包扎下肢衬垫）

8. 操作后处置

（1）再次询问患者包扎后感受，查看末端血运情况。

（2）整理用物。

（3）洗手，记录。

9. 健康教育

（1）饮食：指导患者低钠、高纤维、优质蛋白饮食，戒烟、酒。

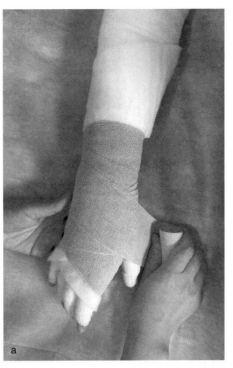

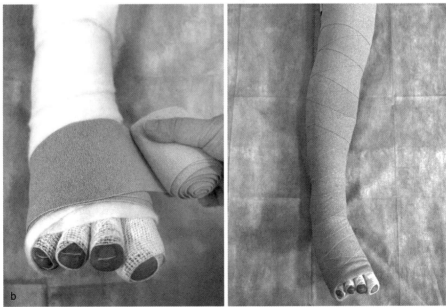

图 1-2-6-11　低延展绷带包扎

（a 包扎上肢低延展绷带；b 包扎下肢低延展绷带）

（2）功能锻炼：指导患者包扎后进行以下运动，每日三次，每次 15~20 分钟。①以腹式呼吸为主，进行呼吸功能锻炼；②肢体及面部功能锻炼，上肢水肿行伸展运动，包括扩胸运动、上举运动；下肢水肿行髋、膝关节、踝关节的主动活动及抬举运动；头面部水肿行面部肌肉练习，如微笑或者大笑、打哈欠、用舌头"清洁牙齿"、咀嚼口香糖、张嘴或噘嘴等。

（3）自我管理：①上肢水肿避免反复做推、举、抓等动作，避免负重；下肢和外阴部水肿避免久站、久坐；②禁忌患肢注射、抽血或测量血压；③包扎前后患肢应避免高温、强光照射；④穿松紧合适内衣，穿宽松舒适的鞋子；⑤正确使用压力织物，常规佩戴压力手套或压力袜至少半年；长途旅行时应穿戴压力织物；使用中性洗涤剂低温清洗，平铺晾晒、避免暴晒、烘干；定期检查压力织物弹性，压力不足需及时更换；⑥定期复查，出现肢体肿胀、疼痛、手足癣等情况及时就医；⑦加强皮肤保护，避免蚊虫叮咬。

10. 拍照留图　对淋巴水肿部位、皮肤情况拍照并记录日期，每次操作前均拍摄以评估治疗效果。

拍摄水肿区域远景、近景照片各 1 张；肢体水肿者应同时拍摄双侧肢体正面、背面照片各 1 张。必须在镜头中看到周径测量标记。

（五）并发症及处理

1. 过敏性皮炎　与多层敷料包扎透气性差，患者过敏体质等相关，主要表现为局部皮肤发红、瘙痒，甚至出现皮疹等。预防措施：操作前了解过敏史；包扎前使用皮肤保护剂；选择抗过敏材质的绷带或敷料；包扎后减少出汗，保持皮肤干燥。如果发生，更换衬垫敷料，局部用地塞米松软膏等外用。

2. 压力性损伤　与局部受压时间过长、潮湿，皮肤组织机能下降等相关，主要表现为局部组织缺血缺氧，出现发红、水疱、破溃，疼痛或麻木等。预防措施：包扎前涂抹皮肤保护剂；包扎时敷料平整，压力均匀，避免过紧；关节处予以衬垫加厚保护；保持皮肤干燥，减少出汗。如果出现以上情况，及时松解绷带，使用薄型泡沫敷料或水胶体敷料保护后重新包扎。

（六）操作注意事项

1. 减少周径测量误差　首次测量时做好测量部位标示，测量时皮尺松紧适宜。

2. 遵循淋巴引流技术原则

（1）引流手法应轻、柔、慢，手压过大会导致淋巴管萎陷。

（2）每次引流时包括工作期和休息期：工作期持续至少 1 秒，让组织间的压力平稳上升和下降，每个部位重复动作 5~7 次。

（3）沿淋巴回流方向引流。首先激活区域淋巴结；躯干部位先引流近静脉角的部位；肢体从近心端开始引流，然后再引流远端部位。

3. 根据引流部位及淋巴结特点选择合适的引流手法

（1）静止旋转法：主要适用于淋巴结群。

（2）环状前推法：主要适用于四肢、躯干。

（3）泵送手法：主要适用于四肢、手指、脚趾。

（4）旋转手法：主要适用于四肢、手指、脚趾。

4. 外阴部包扎时，采用特制的无弹性或低弹性的压力材料。男性阴囊包扎可使用自粘性绷带，女性会阴包扎时不可用海绵材料加压阴唇，并注意保持会阴部皮肤清洁，防止发生蜂窝组织炎。

5. 一般分为治疗期和维持期两阶段，治疗期一般 20 次为一疗程，维持期需终身使用压力臂套和压力袜等压力织物巩固和维持治疗效果。

（七）相关知识

1. 淋巴水肿分期　按照水肿程度和纤维化程度进行分期,淋巴水肿分为四期。

（1）Ⅰ期:可逆性淋巴水肿,按压有凹陷,休息后可减轻和消退。

（2）Ⅱ期:水肿不会自行消退,结缔组织开始增生,组织变硬。

（3）Ⅲ期:肢体肿胀体积增加,组织由软变硬,纤维化明显。

（4）Ⅳ期:象皮肿,肢端体积异常增大,沉重,外形明显畸形。

国际淋巴协会根据肢体的肿胀情况把淋巴水肿分期如下。

（1）0期:亚临床阶段。淋巴系统已经受损,其淋巴系统运输能力低于健康时的正常水平,但患者没有任何症状。

（2）Ⅰ期:可逆阶段。肢体明显肿胀,Pitting征阳性(用拇指压迫肿胀部位,出现凹陷),组织还未进展到纤维化。

（3）Ⅱ期:不可逆阶段。组织开始纤维化,肢体变硬,随着脂肪和纤维堆积,Pitting征逐渐消失。有或无Stemmer征阳性(与非肿胀的一侧对比,手指和脚趾的背部皮肤提起困难或无法提起)。肿胀的肢体容易反复感染(如蜂窝组织炎)。

（4）Ⅲ期:淋巴滞留性象皮肿阶段。这个阶段脂肪沉积和组织纤维化更加严重,患肢体积异常增大,沉重,以及外形的明显畸形,色素沉着,皮肤增厚、角化,粗糙呈大象腿样改变,常常有指甲和皮肤的真菌感染和溃烂。

2. Pitting征和Stemmer征的检查方法和临床意义

（1）Pitting征:皮肤呈凹陷性水肿,用力按压水肿组织5~10秒,松手后压痕依然存在,为阳性。随着淋巴水肿加重,皮肤增厚,皮肤变得干燥而坚实,凹陷征因皮肤纤维化和脂肪沉积而消失。

（2）Stemmer征:是普遍认可的淋巴水肿特异性体征,用拇指和食指捏起被试的手指或足趾根部皮肤,若可以提起皮肤,则Stemmer征为阴性;如难以捏起皮肤则为阳性。

3. 压力治疗　压力治疗是指采用特定的材质制作特定尺寸的压力绷带、压力手套和压力袜治疗外周淋巴水肿。压力治疗作为淋巴水肿重要的治疗手段之一,是目前应用最广的治疗措施。无论采取何种手术和保守治疗,压力治疗都是不可或缺的辅助治疗措施。

（1）通常用毫米汞柱(mmHg)计算压力绷带和压力袜的压力,弹性绷带分低延展绷带和高弹性绷带。低延展绷带能促进深部静脉和淋巴回流,休息时低延展绷带静息压低,长时间使用不会影响肢体血供,安全性高,低延展绷带是治疗肢体淋巴水肿的最佳材料。

（2）压力袜、臂套的压力级别:①1级,18~21mmHg;②2级,22~33mmHg;③3级,34~46mmHg;④4级>40mmHg。淋巴水肿患者使用3级压力,重度水肿患者选用4级压力袜织物。

（3）绷带包扎时整侧肢体使用均匀压力包扎。远端肢体周径小的部位承受较大的压力,从肢体远端到近端自动产生梯度压力差,有骨性突出的部位承受压力较大,因此需在关节处放置海绵衬垫,以获得均匀压力。

4. 常用引流手法

（1）静止旋转手法:适用于淋巴结群。四指指腹着力于体表位点,顺时针或逆时针揉动。

（2）铲送手法:适用于四肢(单手或双手)。拇指与食指展开形成按压带,手掌附着于肢体表面,从远心端到近心端滑行。

（3）泵送手法：适用于不平整的区域。整个手掌向下压，形成一个平面，往淋巴引流的方向泵送，减压阶段，按摩的手离开组织表面，如此进行下一个循环。

（4）旋转手法：适用于躯干部。指尖接触需要治疗的部位后手掌下沉，拇指向侧面滑行，其余手指指向引流方向，随后的施压期，整个手向指尖方向移动，拇指则向手掌方向移动，再接减压期，最后沿着引流方向，先移动 2~5 根手指再带动拇指，进行下一部位的按摩。

三、淋巴水肿护理技术规范检查表（表 1-2-6-1~ 表 1-2-6-2）

表 1-2-6-1　淋巴水肿护理技术操作检查表

项目	内容	是	部分	否
操作前准备	患者的准备 1. 完善检查检验项目 2. 告知患者或家属淋巴水肿护理技术的目的和意义 3. 签署淋巴水肿护理技术知情同意书 4. 清洁部位皮肤，穿宽松棉质衣服 5. 患者掌握腹式呼吸方法			
	物品的准备 1. 仪器：超声波治疗仪，必要时备气压治疗仪 2. 包扎用物：低延展绷带、手指/脚趾绷带、管状绷带、衬垫等 3. 皮肤保护剂：润肤油 4. 其他：软尺、记号笔、淋巴水肿评估及治疗记录单，速干手消毒剂等			
	操作者的准备 1. 核对患者信息：包括姓名、性别、住院号/门诊号、出生年月日等 2. 了解患者有无淋巴水肿护理操作的禁忌证，询问既往史、过敏史 3. 确认患者已签署知情同意书 4. 评估患者生命体征、意识状态、配合程度等 5. 做好解释工作，取得配合 6. 协助患者摆放体位，暴露治疗部位			
操作步骤	评估 1. 全身情况、水肿部位皮肤、Pitting 征，肢体水肿者评估 Stemmer 征 2. 上肢：①肩、肘、腕等关节的活动度；②测量双上肢各点的周径 3. 下肢：①膝、踝等关节的活动度；②测量双下肢各点的周径			
	指导患者做 5 次循环深呼吸			
	激活淋巴结：每个部位轻抚不少于 5 次 开放头颈区淋巴结：以静止旋转的手法依次轻抚锁骨上窝、耳后方、枕骨下方、斜方肌上段外侧、锁骨上窝 手法同前，激活双侧或健侧腋窝淋巴结、脊柱两侧淋巴结、腹部淋巴结、双侧或健侧腹股沟淋巴结			

项目	内容	是	部分	否
操作步骤	淋巴水肿手法引流,每个部位至少 5 个循环 1. 肢体淋巴引流:遵循"先近心端,后远心端"的顺序 2. 上肢淋巴水肿引流:前胸引流、患肢引流 3. 下肢淋巴水肿引流:开放患侧腹股沟 - 腋窝交通支、患肢引流 4. 面部淋巴水肿引流:开放下颌下和颏下淋巴结→从下颌区沿颈部引流至锁骨上窝→从上颌区沿颈部引流至锁骨上窝→从鼻旁引流至下颌下淋巴结→从眼周、眉部引流至耳前淋巴结→从额部正中引流至颞部和下颌角 5. 外阴部淋巴水肿引流:开放腹股沟淋巴结;将趾骨联合区、腹股沟淋巴液向两侧躯干、腋窝方向引流;外阴部淋巴液向两侧腹股沟、腹部、躯干、腋窝引流			
	指导患者再做 5 次循环深呼吸			
	涂抹皮肤保护剂			
	包扎: 1. 上、下肢淋巴水肿:穿戴管状绷带→包扎指 / 趾端→衬垫包扎→低延展绷带包扎 2. 面部淋巴水肿包扎:佩戴定制好的弹力头套 3. 外阴部淋巴水肿包扎:男性外阴淋巴水肿,可先用纱布绷带包扎后佩戴阴囊托,穿弹性短裤,女性外阴淋巴水肿,会阴部用海绵衬垫加压,穿弹性短裤			
	拍照留图:治疗前后均需拍照,并记录日期			
操作后处置	整理床单位			
	询问患者包扎后感受,查看末端血运情况			
	洗手,记录			
	指导患者功能锻炼、告知饮食、皮肤护理等注意事项,定期复查,出现肢体肿胀、疼痛、手足癣等情况及时就医			

表 1-2-6-2 淋巴水肿护理技术评估表

项目	好(5分)	一般(3分)	差(1分)
操作过程流畅度			
拔管技术熟练度			
人文关怀			

打分说明:

好:操作过程清晰流畅,手法熟练、动作轻柔、压力适度。引流顺序及绷带包扎手法正确,人文关怀到位,有操作前交流、操作中观察及操作后注意事项的交代。

一般:操作过程能整体完成,引流顺序及绷带包扎手法基本正确,肢体活动轻微受限,有部分操作前交流、操作中观察及操作后注意事项的交代。

差:操作不熟练,引流顺序混乱及绷带包扎手法不正确,患者肢体活动明显受限,无人文关怀。

四、常见操作错误及分析

(一) 引流手法不当

手法引流用力过大、速度快,淋巴引流顺序、方向错误,导致淋巴萎陷或痉挛。主要原因是操作者违反淋巴引流技术基本原则,未按照依次开放区域淋巴结、中心淋巴结顺序开放淋巴结,未遵循淋巴管工作期和休息期的活动原理引流。

(二) 包扎方法不正确

绷带包扎时压力不均匀,未保护关节处,导致压力性损伤、关节僵直及疗效不佳等;主要原因是操作者未掌握绷带包扎时的压力治疗原理,包扎时用力过大或过小,骨性突出部位未加用衬垫保护。

五、目前常用训练方法简介

(一) 情景模拟训练

通过情景模拟训练帮助医护人员熟练掌握肢体周径测量、手法引流、绷带包扎、皮肤护理、功能锻炼的操作过程,体验患者引流手法力度和包扎松紧度,能更好的促进学习和成长。

情景模拟训练旨在创建临床淋巴水肿护理技术场景,包括空间、人物(如患者、康复护士等),所有淋巴水肿操作用物等。练习者分别担任操作者及患者角色,模拟淋巴水肿护理技术过程,在操作过程中,模拟患者可给予相应的触觉、语言、反应等反馈,不同手法、绷带包扎方法的实施。通过真实场景演练可使操作更为真实,加深了使用者对操作的感觉体会。

(二) 其他

在形式上采用"演示 - 练习 - 评价"模式:①老师选取 1 名志愿者扮演患者,开展操作演示集中培训,其后该学员分享治疗体验,再针对全员进行答疑,确保每位学员正确理解;②根据学员学号、两两成组进行操作练习,3 位操作培训老师全部到场,点对点负责指导及评价;③志愿者在老师身上实施操作,其余学员评价;④老师进行治疗体验分享与综合评价。

六、相关知识测试题

1. 患者,女,56 岁,左乳癌术后 5 年、左上肢肿胀 2 年,左上肢腕关节上 5cm 处比右上肢腕关节上 5cm 处大 2cm,左上肢肘关节上 10cm 处比右上肢肘关节上 10cm 处大 3cm,手指按压水肿部位,会出现局部凹陷,午后水肿明显,卧床休息或抬高患肢后可消退,无局部皮肤改变。按照淋巴水肿分期,该患者上肢水肿属于的期数是

    A. 0 期   B. Ⅰ 期   C. Ⅱ 期

    D. Ⅲ 期   E. Ⅳ 期

2. 患者,女,62 岁,右乳癌术后 3 年,右上肢淋巴水肿 1 年,肢体肿胀最明显处周径大于健侧 6cm,检查后排除血栓,符合淋巴水肿治疗指针,遵医嘱给予综合消肿治疗一周期,在给患者治疗过程中以下引流手法**错误**的是

    A. 上臂:单手或双手由内侧向外侧以泵送和环状前推的手法将淋巴液推送至肩胛部、锁骨上窝,然后在锁骨上窝以静止旋转的手法轻抚锁骨淋巴结

B. 前臂：单手或双手由内侧向外侧以泵送和环状前推的手法将淋巴液推送至肩胛部、锁骨上窝，然后在锁骨上窝以静止旋转的手法轻抚锁骨淋巴结

C. 手掌：双手大拇指以环状前推的手法依次对五个手指、大小鱼际肌推送淋巴液至前臂，手背以泵送手法将淋巴液推送至前臂，活动腕关节

D. 以泵送和环状前推的手法从手背至上臂对整侧肢体引流，将淋巴液推送至锁骨上窝，然后在锁骨上窝以静止旋转的手法轻抚锁骨淋巴结

E. 以环状前推手法将外阴部淋巴液向两侧腹股沟、躯干、腋窝引流

3. 患者，女，42岁，右乳癌术后5年余，上肢肿胀2年，其中肿胀最大处较健肢同一部位大8cm，质硬，护士对该患者进行淋巴水肿引流时，引流手法**错误**的是

A. 手法引流压力适中，动作轻柔

B. 为了达到更好的引流效果，操作时可加重手法力度，快速推动手臂浅表淋巴结

C. 每次引流时每个部位重复动作5~7次

D. 顺着淋巴回流方向引流，应从下至上；部位先近心端、后远心端

E. 开放腹部淋巴结时，避开腹部特别敏感部位，如上腹部和膀胱区；顺着结肠的方向按摩，避免刺激引起反常急促呼吸。

4. 患者，女，46岁，左乳癌术后1年，左上肢肿胀最大处为1cm，该患者最适合使用的材料是

A. 压力臂套　　　　　B. 压力绷带　　　　　C. 压力袜

D. 管状绷带　　　　　E. 短拉伸绷带

5. 患者，女，58岁，宫颈癌术后4年，右下肢淋巴水肿2年行CDT治疗，进行绷带包扎时，踝关节处用包扎

A. 环形　　　　　　　B. 叠加　　　　　　　C. "8"字交叉

D. 50%叠加　　　　　E. 75%叠加

答案：1. B；2. E；3. B；4. A；5. C。

参考文献

［1］DRADA AA, PHILIPSN TJ. Lymphedema: Pathophysiology and clinical manifestations. J Am Acad Dermatol, 2017, 77 (6): 1009-1020.

［2］Executive Committee. The diagnosis and treatment of peripheral lymphedema: 2016 consensus document of the international society of lymphology. Lymphology, 2016, 49 (4): 170-184.

［3］AYMAN A, TANIA J. Lymphedema: Pathophysiology and clinical manifestations. Journal of the American Academy of Dermatology, 2017, 77 (6): 1009-1020.

［4］刘宁飞. 淋巴水肿-诊断与治疗. 北京：科学出版社, 2014 (01): 23, 73, 126-182.

［5］王鹤玮, 贾杰. 乳腺癌术后上肢淋巴水肿的检查与评估研究进展. 中国康复理论与实践, 2017, 23 (09): 1001-1006.

［6］陈佳佳, 汪立, 于子优, 等. 肢体淋巴水肿CDT疗法治疗周期的初步探讨. 中华整形外科杂志, 2018, 34 (10): 844-847.

［7］陈佳佳, 汪立, 于子优, 等. 手法淋巴引流治疗乳腺癌术后上肢淋巴水肿. 组织工程与重建外科杂志, 2015, 11 (05): 310-312.

［8］汪立, 陈佳佳, 于子优, 等. 手法淋巴引流综合消肿疗法治疗盆腔恶性肿瘤根治术后下肢淋巴水肿. 组织工程与重建外科杂志, 2016, 12 (03): 186-188.

［9］王霞，蔡慧媛，丁焱.妇科恶性肿瘤患者术后下肢淋巴水肿评估方法的研究进展.中华护理杂志，2017, 52 (03): 3.

［10］中华整形外科学分会淋巴水肿学组.外周淋巴水肿诊疗的中国专家共识.中华整形外科杂志，2020 (04): 355-360.

［11］刘宁飞.外周淋巴水肿的治疗.中华整形外科杂志，2018, 34 (04): 252-255.

［12］中国抗癌协会乳腺癌专业委员会.中国抗癌协会乳腺癌诊治指南与规范.中国癌症杂志，2019, 29 (08): 609-680.

［13］刘高明，谌永毅，黄钢，等.湖南省国际合作淋巴水肿手法引流综合消肿治疗护士的培训实践.中国护理管理，2019, 19 (08): 1176-1179.

第七节　脑室外引流护理技术

一、概述

脑室外引流术（external ventricular drainages，EVD）是指经颅骨钻孔行脑室穿刺或开颅手术，将带有侧孔的引流管置于脑室内进行引流，达到解除颅高压、监测颅内压及药物治疗等目的，是神经系统疾病重要的诊疗手段之一。脑室外引流术存在颅内感染、出血、过度引流等风险，严重时可危及患者生命。为了最大程度减少脑室外引流术后并发症的发生，医务人员必须熟练掌握脑室外引流护理技术及相关知识。

二、操作规范流程

（一）适应证
适用于所有行脑室穿刺外引流术的患者。

（二）禁忌证
无相关禁忌证。

（三）操作前准备

1. 患者的准备

（1）患者及家属了解脑室引流管护理的目的和意义。

（2）患者病情稳定，无诱发颅内压增高的因素，如情绪激动、咳嗽、用力排便等情况。

2. 物品（器械）的准备

（1）换药包：换药碗、无菌镊子/血管钳、弯盘、无菌棉球、"Y"型无菌敷料、无菌纱布、无菌手套、治疗巾。

（2）药品：生理盐水、75% 乙醇、络合碘。

（3）仪器设备：监护仪、抢救车及吸氧装置等。

（4）其他：手电筒、量尺、胶布、笔、记录本，必要时备约束带；医疗废物桶、生活垃圾桶。

3. 操作者的准备

（1）核对患者信息：包括患者姓名、性别、住院号、出生年月等。

（2）评估患者生命体征、意识状态、瞳孔及引流管等情况。患者如躁动时，可适当约束，必要时使用镇静药物。

（3）洗手，戴口罩。

（四）操作步骤

1. 体位　清醒且配合良好的患者取仰卧位；躁动或配合不佳患者给予保护性约束。

2. 头部垫治疗巾。

3. 评估引流情况

（1）核查引流管：查看引流管标识（置管刻度及时间等）。如头部有多根引流管，应仔细确认引流管类别。

（2）观察伤口情况：观察引流部位伤口敷料有无渗血渗液。

（3）观察引流管固定情况：查看脑室引流管固定方式，判断引流管有无移位或脱出。

（4）评估引流管通畅性：观察引流管内液面波动情况，了解引流通畅性。

（5）评估引流液：观察脑室引流液的颜色、性状、量。

4. 伤口换药

（1）打开换药包，清查物品，备用。

（2）揭开外层敷料，观察内层敷料有无渗血渗液或粘连。如有粘连可取生理盐水棉球，浸湿敷料粘连处再揭开，以暴露伤口。

（3）评估伤口创面有无出血、渗出、红肿等情况，以及引流管位置。

（4）消毒

1）戴手套。

2）持无菌镊子夹取络合碘棉球，以引流管切口为中心由内向外、环形消毒半径约5cm，消毒3遍，其中第2、3遍消毒范围略小于第1遍。

3）消毒引流管：更换棉球，自切口向外纵行消毒引流管，长度>5cm。每次消毒后待干。

（5）使用无菌镊子（血管钳）夹取无菌纱布，依次覆盖切口4~8层。

（6）用胶布将敷料粘贴牢固后，戴上网状弹力帽。

5. 测量并调整高度　悬挂引流袋于床头，固定在带有刻度的支架上，一般情况下保持引流管最高点高于侧脑室平面10~15cm。

6. 观察引流情况

（1）检查引流装置，确保管道引流通畅，无受压、扭曲、折叠等情况。

（2）观察引流液的颜色、性状及量，如有异常，分析原因并及时处理。

7. 观察患者的神志、瞳孔、生命体征等情况。如有颅高压相关表现，应紧急处理。

8. 操作后处置

（1）协助患者取舒适体位，整理床单位。

（2）正确处理医疗废物。

（3）洗手，记录。

9. 健康宣教

（1）敷料和伤口：保持引流管处伤口敷料的清洁干燥，嘱咐患者不可抓挠伤口。

（2）卧位：不得自行调整引流管的高度；保护引流管，避免牵拉、受压、折叠等；已行约束的患者不得随意放松约束。

（3）观察：引流过程中患者如果出现神志变化等异常情况时，立即告知医护人员。

（4）活动：需外出检查、搬动或早期带管下床活动的患者，应由医务人员提前夹闭引流管。

（五）并发症及处理

1. 颅内感染　与脑室外引流持续时间过长、患者免疫力低下、穿刺部位有炎症或感染、未严格遵守无菌技术操作原则等有关。主要表现为发热、头痛、颈强直、精神异常或意识障碍加重；脑脊液浑浊或可见絮状物等；可诱发癫痫，严重者并发脑疝。预防措施：①严格遵守无菌技术操作原则，保持脑室引流系统的密闭性；②不能随意调整引流袋的高度；③防止因体位变动引起引流量异常、逆流及脱管，如外出检查前或移动患者时应先夹闭引流管，重新开放前应先调节高度并妥善固定；④应尽早拔管，缩短留置时间。带管时间较长、行颅内压监测或脑室内积血引流等，可适当预防性使用抗菌药物，必要时留取脑脊液标本送检；⑤保持环境清洁，定期消毒。

2. 颅内出血　如过度引流导致颅内压降低，脑组织塌陷，可导致桥静脉撕裂出血。主要表现为患者出现头痛、恶心呕吐、意识障碍加重；血性脑室引流液转清后又突然呈血性，流速明显加快，引流管堵塞并伴有血块等。预防措施：①引流早期注意控制引流速度，避免过快；②注意患者神志变化，观察脑脊液的颜色和量，做好颅内压监护，预防颅内压过低；③凝血功能障碍患者需动态评估凝血功能和血小板情况。一旦发生颅内出血，应尽快明确出血原因并对症处理。

3. 继发性颅内低压综合征　由于引流袋放置过低、引流管管径过粗、穿刺部位脑脊液漏等导致脑脊液过度引流，颅内压力下降。主要表现为患者出现直立性头痛、眩晕或短暂性晕厥等，去骨瓣减压患者可出现减压窗严重塌陷等症状。预防措施：①颅高压患者应保持引流管最高点的距侧脑室平面 10~15cm；②选择合适管径的引流管，引流早期注意控制引流速度；③引流过程中严密观察病情；④密切观察伤口敷料情况，如有持续性无色渗湿，应检查引流管是否有破损，或考虑脑脊液漏；⑤去大骨瓣减压且做脑室外引流时，可选择增加弹力绷带约束颅骨缺损处。如考虑过度引流，应立即抬高或暂时夹闭引流管，放平床头；根据24小时引流量进行相应处理。

（六）操作注意事项

1. 操作者需接受过相关专业培训与考核，才能进行操作。

2. 操作需符合无菌技术操作、标准预防、安全的原则。

3. 保持引流袋的正确位置　引流管最高处高于侧脑室平面 10~15cm，平卧时外眦与外耳道连线中点水平，侧卧位时高于正中矢状面水平。需要摇高床头者应相应调整引流管高度。

4. 观察引流是否通畅，避免引流管牵拉、打折、受压。可通过观察引流管内液面波动、引流装置内可见脑脊液滴落、单位时间内脑脊液引流量增加等评估引流通畅度。怀疑引流不畅时，可适当调低引流袋高度再观察液面波动；若引流管液面波动仍不明显，则嘱患者咳嗽或尝试轻压双侧颈静脉短暂性升高颅内压力，如见管内液面上升且解除压迫后液面下降，提示引流通畅。若无变化，应查明原因并处理。

5. 严格控制脑脊液引流速度及总量。日引流量不宜>500ml。引流速度过快或引流量过大，会造成患者颅内压迅速降低，出现低颅压的系列表现。

6. 观察脑脊液的性状　术后 1~2 天的脑脊液可呈血性，逐渐转为橙黄色。如引流出的脑脊液中有大量鲜血或血性脑脊液颜色逐渐加深，提示脑室内出血。如引流出的脑脊液混浊，呈毛玻璃状或有絮状物提示有感染。如出现出血或感染，应及时处理。

7. 密切观察患者生命体征、意识、瞳孔及头痛、呕吐等情况。高颅压性头痛常表现为剧烈持续性头痛。低颅压性头痛常表现为抬高床头或坐立位头痛加重,给予放低床头、放慢引流速度或停止引流后头痛可缓解。

8. 脑室引流持续时间一般不宜过长,最长不应该超过 2 周。

9. 拔管注意事项

(1)拔管前先夹闭引流管 24~48 小时并观察,患者如无头痛、恶心、喷射性呕吐、视乳头水肿、意识障碍等颅内压增高症状,可行拔管。

(2)拔管后注意保持伤口敷料清洁干燥,观察穿刺处有无脑脊液漏出,必要时加以缝合。

(七) 相关知识

1. 脑脊液的产生、循环和吸收　脑脊液主要由脑室内的脉络丛所产生,性质与血浆和淋巴液相似,表现为无色、透明、无沉淀,略带黏性。脑脊液产生速率为 0.3ml/min,更新的周期为 6~8h/ 次,24 小时产生的总量为 400~500ml。脑脊液存在于脑室系统和蛛网膜下腔,成人平均总量约为 140(100~160)ml,脑室系统内一般不超过 30ml。颅内感染等情况会导致脑脊液的产生增加。脑脊液在维持颅内压力和参与脑代谢方面发挥重要作用。

脑脊液循环途径:脑脊液按一定的方向性流动于各脑室、蛛网膜下腔和脊髓中央管内。两个侧脑室因脉络丛最丰富,产生的脑脊液也最多。这些脑脊液由室间孔流入第三脑室,再经过中脑导水管流入第四脑室,并经第四脑室的正中孔和外侧孔流入脑和脊髓的蛛网膜下腔,最后经矢状窦旁的蛛网膜颗粒将脑脊液回渗到上矢状窦,使脑脊液回流至静脉系统。

2. 常用脑室穿刺部位

(1)脑室前角穿刺(Kocher 点):两侧脑室前角均可穿刺,常选择非优势半球的额叶入路,Kocher 点位于鼻根后 10~11cm,即中线旁 2.5cm、冠状缝前的 1cm 处。常用于脑室引流和脑室造影。

(2)后角穿刺:患者侧卧位,选择枕外粗隆上 5~6cm,中线旁 3cm 作为穿刺点。常用于脑室造影、脑室 - 枕大池分流和后颅窝术中及术后持续引流。

(3)侧方穿刺:耳廓最高点上方 1cm 处为侧脑室下角穿刺点。外耳孔上方和后方各 4cm 处为三角部穿刺点。侧方穿刺多用于脑脊液分流术。

3. 常见引流不畅的原因及处理措施

(1)颅内压低于 120~150mmH$_2$O(1.18~1.47kPa):调整引流高度,降低引流压差。

(2)引流管在脑室内盘曲成角:需根据影像结果,在无菌操作技术原则下缓慢向外抽出过长的引流管,直至有脑脊液流出,再重新固定。

(3)管口贴附于脑室壁:轻轻旋转引流管使管口避开脑室壁。

(4)凝血块或挫碎的脑组织堵塞引流管:在无菌操作技术原则下可用无菌注射器轻轻向外抽吸,注意严格消毒管口和无菌操作。切忌注入生理盐水冲洗,否则会使管内堵塞物被冲至脑室系统引起脑脊液循环受阻。

三、脑室外引流护理技术规范检查表(表 1-2-7-1、表 1-2-7-2)

表 1-2-7-1 脑室外引流护理技术规范检查表

项目	内容	是	部分	否
操作前准备	核对医嘱及患者床号、姓名、住院号			
	评估患者神志、瞳孔、生命体征及引流管情况;如有躁动可适当约束或使用镇定剂			
	用物齐全,摆放有序;监护设备、氧气及急救药品准备妥当			
	协助取舒适仰卧位;躁动不安的患者给予保护性约束			
操作过程	观察引流情况			
	查看引流管标识,确认引流管类别,了解置管刻度、时间			
	观察引流部位伤口敷料有无渗血、渗液			
	查看引流管固定位置,判断有无移位、脱出			
	观察引流装置通畅性,有无折叠、扭曲,引流管内液面波动情况			
	观察脑室引流管及引流袋内引流液的颜色、性状、量			
	伤口换药			
	开换药包,检查物品,备用			
	揭开外层敷料,观察内层敷料。如有粘连,可用镊子持盐水棉球,蘸湿内层敷料粘连处,揭去内层敷料以暴露伤口			
	观察伤口创面情况、引流管位置			
	戴手套,夹取络合碘棉球消毒伤口皮肤及引流管。以脑室引流管置入切口为中心,环形消毒,半径 5cm。消毒 3 遍,其中第 2 遍、第 3 遍的消毒范围稍小于第 1 遍			
	更换棉球,消毒引流管			
	使用无菌镊子(血管钳)夹取无菌纱布,覆盖伤口 4~8 层			
	将敷料用胶布粘贴牢固,戴网状弹力帽			
	测量并调整高度			
	悬持引流袋于床头,固定在带有刻度的支架上。一般情况下保持引流管最高点高于侧脑室平面 10~15cm			
	观察引流液的颜色、性状、流速、量。检查引流装置,确保管道通畅,无受压、扭曲、折叠			
操作后处置	整理床单位,协助患者取舒适体位			
	观察患者生命体征、神志、瞳孔有无变化,询问有无不适			
	整理用物,洗手			
	记录			
	告知患者或家属注意事项,如保持引流管处伤口敷料的清洁干燥、卧位、活动,不可随意牵拉以及观察引流液的引流量、颜色、性状等			

表 1-2-7-2　脑室外引流管护理技术评估表

项目	好(5分)	一般(3分)	差(1分)
操作过程流畅度			
操作检查熟练度			
人文关怀			

打分说明:

好:操作过程清晰流畅,评估准确,操作熟练、规范、无缺项;与患者沟通自然,语言通俗易懂;人文关怀到位,有操作前交流、中操作安慰及操作后注意事项的交代。

一般:操作过程能整体完成,评估不够准确,操作欠熟练、规范,有少量缺项;与患者沟通不够自然;能有部分的操作前交流、中操作安慰及操作后注意事项的交代。

差:评估不准确,操作不熟练、不规范,有较多缺项;患者沟通少,无人文关怀。

四、常见操作错误及分析

(一)引流高度不合适

由于引流袋放置过高或过低,导致脑室引流不畅或过度引流。主要原因是操作者在进行治疗护理操作如体位转换、换药后未及时调整引流袋高度。

(二)引流管过度牵拉

由于过度牵拉引流管,导致引流管移位或脱落。主要原因是操作者在进行治疗护理操作如体位转换、换药时未妥善保护引流管。

五、目前常用训练方法简介

模型训练

目前暂无针对脑室引流管护理技术的专用模型,可借鉴医生用于脑室穿刺引流的模型来进行学习和练习。此模型可帮助护理人员了解脑室外引流的机理、风险因素及预防措施,护理人员可在医生完成脑室穿刺置管引流操作后用于练习脑室引流管的护理,通过模型训练展示流程操作可帮助护理人员清晰地了解正确的护理流程,触觉反馈与真实操作相近,适合流程和基本操作手法的训练。

六、相关知识测试题

1. 宁女士,54 岁,因脑出血行脑室穿刺外引流治疗。护士在巡视病房时,判断脑室引流管是否通畅最简单的方法是

　　A. 检查引流管是否扭曲

　　B. 查看引流管是否有液体引出

　　C. 检查引流瓶(袋)中是否有引流液

　　D. 观察引流管内的液面是否随患者呼吸、脉搏上下波动

　　E. 检查引流管是否折叠

2. 程女士,45 岁,因颅内占位性病变致颅内压增高行脑室引流手术。护士为该患者行脑室引流术后引流管护理,以下措施**不妥**的是

A. 引流管开口不低于侧脑室平面 15cm

B. 妥善固定引流管

C. 每日引流量以不超过 500ml 为宜

D. 定时无菌生理盐水冲洗

E. 观察并记录引流液的量和性状

3. 苏先生,29 岁,因脑外伤行开颅手术第 2 天,术后留置伤口引流管、脑室引流管各 1 根。护士巡视病房时发现引流管与引流袋衔接处脱出,应立即采取的措施是

A. 更换脑室引流管   B. 引流管重新连接

C. 钳闭引流管近端   D. 拔除脑室引流管

E. 通知医生,等待处理

4. 薛女士,58 岁,行脑室引流手术后第 6 天。以下是脑室引流拔管指征的是

A. 试夹管 12 小时无颅高压症状

B. 引流管内无血性液体流出

C. 每日引流量以 300ml

D. 脑脊液检查基本正常且试夹闭 24 小时无不适

E. 头痛症状减轻

5. 何先生,41 岁,因颅内占位性病变入院。入院 6 小时后患者出现剧烈头痛、呕吐频繁,右侧瞳孔散大,左侧肢体肌力减退,紧急行脑室引流术。对患者家属进行健康宣教,以下内容**不正确**的是

A. 保持平卧位   B. 不能随意移动引流袋位置

C. 保持伤口敷料清洁   D. 不可用手抓挠伤口

E. 避免引流管牵拉、扭曲、受压

答案:1. D;2. D;3. C;4. D;5. A。

参考文献

［1］王忠诚. 神经外科学. 2 版. 武汉:湖北科学技术出版社,2015: 23-24.

［2］李新钢,王任直. 外科学神经外科分册. 北京:人民卫生出版社,2015: 321-322.

［3］中华医学会神经外科学分会,中国神经外科重症管理协作组. 神经外科脑脊液外引流中国专家共识 (2018 版). 中华医学杂志,2018, 98 (21): 1646-1649.

［4］李乐之,路潜. 外科护理学. 6 版. 北京:人民卫生出版社,2017: 221-222.

［5］FRIED H I, NATHAN B R, ROWE A S, et al. The insertion and management of external ventricular drains: An evidence-based consensus statement: A statement for healthcare professionals from the Neurocritical Care Society. Neurocrit Care, 2016, 24 (1): 61-81.

［6］庄江惠,何炳蔚,刘宇清,等. 一种用于侧脑室模拟穿刺模型的研制与应用. 中国医疗设备,2018, 33 (5): 32-35.

［7］洪文瑶,刘宇清,何炳蔚,等. 基于虚拟现实技术的侧脑室穿刺模拟训练研究. 创伤与急诊电子杂志,2018, 6 (3): 121-35.

［8］刘宇清,黄绳跃,何炳蔚,等. 基于计算机三维重建技术的改良侧脑室额角穿刺术研究. 福建医科大学学报,2017, 51 (1): 68-70.

第八节　吞咽功能评估与训练技术

一、概述

吞咽障碍(dysphagia,swallowing disorders)是指在吞咽过程中,食物通过咽 - 食管时不顺畅或不能通过。临床表现包括流涎、吞咽呛咳、进食哽噎、食物残留等。吞咽功能评估技术是指运用专用工具、方法筛查与评估患者,判断是否存在吞咽功能障碍及障碍程度,通常使用饮水筛查试验、反复唾液吞咽试验、吞咽器官功能评估、颈部听诊及摄食评估等。

吞咽功能训练技术是指通过对面部、舌及咽部肌群的功能训练,促进吞咽功能恢复的技术。《中国吞咽障碍评估与治疗专家共识(2017 年版)》推荐的吞咽功能训练方法包括低频电刺激、口腔感觉与运动训练、气道保护方法、球囊扩张术、表面肌电生物反馈训练、通气吞咽说话瓣膜、针刺治疗的应用等。

吞咽障碍评估与训练技术最早可追溯到 20 世纪 30 年代,以美国 Bobath 为代表的针对脑瘫儿童的治疗方法。60 年代开始吞咽障碍训练逐渐形成一门专科技术。2013 年我国出版首部《中国吞咽障碍评估与治疗康复专家共识(2013)》,为中国的吞咽障碍诊疗提供了依据。

二、操作规范流程

本节介绍吞咽功能评估技术和吞咽功能训练技术操作规范流程。

吞咽功能评估技术

(一) 适应证

1. 按照解剖结构分类

(1)神经性吞咽障碍:如脑卒中、帕金森、多发性硬化、吉兰 - 巴雷综合征、重症肌无力、多发性肌炎等。

(2)结构性吞咽障碍:如口、咽、喉、食管等吞咽通道及邻近器官炎症、肿瘤或损伤,头颈部肿瘤或外伤手术后等。

(3)老年人生理变化:如老年人喉黏膜衰退,咽喉部神经感觉反应不敏感,唾液腺分泌减少等均能引起咀嚼与吞咽能力下降。

(4)婴幼儿发育与功能异常:如脑瘫、早产、唇腭裂、头颈有缺陷,消化道发育不健全等。

2. 按照吞咽发生时期分类

(1)口腔准备期 / 口腔期吞咽障碍:常见于大脑皮层受损的患者。

(2)咽期吞咽障碍:常见于食管上括约肌功能障碍,如脑干受损的患者。

(3)食管期吞咽障碍:胃食管反流、弥漫性食管痉挛、机械性梗阻、食管 - 贲门失弛缓症、食管憩室。

(二) 禁忌证

1. 意识障碍　格拉斯哥昏迷指数(glasgow coma scale,GCS)评分<6 分者。

2. 吞咽反射极弱、咳嗽无力、精神障碍不能配合者。

（三）操作前准备

1. 患者的准备

（1）患者或家属了解吞咽功能评定的目的及意义。

（2）患者如有活动性义齿，应取下。

（3）签署知情同意书。

2. 物品（器械）的准备

（1）评估物品：水、茶匙、测试用饮食、餐具、手电筒、压舌板、20ml 注射器、量杯、棉签、100ml 玻璃水杯 3 个等。

（2）听诊器、血氧饱和度监测仪，必要时备吸痰设备。

（3）其他：垃圾桶、围裙、毛巾、纸巾、评估表、记录单、笔等。

3. 操作者的准备

（1）核对患者信息：包括患者姓名、性别、住院号、出生年月。

（2）确认已签署同意书。

（3）评估患者意识状态、生命体征、气道情况及配合程度等。

（4）评估患者口腔，必要时吸净分泌物。

（5）协助患者保持坐位，体力较弱者可采取半卧位，抬高床头 30° 以上。

（6）判断患者喉上抬能力：操作者示指、中指、无名指和小指分别放于患者下颌骨下方、舌骨、环状软骨和甲状软骨上，嘱患者吞咽。正常吞咽时，中指能触及甲状软骨上下移动约 2cm。

（四）操作步骤

临床有很多种评价吞咽障碍的方法。由筛查开始初步判断是否存在吞咽障碍及其风险程度，如果有或怀疑有风险，则做进一步的临床功能评估检查。本章节介绍临床较常用的反复唾液吞咽试验、洼田饮水试验、容积 - 黏度测试（volume-viscosity swallow test，VVST）。

1. 反复唾液吞咽试验　可评估反复吞咽的能力。

（1）体位：嘱患者取坐位，卧床患者采取主动卧位。

（2）示指定位：操作者的示指伸直横置于患者甲状软骨的上缘，嘱患者做吞咽动作。

（3）确认吞咽：当操作者确认患者喉头随吞咽动作上举、越过示指后复位，则判定完成一次吞咽动作。如患者口干难以吞咽时，可在患者舌上滴注少许温开水以利其吞咽。

（4）反复吞咽：嘱患者快速反复吞咽，记录吞咽次数。

（5）判断：操作者的示指放于患者喉结及舌骨处，如喉结及舌骨不能越过手指即为有吞咽障碍。如 30 秒内完成 ≥5 秒（高龄患者 ≥3 次）吞咽动作，且喉上下移动至少 2cm，则判断为正常。如从刺激吞咽反射引发的部位到吞咽产生时间在 3 秒以内，需要进行临床跟踪；在 3~5 秒之间，需要进一步对患者进行饮水试验；5 秒以上判断为可疑吞咽障碍；如进行反复唾液吞咽测试时患者就发生噎呛，则判断为有吞咽障碍。

2. 洼田饮水试验

（1）饮水：嘱患者单次喝下 2~3 茶匙水，观察有无呛咳等情况。如无呛咳，嘱患者一次性喝下 30ml 水；如有呛咳分次喝下。分级标准如下：

1 级，一次喝完，无呛咳。

2 级，分两次以上喝完，无呛咳。

3 级,一次喝完,但有呛咳。

4 级,分两次以上喝完,且有呛咳。

5 级,常常呛住,难以全部喝完。

(2)观察:患者饮水所需时间、吞咽次数、呛咳情况等。

(3)记录:患者饮水状况,包括边饮边呛、水从口角流出、含饮、饮后声音变化及听诊情况等。诊断标准如下:

正常:1 级,5 秒内完成。

可疑:1 级,5 秒以上完成;2 级。

异常:3、4、5 级。

(4)当患者洼田饮水试验结果为 1 级时,可指导患者经口正常进食;当结果为 2~5 级时,应进一步评估患者的吞咽与进食情况。

3. 容积 - 黏度测试(volume-viscosity swallow test,V-VST)

(1)配制:将增稠剂稀释为低稠度(水样)、中稠度(浓糊状)、高稠度(布丁状)各 100ml,分别装入 3 个玻璃水杯内。

(2)评估与告知:评估患者进食前发音(说出自己的名字 / 其他短语),监测患者血氧饱和度。告知测试关键步骤和配合要点。

(3)测试:根据患者情况选择不同黏稠度的食物。一般先从风险程度居中的浓糊状食物开始测试。

喂食:指导患者将食物含在嘴里,听指令后尽可能一次性吞下。

① 浓糊状食物测试:从 5ml 开始,每次喂食评估吞咽安全,依次增加到 10ml、20ml。如 20ml 安全,则进入水样食物测试环节。如任一环节出现安全问题,则立即停止浓糊状食物测试,直接进入布丁状食物测试环节。

②水样食物测试:从 5ml 开始,每次喂食评估吞咽安全,依次增加到 10ml、20ml。如 20ml 水样食物测试安全,则进入布丁状食物测试环节。如任一环节出现安全问题,则立即停止水样食物测试,直接进入布丁状食物测试环节。

③布丁状食物测试:从 5ml 开始,每次喂食评估吞咽安全,依次增加到 10ml、20ml。如 20ml 布丁状食物测试安全,则结束测试。如任一环节出现安全问题,则立即停止测试。

进食后嘱患者说自己姓名 / 其他短语,比较测试前后音调和音色。

检查口咽腔内有无食团残留。

(4)测试中加强观察

1)观察患者神志、生命体征、血氧饱和度的变化,了解患者唾液分泌量是否正常、能否顺利形成食团,观察患者咳出的痰液中是否混有食物等。

2)安全性受损指征:咳嗽、音色改变、血氧饱和度下降超过 3% 等。

3)有效性受损指征:唇部闭合不全、口腔残留、分次吞咽残留、咽部残留等。

(5)结果解释

1)吞咽过程中未出现安全性 / 有效性受损相关指征,则 V-VST 结果为阴性,提示患者无口咽性吞咽障碍。

2)吞咽过程中未出现安全性受损相关指征,但表现出有效性受损相关指征,则提示患者可能存在口咽性吞咽障碍,可安全吞咽,但有效性受损影响患者的摄水和营养状况。建议选择最低稠度与最高容积食物。

3)吞咽过程中出现了任何安全性受损相关指征,则提示患者可能发生误吸。测试时能进行安全吞咽的食物稠度与量,是患者最安全的摄取食物稠度与容积。

4. 操作后处置

(1)协助患者取舒适体位,整理床单位。

(2)洗手,记录。记录吞咽评估的结果。

(3)整理用物,正确处理医疗废物。

5. 健康教育

(1)测试中指导患者及时将口腔及咽的唾液和痰液(有时含有食物)进行清理,以减少吸入性肺炎的发生。

(2)有吞咽功能障碍的患者,加强口腔护理,保持口腔洁净、湿润。

(五) 并发症及处理

1. 呛咳　是一种非特异性反应,指咽喉部或气管受到异物刺激而引起剧烈咳嗽的现象。主要表现为患者在吞咽时或吞咽后发生剧烈咳嗽,喷出痰液或异物。严重的可出现呼吸困难、紫绀等。预防措施:指导患者保持测试体位;吞咽时不要说话或大笑;确保口腔内无食物残渣后再进行下一步测试。一旦出现呛咳,应立即停止测试并观察呼吸情况,严密监测患者血氧饱和度,必要时负压吸引。

2. 隐性误吸　误吸是指在吞咽过程中有异物进入到声门以下的呼吸道的过程,可分为显性误吸与隐性误吸。误吸后即刻出现刺激性的呛咳、气促或发绀、窒息等表现为显性误吸;而不伴咳嗽的误吸则为隐性误吸。对于吞咽困难的患者,如果出现突发呕吐、呼吸困难、发绀、发热等症状应考虑可能发生隐性误吸。对于咳嗽反射减弱、气管切开、肺部疾病、年老体弱等患者评估时必须高度警惕。预防措施:①操作前充分评估有无误吸风险;②测试中保持坐位或半卧位,床头抬高到30°以上,头部垫枕使头部前屈;③保持口腔清洁无食物残渣,避免再次误吸或下行感染;④保证进食环境安全,测试中根据患者吞咽情况实时评估安全性,及时调整评估步骤。

(六) 操作注意事项

1. 进行吞咽功能评估的操作者应熟练掌握吞咽功能评估流程及相关知识,熟悉误吸、窒息等应急预案。

2. 评估时保持环境安静,以免分散患者注意力,影响评估结果。

3. 进行洼田饮水试验时,注意应使用温开水,不要用冰水,更不能用饮料或汤汁来代替。

(七) 相关知识

1.《中国吞咽障碍评估与治疗专家共识(2017 年版)》推荐选择“进食评估问卷 -10(Eating Assessment Tool-10,EAT-10)”(表 1-2-8-1)、反复唾液吞咽试验、洼田饮水试验等吞咽障碍筛查与评估工具联合应用来全面评估吞咽功能。其中 EAT-10 有助于识别误吸的征兆和隐性误吸以及异常吞咽的体征,包括 10 项吞咽障碍相关问题,每项评分分为 4 个等级,0 分为无障碍,4 分为严重障碍。每项评分超过 3 分,则提示患者可能存在吞咽效率和安全问题,建议行进一步吞咽检查。多种评价方法与实验室的功能检查结合运用。能更好地反映吞咽时病理生理和机械学变化,为吞咽障碍治疗提供更科学有效的指导。

表 1-2-8-1　EAT-10 吞咽筛查量表

1. 我的吞咽问题已让我体重减轻重	0 = 无	1	2	3	4 = 严重
2. 我的吞咽问题影响到我在外就餐					
3. 吞咽液体时费力					
4. 吞咽固体食物费力					
5. 吞咽药片（丸）费力					
6. 吞咽时有疼痛					
7. 我的吞咽问题影响到我享用食物时的快感					
8. 我吞咽时有食物卡在喉咙里的感觉					
9. 我吃东西时会咳嗽					
10. 我吞咽时感到紧张					

2. 改良饮水试验（modified water swallow test，MWST）　适用于重度吞咽障碍患者，可降低洼田饮水试验筛查的误吸风险。用物包括注射器和水。方法：①检查者一手将 3ml 冷水注入患者口腔底部，另一只手按反复唾液吞咽测试方法触摸患者颈部，让患者将水咽下。②记录患者的吞咽运动，观察呛咳，呼吸变化和湿性嘎音（有痰的时候出现的嘎啦声音）情况并进行评级。③结果判读与记录：共分 5 个等级。2 级为有吞咽动作，没有呛咳，但有显著的呼吸变化，怀疑可能有隐性误吸；最高级为 5 级，即正常。

不能判断：没有吞咽动作，没有反应；

1a 级：没有吞咽动作，没有呛咳，有呼吸变化和湿性嘎音等反应；

1b 级：没有吞咽动作，有呛咳；

2 级：有吞咽动作，没有呛咳，但有显著的呼吸变化；怀疑可能有隐性误吸；

3a 级：有吞咽动作，没有呛咳，有湿性嘎音，没有呼吸变化；

3b 级：有吞咽动作，有呛咳，有湿性嘎音，没有呼吸变化；

4 级：有吞咽动作，没有呛咳，没有湿性嘎音，没有呼吸变化；

5 级：有吞咽动作，没有呛咳，没有湿性嘎音，没有呼吸变化，且 30 秒以内可以再进行 2 次相同的 MWST。

3. 多伦多床旁吞咽筛查试验（Toronto bedside swallowing screening test，TOR-BSST）　要求在患者清醒、能在支撑下坐直，并能执行简单指令的情况下进行舌活动、咽部敏感度、发声困难（饮水试验之前、之后）等检查。

任务 1　饮水前：①让患者说"啊"，并记录患者的嗓音是否正常；②让患者伸舌，左右摆动，记录是否正常。

任务 2　饮水。让患者端坐饮水，给患者 10 茶匙水，在每匙水咽下后发"啊"音，同时轻柔触诊喉部以检查吞咽时喉部运动情况。出现以下体征为异常：呛咳、嗓音改变、流涎。如果异常，请停止饮水并跳到"任务 3"。

任务 3　饮水后：(完成任务二至少 1 分钟后)让患者说"啊"并记录患者的嗓音是否正常。

任务 4　结果判断：没有异常体征为通过；有一项及以上异常体征为失败。

4. 食用染料测试方法 主要用于评估气管切开患者有无误吸。

（1）操作方法：给患者进食定量蓝/绿色染料的混合食物，嘱患者吞咽后，观察或用吸引器在气管套管中进行抽吸，确认是否有蓝/绿色染料食物。

（2）结果判断：若患者咳出了蓝/绿色染料食物，或从气管套管中吸出了蓝/绿色染料食物，则应安排患者做吞咽造影检查。可选择各种形状和不同质地的食物进行测试，避免假阳性结果。

5. 才藤氏吞咽障碍评估法 也叫7级评价法，广泛应用于吞咽障碍诊断与康复治疗中，且具有较好的信效度。其筛查出障碍程度共分7级：

7级 提示摄食吞咽没有困难。

6级 提示摄食咽下有轻度的问题，包括主观的异常感受。

5级 提示虽然无误咽，但存在口腔摄食障碍，导致口腔内残留食物增多。

4级 提示有时会误咽或咽部食物残留明显。

3级 提示仅存在水分的误咽。

2级 提示存在食物的误咽或不能咽下，但患者呼吸平稳。

1级 提示患者进食所有食物（包括唾液）均会发生误咽，无吞咽反射或呼吸状态欠佳。

评估后处理原则：①分级为7级时，患者可正常经口进食；②分级为4~6级时，密切关注病情，可指导患者治疗性经口进食，进行简单的摄食训练和吞咽功能训练；③分级为1~3级时，建议患者留置胃管，并明确吞咽障碍的病变部位、程度及性质等，进行吞咽功能康复治疗。

6. 吞咽造影检查（videofluoroscopic swallowing study，VFSS） 是确定吞咽障碍的金标准。VFSS能更直观、准确评估吞咽过程中口腔期、咽期和食管期的情况，了解吞咽时气道保护功能的完整情况，对于吞咽障碍的诊断、干预手段的选择和咽期吞咽障碍的管理非常重要。

吞咽功能训练技术

本节以神经肌肉电刺激（neuromuscular electric stimulation，NMES）为例进行介绍。神经肌肉电刺激是一项通过输出特定的低频脉冲电流对喉颈部神经肌肉进行刺激，兴奋神经及吞咽肌群达到修复吞咽功能的技术。其治疗目标是通过电流强化无力肌肉并进行感觉刺激，帮助恢复喉上抬运动，延缓肌肉萎缩，逐步提高吞咽及语言能力，改善进食功能。

（一）适应证

各种原因所致的神经性吞咽障碍，如脑卒中、颈椎损伤、神经退行性病变、阿尔茨海默症、小儿麻痹后症候群、重症肌无力症等。

（二）禁忌证

1. 绝对禁忌证

（1）头颈部出血、感染或皮肤破损。

（2）极度不配合的患者。

（3）危重症患者。

（4）活动性肺结核及肿瘤。

（5）颈动脉窦综合征。

（6）电流敏感。

2. 相对禁忌证

（1）留置胃管且反流的患者。

(2)植入心脏起搏器或其他电极的患者。

(3)癫痫发作期。

（三）操作前准备

1. 患者的准备

(1)患者或家属了解吞咽训练的目的、意义及治疗中的各种感觉。

(2)患者如有活动性义齿,取下。

(3)患者或家属签署吞咽训练知情同意书。

2. 物品的准备

(1)神经肌肉电刺激治疗仪、电极、感应电疗仪、血氧饱和度监测仪,必要时备吸痰装置。

(2)清洁拭子或乙醇、一次性手套、计时器、记录单、笔等。

3. 操作者的准备

(1)核对患者信息:包括患者姓名、性别、住院号、出生年月等。

(2)评估患者意识状态、生命体征、配合程度及气道情况等符合评估要求。Glasgow 昏迷量评分 ≥ 6 分,血氧饱和度 ≥95%。

(3)确认患者已签署吞咽训练同意书。

（四）操作步骤

1. 体位　协助患者取坐位,头处于中立位不能坐起者取仰卧位。

2. 备皮　用清洁拭子或 75% 乙醇拭子清洁皮肤,增强皮肤黏度和导电性。待干。

3. 打开电源,连接输出电极线。

4. 贴电极　沿患者下颌正中线,垂直排列电极。将第一电极放置于患者舌骨上方,将第二电极放紧挨第一电极下方,放置于患者甲状软骨上切迹上方;将第三和第四电极按照前两个电极之间的等距离进行放置,注意最下面的电极不要放置于环状软骨之下。(如图 1-2-8-1 所示,通道 1 主要作用于舌骨上及舌骨下的肌肉系统;通道 2 主要作用于舌骨下肌肉系统)。

5. 设置参数　根据治疗需要,设定治疗参数。开启治疗仪后,同时增加两通道的电量,询问患者的感觉,是否有蚁爬感、温热、烧灼感、抓捏、颤动感、麻刺感、挤压感等。电量强度越大,患者的感觉越明显。

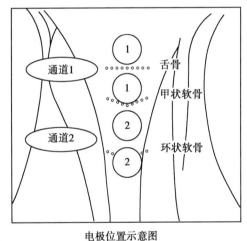

电极位置示意图

图 1-2-8-1　电极放置方法

（①为通道 1 电极,②为通道 2 电极）

6. 观察　患者感觉被捏住、推揉感;吞咽时可闻及咕噜声;吞咽击痛点或触发点(trigger point,儿童尤为常见)等达到治疗强度的标志。

7. 先关机,再取下电极片,整理线路。

8. 操作后处置

(1)协助患者取舒适体位,整理床单位。

(2)整理用物,仪器消毒清洁。

（3）洗手，记录。记录每次治疗后的进展，如每一个电极放置的精确位置，治疗次数，每次治疗时成功吞咽次数，平均振幅水平等参数；记录患者特殊的功能性资料，包括功能性经口摄食评分、疼痛评分和患者体重等。

9. 健康教育

（1）保持口腔处于洁净、湿润的状态。嘱患者及时清理口腔及咽的唾液和痰液（有时含有食物），减少吸入性肺炎的发生。

（2）训练过程中避免改变体位。

（3）告诉患者有达到治疗强度感觉时，要及时与操作者沟通。

（五）并发症及处理

电灼伤：电刺激时很有可能产生局部烧伤。原因包括患者感觉迟钝、电场强度过高、局部电耗过多、刺激局部温度过高或室内通风换气不良等。预防措施：①操作前评估刺激部位皮肤感觉；②注意电极放置，应避开瘢痕；尽可能采用较大表面的刺激电极；电极和皮肤贴合紧密；③感觉异常者严格控制电流强度；④室内通风良好；⑤导线完好，绝缘性能良好。

（六）操作注意事项

1. 操作者熟练掌握吞咽功能训练流程和相关知识，掌握电灼伤等应急预案。

2. 使用神经肌肉电刺激仪时应远离超短波、微波等电磁辐射干扰源 30 米以上。

3. 确保皮肤清洁、干燥并备皮；输出电极的导线应与电极片接触完好。

4. 电极片避开颈动脉窦。

（七）相关知识

1. 电极片位置　神经肌肉电刺激通过对吞咽障碍口腔期及咽期不同部位电极放置，来刺激口舌咽部肌肉，强化肌肉协调性，改善吞咽功能，疗效除与患者本身吞咽障碍的性质、程度有关外，电极放置不同，对吞咽功能的影响也不同。这是 NMES 最常用的电极放置方法，适合于大多数吞咽障碍患者。严重吞咽障碍时，最开始以此位置放置电极，可影响多数肌肉群，另外，对于伴有原发性会厌谷滞留以及喉部移动功能障碍患者、有口腔期吞咽障碍患者，则可根据治疗的需要选择不同电极放置方法。

2. 参数设定　神经肌肉电刺激所应用的所有参数必须由康复治疗师根据患者情况以及所要达到的康复目标制订。刺激过程每秒中产生的脉冲数称为刺激频率，通常为 20~50Hz。频率、脉宽、强度、作用时间等参数的设定是以达到较少疲劳和最优力学输出的目的。

3. 时间　可根据患者情况及康复目标进行调整，每次 30~60 分钟，每天 1~2 次，每周 5 次。治疗总体时间从 2 周到 3 个月不等。

4. 改善吞咽功能的其他代偿性方法　①食物调整：食物性状影响吞咽过程，可通过调节食物质地、液体稠度、一口量等，让部分吞咽障碍患者安全进食；②吞咽姿势的调整：吞咽时，可通过调整头颈等部位姿势，使患者吞咽通道的角度、腔径增大，利于食物通过，减少误吸和食物残留；③进食工具调整：根据评估结果，儿童可选择奶瓶喂养、吸管等，成人考虑安全、方便原则，选择勺子、吸管、缺口杯等工具；④环境调节：如减少干扰、增强照明、促进社交互动，以改善进食体验；进食情境策略如言语提示、视觉提示等；保持室内清洁、温暖、湿润卫生及空气流通等。

三、吞咽功能评估与训练规范检查表(表 1-2-8-2~ 表 1-2-8-5)

表 1-2-8-2　吞咽功能评估操作检查表

项目	内容	是	部分	否
操作前准备	核对患者信息:包括患者姓名、性别、住院号、出生年月			
	签署知情同意书			
	评估患者意识、生命体征、气道情况等;Glasgow 昏迷量评分 ≥ 6 分,血氧饱和度 ≥ 95%			
	检查及清洁患者口腔,必要时吸净分泌物			
	取合适体位,评估患者进食过程中能否维持体位			
	评估喉上抬能力			
	用物齐全,摆放有序;备监护设备,必要时备吸痰装置			
反复唾液吞咽试验	体位:患者坐位,卧床患者采取放松体位			
	食指定位;检查者示指伸直,将其横置于患者甲状软骨的上缘,嘱患者做吞咽动作			
	确认吞咽:确认患者喉头随吞咽动作上举、越过示指后复位,判定完成一次吞咽动作;患者口干难以吞咽时,可在舌上滴少许温开水以利吞咽			
	反复吞咽:嘱患者尽快反复吞咽并记录吞咽次数			
	评价与记录吞咽功能			
吞咽功能评估	说明:洼田饮水试验与容积 - 黏度测试仅需完成一个操作			
	1. 洼田饮水试验 (1)单次饮水,观察有无呛咳 (2)一次性饮水:如无问题再让患者一次性喝下 30ml 水 (3)观察记录:观察并记录患者饮水状况 (4)评价 2. 容积 - 黏度测试 (1)测试液体准备:调整室温,将增稠剂分别稀释为低稠度(水样)、中稠度(浓糊状)、高稠度(布丁状)各 100ml,装至 3 个 100ml 玻璃杯内 (2)解释告知:选择合适的液体黏稠度和量,进食 3 种不同食物性质,指导患者吞咽 (3)浓糊状食物测试:选择风险程度居中的浓糊状食物,依次喂食 5ml、10ml、20ml (4)水样食物测试:依次喂食 5ml、10ml、20ml (5)布丁状食物测试:依次喂食 5ml、10ml、20ml (6)观察:血氧、痰液、唾液与食团情况 (7)安全性 / 受损性相关指征观察 (8)结果解释			

续表

项目	内容	是	部分	否
操作后处置	向患者简要介绍评估情况			
	协助患者取舒适体位			
	洗手。记录,记录吞咽评估的结果			
	整理用物,消毒清洁仪器			
	交代患者评估后注意事项,如出现呛咳、血氧饱和度下降等情况及时告知医务人员,评估吞咽功能异常者,需在医务人员指导下进食			

表 1-2-8-3 吞咽功能评估操作评估表

项目	好(5分)	一般(3分)	差(1分)
操作过程流畅度			
操作过程熟练度			
人文关怀			

打分说明:

好:操作过程清晰流畅,检查熟练,评估正确,人文关怀到位,有评估前交流、评估中安慰及评估后注意事项的交代。完成度在 80% 以上。

一般:操作过程能整体完成,方法基本正确,能有部分的操作前交流、操作中安慰及操作后饮食及注意事项交代。完成度在 60% 以上。

差:操作不熟练,粗暴,无人文关怀。完成度不足 60%。

表 1-2-8-4 吞咽功能训练操作检查表

项目	内容	是	部分	否
操作前准备	核对患者信息:包括患者姓名、性别、年龄、住院号、出生年月			
	解释,签署知情同意书			
	评估患者意识、生命体征、气道情况等;Glasgow 昏迷量评分 ≥ 6 分,血氧饱和度 ≥ 95%			
	确认环境温暖、宽敞、明亮,安全			
	神经肌肉电刺激仪、导电膏、电极片、棉签、一次性手套、秒表、记录单、笔、听诊器、监护设备,氧气、吸引装置及急救药品完备			
神经肌肉电刺激操作	解释与沟通:告诉患者治疗时的各种感觉、治疗进展以及预期的效果。协助患者头处于中立位			
	备皮:用特定的清洁拭子或乙醇拭子清洁皮肤,待干			
	连接电源,开机			
	连接输出电极线			
	贴电极:沿患者下颌的正中线,垂直排列电极。将第一电极放置于患者舌骨上方,第二电极放置于患者甲状软骨上切迹上方,紧接第一电极下方放置,将第三和第四个电极按照前两个电极之间的等距离进行放置			

续表

项目	内容	是	部分	否
神经肌肉电刺激操作	根据治疗需要设定治疗参数			
	选择治疗时间			
	调节强度控制,评估是否达到治疗强度的标志			
	评估治疗量及进度			
	关机			
	记录治疗资料,每次治疗后的进展			
操作后处置	向患者简要介绍治疗情况			
	整理床单位,协助患者取舒适体位			
	整理用物,仪器消毒清洁			
	洗手,记录			
	交代患者训练后注意事项			

表 1-2-8-5 吞咽功能训练操作评估表

项目	好(5分)	一般(3分)	差(1分)
操作过程流畅度			
操作过程熟练度			
人文关怀			

好:操作过程清晰流畅,检查熟练,评估正确,人文关怀到位,有评估前交流、评估中安慰及评估后注意事项的交代。完成度在 80% 以上。

一般:操作过程能整体完成,方法基本正确,能有部分的操作前交流、操作中安慰及操作后饮食及注意事项交代。完成度在 60% 以上。

差:操作不熟练,粗暴,无人文关怀。完成度不足 60%。

四、常见操作错误及分析

(一)评估中断或失败

评估时因为患者紧张、恐惧、不合作,难以配合做吞咽动作,或由于操作者操作技术欠熟练,导致评估过程不能继续。

(二)患者剧烈咳嗽甚至窒息

由于操作者操作步骤顺序错误,未循序渐进进行评估引起。

(三)电极位置错误、电流量或时间设置错误

操作者相关技术知识缺乏,导致电极位置错误或参数设置错误。

五、目前常用训练方法简介

模型训练

目前吞咽功能评估与训练常用的模型有:高级吞咽机制模型、吞咽与呼吸机制演示模型。高级吞咽机制模型主要功能包括演示吞咽机制和原理、误咽产生的原因、正确的吃饭姿

势及体位和病床角度关系、颈部角度和误咽关系、口腔吸收原理,可进行发生误咽时紧急处理方法、口腔护理时吞咽练习等。能帮助学生学习吞咽机制和防止误咽的原理,学习模型喝少量水进行吞咽训练过程等,同时可以学习对误咽患者紧急处理方法,是临床护理技能训练最常用的教具之一。

吞咽与呼吸机制演示模型在演示吞咽食物时,模型舌体将上移(演示食团将由舌背推至咽部),食团刺激咽部感受器后,引起悬雍垂上举、封闭鼻咽通路;咽喉肌收缩前移,贴近会厌软骨后遮住气管、封闭了咽与气管的通路,食道打开,指示灯提示食团已进入食道。

模型都有操作真实,结构合理、形态逼真、牢固耐用等特点。

六、相关知识测试题

1. 患者,女,66 岁,因眼睑下垂,饮水呛咳 15 天入院。在为患者进行反复唾液吞咽试验时,患者在 30 秒内达到多少次吞咽动作即为吞咽功能正常

    A. 0 次　　　　　　　　B. 1 次　　　　　　　　C. 2 次

    D. 3 次　　　　　　　　E. 4 次

2. 患者,男,67 岁,因左侧基底节区脑出血、吞咽困难 27 天入院。在进行洼田饮水试验时,患者把 30ml 水能一次喝完,但有呛咳,其吞咽功能分级为

    A. Ⅰ 级　　　　　　　　B. Ⅱ 级　　　　　　　　C. Ⅲ 级

    D. Ⅳ 级　　　　　　　　E. Ⅴ 级

3. 患者,男,72 岁,因左侧肢体乏力 4 年,右侧肢体乏力 1 周入院,4 年前有脑梗死病史。诉近 3 年进食有呛咳现象。在使用进食评估问卷调查(EAT-10)对患者进行吞咽功能评估时,吞咽功能异常的总评分分值应该是

    A. 0 分　　　　　　　　B. 1 分　　　　　　　　C. 2 分

    D. 3 分　　　　　　　　E. 4 分

4. 患者,男,78 岁,因摔倒后致头部外伤伴头痛、头晕 10 天入院,患者饮水时出现呛咳,护理人员在为其进行容积 - 黏度测试过程中,观察到患者在吞食 5ml 浓糊状液体出现了安全问题。此时,应该进行的操作正确的是

    A. 吞食 10ml 浓糊状液体

    B. 吞食 20ml 浓糊状液体

    C. 立即停止吞咽浓糊状液体,直接进入吞咽 5ml 水样液体

    D. 立即停止吞咽浓糊状液体,直接进入吞咽 10ml 水样液体

    E. 立即停止吞咽浓糊状液体,直接进入吞咽 5ml 布丁状液体

5. 患者,女,29 岁,因脑外伤后 1 个月,吞咽困难,行神经肌肉电刺激治疗,以下选项中**不是**其达到治疗强度的标志

    A. 患者有被捏住、推揉,以及电极要剥脱皮肤的感觉

    B. 患者血氧饱和度略有下降

    C. 吞咽时可闻及咕噜声

    D. 坐直试图取下电极

    E. 声音改变

答案:1. D;2. C; 3. D;4. E;5. B。

参考文献

［1］ 窦祖林 . 吞咽障碍评估与治疗 . 北京：人民卫生出版社 , 2017.

［2］ 中国吞咽障碍康复评估与治疗专家共识组 . 中国吞咽障碍评估与治疗专家共识 . 第一部分 - 评估篇 . 中华物理医学与康复杂志 2017, 12 (39) 12: 881-892.

［3］ 中国吞咽障碍康复评估与治疗专家共识组 . 中国吞咽障碍评估与治疗专家共识 . 第二部分 - 评治疗与康复管理篇 . 中华物理医学与康复杂志 , 2018, 1 (40): 1-10.

［4］ 中国吞咽障碍膳食营养管理专家共识组 . 吞咽障碍膳食营养管理中国专家共识 . 中华物理医学与康复杂志 , 2019, 12 (41) 12: 881-886.

［5］ 中国老年保健医学研究会老龄健康服务与标准化分会 . 中国社区吞咽功能障碍康复护理与照护专家共识 . 中国老年保健医学 , 2019, 17 (4); 7-15.

［6］ 中国老年保健医学研究会老龄健康服务与标准化分会 . 中国高龄脑卒中患者康复治疗技术专家共识 . 中国老年保健医学 , 2019, 17 (1): 3-16.

［7］ 燕铁斌 . 康复护理学 . 北京：人民卫生出版社 , 2017.

［8］ 卒中患者吞咽障碍和营养管理中国专家组 . 卒中患者吞咽障碍和营养管理的中国专家共识 . 中国卒中杂志 , 2013, 8 (12): 973-983.

［9］ 黄师菊，蔡有弟，陈妙霞，等，护士主导的高危科室吞咽障碍患者筛查及分级干预效果评价 . 中华护理杂志 , 2018, 11 (53) 11: 1303-1308.

第三章

妇产、儿科护理技术

第一节 区域性体腔热灌注技术

一、概述

区域性体腔热灌注技术是将大容量灌注液或含有化疗药物的灌注液加热到一定温度，通过导管注入患者体腔内进行循环冲洗，并恒温维持一定时间，是治疗体腔内肿瘤的一种新技术。其原理是通过高温对肿瘤的杀伤作用、热疗与化疗的协同作用以及大容量液体对体腔的机械性灌注冲洗作用，有效地杀灭和清除体腔内残留癌细胞及微小转移灶。自1980年首次报道腹腔热灌注化疗后，国内外学者进行了不断创新和完善，从简单的灌注液加热后直接灌入法，逐步发展为目前的高精度持续循环热灌注治疗法。区域性体腔热灌注技术具有安全、有效、操作简单等优点，且患者依从性好，在中晚期恶性肿瘤的综合治疗中具有重要意义。该技术应用区域一般包括胸腔、腹腔和膀胱等，本节以腹腔热灌注化疗（hyperthermic intraperitoneal chemotherapy，HIPEC）为例介绍。

二、操作规范流程

（一）适应证

1. 晚期腹腔、盆腔肿瘤，术前或姑息治疗。
2. 腹腔、盆腔恶性肿瘤手术发现冲洗液癌细胞为阳性者。
3. 恶性肿瘤腹腔、盆腔内转移。
4. 癌性腹膜炎、腹腔积液。

（二）禁忌证

1. 绝对禁忌证

（1）恶病质，伴有发热或明显感染者。

（2）心、肺、肝、肾等重要脏器功能障碍，生命体征不平稳者。

（3）各种原因引起的腹腔严重粘连。

（4）完全性肠梗阻者。

（5）骨髓抑制，凝血功能障碍者。

（6）术后吻合口存在水肿、缺血和张力明显等愈合不良因素者。

2. 相对禁忌证

（1）年龄 ≥ 75 岁。

（2）肠吻合术后。

（3）体温>38℃。

（三）操作前准备

1. 患者的准备

（1）患者已留置腹腔热灌注导管。

（2）无药物过敏史。

（3）患者及家属了解腹腔热灌注治疗的目的、意义、注意事项和配合要点。

（4）签署知情同意书。

（5）禁食禁饮 6 小时，排空大便。

（6）取下所有金属物品。

2. 物品（器械）的准备

（1）仪器设备：热灌注治疗仪设备（包括主机、热交换器、温度传感器、液袋挂钩、加热器、内循环泵、泵管及过滤器、水箱等），水箱内水位合适；一次性体腔热灌注治疗管道组件（含储液袋、引流袋）；生物安全柜（配置化疗药物专用）。

（2）药物：灌注液 3 000~5 000ml，或根据医嘱配置化疗药；灭菌注射用水。

（3）其他用物：治疗盘、无菌纱布、无菌止血钳/镊子、棉签、络合碘、一次性中单、全棉毛巾、速干手消毒液、生活垃圾桶、医疗废物桶；必要时备吸氧装置、抢救车。

3. 操作者的准备

（1）核对患者信息：包括姓名、性别、住院号、出生年月等。

（2）了解患者有无体腔热灌注治疗的相关禁忌证，术前的一般状态及术中情况、前期治疗次数。

（3）确认签署知情同意书。

（4）评估患者生命体征、意识状态、配合程度，体温不超过 38℃。

（5）调节热灌注室温湿度，室温 20~22℃，湿度 60%~70%。

（6）操作前空气消毒，限制人员出入。

（7）操作者严格遵循化疗药物防护原则，穿一次性防护服，戴双层乳胶手套，佩戴外科口罩和防护镜。

（8）治疗前 20 分钟给予患者镇静镇痛。

（四）操作步骤

1. 评估患者管道　检查腹腔热灌注导管是否通畅、有无移位、脱出，妥善固定。

2. 体位　患者取仰卧位，床头抬高，垫一次性中单。

3. 检查水位　检查热灌注治疗仪的水箱水位是否在 4 000~5 500ml 之间，若低于 4 000ml 加灭菌注射用水。

4. 开机　连接电源线，开启热灌注治疗仪，检测机器性能。

5. 安装管道组件（图 1-3-1-1 和文末彩插）

（1）检查并打开一次性体腔热灌注治疗管道组件。

（2）取出储液袋，挂于热灌注治疗仪的液袋挂钩上。

（3）连接热交换器与热灌注治疗仪。

（4）安装泵管，将过滤器上硅胶软管与热交换器的上、下水嘴分别连接，注意连接紧密。

（5）安装温度传感器。

6. 灌液体入储液袋 严格按照无菌技术操作原则将 3 000~5 000ml 灌注液灌入储液袋。

7. 设置参数 录入患者信息；选择腹腔热灌注治疗模式，设置治疗温度为 43℃，治疗时间为 60min，循环速度为 400ml/min 等参数。

8. 连接管道 按照无菌技术操作原则将一次性组件上的进液管、出液管分别连接患者腹腔热灌注导管，夹闭管路。

9. 预热灌注液 启动预热，灌注液温度达到 40℃。

10. 再次确认灌注导管在腹腔内，开放进液管、出液管管夹，建立循环，让患者逐渐适应高温度的液体流入腹腔。

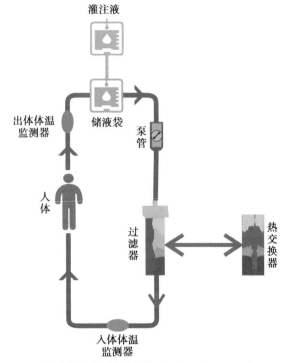

图 1-3-1-1 体腔热灌注管道组件示意图

11. 灌注 开始治疗，使灌注液在体内持续循环。当灌注液温度达到 43℃，将化疗药注入储液袋。

12. 观察

（1）观察灌注液体流速、治疗温度、引流液颜色、量及性状等，注意治疗曲线有无异常、储液袋液面是否稳定。灌注液颜色通常为淡红或淡黄色，若流出液中有鲜红或粪渣样水应立即停止治疗。灌注全程保持循环通畅，如果灌注液流速快而平稳，且腹腔热灌注导管置入部位无隆起，则证明管道通畅、位置正确。

（2）密切观察患者体温、心率、呼吸、血氧饱和度的变化，如出现呼吸困难、胸闷、心悸、大汗淋漓等或常规镇静镇痛下仍疼痛剧烈者，应暂停治疗并分析查找原因，对症处理。

13. 停止灌注

（1）治疗完成，关机。

（2）打开所有管夹，放出腹腔内液体。

（3）夹闭患者端腹腔热灌注导管，分离管道接头并消毒导管端口，分别连接引流袋，开放引流。

（4）固定腹腔灌注导管。

（5）更换导管切口部位敷料，观察引流液有无异常。

14. 操作后处置

（1）协助擦浴，更换病服，取舒适体位，整理床单位。

（2）再次核对。

(3)洗手,记录。记录患者生命体征、灌注药物、治疗时间、出入量、管道情况等。

(4)正确处理医疗废物,按照药物性废物处理要求处置化疗药物及相关组件。

15. 健康教育

(1)指导患者治疗结束后尽早下床活动,预防下肢静脉血栓形成。

(2)治疗后出现腹胀、腹痛、恶心、呕吐等不适,及时告知医护人员。

(3)指导患者翻身和起床活动前应妥善固定腹腔热灌注导管,避免扭曲或受压,保持引流通畅。

(五) 并发症及处理

1. 管道堵塞 由于坏死组织、网膜、腹腔术后伤口渗血等堵塞引流孔导致灌注不畅。主要表现为灌注过程中储液袋液面下降,患者诉腹胀、腹痛,可见腹部膨隆。预防措施:①术中尽量将腹腔冲洗干净,置管时在导管上剪数个侧孔;②置管后尽早灌注,一般隔日一次进行灌注,间歇日可用生理盐水冲洗;③定期挤压管道,确保通畅。如遇堵管,可挤压管道或尝试将进液管、出液管对调;必要时消毒导管周围皮肤及管道后,用无菌镊子调整管道方向。

2. 腹腔感染 由于患者治疗后化疗药物作用引起机体免疫力下降,操作者治疗中未严格遵守无菌技术操作原则等导致腹腔感染。主要表现为发热、寒战、腹部压痛及反跳痛、腹肌紧张、腹泻等,严重者引流管道内可见脓性液体。预防措施:①指导患者加强营养,适当活动,提高机体免疫力;②操作者严格遵守无菌技术操作原则;③灌注导管周围渗液时应及时更换敷料。

3. 热损伤 由于化疗药物造成正常组织对温度的耐受性降低,或仪器故障、温度设置错误导致灌注液温度过高(>45℃),引起热损伤。主要表现为腹痛、腹胀等,出现肠系膜黏膜明显充血,腹腔内器官可见出血点或淤血区,甚至造成腹腔粘连、小肠坏死等。预防措施:严格控制化疗药物使用剂量、浓度;定期维护热灌注治疗仪,加强温度传感器的检测;正确设置治疗温度,密切观察治疗温度的曲线变化,确保治疗液持续恒温灌入体内。如果出现热损伤,应停止治疗,对症处理。

(六) 操作注意事项

1. 严格遵守无菌技术操作原则。

2. 灌注过程中注意观察灌注导管有无阻塞、折叠,防止受压、扭曲及脱出,保持灌注液体循环通畅。如果灌注不通畅,适时调整热灌注导管方向。

3. 热灌注治疗需要使腹腔充分充盈维持一定的压力,患者通常会腹痛、腹胀。治疗前予舒适化镇静镇痛药,治疗中应动态评估患者疼痛情况。

4. 加强职业安全防护,操作者在配置化疗药物、处理药物性废物时需做好职业防护。

5. 密切观察病情,注意观察生命体征、血氧饱和度、面色情况等,询问患者有无胸闷、心悸、呼吸不畅等不适感。灌注液为葡萄糖液时注意监测血糖波动情况。治疗时注意控制灌注液流速,大量出汗者予适当补液,维持水电解质平衡,同时安抚患者,缓解紧张情绪。如果患者出现突然腹痛或大汗、心悸、胸闷、血氧饱和度异常时,需排除原因,对症处理,必要时停止治疗。

(七) 相关知识

1. 灌注液的选择

灌注液常为生理盐水、林格氏液、葡萄糖液或蒸馏水,首选生理盐水。葡萄糖液用于治疗黏液性肿瘤,应注意监测患者血糖。当使用奥沙利铂和卡铂等化疗药物时需用 5% 葡萄糖液作为灌注液,原因是经生理盐水稀释可导致化疗药物药效不稳定。

2. 不同灌注部位的灌注容量

(1)胸腔热灌注治疗:灌注容量因治疗设备和个体差异有所不同,如循环机治疗时灌注液一般为 1 000~1 500ml,外辐射加热治疗时灌注液一般为 100~200ml。

(2)腹腔热灌注治疗:灌注容量与治疗模式有关,循环模式灌注容量由于患者个体及内外科管路差异性而不同,内科模式为 1 500~2 500ml,外科模式为 3 000~5 000ml;由于患者个体差异及腹腔积液量不同,闭合式外加热灌注容量也不相同,一般为 1 000~2 500ml。

(3)膀胱热灌注治疗:灌注容量因技术与设备不同而异,一般为 1 000ml。

3. 不同灌注部位常见不良反应

(1)胸腔热灌注治疗:常见不良反应包括胃肠道反应(例如恶心、呕吐和食欲不振等)、骨髓抑制、胸痛和发热等;某些患者可能会出现心力衰竭、肺水肿和气胸等。

(2)腹腔热灌注治疗:通常会出现低热、恶心、呕吐或腹胀、腹痛等不适,温热与化疗药物联合,可能因相互叠加产生不良反应,如骨髓抑制、胃肠道反应、急性肾功能衰竭、化学性腹膜炎等。有些患者可能会出现诸如胃排空障碍和肠麻痹等并发症,这些症状经治疗后可以恢复正常,并且大多与患者自身的疾病因素或手术有关。

(3)膀胱热灌注治疗:不良反应主要有化学性膀胱炎和血尿,其严重程度与膀胱灌注量和频率有关,大多数不良反应可自行改善和消失。恶心、呕吐、发热、脱发和泌尿系统感染等较少见。

三、区域性体腔热灌注技术规范操作检查表(表 1-3-1-1、表 1-3-1-2)

表 1-3-1-1　区域性体腔热灌注技术规范操作核查表

项目	内容	是	部分	否
操作前准备	核对患者信息:包括姓名、性别、出生年月、住院号			
	了解患者有无体腔热灌注治疗的相关禁忌证,术前的一般状态及术中情况、前期治疗次数			
	确认签署知情同意书			
	评估患者生命体征、意识状态、配合程度,体温不超过 38℃			
	确认热灌注室温湿度适宜,操作前空气消毒,限制人员出入			
	穿一次性防护服,戴双层乳胶手套,佩戴外科口罩和防护镜			
	治疗前 20 分钟给予患者镇静镇痛			
操作过程	检查腹腔热灌注导管是否通畅、有无移位、脱出,妥善固定			
	患者取仰卧位,床头抬高,垫一次性中单			
	检查水箱水位是否在 4 000~5 500ml 之间			
	连接电源线,开机			
	安装管道组件			

续表

项目	内容	是	部分	否
操作过程	灌液体入储液袋			
	设置参数,录入患者信息			
	连接管道			
	预热灌注液			
	再次确认灌注导管在腹腔内,开始治疗			
	温度达到43℃,将化疗药注入储液袋			
	观察仪器显示屏、患者反应及储液袋液面是否稳定			
	治疗完成,关机			
	打开所有管夹,放出腹腔内液体			
	夹闭患者端腹腔热灌注导管,分离管道接头并消毒导管端口,连接引流袋,开放引流			
	固定腹腔灌注导管			
	更换导管切口部位敷料,观察引流液有无异常			
操作后处置	协助擦浴、更换病服,取舒适体位,整理床单位			
	再次核对			
	洗手并记录			
	正确处理医疗废物			
	健康教育:指导患者治疗结束后尽早下床活动,预防下肢静脉血栓形成;治疗后出现腹胀、腹痛、恶心、呕吐等不适,及时告知医务人员;指导患者翻身和起床活动前应妥善固定腹腔热灌注导管,避免扭曲或受压,保持引流通畅			

表 1-3-1-2　区域性体腔热灌注技术规范操作评估表

项目	好(5分)	一般(3分)	差(1分)
操作过程流畅度			
操作熟练度			
人文关怀			

打分说明:

好:操作过程清晰流畅,操作熟练,管路连接正确,治疗全程灌注液体循环通畅,人文关怀到位,有治疗前交流、治疗中安慰及治疗后注意事项的交代。

一般:操作过程能整体完成,操作较熟练,管路连接基本正确,治疗全程灌注液体基本循环通畅,能有部分的治疗前交流、治疗中安慰及治疗后注意事项的交代。

差:治疗流程不清晰,操作不熟练,灌注管路堵管处理方法错误,无人文关怀。

四、常见操作错误及分析

(一)预热前未夹闭管路

未夹闭进液管、出液管管夹,导致大量的低温液体进入体内,患者受冷刺激而出现寒战、腹痛等。主要原因是操作者违反操作规程,忽视灌注液预热的重要性。

(二)职业安全防护措施不当

未遵守职业安全防护原则配置化疗药物,或违反药物性废物处理要求处置医疗废物,造成职业暴露。主要原因是职业安全防护意识不强,配置化疗药物时未穿戴防护服、护目镜等;不了解药物性废物处理规定,医疗废物混放。

五、目前常用训练方法简介

目前,区域性体腔热灌注技术以理论学习和观摩为主。可通过实体机器(图 1-3-1-2)使用活体动物模型(猪、兔、犬等)来进行训练。

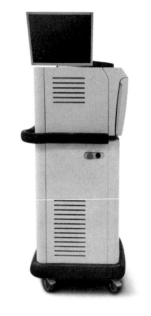

图 1-3-1-2 热灌注治疗仪

六、相关知识测试题

1. 患者,女,52 岁,诊断为子宫肉瘤,行奥沙利铂腹腔热灌注化疗时诉腹痛腹胀,下列处理措施**不恰当**的是

    A. 予镇静镇痛
    B. 嘱患者频繁更换卧位

    C. 心理疏导
    D. 设置灌注速度为 300ml/min

    E. 必要时暂停治疗

2. 患者,女,40 岁,诊断为卵巢癌,准备行腹腔热灌注化疗,关于治疗参数设置,下列正确的选项是

    A. 治疗温度 45℃,恒温时间 90 分钟

    B. 治疗温度 42℃,恒温时间 30 分钟

    C. 治疗温度 43℃,恒温时间 60 分钟

    D. 治疗温度 40℃,恒温时间 45 分钟

    E. 治疗温度 44℃,恒温时间 50 分钟

3. 患者,男,66 岁,诊断为胃癌,在行紫杉醇腹腔热灌注化疗过程中堵管致使液体引流不畅,下列处理措施**不恰当**的是

    A. 调换灌注出入口位置,将被堵管道作为出水口增加灌注速度

    B. 调整灌注管朝向

    C. 使用生理盐水冲管同时旋转管道

    D. 无菌条件下,拔出部分管道至侧孔,重新调整管道方向后再将管道还纳入腹腔

    E. 立即暂停治疗

4. 患者,男,70 岁,诊断为腹膜假黏液瘤,行顺铂腹腔热灌注化疗后,下列选项应密切观察的**不包括**

　　A. 尿量　　　　　　　　B. 血常规　　　　　　　　C. 肝肾功能

　　D. 肌电图　　　　　　　E. 引流液

5. 患者,女,68 岁,诊断为直肠癌,行丝裂霉素腹腔热灌注化疗后,下列常见的并发症中**不正确**的是

　　A. 低血糖　　　　　　　B. 腹痛腹胀　　　　　　　C. 恶心呕吐

　　D. 骨髓抑制　　　　　　E. 发热

　　答案:1. B;2. C;3. E;4. D;5. A。

参考文献

[1] 刘珈 . 肿瘤热疗技术与临床实践 . 北京 : 中国医药科技出版社 , 2009: 234-238.

[2] 肖绍文 , 吴稚冰 , 张珂 . 肿瘤热疗中国专家共识 . 实用肿瘤杂志 , 2020, 35 (01): 1-10.

[3] 中国抗癌协会腹膜肿瘤专业委员会 , 广东省抗癌协会肿瘤热疗专业委员会 . 中国腹腔热灌注化疗技术临床应用专家共识 (2019 版). 中华医学杂志 , 2020, 100 (02): 89-96.

[4] 李雁 , 许洪斌 , 彭正 , 等 . 肿瘤细胞减灭术加腹腔热灌注化疗治疗腹膜假黏液瘤专家共识 . 中华医学杂志 , 2019 (20): 1527-1535.

[5] 李晶 , 林仲秋 . 妇科恶性肿瘤腹腔热灌注化疗临床应用专家共识 (2019). 中国实用妇科与产科杂志 , 2019, 35 (02): 194-201.

[6] 韩媛 . 胃肠恶性肿瘤腹腔热灌注化疗个案管理护理实践模式的构建 . 广州医科大学 , 2017: 210-214.

[7] 崔书中 , 巴明臣 , 唐鸿生 . 腹腔热灌注化疗技术方法变迁及展望 . 中华临床医师杂志 (电子版), 2011, 5 (07): 2039-2042.

[8] 崔书中 , 巴明臣 , 黄迪文 , 等 . BR-TRG-I 型体腔热灌注治疗系统的研制与开发 . 中国医疗设备 , 2009, 24 (09): 7-9.

[9] 翁雪玲 , 崇慧敏 , 汪无云 , 等 . 妇科恶性肿瘤患者腹腔热灌注化疗中不良反应观察及护理 . 重庆医科大学学报 , 2020, 45 (05): 679-683.

[10] 柏艳芳 , 黄中英 , 李凤姣 , 等 . 腹腔热灌注化疗在卵巢癌患者细胞减灭术中的应用配合 . 护理学报 , 2014, (8): 64-65.

第二节　产后泌乳辅助护理技术

一、概述

　　产后泌乳辅助护理技术主要包括产后乳房按摩、手法挤奶和吸奶器吸奶等技术操作,是促进母乳分泌的基本方法。

　　产后乳房按摩是一种无创伤、无副作用的护理技术,可促进乳房血液循环,保持乳腺管通畅;促进早泌乳、多泌乳,提高母乳喂养率;诱发或加强宫缩,促进产妇产后康复。该技术简便易行,不受场地、时间、仪器设备等限制,可由操作者自行控制乳房按摩的力度大小和动作轻重,无需大量人力和物力消耗,临床应用广泛。

　　手法挤奶是徒手将乳汁挤出的传统方法,吸奶器吸奶是应用模仿婴儿吸吮模式的装

置,通过产生、维持和释放负压从而吸出乳汁的方法。在母婴分离的情况下,常通过以上两种方法将乳汁挤出,刺激乳腺,保持乳腺管通畅,提高纯母乳喂养率,产妇可根据自身情况选择。

二、产后泌乳辅助护理技术操作规范流程

产后乳房按摩

产后泌乳辅助
护理技术(产
后乳房按摩)

(一) 适应证

1. 产后缺乳

(1)产后无乳汁。

(2)泌乳延迟,产后 72 小时乳房无充盈、肿胀感。

(3)乳汁骤然减少,不能满足喂养需求。

2. 产后出现乳房胀痛、乳汁排出不通畅。

(二) 禁忌证

1. 绝对禁忌证

(1)癌症。

(2)严重疾病:严重心脏病心功能 Ⅲ~Ⅳ 级;严重肝、肾疾病;高血压、糖尿病伴有重要器官功能损害;严重精神疾病、反复发作的癫痫或先天代谢疾病等。

(3)传染病急性传染期。

(4)吸毒或静脉注射毒品。

(5)HIV 阳性。

(6)乳腺组织疾病或乳房发育异常。

(7)隆胸术后。

2. 相对禁忌证

(1)乳腺炎脓肿期、局部皮肤病。

(2)极度疲劳。

(三) 操作前准备

1. 患者的准备

(1)产妇和家属了解产后乳房按摩的目的、意义、过程、注意事项及配合要点。

(2)产妇取坐位或卧位,充分暴露胸部。

(3)以乳头为中心由内向外清洁乳房。

(4)用温热毛巾热敷乳房(5 分钟左右),避开乳头。

2. 物品(器械)的准备

(1)干、湿纸巾,治疗碗两个(分别盛橄榄油、温水),浴巾,速干手消毒液等。

(2)生活垃圾桶、医疗废物桶。

3. 操作者的准备

(1)核对产妇信息:包括产妇姓名、性别、住院号、出生年月等。

(2)了解产妇有无乳房按摩禁忌证。

(3)确认产妇已签署乳房按摩知情同意书。

（4）操作者修剪指甲，洗手。

（四）操作步骤

1. 评估

（1）检查产妇乳房及周围皮肤情况，有无红肿、硬结、破溃、湿疹、瘢痕等。

（2）评估产妇乳房胀痛情况，依乳房肿胀硬度分度：Ⅰ度触之如嘴唇，为正常或轻度胀痛；Ⅱ度触之如鼻尖，为中度胀痛；Ⅲ度触之如额头，为重度胀痛。

（3）评估乳腺管畅通情况及首次吸吮时间、泌乳量、母乳喂养情况等。

不通畅：挤奶或吸奶时，乳腺管外口处仅能挤出少许乳汁；

部分通畅：挤奶或吸奶时，能看到较多乳汁射出或滴出，有乳房硬结；

通畅：乳汁排出情况良好，无硬结。挤奶或吸奶时，乳汁从乳腺管外口射出。

2. 润肤　取适量橄榄油（约2ml）均匀涂抹于产妇乳房，润滑保护皮肤。

3. 按摩　两侧轮流按摩，每侧乳房10~15分钟，每天1~2次，按摩手法如图1-3-2-1。

（1）活动乳房（环形式按摩）：双手拇指与示指分开，环抱乳房底部，上下左右多方位活动乳房（图1-3-2-1①）。

（2）疏通乳腺管（梳头式按摩）：一手轻托乳房，用另一手拇指、示指和中指的指腹面从乳房根部向乳头方向顺腺管直线按摩，从乳房根部向乳头方向牵拉5~8遍（图1-3-2-1②）。

（3）按摩乳腺小叶（螺旋式按摩）：一手轻托住乳房，另一手四指并拢，用指腹面在乳晕上方周围行360°螺旋式按摩（图1-3-2-1③）。

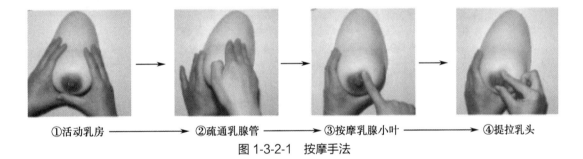

①活动乳房　　②疏通乳腺管　　③按摩乳腺小叶　　④提拉乳头

图1-3-2-1　按摩手法

（4）提拉乳头：一手示指和拇指轻捻、轻揪乳头数次，扩张乳腺管开口（图1-3-2-1④）。

4. 有乳腺硬结者，可在硬结上方环形、纵行来回交替按摩，促进硬结软化。

5. 温水清洁乳房，擦干，协助产妇穿好衣物。

6. 操作后处置

（1）协助产妇取舒适卧位，整理床单位。

（2）整理用物。

（3）洗手，记录。记录乳房按摩时间、产妇情况及反应等。

7. 健康教育

（1）指导产妇掌握乳房按摩手法和判断乳腺管畅通的要点。

（2）向产妇阐明精神心理因素对泌乳的影响，保持良好的心理状态。

（3）指导产妇营养合理摄入，协助膳食管理。

(五) 并发症及处理

1. **乳房疼痛** 主要表现为乳房疼痛加重。由于乳房在胀奶状态下,乳腺管内压力增大,如果按摩过程中用力不当,可能导致乳腺管受损,乳汁渗漏至周围组织,引起炎症水肿,加重乳汁淤积。预防措施:操作时询问产妇感受,按摩用力适度。

2. **急性乳腺炎** 主要表现为乳房疼痛,局部红肿、皮温高,严重者可有寒战、高热,伴有患侧淋巴结肿大、压痛,白细胞计数明显增高。由于乳房按摩效果不佳,乳汁淤积;或乳头清洁不到位,细菌入侵乳腺管入口所致。预防措施:操作者规范操作,及时评估按摩效果。

(六) 操作注意事项

1. 保护隐私,注意保暖。避免乳房局部冷刺激。

2. 按摩乳房时力度适中,以产妇感酸胀且可耐受为宜。

3. 若存在乳汁淤积,可一手托住乳房,另一手轻拍振动乳房数次。按照乳房按摩步骤,反复多次进行,促进乳汁排出(图1-3-2-2)。

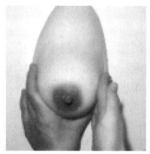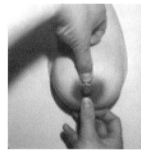

乳汁淤积　　　　　　　　　　　乳头凹陷、平坦

图1-3-2-2　乳汁淤积及乳头凹陷、平坦的按摩手法

4. 若存在乳头凹陷、平坦,可在乳房按摩后行乳头矫正。将两拇指放在乳头上下侧,由乳头向上、下纵向拉开,重复数次;再将两拇指分别平行放在乳头左右两侧,由乳头向两侧水平拉开重复数次。牵拉乳晕皮肤及皮下组织,使乳头突出(图1-3-2-2)。

5. 若在乳房按摩过程中触及质硬、与周围组织分界不清且不易推动的无痛性单发小肿块,特别是在外上象限,应暂停按摩并行进一步诊查。

(七) 相关知识

1. 乳房按摩的作用机制

(1)乳汁分泌是一个有多种激素参与的复杂的生理过程。它受垂体-下丘脑轴调控。其中催乳素在泌乳的始动及维持中起重要作用。乳房按摩可通过刺激乳房来激发机体产生某些内源性催乳素以促进乳汁分泌。

(2)刺激乳房促使垂体合成及分泌缩宫素,作用于乳腺腺泡的肌上皮,使腺泡小管痉挛收缩释放出大量乳汁,促使乳腺管道通畅,减轻乳房胀痛。

(3)产后缺乳与乳房刺激不足具有一定相关性。依据中医理论,其主要病机为乳汁化生不足或乳络不畅,主要由气血亏虚、肝郁气滞、乳络闭塞所致。乳房按摩配合按摩前的热敷,增加血液循环,达到乳管通畅、肝气疏通的作用。

(4)乳房按摩借鉴中医推拿手法的按揉方式,如梳头式按摩通过对顺应乳腺管走向的按揉,保证全乳血液畅通;环形式按摩、螺旋式按摩以旋转性按揉使闭塞的乳腺管末端开放,均利于减轻乳房胀痛。

2. 配合乳房按摩的中医疗法

(1)穴位配合乳房按摩:以循经取穴为主,运用捏、掐、揉等手法通过经络的传导感应,使神经肌肉兴奋,达到催乳作用。常选穴位有膻中(任脉经)、乳中(足阳明胃经)、乳根(足阳明胃经)等,其具体位置(图 1-3-2-3)。

(2)中药配合乳房按摩:中药治疗以调理气血,通络下乳为主。主要辨证为气血虚弱、肝郁气滞、痰浊阻滞、肾气虚弱、脾血阻滞和肺气失宣等多种类型,临床依据实际情况对症下药。

(3)食疗配合乳房按摩:在我国食疗的运用已有一千多年历史,常用原料有猪蹄、鲫鱼、黄芪、红糖、木瓜等。依中医理论,气血虚弱型产妇应多食乳鸽、猪肚、红枣、桂圆等补养气血之品;肝郁气滞型产妇应多食乌鸡、佛手柑、蜂蜜、红糖等行气结郁之品。

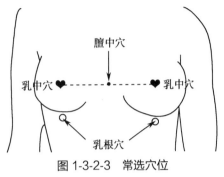

图 1-3-2-3 常选穴位

手法挤奶、吸奶器吸奶

产后泌乳辅助护理技术(手法挤奶、吸奶器吸奶)

(一) 适应证

1. 乳腺管堵塞或乳汁淤积。

2. 乳头破损或皲裂。

3. 母婴分离暂停哺乳时。

4. 早产儿、极低体重儿吸吮能力差。

(二) 禁忌证

1. 绝对禁忌证

同乳房按摩。

2. 相对禁忌证

乳腺炎脓肿期、局部皮肤病。

(三) 操作前准备

1. 患者的准备

(1)产妇和家属了解手法挤奶或吸奶器吸奶的目的、意义、过程、注意事项及配合要点。

(2)产妇取站位、坐位或卧位均可,充分暴露胸部。

(3)以乳头为中心由内向外清洁乳房。

(4)热敷 5 分钟,避开乳头。

2. 物品(器械)的准备

(1)手法挤奶:储乳容器(大口径的杯子、玻璃瓶),速干手消毒液、毛巾。

(2)吸奶器吸奶:手动或电动吸奶器(性能良好、备用状态),乳头修护霜,毛巾,速干手消毒液。

3. 操作者的准备

(1)核对产妇信息:包括产妇姓名、性别、住院号、出生年月等。

(2)了解产妇有无禁忌证。

(3)确认产妇已签署手法挤奶或吸奶器吸奶知情同意书。

(4)操作者修剪指甲,洗手。

(四) 操作步骤

1. 评估

(1)检查产妇乳房及周围皮肤情况,有无红肿、硬结、破溃、湿疹、瘢痕等。

(2)评估乳腺管畅通情况及首次吸吮时间、泌乳量、母乳喂养情况等。

2. 操作

手 法 挤 奶

(1)摆位:将容器靠近乳房,一手手掌固定乳房,另一手拇指和示指置于乳头两侧,距乳头根部约 2cm 处,拇指尖、乳头、示指尖三点成一线,虎口呈现"C"形。

(2)深压:拇指和示指指腹侧面向胸壁方向垂直深压。深压有阻力时,表明已达合适深度,即停止下压。

(3)对挤:指腹对挤至乳汁流尽后松开。

(4)重复深压、对挤 3~5 次后调整方向。

(5)每侧乳房 3~5 分钟,两侧轮流进行,每次累计不超过 30 分钟。每 3 小时进行 1 次。

吸奶器吸奶

1. 手动吸奶器

1)连接吸奶器各配件。

2)取下防尘罩。将吸奶器乳头罩紧贴于乳房,以乳头居中可自由活动为宜。

3)打开锁扣,交替握、放手柄进行吸乳。按压手柄,以乳头轻微拉起为宜,以能出奶的最小力量深压手柄,停留 2~3 秒,放松,重复此步骤。

4)每侧乳房吸 3~5 分钟,两侧交替,每次累计 30 分钟。每 3 小时进行 1 次。

5)吸乳完毕,取下乳头罩,盖上防尘罩。

2. 电动吸奶器吸奶

1)开机,检测机器性能。

2)根据需要设置模式。

3)取下防尘罩。将吸奶器乳头罩紧贴于乳房,以乳头居中可自由活动为宜。

4)启动吸奶器,根据产妇感受选择合适的档位,以乳房有牵拉感、微麻感为宜。

5)可用手随吸奶器吸吮节奏轻压乳头罩边缘,促进乳汁排出。

6)单头吸奶器每侧乳房吸 3~5 分钟,两侧交替进行,每次累计 30 分钟。双头吸奶器两侧同时吸吮,每次吸奶 15 分钟。每 3 小时进行 1 次。

7)吸奶完毕,关闭电源,取下乳头罩。

3. 乳汁处理　乳汁装于母乳保鲜袋或玻璃奶瓶中,标注日期、时间与量,冷藏或冷冻保存。不能喂养时弃去乳汁。

4. 操作后处理

(1)涂抹乳汁或乳头修护霜保护乳头皮肤。

(2)协助产妇穿好衣物,取舒适卧位。整理床单位。

(3)整理用物,洗手。

(4)记录操作时间、出乳量等。

5. 健康宣教

(1)向产妇解释手法挤奶或吸奶器吸奶前热敷的意义,嘱其充分刺激射乳反射。

(2)向产妇普及乳房护理相关知识,提供多种可帮助建立射乳反射的方法。

(3)指导产妇掌握手法挤奶技巧及吸奶器使用方法及相关知识。

(4)向产妇阐明精神心理因素对泌乳的影响,保持良好的心理状态。

(5)指导产妇营养合理摄入,协助膳食管理。

(五) 并发症及处理

1. 乳头损伤　主要表现为乳头破损、疼痛。常因吸奶器使用不当、吸乳压力过大及吸乳时间过长等引发。预防措施:熟练掌握手动或电动吸乳器使用方法,吸乳负压挡位从最低挡位开始调节,以产妇能耐受的最大负压为宜。

2. 乳汁污染　即挤出的乳汁在供给婴儿食用时出现污染。常因乳头罩、唇阀、储奶瓶及喂奶瓶在挤奶或吸奶过程中被污染导致。预防措施:保证操作环境整洁卫生,操作者严格手卫生,挤奶或吸奶器部件清洁无污染。

(六) 操作注意事项

1. 保护隐私,注意保暖。避免局部冷刺激。

2. 操作过程中负压适宜,不应引起疼痛。

3. 手法挤奶时勿挤压乳头;压乳晕的手指不应滑动或摩擦,应做类似于滚动式的动作。

4. 一侧乳房至少挤压 3~5 分钟,待乳汁减少,则可挤压另一侧,如此反复多次。操作者可双手交换使用,以免疲劳。持续时间以 30 分钟为宜,产后初始几天乳汁分泌量比较少,挤奶时间应相对延长。

(七) 相关知识

1. 吸奶器类型

吸奶器类型多样,根据动力驱动类型可分为手动型和电动型(图 1-3-2-4、图 1-3-2-5);根据吸奶乳头罩设置可分为双头型和单头型(图 1-3-2-6、图 1-3-2-7)。

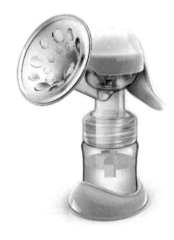

图 1-3-2-4　手动吸奶器

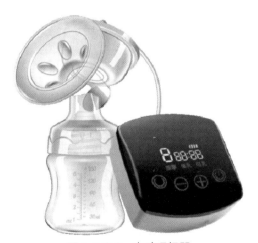

图 1-3-2-5　电动吸奶器

151

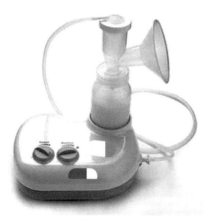

图 1-3-2-6　单头电动吸奶器

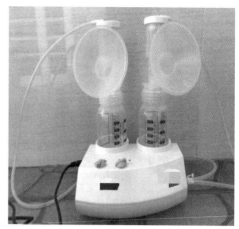

图 1-3-2-7　双头电动吸奶器

（1）手动型吸奶器：结构简单，操作方便，携带便利，不受电源限制；但使用费力，吸奶效果及产妇舒适度差，不适于长期应用，多用于母亲与健康哺乳期婴儿短暂分离时。

（2）电动型吸奶器：吸奶设置自动化且附加各类压力及频率调节、刺激奶阵、静音等特色功能，使用时更加简便和舒适，吸奶效率比较高；但需要充电且价位也相对较高，多用于母亲回到工作岗位或在哺乳期与婴儿短暂的旅行分离。

2. 乳房护理知识

（1）挤奶或吸奶前清洗双手，用温湿毛巾清洁乳头，避免使用肥皂、酒精等，以防乳头干燥、皲裂。

（2）挤奶或吸奶前激发射乳反射。常用方法：

1）鼓励产妇尽可能与婴儿皮肤接触，挤奶或吸奶时看着婴儿。若母婴分离，可看着婴儿的照片。

2）喝适量热饮如牛奶、汤类，不宜饮用咖啡和浓茶。

3）湿热毛巾（40~50℃）热敷乳房，时间 5~10 分钟。

4）按摩后背：产妇脱去上衣、取坐位，双臂交叉放于桌边，头枕于手臂上，上身略前倾放松乳房。操作者以拇指指腹垂直点按膀胱经上穴位（脊柱两侧旁开 1.5 寸），以产妇背部感觉微微酸胀感为适，按摩 2~3 分钟即可。

5）乳房按摩：根据产妇具体情况自行选择环形式、螺旋式、按压式等各式按摩手法，配合按摩少泽穴、乳根穴、膻中穴等穴位。

3. 母乳存储知识

（1）挤出或吸出的乳汁可使用适宜冷冻、密闭性良好的母乳保鲜袋或玻璃奶瓶冷藏或冷冻，注意在容器外标注挤奶或吸奶日期及时间，以明确母乳保存期限。

（2）如需使用冷冻母乳，将其置于冰箱冷藏室解冻。母乳保存方法和时间见表 1-3-2-1。

（3）冷藏母乳使用时加热至 37℃左右，可用流动的温水来温热母乳，不宜直接加热母乳，也不宜使用微波炉，以免破坏母乳中的营养成分。解冻后若母乳存放在冰箱冷藏室，24 小时内使用。解冻加热后的母乳如未使用完应弃去。

（4）母乳储存后可能会分解成乳汁层和奶油层，为正常现象。使用前可轻摇使奶油层重新分布。

表 1-3-2-1　母乳保存方法和时间

分类	母乳保存方法	足月儿	早产儿
新鲜母乳	室温(25℃以下)	4 小时	1 小时
	冰箱冷藏室(4℃)	72 小时	48 小时
	冷藏盒(15℃)	24 小时	不建议
冷冻母乳	单开门冰箱冷冻室	2 周	不建议
	双开门冰箱冷冻室	3~6 个月	3 个月
解冻母乳		24 小时	24 小时

三、产后泌乳辅助护理技术规范检查表(表 1-3-2-2~ 表 1-3-2-4)

表 1-3-2-2　产后乳房按摩规范操作核查表

项目	内容	是	部分	否
操作前准备	核对产妇信息:包括产妇姓名、性别、住院号、出生年月等			
	了解产妇有无乳房按摩禁忌证			
	确认产妇已签署乳房按摩同意书			
	操作者修剪指甲、洗手			
	物品(器械)准备:干、湿纸巾,普通治疗碗两个(内分别盛橄榄油、温水),浴巾,速干手消毒液;生活垃圾桶、医疗废物桶			
操作过程	评估:			
	观察产妇乳房及周围皮肤情况,有无红肿、硬结、破溃、湿疹、瘢痕等			
	评估产妇乳房胀痛情况,根据乳房肿胀硬度分度			
	评估乳腺管畅通情况及首次泌乳时间、泌乳量、母乳喂养情况等			
	润肤:取适量橄榄油(约 2ml)均匀涂抹于产妇乳房,润滑保护皮肤			
	按摩:每侧乳房 10~15 分钟,两侧轮流按摩,每天 1~2 次			
	活动乳房(环形式按摩)			
	疏通乳腺管(梳头式按摩)			
	按摩乳腺小叶(螺旋式按摩)			
	提拉乳头有乳房硬结者,可在硬结上方环形、纵行来回交替按摩,促进硬结软化			
	温水清洁乳房后擦干,协助穿好衣物			
操作后处置	协助产妇取舒适卧位,整理床单位			
	洗手,记录			

表 1-3-2-3 手法挤奶、吸奶器吸奶规范操作核查表

项目	内容	是	部分	否
操作前准备	核对产妇信息：包括姓名、性别、住院号、出生年月等			
	了解产妇有无相关禁忌证			
	确认产妇已签署知情同意书			
	操作者修剪指甲，洗手			
	物品（器械）准备齐全，在有效期内			
操作过程	评估：			
	检查乳房及周围皮肤情况，有无红肿、硬结、破溃、湿疹、瘢痕等			
	评估乳腺管畅通情况及首次吸吮时间、泌乳量、母乳喂养情况等			
	手法挤奶：			
	摆位			
	深压			
	对挤			
	重复深压、对挤 3~5 次后调整方向			
	每侧乳房 3~5 分钟，两侧轮流进行，每次累计不超过 30 分钟。每 3 小时进行 1 次			
	手动吸奶器吸奶：			
	连接吸奶器各配件			
	取下防尘罩			
	将吸奶器乳头罩紧贴于乳房，以乳头居中可自由活动为宜			
	打开锁扣，交替握、放手柄进行吸乳。按压手柄（乳头轻微拉起为宜），以能出奶的最小力量深压手柄，停留 2~3 秒，放松，重复此步骤			
	每侧乳房吸 3~5 分钟，两侧交替，每次累计 30 分钟。每 3 小时进行 1 次			
	吸乳完毕，取下乳头罩，盖上防尘罩			
	电动吸奶器吸奶：			
	开机，检测机器性能			
	根据需要设置模式			
	取下防尘罩			
	将吸奶器乳头罩紧贴于乳房，以乳头居中可自由活动为宜			
	启动吸奶器，根据产妇感受选择合适的档位			
	用手随吸奶器吸吮节奏轻压乳头罩边缘，促进乳汁排出			
	单头吸奶器每侧乳房吸 3~5 分钟，两侧交替进行，每次累计 30 分钟。双头吸奶器两侧同时吸吮，每次吸奶 15 分钟。每 3 小时进行 1 次			
	吸奶完毕，关闭电源，取下乳头罩			

项目	内容	是	部分	否
操作过程	乳汁处理：乳汁装于母乳保鲜袋或玻璃奶瓶中，标注日期、时间与量，冷藏或冷冻保存。不能喂养时弃去乳汁			
	涂抹乳汁或乳头修护霜保护乳头皮肤			
操作后处置	协助产妇穿好衣物，取舒适卧位。整理床单位			
	整理用物			
	洗手。记录操作时间、出乳量等			

表 1-3-2-4　产后泌乳辅助护理技术规范操作评估表

项目	好(5分)	一般(3分)	差(1分)
操作过程流畅度			
操作检查熟练度			
人文关怀			

打分说明：

好：操作过程清晰流畅，检查熟练，方法正确，人文关怀到位，有术前解释、术中交流及术后健康教育。

一般：操作过程能整体完成，方法基本正确，能有部分的术前解释、术中交流及术后健康教育。

差：操作过程不流畅，操作粗暴，无人文关怀。

四、常见操作错误及分析

1. 乳房按摩力度过大　操作者忽略了产妇的感受，未及时根据产妇感受调整按摩力度大小，导致乳腺管受损，加重乳汁淤积，引起急性乳腺炎发生。

2. 吸奶时间过长　操作者过于追求吸奶量结果，不自觉延长吸奶时间，过度刺激乳头，导致乳头皲裂或破损。

3. 电动吸奶器负压挡位选择错误　操作者过于追求吸奶效率，吸乳负压挡位未从最低挡位开始调节，仅依赖自身经验调节至常规挡位，超出了产妇能耐受的最大负压，导致乳头破损、疼痛。

五、目前常用训练方法简介

模型训练

目前产后泌乳辅助护理技术常用教学模型主要有两类，一类是带挂绳布乳房模型（图 1-3-2-8）、一类是硅胶乳房模型（图 1-3-2-9）。带挂绳布乳房模型可以抱着模型宝宝模拟母乳喂养姿势进行教学。然而，现有的母乳喂养教学模型在使用时无法模拟出异常的乳房形态、填塞棉布手感欠缺、棉布清洁麻烦且不易保存。此外，只用两根绑带固定模型于胸前，在教学过程中容易发生移位。硅胶乳房模型柔软度同真人皮肤接近，具有形象逼真、操作真实、结构合理和经久耐用等特点；缺点是教学时多需手持，一手持乳房模型，一手持宝宝模型，无法模拟正常母乳喂养姿势。

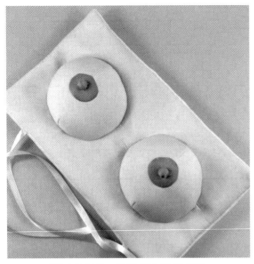

图 1-3-2-8　带挂绳布乳房模型

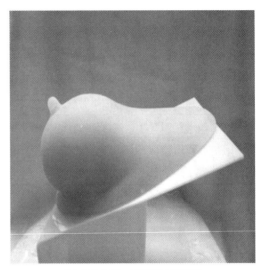

图 1-3-2-9　硅胶乳房模型

六、相关知识测试题

1. 某女士,初产妇,30 岁,产后出现乳汁淤积,遵医嘱欲行乳房按摩。以下属于相对禁忌证的是

　　A. 有隆胸术史　　　　　　　B. 心功能Ⅲ级　　　　　　　C. HBsAg 阳性

　　D. 极度疲劳　　　　　　　　E. 昏迷状态

2. 某产妇,28 岁,2019 年 12 月 4 日凌晨产下一女婴,产后护士欲向其演示手法挤奶操作,以下说法**有误**的是

　　A. 护士操作前应在暖气片旁捂热双手

　　B. 挤奶时第一次挤压没有乳汁滴出,便不能再挤压

　　C. 护士可以各个方向按压乳晕,尽量做到使乳房内每个乳腺管的乳汁都被挤出

　　D. 操作时间 20~30 分钟为宜,可适当延长

　　E. 操作过程中产妇乳房处不应感到疼痛

3. 某产妇,35 岁,向护士询问使用电动吸奶器吸奶有无时间限制,周护士的回答应该是

　　A. "没有限制,但是越快越好"

　　B. "每侧乳房吸 15 分钟,一侧乳房吸完后再吸另一侧,每次累计吸奶 30 分钟"

　　C. "每侧乳房吸 5~6 分钟,两侧乳房交替进行,每次累计吸奶 30 分钟"

　　D. "每侧乳房吸 5~6 分钟,两侧乳房交替进行,每次累计吸奶 60 分钟"

　　E. "没有限制,每次乳房内乳汁全部吸出为止"

4. 某女士,初产妇,35 岁,询问出院后母乳保存方法,以下**有误**的是

　　A. 吸出的乳汁可使用密闭性良好的玻璃奶瓶冷藏或冷冻

　　B. 解冻后母乳若存放于冰箱冷藏室,应在 24 小时内使用

　　C. 冷藏母乳使用时可用流动的温水来温热母乳,不宜直接加热母乳

　　D. 冷藏母乳使用时加热至 37℃ 左右,可以使用微波炉加热母乳

　　E. 母乳储存后分解成乳汁层和奶油层,为正常现象,使用前轻轻摇匀即可

5. 某女士,36 岁,妊娠 39 周,阴道自然分娩一男婴,产后 5 天自诉乳房胀痛,医生检查后建议行乳房按摩。以下关于乳房按摩的说法**有误**的是

　　A. 通则不痛,痛则不通,故按摩力度越大越好

　　B. 可搭配穴位按摩效果更佳,如乳根穴、膻中穴、足三里等

　　C. 可搭配食疗,如木瓜鲫鱼汤

　　D. 按摩前可涂适量精油

　　E. 若有乳房硬结,可在硬结上方环形、纵行进行交替按摩

　　答案:1. D;2. B;3. C;4. D;5. A。

参考文献

[1] 李业甫. 中国推拿治疗学. 上海:上海中医药大学出版社, 1994: 9-25.

[2] 余艳红, 陈叙. 助产学. 北京: 人民卫生出版社, 2017: 158-159.

[3] 刘敏如, 谭万信. 中医妇产科学. 北京: 人民卫生出版社, 2008: 705-712.

[4] 叶菁. 产褥期心理干预对产妇纯母乳喂养率的影响. 上海医药, 2019, 40 (18): 60-62.

[5] 林美红. 穴位按摩加手法挤奶疏通乳房对产后母乳喂养的影响. 实用中西医结合临床, 2018, 18 (06): 169-170.

[6] 许敏, 邹容, 杨志超, 等. 催乳方联合穴位、乳房按摩对初产妇乳汁分泌与母乳喂养的影响. 现代医学, 2017, 45 (10): 1471-1474.

[7] 栾俊霞. 穴位按摩配合中药热熨对初产妇产后泌乳量的影响. 国际护理学杂志, 2017, 36 (20): 2873-2876.

[8] 陈翠芳. 产后早期乳房穴位按摩配合鲫鱼木瓜汤促进泌乳的临床观察. 中国民族民间医药, 2016, 25 (12): 108-109.

[9] 杨冬云, 欧阳艳琼, 裴大军. 吸奶器在母婴分离产妇中的应用现状分析. 齐鲁护理杂志, 2016, 22 (12): 57-59.

[10] 景小凡, 柳园, 饶志勇, 等. 构建"H$_2$H"营养管理模式——以肿瘤患者为例. 现代预防医学, 2016, 43 (02): 243-245.

[11] 王馨曼, 靳英辉, 王国豪, 等. 穴位配合乳房手法按摩促进产妇乳汁分泌效果的 Meta 分析. 护理实践与研究, 2016, 13 (01): 8-12.

[12] 骆莎莎, 刘颖. 电动吸乳器吸乳与手法挤奶对于母婴分离产妇泌乳量及乳房肿胀效果的研究. 中外医学研究, 2015, 13 (36): 107-108.

[13] 朱秀梅, 孙国敏, 何璐. 红外线照射乳房联合乳房穴位按摩、乳房按摩加手法挤奶促进乳腺疏通、促进乳汁分泌. 辽宁中医杂志, 2013, 40 (12): 2580-2581.

[14] 张桂萍, 王美莲. 全方位手法按摩在产后乳汁过少中的治疗作用探讨. 中华灾害救援医学, 2020, 8 (02): 113-114, 120.

[15] 周燕莉, 欧有良, 肖春芳, 等. 电动吸乳器用于预防母婴分离产妇Ⅱ期泌乳延迟的效果观察. 护理学报, 2013, 20 (15): 48-50.

[16] 胡玉华, 祁娜, 姚鑫. 产褥期产妇膳食营养模式研究进展. 食品与机械, 2013, 29 (04): 254-257.

[17] 王健, 卞文萍, 朱冬梅, 等. 母婴分离产妇夜间不能按时挤奶的原因. 齐齐哈尔医学院学报, 2012, 33 (15): 2122.

[18] 张爱华. 按摩治疗急性乳腺炎的临床研究现状. 中国医药指南, 2011, 9 (02): 42-43.

[19] 杨娜, 李春梅, 毛英. 徒手护理干预对减轻产后重度乳房胀痛的探讨. 中国实用医药, 2011, 6 (01): 161-162.

[20] 余桂珍, 彭政, 李炳娣. 应用前馈控制预防产后乳房胀痛的研究. 护理研究, 2010, 24 (04): 319-320.

［21］洪燕，黄五星，陈锋，等.产后早期进行乳房湿热敷按摩对促进产妇乳汁分泌的效果观察.护理实践与研究，2008 (06): 58-59.

［22］郭平勇，吴旺霞.产后乳房按摩用于预防乳腺炎.实用医技杂志，2003 (12): 1422.

［23］曹辉娟，孙世萍，宋海燕，等.穴位及乳房按摩刺激泌乳的临床观察.中华护理杂志，2002 (10): 49-50.

［24］柴广慧，刘淑芹.针药结合治疗产后缺乳 120 例.四川中医，1999 (10): 39.

［25］林琦珩，蒋智君.两种吸乳器在母婴分离情况对产妇泌乳的影响.四川医学，2014, 35 (04): 504-505.

［26］胡兰兰，王翔，郑根泉.简易半自动吸奶器的设计与实现.医疗装备，2013, 26 (02): 4-5.

［27］郑名超.母乳喂养的适应证和禁忌证.实用妇产科杂志，1995 (06): 291-293.

［28］郭洪，邹学敏，张利君.双头吸奶器的研制与应用.护理研究，2014, 28 (10): 1277.

［29］孙继伟. H$_2$H 院内营养指导下催乳术联合婴儿早吸吮对初产后乳汁分泌时间及母乳喂养情况的影响.中国医学创新，2020, 17 (14): 110-113.

［30］刘喜兰.电动吸奶器对母婴分离产妇泌乳及舒适度的影响.医疗装备，2020, 33 (06): 167-169.

［31］郁燕，朱丹.产后乳房穴位按摩对产妇乳房胀痛及乳汁分泌的影响.当代护士 (下旬刊)，2020, 27 (03): 69-71.

［32］MEIER P P, ENGSTROM J L, JANES J E, et al. Breast pump suction patterns that mimic the human infant during breastfeeding: Greater milk output in less time spent pumping for breast pump-dependent mothers with premature infants. Journal of Perinatology: Official Journal of the California Perinatal Association, 2012, 32 (2).

［33］MEIER P P, PATEL A L, HOBAN R, et al. Which breast pump for which mother: An evidence-based approach to individualizing breast pump technology. Journal of Perinatology, 2016, 36 (3).

［34］CLEMONS SN, AMIR LH. Breastfeeding women′s experience of expressing: A descriptive study. Journal of Human Lactation, 2010, 26 (3): 258-265.

［35］PRIME DK, GARBIN CP, HARTMANN PE, et al. Simultaneous breast expression in breastfeeding women is more efficacious than sequential breast expression. Breastfeed Medicine, 2012, 7 (6): 442.

［36］BECKER GE, SMITH HA, COONEY F. Methods of milk expression for lactating women. Cochrane Database of Systematic Reviews 2015; 2: CD006170.

［37］RAMSAY DONNA T, MITOULAS LEON R, KENT JACQUELINE C, et al. The use of ultrasound to characterize milk ejection in women using an electric breast pump. Journal of Human Lactation: Official Journal of International Lactation Consultant Association, 2005, 21 (4)

第三节　袋鼠式护理技术

一、概述

袋鼠式护理（kangaroo mother care，KMC）是将早产儿 / 低出生体重儿直立式置于其母亲或其他家人胸前，通过肌肤接触（图 1-3-3-1），类似袋鼠照顾幼仔的方式，以帮助早产儿维持体温并尽早开始母乳喂养的技术。该技术能够增进母子感情，改善临床指标，增长体重，缩短住院时间，促进早产儿的心理和智力发展。

袋鼠式护理技术是一项低成本、易操作的早产儿护理方法。由 20 世纪 70 年代末哥伦比亚的 Dr.Edgar Rey 首先提出，经过多年的临床实践及研究证明是提高早产儿 / 低出生体重儿生存率的有效干预疗法。2015 年，WHO 将袋鼠式护理技术列为《提高早产儿预后的干预方法指南》中并"强烈推荐"。

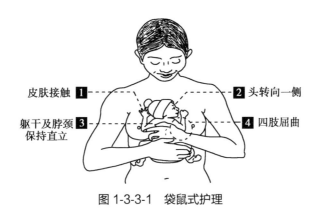

皮肤接触 **1**

2 头转向一侧

躯干及脖颈
保持直立 **3**

4 四肢屈曲

图 1-3-3-1　袋鼠式护理

二、袋鼠式护理技术操作规范流程

袋鼠式护理
技术

(一) 适应证

1. 早产儿　出生胎龄小于 37 周。

2. 低出生体重儿　出生体重小于 2 500g。

(二) 禁忌证

1. 生命体征不稳定。

2. 有严重出生缺陷,如脐膨出、腹裂、腹臂肌肉发育不良等。

3. 阻碍袋鼠式护理体位摆放的胸腹部疾病。

(三) 操作前的准备

1. 家属的准备

(1) 身体健康,无传染性疾病及精神疾病。

(2) 家属知晓袋鼠式护理的目的及意义;掌握袋鼠式护理相关技能及注意事项。

(3) 签署袋鼠式护理知情同意书。

(4) 沐浴,如厕,着干净棉质开衫衣(无需穿内衣)。

(5) 修剪指甲,洗手至床旁。

2. 患儿的准备

(1) 完成基础护理,必要时吸痰及口腔护理。

(2) 完善当日必要的检查及治疗。

(3) 各类导管妥善固定。

(4) 穿戴帽、袜,更换尿裤。

3. 物品的准备

(1) 仪器设备:心电监护仪,必要时备抢救用物。

(2) 生活用品:合适的帽、袜、棉被或毛毯(根据病房温度选择),干湿棉柔巾,合适的棉质开衫服(成人),躺椅 / 床,镜子等。

(3) 其他:笔、护理记录单。

4. 操作者的准备

(1) 核对患儿信息:包括姓名、性别、出生年月日、住院号等。

(2) 了解患儿有无袋鼠式护理相关禁忌证。

(3)确认患儿家属已签署袋鼠式护理知情同意书。

(4)评估患儿意识状态、生命体征是否平稳,呼吸支持模式及带管过程是否顺利。

(5)核对患儿家属身份、询问其身体状况。

(四)操作步骤

1. 躺卧 协助患儿家属采取安全舒适的卧位。

2. 松解衣物 患儿家属松解开衫衣服(无需穿内衣)。

3. 放置患儿 置于母亲/家属胸部。

4. 摆放体位 患儿胸部和母亲/家属胸部紧贴,头转向一侧,髋部屈曲外展,双手屈曲状,呈现"蛙状"姿势。指导一手托住患儿臀部,一手护住患儿背部。

5. 保暖 根据环境温度予以棉包被或小毛毯覆盖患儿。

6. 观察 及时查看家属及患儿情况。指导家属通过小镜子观察患儿面色、呼吸等情况,避免因体位变化遮挡患儿口鼻。

7. 操作后处置

(1)将患儿处于舒适卧位,整理用物。

(2)再次核对。

(3)洗手,记录。护送家属出病房。

8. 健康教育

(1)鼓励家属在袋鼠式护理过程中与患儿进行语言交流。

(2)了解家属袋鼠式护理的感受,鼓励延长袋鼠式护理时间。

(3)鼓励家属坚持袋鼠式护理及母乳喂养。

(4)袋鼠式护理过程中如有母乳喂养需求,可告知医务人员寻求指导帮助。

(5)指导患儿家属了解监护仪数值的正常值范围,如有报警及时告知医务人员。

(五)并发症及处理

1. 非计划性拔管 由于在袋鼠式护理实施过程中未妥善固定各类管道,或体位摆放不正确使导管牵拉、移位、脱出。预防措施:①妥善固定导管,记录管道名称、留置时间和长度并做好标识;②协助家属和患儿摆放体位时,应严格遵守操作规程,注意动作轻柔,保持体位舒适;③加强导管相关知识培训,提高预防非计划性拔管的风险意识。一旦出现非计划性拔管,报告并积极处理,评估是否需要重新置管,做好记录和交接班。

2. 误吸 由于袋鼠式护理患儿体位是双手屈曲趴在家属胸前,在喂养过程中如患儿哭闹或患儿胃胀气等引起腹压增加,容易出现胃食管反流导致误吸。患儿常表现为青紫、呼吸困难、心动过速等。预防措施:①在喂养前充分评估患儿吸吮吞咽能力、胃管固定情况及其他误吸高危因素;②及时安抚哭闹的患儿;③加强巡视,及时发现胃管移位、胃食管反流等应及时处理。一旦出现呼吸困难、血氧饱和度下降、面色发绀等心动过速时,应立即停止袋鼠护理,清理呼吸道,吸氧或提高氧浓度,及时报告并处理。

3. 意外跌落 由于袋鼠式护理所需时间较长,家属易产生疲惫感,或因改变体位时未能托稳患儿从而导致患儿跌落。预防措施:告知家属袋鼠式护理过程中尽量保持觉醒状态,及时协助家属改变体位。一旦发生意外跌落,立即报告,就地查看患儿病情并做相应处理。

4. 脱臼或骨折 由于袋鼠式护理实施过程中,操作者或家属改变患儿体位时用力不当、意外跌落等,有可能导致患儿脱臼或骨折。预防措施:①操作过程中注意动作轻柔,改变体位时注意保护肢体;②加强对家属的宣教,在袋鼠护理过程中不随意改变患儿体位。一旦发生骨折,立即报告并采取相应措施。

(六) 操作注意事项

1. 操作者必须完成袋鼠式护理相关培训与考核,才能进行操作。

2. 接触患儿的家属掌握手卫生相关知识及技能。

3. 袋鼠式护理过程中加强病情观察,及时识别并处理各种仪器报警。如出现生命体征异常,或是家属感觉不适时可暂停袋鼠式护理。

4. 保护患儿及家属隐私。

5. 对于第一次开展袋鼠式护理的患儿,需记录患儿基本信息、母亲孕期的身体状况及目前心理状况,对于已行袋鼠式护理的患儿应记录患儿生命体征、呼吸支持模式、体重、喂养方式以及统计其生长发育指标,确保袋鼠式护理实施过程的有效性。

(七) 相关知识

1. 母乳喂养的方法

(1)母乳亲授:适用于生命体征稳定、胎龄大于32周或34周、吸吮能力强的早产儿。在条件允许的情况下应尽早开始母婴接触,鼓励母亲积极实施母乳喂养,发现有觅乳征象,如流口水、张大嘴、伸舌、寻觅等,应指导患儿接触乳房,让其熟悉乳头及乳晕、味道、形状,促进母乳的分泌,增进母婴之间的感情。

(2)挤出母乳喂养:对于胎龄尚小,不能直接亲喂,由父亲或除母亲以外的其他人参与袋鼠式护理。专职护理人员可指导患儿家属实施鼻饲、注射器、喂养杯及奶瓶喂养等。

2. 母乳的管理

(1)清洁:清洁乳房和吸乳器表面;吸乳器应选择双侧泵系统的吸乳器,每次用后清洗管道、晾干;吸乳配件应预先消毒、独立使用,使用后清洗、消毒备用。储奶容器应为食品级材质,优先选择直接连接吸乳器的聚丙烯或玻璃储奶瓶或储奶袋,以减少污染。

(2)收集:将每次吸出的乳汁单独收集,分装保存;每个储奶容器标记姓名、住院号、吸乳日期、时间和吸乳量。

(3)储存:收集母乳后,预计72小时内使用的乳汁需冷藏(0℃~4℃);预计超过72小时使用的乳汁收集后立即冷冻(-18℃以下),冷冻可保存3个月。每次收集的乳汁应分开保存,不得将新鲜母乳加入冰冻的母乳中。

(4)运送:使用隔热密闭的冷却容器运送母乳,保持温度<4℃。

3. 正确识别危险征象　在袋鼠式护理过程中,护士应指导患儿家属正确识别疾病征象,如快速呼吸(每分钟呼吸>60次),呼吸不规则(喘息)或有杂音,三凹征,呼吸停止>20秒(呼吸暂停),嘴唇和唇周苍白或发紫,皮肤发黄(黄疸),患儿感觉冷或热,喂食困难,腹胀、腹泻等。同时协助患儿家属完成新生儿喂养知识学习,并在患儿出院前完成相关知识考核。

三、袋鼠式护理技术规范检查表(表 1-3-3-1~ 表 1-3-3-2)

表 1-3-3-1　袋鼠式护理技术操作核查表

项目	内容	是	部分	否
操作前准备	家属签知情同意书			
	了解患儿意识、生命体征及 C 反应蛋白、血培养、凝血常规等检验			
	评估患儿有无袋鼠式护理相关禁忌证,有无严重出生缺陷。任何阻碍袋鼠式护理体位摆放的胸腹部、肢体疾病			
	环境清洁、安静,光线柔和;温湿度适宜,避开空调风口,必要时备屏风 / 隔帘			
	自身具备此操作能力			
	用物齐全,摆放有序			
操作过程	协助患儿家属在躺椅 / 床上取稳定舒适的卧位			
	患儿家属松解开衫衣服			
	将患儿置于母亲 / 家属胸部			
	患儿胸部和母亲 / 家属胸部紧贴,头转向一侧,髋部屈曲外展,双手屈曲状,呈现"蛙状"姿势			
	根据环境温度予以棉包被或小毛毯覆盖患儿			
	加强巡视,及时查看家属及患儿情况			
操作后处置	记录患儿生命体征、呼吸支持模式、体重、喂养方式、营养状况等			
	指导家属通过小镜子观察患儿面色,防止发生窒息、意外跌落等			
	告知家属在袋鼠式护理过程中与患儿进行语言交流			
	鼓励患儿家属坚持袋鼠式护理及母乳喂养			
	将患儿处于舒适卧位,整理用物,洗手			
	预约家属下次袋鼠护理时间			

表 1-3-3-2　袋鼠式护理技术操作评估表

项目	好(5分)	一般(3分)	差(1分)
操作过程流畅度			
操作技术熟练度			
人文关怀			

打分说明:

好:操作过程清晰流畅,操作熟练,人文关怀到位,有操作前交流、操作中指导及操作后注意事项的交代。

一般:操作过程能整体完成,袋鼠式护理操作方法基本正确,能有部分的操作前交流、操作中指导及操作后注意事项的交代。

差:操作粗暴,无人文关怀。

四、常见错误及分析

体位摆放不正确

未按袋鼠式护理操作方法正确摆放患儿体位,因患儿及家属随意改变体位等,导致频繁血氧饱和度下降或者胃食管反流等现象。主要是操作者未严格遵守操作规程,宣传不到位。

五、目前常用训练方法简介

袋鼠式护理技术用于早产儿、低出生体重儿,且大部分用于危重症患儿,在操作中患儿放置于家属胸前进行肌肤接触,为了减轻患儿及家属由于专职人员技术不规范带来的不必要后果,袋鼠式护理专职护士在为患儿操作前必须经过一系列的训练,下面介绍常用的模型训练和虚拟训练。

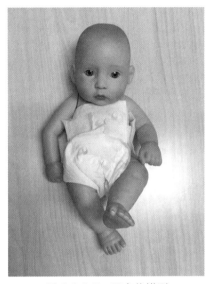

图 1-3-3-2　早产儿模型

(一)模型训练

目前袋鼠式护理技术常用的训练模型:早产儿模型(图 1-3-3-2)、乳房模型(图 1-3-3-3)、喂养杯(图 1-3-3-4)。早产儿、乳房、喂养杯模型可以模拟袋鼠式护理时直立式置于其母亲或其他家庭成员胸前,紧贴他们胸口,进行长时间肌肤接触,也可以模拟母乳喂养。优点是用相对真实的袋鼠式护理模式进行训练,触觉、立体感觉与真实操作场景相仿,不足之处是操作变化少,适用于基本操作手法和流程的训练。

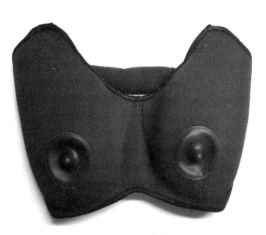

图 1-3-3-3　乳房模型图

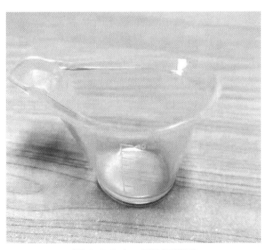

图 1-3-3-4　喂养杯模型

(二)情境模拟训练

通过情景模拟训练展示袋鼠式护理操作流程,帮助医护人员熟练掌握袋鼠式护理操作的评估、患儿体位摆放、病情观察、并指导患儿家属掌握袋鼠式护理相关技能及注意事项。

情景模拟训练旨在创建袋鼠式护理操作技术场景,包括空间、人物(如患儿及家属、医生、护士等)、所有床旁监护设备等。在操作过程中,模拟患儿及家属等人物可给予相应的触觉、语言、反应等反馈,体位摆放、母乳喂养等措施的实施。通过真实场景演练体验作为患儿家属的感受和需求,换位思考,从他人需求出发,更好地体会与家属的沟通、操作方法的重要性,更好地促进学习和成长。

六、相关知识测试题

1. 患儿,女,27^{+6}周,出生10天,目前呼吸机无创辅助通气,氧浓度30%左右调整,部分肠外营养支持,下列说法正确的是

    A. 暂时不能开展袋鼠式护理

    B. 可以开始袋鼠式护理;未满16岁哥哥可以代替母亲做

    C. 可以开始袋鼠式护理;父亲可以代替母亲做

    D. 可以开始袋鼠式护理;皮肤不明原因瘙痒的姑妈可以代替母亲做

    E. 可以开始袋鼠式护理;发热、咳嗽的爸爸可以

2. 以下关于袋鼠式护理**不正确**的是

    A. 可以提高母乳喂养率,降低呼吸暂停次数

    B. 促进母亲和婴儿之间的亲密关系

    C. 可以减少早产儿死亡率

    D. 做袋鼠式护理的宝宝可以不需要用抗生素

    E. 可以帮助母亲减轻焦虑的心情

3. 袋鼠式护理的操作方法**不正确**的是

    A. 将小婴儿垂直放在母亲胸前进行肌肤接触

    B. 头偏向一侧,轻松舒展的位置

    C. 用包巾确保婴儿固定和安全

    D. 为了确保宝宝安全,袋鼠式护理期间家属不能随意走动

    E. 袋鼠式护理时可以亲喂

4. 每次袋鼠式护理的时间是

    A. 1小时   B. 1~2小时   C. 2~3小时

    D. 小于4小时   E. 没有时间限制

5. 以下说法**不正确**的是

    A. 对于上有创呼吸机的幼小婴儿,不建议开展袋鼠式护理

    B. 出生后就可以开始袋鼠式护理,全天白天和晚上都可以

    C. 建议每天18小时,每次休息时间不超过30分钟

    D. 袋鼠式护理有助于改善婴儿的营养状况

    E. 袋鼠式护理有助于提高母乳喂养

答案:1. C;2. D;3. D;4. E;5. A。

参考文献

[1] CHARPAK N, RUIZ J G, ZUPAN J, et al. Kangaroo mother care: 25 years after. Acta Paediatr, 2005, 94 (5):

514-522.

[2] BAILEY S. Kangaroo mother care. Br J Hosp Med (Lond), 2012, 73 (5): 278-281.

[3] CONDE-AGUDELO A, BELIZAN J M, DIAZ-ROSSELLO J. Kangaroo mother care to reduce morbidity and mortality in low birthweight infants. Cochrane Database Syst Rev, 2011,(3): CD002771.

[4] CONDE-AGUDELO A, DIAZ-ROSSELLO J L. Kangaroo mother care to reduce morbidity and mortality in low birthweight infants. Cochrane Database Syst Rev, 2014,(4): CD002771.

[5] CHARPAK N, RUIZ-PELAEZ J G, FIGUEROA DE C Z, et al. Kangaroo mother versus traditional care for newborn infants ≤ 2000 grams: A randomized, controlled trial. Pediatrics, 1997, 100 (4): 682-688.

[6] 胡晓静，张玉侠，庄薇，等. 新生儿重症监护病房袋鼠式照护早产儿生理、行为和神经发育影响的研究进展. 中国循证儿科杂志, 2019, 14 (02): 152-157.

第四节　新生儿经皮胆红素测定技术

一、概述

新生儿黄疸，也称为新生儿高胆红素血症，是因胆红素在体内积聚引起的皮肤或其他器官黄染，是新生儿期最常见的临床问题。未结合胆红素增高是新生儿黄疸最常见的问题，重者可引起胆红素脑病，造成神经系统的永久性损害，甚至死亡。

血清总胆红素（serum total bilirubin，TSB）是体内直接胆红素和间接胆红素的总和。其中约80%来自衰老红细胞破坏所释放的血红蛋白；约20%来自肌红蛋白，含血红素的酶的降解及造血过程中少量红细胞过早破坏。TSB测定目前是诊断和治疗新生儿高胆红素血症的金标准，但由于是有创操作，存在穿刺困难、感染等风险，同时依从性差，难以动态监测。经皮胆红素（transcutaneous bilirubin，TCB）测定是指用仪器经皮肤测定新生儿胆红素值的无创操作方法。该操作安全、有效、便捷，TCB与TSB有较好的相关性，TCB值能够反映TSB的变化，是目前用于新生儿黄疸动态监测的首选方法。

二、操作规范流程

（一）适应证
需要动态监测胆红素浓度的新生儿。

（二）禁忌证
无相关禁忌证。

（三）操作前准备
1. 新生儿准备
（1）家属已了解新生儿经皮胆红素测定的目的及意义。
（2）新生儿皮肤清洁，不在皮肤表面涂粉（如爽身粉等）或油类（如按摩油等）。新生儿已修剪指甲，防止抓伤皮肤。
（3）新生儿处于安静状态。
2. 物品（器械）的准备
（1）仪器设备：经皮胆红素仪及校验盘。
（2）其他：75%乙醇、棉签、笔、记录单、速干手消毒液、垃圾桶、医疗废物桶。

3. 操作者的准备

(1) 核对新生儿信息：包括新生儿的姓名、住院号、性别、胎龄、日龄等。

(2) 了解新生儿有无血型不合、感染等黄疸高危因素，查阅病史资料，了解新生儿胆红素测定变化情况。

(3) 评估新生儿精神状态、喂养情况、大小便、睡眠、皮肤和巩膜颜色。

(4) 向患儿家属解释，取得配合。

(5) 取合适体位，充分暴露测定部位。

(四) 操作步骤

1. 开机。

2. 校准　将经皮胆红素测定仪探头分别紧贴(不留空隙)于校验盘的"0"端、"20"端色屏，进行校验。校验盘的"0"端色屏显示值<0.1，"20"端色屏显示值 20.0±1.0，表明仪器通过校验。如校验值不在该范围内，应查明原因，重新校验或更换仪器。

3. 清洁探头　用 75% 乙醇清洁经皮胆红素测定仪探头，待干。

4. 测定　分别测定额部和胸部两个部位。

(1) 额部：将仪器测试探头紧密贴合于新生儿眉弓连线中点上约 1cm 处皮肤，垂直轻压探头，读取结果，完成一次测定。以同样的方法测定 3 次，取平均值。

(2) 胸部：选择新生儿胸骨平第二肋间水平，以上述方法测定 3 次，取平均值。

5. 关机。

6. 判读结果　根据新生儿胎龄、日龄进行判读。判读标准见"新生儿小时胆红素列线图"(图 1-3-4-1)。

7. 操作后处理

(1) 为新生儿穿好衣物，取舒适体位。

(2) 再次核对新生儿信息。

(3) 仪器消毒，备用。

(4) 洗手，记录。

8. 健康教育

(1) 告知家属 TCB 的重要性及高胆红素血症相关知识，并定期监测。

(2) 鼓励母乳喂养，保持大小便通畅。

(3) 指导家属为新生儿进行日光浴，促进黄疸消退。每日 2 次，每次 10~20 分钟，夏季避免晒伤。

(五) 并发症及处理

该操作为无创操作，无相关并发症。

(六) 操作注意事项

1. 测量时应避开有破损、出血、感染、皮疹等部位皮肤。

2. 额部和胸部测量值相差 >50μmol/L 时应校准后重新测量。

3. 当检测结果与临床表现不相符时，应进行 TSB 检测对照。

4. 尽可能降低测量误差，检测时保证测试探头与皮肤之间不留空隙，同一新生儿尽量固定仪器。

5. 测定时经皮胆红素测定仪有闪光，操作时应注意保护新生儿眼睛，避免直视光源。

（七）相关知识

1. 新生儿高胆红素血症 由胆红素在体内积聚引起的皮肤或其他器官黄染,是新生儿期最常见的临床症状。血清胆红素水平在新生儿出生后是一个动态变化的过程,对于胎龄>35周的新生儿,当胆红素水平超过"新生儿小时胆红素列线图"(图1-3-4-1)的第95百分位时,即可诊断。

2. 黄疸与母乳喂养

（1）早发型母乳性黄疸：一般发生在出生后1周内母乳喂养的新生儿,主要是由于新生儿出生后摄入母乳量不足,新生儿粪胆红素和尿胆红素排出延迟、肠肝循环增加,导致血清胆红素水平增高出现黄疸。避免早发型母乳性黄疸的发生,关键在于合理喂养及保证新生儿日摄入量。

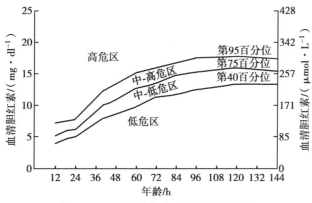

图1-3-4-1 新生儿小时胆红素列线图

（2）迟发型母乳性黄疸：是指以纯母乳喂养或以母乳喂养为主,生长发育好,同时排除其他原因的高胆红素血症的新生儿。一般出现于出生1周后,第2周左右胆红素水平达高峰,然后逐渐下降,一般无需治疗,当胆红素水平达到蓝光照射治疗(光疗)标准时应给予干预。

处理原则：①血清胆红素水平<256.5μmol/L(15mg/dl)时可以继续喂母乳,必要时同时进行光疗；②血清胆红素水平>256.5μmol/(15mg/dl)时,先停母乳48~72小时(改配方奶喂养),检测TCB；③血清胆红素水平>342μmol/L(20mg/dl)时,应停母乳,同时给予光疗。

3. 生理性高胆红素血症与病理性高胆红素血症的鉴别(表1-3-4-1)。

表1-3-4-1 生理性高胆红素血症与病理性高胆红素血症的鉴别

项目	生理性高胆红素血症	病理性高胆红素血症
出现时间	生后2~3天	多在生后24小时内
达高峰时间	4~5天	因病而异
持续时间	足月儿不超过2周,早产儿最长可延迟到3~4周	持续时间长,足月儿>2周,早产儿>4周
黄疸的程度	血清总胆红素未达到小时胆红素曲线图的第95百分位数,或未达到相应日龄、胎龄及危险因素下的光疗干预标准	血清总胆红素超过小时胆红素曲线图的第95百分位数,或已达到相应日龄、胎龄及危险因素下的光疗干预标准；或血清结合胆红素>34.2μmol/L(2mg/dl)

项目	生理性高胆红素血症	病理性高胆红素血症
黄疸的进展	每日血清总胆红素升高<5mg/dl或每小时<0.5mg/dl	每日血清总胆红素升高>5mg/dl;或每小时>0.5mg/dl或黄疸退而复现
其他临床表现	一般状况良好,无其他临床表现,肝功能正常	可能有肝脾大、贫血以及神经系统症状;可见局部病灶

4. 新生儿高胆红素血症的治疗　新生儿高胆红素血症的治疗目的是降低血清胆红素水平、预防重度胆红素血症和胆红素脑病的发生。

(1)蓝光照射治疗:又叫光疗(是指利用光疗设备照射新生儿皮肤,使组织中间接胆红素下降的一种方法),是最常用的有效干预方法。新生儿光疗标准需要根据不同胎龄、日龄、是否存在胆红素脑病等高危因素进行综合评价,目前临床上推荐使用"新生儿光疗参考曲线图"(图 1-3-4-2)作为参考。

(2)换血疗法:是一种换出部分血液中的胆红素、致敏红细胞及抗体的治疗方法。换血疗法指征:①严重溶血,TSB 可能急剧增高的新生儿;②有急性胆红素脑病表现的新生儿;③光疗无效。新生儿换血疗法推荐使用下图(图 1-3-4-3)作为参考标准。

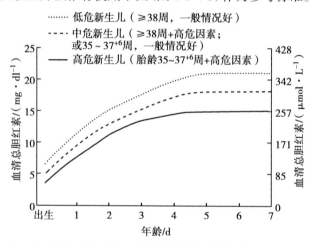

图 1-3-4-2　胎龄>35 周以上早产儿以及足月新生儿光疗参考曲线图

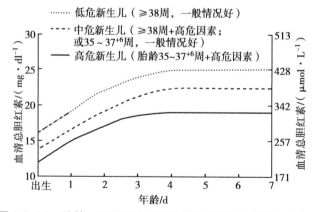

图 1-3-4-3　胎龄>35 周以上早产儿以及足月新生儿换血参考图

（3）对于小于35周的新生儿光疗以及换血可以参考下表（表1-3-4-2）作为参考。

（4）药物治疗：临床上常用的药物有丙种球蛋白、人血白蛋白、酶诱导剂等。

5. 新生儿高胆红素血症并发症

（1）急性胆红素脑病：常见于TSB>342μmol/L（20mg/dl）或TSB急剧上升>8.55μmol/L（0.5mg/dl）且胎龄>35周的新生儿。

表1-3-4-2 胎龄小于35周早产儿光疗和换血血清总胆红素参考标准

出生体重（g）	<24h		<48h		<72h		<96h		<120h		≥120h	
	光疗	换血	光疗	换血	光疗	换血	光疗	换血	光疗	换血	光疗	换血
<1 000	4	8	5	10	6	12	7	12	8	15	8	15
1 000~1 249	5	10	6	12	7	15	9	15	10	18	10	18
1 250~1 999	6	10	7	12	9	15	10	15	12	18	12	18
2 000~2 299	7	12	8	15	10	18	12	20	13	20	14	20
2 300~2 499	9	12	12	18	14	20	16	22	17	23	18	23

注：血清总胆红素值单位mg/dl，1mg/dl=17.1μmol/L

早期临床表现有嗜睡、肌张力减低、吸吮差、脑性尖叫等，继而可出现角弓反张、肌张力增高、激惹、发热、惊厥等表现，严重者可致死亡。低出生体重儿发生急性胆红素脑病可能会缺乏典型表现，可表现为呼吸暂停、呼吸循环功能衰竭等，需要仔细观察。可依据临床表现、头颅磁共振成像、脑干听觉诱发电位等来辅助诊断。小于35周的新生儿胆红素脑病的表现可能和早产儿神经系统发育不成熟的表现有关，一般不予以诊断胆红素脑病。

（2）核黄疸是由于胆红素神经毒性作用所引起的永久性损害的一种严重后遗症。包括感觉神经性听力丧失、锥体外系运动障碍、牙釉质发育异常和眼球运动障碍。

6. 新生儿TCB监测指导 由于我国大部分经阴道分娩新生儿一般在48~72小时出院、剖宫产在96~120小时出院，所以新生儿时黄疸并未过高峰期，还有可能继续升高，因此需要制订随访表继续监测TCB，发现异常尽早干预，避免并发症的发生。监测时间可参考表1-3-4-3。

表1-3-4-3 新生儿TCB监测计划表

出院年龄/h	出院时TCB/%	随访计划/d
48~72	<40	出院后2~3
	40~75	出院后1~2
72~96	<40	出院后3~5
	40~75	出院后2~3
96~120	<40	出院后3~5
	40~75	出院后2~3

三、新生儿经皮胆红素测定规范检查表(表 1-3-4-4~ 表 1-3-4-5)

表 1-3-4-4　新生儿经皮胆红素测定操作核查表

项目	内容	是	部分	否
操作前准备	核对新生儿信息:包括姓名、性别、住院号、胎龄、日龄等			
	了解新生儿有无血型不合、感染等黄疸高危因素;查阅病史资料了解新生儿胆红素测定变化情况			
	评估新生儿精神状态、喂养情况、大小便、睡眠、皮肤和巩膜颜色			
	向新生儿家属做好解释,取得配合			
	取合适体位,充分暴露测定部位			
操作过程	开机			
	校准:将经皮胆红素测定仪探头分别紧贴(不留空隙)于校验盘的"0"端、"20"端色屏,进行校验。校验盘的"0"端色屏显示值<0.1,"20"端色屏显示值 20.0±1.0,表明仪器通过校验。如校验值不在该范围内,应查明原因,重新校验或更换仪器			
	清洁探头:用 75% 乙醇清洁经皮胆红素测定仪探头,待干			
	分别测定额部和胸部两个部位 1. 额部:将仪器测试探头紧密贴合于新生儿眉弓连线中点上约 1cm 处皮肤,垂直轻压探头,读取结果,完成一次测定。以同样的方法测定 3 次,取平均值 2. 胸部:选择新生儿胸骨平第二肋间水平,以上述方法测定 3 次,取平均值			
	关机			
	判读结果:根据新生儿胎龄、日龄进行判读			
操作后处置	为新生儿穿好衣物,取舒适体位			
	再次核对新生儿信息			
	仪器消毒,备用			
	洗手,记录			

表 1-3-4-5　经皮胆红素测定操作评估表

项目	好(5分)	一般(3分)	差(1分)
操作过程流畅度			
操作检查熟练度			
人文关怀			

打分说明:

好:操作过程清晰流畅,检查熟练,测试部位及测试方法正确,动作轻柔,人文关怀到位,有操作前交流、操作中安抚及操作后注意事项的交代。

一般:操作过程能整体完成,测试部位及测试方法正确基本正确,能有部分的操作前交流、操作中安抚及操作后注意事项的交代。

差:操作粗暴,同一部位反复按压测试多次(次数≥5次),无人文关怀。

四、常见操作错误及分析

(一) 测定方法错误

操作时经皮胆红素测定仪探头放置不当,导致测试结果差值过大。主要是由于操作者未将探头与新生儿测试部位垂直接触,或未紧密贴合皮肤存在空隙。

(二) 结果判读不准确

TCB 与 TSB 差值过大时结果判读错误,导致与新生儿实际情况不符合。主要原因是操作者在判读结果时未结合新生儿蓝光治疗时机及胎龄日龄等因素,或仪器故障。

五、目前常用训练方法简介

(一) 模型训练

目前经皮胆红素测定技术常用的训练模型有:新生儿模型(图 1-3-4-4)、经皮胆红素测定仪(图 1-3-4-5)。模型训练可用于操作定位,新生儿体位的放置及宝宝父母亲(或其他家庭成员)抱新生儿协助检测姿势的训练。优点是用相对真实的经皮胆红素测定模式进行训练,更好的反复定位,反复操作,以便熟悉手法,但不足的是相对实际操作新生儿可能发生一些其他状况,缺乏应变,适合流程和基本操作手法不熟悉的学员训练。

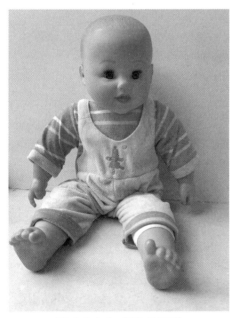

图 1-3-4-4 新生儿模型

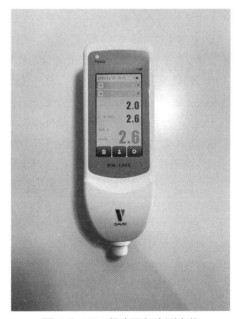

图 1-3-4-5 经皮胆红素测定仪

(二) 虚拟训练

新生儿经皮胆红素测定技术通过模拟操作时的用物准备、环境准备、使得经皮胆红素测定技术学习过程可视化,并具备可参与性,让学员能更好地学习到操作技能,包括前期准备、测量部位定位、宣教、指导、人文关怀、仪器维护保养,同时也包括病情的观察,与医生的沟通与反馈,让整个操作过程显得更有真实感,这样的教学方式,加深了操作者的感觉体会,提高了操作者对测量部位准确定位能力及手眼协调能力,全面的了解学员真实的学习状态。

六、相关知识测试题

1. 患儿,男,生后第 3 天出现全身黄疸,精神状态反应好,黄疸持续两周消退。该患儿的情况属于
    A. 新生儿肝炎   B. 生理性黄疸   C. 病理性黄疸
    D. 新生儿败血症   E. 新生儿溶血

2. 患儿,女,G_2P_2,胎龄 37^{+1} 周,母亲为 O 型 RH 阴性血,患儿生后 8 小时即出现皮肤巩膜明显黄染,并持续加重,现出生 12 小时,血清总胆红素 260μmol/L。对其采取的护理措施正确的是
    A. 立即予以灌肠,促进胆红素的排出
    B. 禁食水,减轻消化道症状
    C. 遵医嘱予以镇静、脱水药
    D. 立即予以换血疗法
    E. 处理感染灶,保护肝脏

3. 出生胎龄为 38 周的足月儿,已诊断为 ABO 血型不合溶血病,出生后 72 小时的 TSB 为 270μmol/L,应尽快采取的治疗方法是
    A. 蓝光照射   B. 纠正酸中毒   C. 输白蛋白
    D. 静脉用丙种球蛋白   E. 换血疗法

4. 出生胎龄为 38 周的足月儿,已诊断为 Rh 血型不合溶血病,入院时出现嗜睡、尖叫、肌张力下降,入院时 TSB 为 345μmol/L,该患儿可能发生了
    A. 呼吸衰竭   B. 胆红素脑病   C. 颅内出血
    D. 低血钙   E. 心力衰竭

5. 出生 6 天的足月新生儿,在出生后第 3 天出现皮肤黄染,无发热,一般状况好,心肺听诊正常,脐部无红肿,TSB 为 154μmol/L(9mg/dl)。下列选择中正确的治疗方法是
    A. 光照疗法   B. 给予苯巴比妥   C. 输白蛋白
    D. 应用抗生素   E. 暂不需要处理

答案:1. B;2. D;3. A;4. B;5. E。

参考文献

[1] 邵肖梅,叶鸿瑁,丘小汕.实用新生儿学.5 版.北京:人民卫生出版社,2019: 446-466.
[2] 彭程,侯新琳.《2018 昆士兰产科与新生儿临床指南:新生儿黄疸》要点介绍.中华围产医学杂志,2020, 23 (4): 285-288.
[3] 赵丹丹,黄迪,高翔羽.经皮胆红素测定在新生儿黄疸中的应用.中华儿科杂志,2017, 55 (1): 75-77.

第四章

急危重症护理技术

第一节　急诊预检分诊技术

一、概述

预检分诊是指医务人员根据疾病和病情严重程度对就诊患者进行简单、快速地评估与分类,安排救治顺序,达到科学合理分配医疗资源的过程。急诊预检分诊是指对急诊患者进行快速评估、根据其急危重程度进行优先顺序的分级与分流。

分诊一词来源于法语动词"trier",意思是分类或选择。最早被战地医院用于识别医疗干预后最有可能重返战场的伤员,其目的是更精确地达到"为最大数量的伤者提供最优质的照护"。二十世纪五十年代,美国首次把分诊概念引入急诊医学,主要用于区分需要立即救治和可以等待的患者。八十年代起,急诊分诊成为医院质量认证必须具备的服务内容,全球医疗机构已实行急诊分诊。

分诊人员应熟练掌握预检分诊的原则,具备丰富的临床经验和扎实的专业知识。

二、预检分诊技术规范流程

(一) 适应证

所有急诊患者。

(二) 禁忌证

无禁忌证。

(三) 操作前准备

1. 患者的准备

(1)提供病历资料。

(2)提供个人的有效证件。

2. 物品的准备

(1)一般用物:血压计、听诊器、血氧监测仪、体温表、血糖仪、手套、无菌纱布等。

(2)记录用物:信息采集系统 / 登记本、笔。

(3)医用防护物品:医用外科口罩、一次性帽子、速干手消毒剂等。

3. 操作者的准备

（1）接受过预检分诊相关培训。

（2）根据情况选择相应级别的防护措施。

（四）操作步骤

1. 接诊　当患者进入急诊,分诊人员第一时间进行接诊。

2. 启动分诊流程　立即启动分诊流程,在3~5分钟内完成。

（1）视诊:通过视觉来观察患者全身或局部,快速识别患者有无生命危险。分诊人员快速整体评价,其内容如下。

1）初级评估:采用ABCDE进行初级评估,如发现其中任何一项不稳定,应立即送往抢救室抢救。

A（airway with cervical protection）气道及颈椎保护:迅速评估患者气道是否畅通并采取相应措施开放气道,必要时保护颈椎。

B（breath）呼吸功能:迅速判断是否有呼吸,有无缺氧。

C（circulation and control of haemorrhage）循环功能评估和出血控制:评估有无大动脉搏动、活动性出血、组织灌注情况和心脏功能情况。

D（disability）意识评估:判断患者是清醒还是昏迷。

E（exposure）暴露患者:查看受伤部位以及是否有畸形,必要时保暖。

2）全身视诊:评估和观察患者全身状况,包括性别、面容面色、体位步态、肢体运动情况、发育及营养状况等。

3）局部视诊:有针对性地观察患者头、颈、胸、腹、四肢外形及皮肤黏膜情况等。

4）嗅觉评估:评估患者是否有特殊气味,如酒精味、大蒜味、烂苹果味等。

（2）问诊:通过询问收集患者基本信息及疾病资料,包括患者主诉、现病史、既往史、治疗情况及相关辅助资料,可采用以下模式进行问诊。

1）OLDCART评估

O（Onset）发病时间:"是什么时候感到不舒服的?"

L（Location）发病部位:"具体是哪儿不舒服?"

D（Duration）持续时间:"发病多长时间了?"

C（Character）不舒服特点:"是什么样的不舒服?"

A（Aggravating）加重因素:"有什么原因引起不舒服吗?"

R（Relieving factor）缓解因素:"有什么可以缓解不舒服?"

T（treatment）来就诊前的治疗:"来看病前有没有用过药或接受过其他治疗?"

2）PQRST疼痛问诊

P（provoke）诱因:即疼痛发生的诱因及加重与缓解的因素。

Q（quality）性质:即疼痛的性质,如绞痛、锐痛、钝痛、针刺样痛等。

R（radiation）放射:有无放射以及放射的部位。

S（severity）程度:疼痛的程度如何,可采用疼痛评估工具进行。

T（time）时间:疼痛开始、持续、终止的时间。

3）SAMPLE获取详细病史

S（sign and symptom）症状与体征

A（allergies）过敏史

M（medication）用药史

P（past health history）既往病史

L（last meal eaten）上次就餐时间

E（event leading to the illness/injury）导致疾病 / 损伤的事件

（4）神志评估：采用 AVPU 法评估患者是否清醒。

A（alert）清醒

V（vocal）对语言有刺激

P（pain）对疼痛刺激有反应

U（unresponsive）对任何刺激没反应

（3）生命体征测量：常规检测每一位患者的生命体征，包括体温、脉搏、呼吸、血压，必要时血氧饱和度和血糖监测。生命体征不稳定患者，需立即进入抢救室抢救。

（4）体格检查：根据疾病进行针对性的体格检查，如心脏、腹部、胸肺、神经系统检查等。

（5）分流：按照急诊预检分诊分级标准安排患者就诊。

（6）记录

1）基本信息：患者姓名、性别、年龄、住址、联系电话等。

2）医疗信息：患者急诊就诊时间、主诉、印象诊断、生命体征、意识状态、分诊级别、流行病学史等。

（7）操作后处置

1）洗手。

2）正确处理医疗废物。

（8）健康教育。

1）候诊注意事项，如等待时间、诊查资料保管、防疫防控措施等。

2）候诊过程中如有不适，需立即告知医护人员。

（五）操作注意事项

1. 预检分诊人员需有 5 年以上急诊临床经验且接受过相关培训。

2. 严格落实首诊负责制。

3. 预检分诊尽可能达到缩短患者滞留时间，减少急诊资源浪费的效果。

4. 患者候诊过程中，严密观察其病情变化。

5. 严格遵守《传染病防治法》，有或疑似传染病患者应按规定将其分诊至隔离区或相关传染病专科医院就诊。

6. 如遇有成批伤员应立即报告上级及有关部门，启动公共突发事件应急预案，进行快速检伤、分类、分流处理。

7. 如遇有无姓名、无家属、无钱救治等"三无"患者，应先分诊处理，同时报告相关部门；如遇有昏迷患者，通知医院保卫办，由两名以上工作人员进行清点其随身物品并与护送人员做好交接，签名后上交负责部门保存。

（六）相关知识

2018 版《急诊预检分诊专家共识》（表 1-4-1-1）等级标准依据客观评估指标和人工评级指标共同确定疾病的急危重程度，将病情危急程度分为四级；按病情轻重缓急合理分级诊疗，每级均设定相应的响应时限和分级预警标识（颜色）。每位患者分诊级别不是固定不变的,预检分诊人员需要密切观察患者的病情变化并有权限及时调整患者的分诊级别和相应的诊疗流程。

表 1-4-1-1　急诊预检分诊分级标准(2018 年版)

级别	患者特征	级别描述	指标维度		响应程序	标识颜色
			客观评估指标	人工评定指标		
Ⅰ级	急危	正在或即将发生的生命威胁或病情恶化,需要立即进行积极干预	心率>180 次/min 或<40 次/min 收缩压<70mmHg/急性血压降低,较平素血压低 30~60mmHg SpO₂< 80% 且呼吸急促(经吸氧不能改善,既往无 COPD 病史) 腋温>41℃ POCT 指标 血糖<3.33mmol/L 血钾>7.0mmol/L	心搏/呼吸停止或节律不稳定 气道不能维持 休克 明确心肌梗死 急性意识障碍/无反应或仅有疼痛刺激反应(GCS<9) 癫痫持续状态 复合伤(需要快速团队应对) 急性药物过量 严重的精神行为异常,正在进行的自伤或他伤行为,需立即药物控制者 严重休克的儿童/婴儿 小儿惊厥等	立即进行评估和救治,安排患者进入复苏区	红色
Ⅱ级	急重	病情危重或迅速恶化,如短时间内不能进行治疗则危及生命或造成严重的器官功能衰竭;或者短时间内进行治疗可对预后产生重大影响,比如溶栓、解毒等	心率:150~180 次/min 或 40~50 次/min 收缩压:>200mmHg 或 70~80mmHg SpO₂:80%~90% 且呼吸急促(经吸氧不能改善) 发热伴粒细胞减少 POCT 指标 ECG 提示急性心肌梗死	气道风险:严重呼吸困难/气道不能保护 循环障碍,皮肤湿冷花斑,灌注差/怀疑脓毒症 昏睡(强烈刺激下有防御反应) 急性脑卒中 类似心脏因素的胸痛 不明原因的严重疼痛伴大汗(脐以上) 胸腹疼痛,已有证据表明或高度怀疑以下疾病:急性心梗、急性肺栓塞、主动脉夹层、主动脉瘤、急性心肌炎/心包炎、心包积液、异位妊娠、消化道穿孔、睾丸扭转 所有原因所致严重疼痛(7~10 分) 活动性或严重失血 严重的局部创伤-大的骨折、截肢 过量接触或摄入药物、毒物、化学物质、放射物质等 严重的精神行为异常(暴力或攻击),直接威胁自身或他人,需要被约束	立即监护生命体征,10min 内得到救治,安排患者进入抢救区	橙色

级别	患者特征	级别描述	指标维度		响应程序	标识颜色
			客观评估指标	人工评定指标		
Ⅲ级	急症	存在潜在的生命威胁,如短时间内不进行干预,病情可进展至威胁生命或产生十分不利的结局	心率:100~150次/min或50~55次/min 收缩压180~200mmHg或80~90mmHg SpO₂:90%~94%且呼吸急促(经吸氧不能改善)	急性哮喘,但血压、脉搏稳定 嗜睡(可唤醒,无刺激情况下转入睡眠) 间断癫痫发作 中等程度的非心源性胸痛 中等程度或年龄>65岁无高危因素的腹痛 任何原因出现的中重度疼痛,需要止疼(4~6分) 任何原因导致的中度失血 头外伤 中等程度外伤,肢体感觉运动异常 持续呕吐/脱水 精神行为异常:有自残风险/急性精神错乱或思维混乱/焦虑/抑郁/潜在的攻击性 稳定的新生儿	优先诊治,安排患者在优先诊疗区候诊,30min内接诊;若候诊时间大于30min,需再次评估	黄色
Ⅳ级	亚急症	存在潜在的严重性,如患者一定时间内没有给予治疗,患者情况可能会恶化或出现不利的结局;以及症状将会加重或持续时间延长	生命体征平稳	吸入异物,无呼吸困难 吞咽困难,无呼吸困难 呕吐或腹泻,无脱水 中等程度疼痛,有一些危险特征 无肋骨疼痛或呼吸困难的胸部损伤 非特异性轻度腹痛 轻微出血 轻微头部损伤,无意识丧失 小的肢体创伤,生命体征正常,轻中度疼痛 关节热胀,轻度肿痛 精神行为异常,但对自身或他人无直接威胁	顺序就诊,60min内得到接诊;若候诊时间大于60min,需再次评估	绿色
	非急症	慢性或非常轻微的症状,即便等待一段时间再进行治疗也不会对结局产生大的影响	生命体征平稳	病情稳定,症状轻微 低危病史且目前无症状或症状轻微 无危险特征的微疼痛 微小伤口,不需要缝合的小的擦伤、裂伤 熟悉的有慢性症状患者 轻微的精神行为异常 稳定恢复期或无症状患者复诊/仅开药 仅开具医疗证明	顺序就诊,除非病情变化,否则候诊时间较长(2~4h);若候诊时间大于4h,可再次评估	绿色

注:患者级别以其中任一最高级别指标确定;1mmHg=0.133kPa。COPD为慢性阻塞性肺疾病;GCS为格拉斯哥昏迷评分表;POCT为床旁即时检验;ECG为心电图。

三、预检分诊技术规范检查表(表 1-4-1-2~ 表 1-4-1-3)

表 1-4-1-2　预检分诊技术操作核查表

项目	内容	是	部分	否
操作前准备	接诊			
	患者评估:患者就诊方式、就诊目的			
	环境评估:清洁、光线充足,私密性			
	自身评估:着装规范,洗手,戴口罩,根据情况选择相应级别的防护措施			
	物品评估:用物齐全,摆放有序,质量合格			
操作过程	视诊: 1. 初级评估:采用 ABCDE 评估 2. 全身视诊:查看患者性别、面色面容、体位步态、肢体活动等情况、发育及营养状况等 3. 局部视诊:查看患者头、颈、胸、腹、四肢外形情况及皮肤黏膜情况等 4. 嗅觉评估:评估患者有无特殊气味			
	问诊:可采用 OLDCART 评估、PQRST 疼痛问诊、SAMPLE 获取详细病史等模式进行评估			
	生命体征测量			
	体格检查			
	分流:按照急诊预检分诊分级标准安排患者就诊			
	健康教育:在候诊过程中如有不适,需立即告知医护人员			
操作后处理	洗手、记录			

表 1-4-1-3　预检分诊技术操作评估表

项目	好(5分)	一般(3分)	差(1分)
操作过程流畅度			
操作检查熟练度			
人文关怀			

打分说明:

好:操作过程坚持生命第一原则,病情轻重缓急处理得当,检查流程熟练,与患者沟通良好,记录全面及时。

一般:操作过程能整体完成,与患者沟通一般,记录不完整。

差:操作过程不熟练,遗漏重要病情评估,与患者沟通不合理,记录不准确。

四、常见操作错误及分析

分级分区错误

　　未根据患者病情变化和影响患者临床结局的指标,将患者分配至与病情不符合的级别和区域,导致救治或处置不及时,可能危及患者生命或引发医疗纠纷。主要由于患者提供信息模糊或故意隐瞒病史,超出急诊范围就诊;分诊人员采集信息资料不全或遗漏;患者病情发生变化未及时调整分诊级别等。

五、目前常用训练方法简介

预检分诊是急诊护理工作的重要环节,分诊准确率直接影响到每一个环节的质量。对分诊人员来说具有极大的挑战性,可对其进行情景模拟训练,提高预检分诊能力。

(一)模型训练

目前预检分诊常用训练模型有创伤全身模型等。

(二)情景模拟案例训练

目前预检分诊技术常采用情景模拟案例训练,通过征集标准病人扮演不同角色患者,设定不同疾病分诊场景进行训练,让学员以角色扮演方式更好地参与并学到预检分诊技能。

情景模拟演练时一般以至少3名标准病人分别扮演患者、家属、分诊人员等不同角色,重点培训人员的分诊技巧及问诊思路,加强分析问题,处理问题的能力,提高预检分诊水平。

案例1 女性患者,28岁,因下腹痛2小时由家属陪伴就诊,护士边测量生命体征边采用 OLDCART 模式进行问诊。

案例2 男性患者,高处坠落半小时由家属送入,神志昏迷,脸色发绀,口鼻大量血性分泌物,呼吸道痰鸣音,呼吸 6~8 次/min,作为分诊护士对其采用 ABCDE 紧急快速视诊评估。

六、相关知识测试题

1. 2018《急诊预检分诊专家共识》将危重患者病情分为( )级

    A. Ⅰ级   B. Ⅱ级

    C. Ⅲ级   D. Ⅳ级

    E. Ⅴ级

2. 患者,女,43岁,放射科增强 CT 检查后突觉胸闷、出汗、喉头紧,请问该患者病情属于

    A. Ⅰ级   B. Ⅱ级

    C. Ⅲ级   D. Ⅳ级

    E. Ⅴ级

3. 一位头面部外伤的患者,被紧急送入急诊科,患者头部大量血性液体,呼吸 12 次/min,血氧饱和度 80%,你作为分诊护士,首先应采取的措施是

    A. 开放气道,必要时保护颈椎   B. 呼吸功能

    C. 循环功能评估和出血控制   D. 意识评估

    E. 暴露患者,查看受伤部位以及是否有畸形

4. 患者,男,36岁,因胸痛1小时入院,神志清楚,体温37℃,心率 120 次/min,呼吸 22 次/min,血压 150/80mmHg,血氧饱和度 90%,CTA 提示主动脉夹层,请问响应时间最长不超过

    A. 即刻   B. 10分钟

    C. 30分钟   D. 60分钟

    E. 2小时

5. 患者,男,突发意识障碍就诊,你作为分诊护士,将他分诊为Ⅰ级,请问用标记的颜色是

    A. 黑色   B. 黄色

　　C. 蓝色　　　　　　　　　　　　　　D. 红色

　　E. 绿色

答案:1. D;2. A;3. A;4. B;5. D。

参考文献

［1］史冬雷,刘晓颖,周瑛.急诊预检分诊专家共识.中华急诊医学杂志,2018,27 (06): 599-604.

［2］张波,桂莉.危急重症护理学.北京:人民卫生出版社,2017,63-79.

［3］钟清玲,蒋晓莲.灾害护理学.北京:人民卫生出版社,2016,61-63.

［4］JOHN E. CAMPBELL,国际创伤生命支持教程.国际创伤生命支持中国分部(120),译.北京:人民军医出版社,2014.

［5］李宗浩.紧急医学救援.北京:人民卫生出版社,2013,39-42.

第二节　有创动脉血压监测技术

一、概述

　　有创动脉血压监测是将动脉导管置入动脉内测量动脉血压的方法。最初,英国生理学家 Stephen Hales 通过动脉插管直接测量血压,随医学技术发展至今,有创动脉血压监测通过内置动脉置管套管,经充满液体的管道与外部压力传感器模块相连,压力传感器模块将压力信号转换成电信号显示于屏幕上,从而能连续、准确地提供动脉收缩压、舒张压以及平均动脉压的数据,同时绘制动脉压力曲线。其数值直观,不受人工加压减压、袖带宽度及松紧度的影响,可及时发现动脉血压瞬间的变化,并可反复采取动脉血做动脉血气分析,减轻患者痛苦和护士工作量。

　　有创动脉血压监测的组建部分包括:动脉导管、压力连接管、压力传感器、连续冲洗系统、监护系统(含有有创动脉血压监测模块)。有创动脉血压监测首选桡动脉,因桡动脉位置表浅,穿刺成功率高,也便于固定和观察。其次是足背动脉、肱动脉、股动脉、腋动脉等。

二、操作规范流程

(一) 适应证

1. 复杂、重大手术,如体外循环下心脏直视手术或肝移植手术需持续监测血压变化。

2. 血流动力学不稳定的患者,如严重创伤、多脏器功能衰竭、各类休克患者等。

3. 无法进行无创血压测量患者。

4. 心血管活性药物使用患者。

5. 获得诊断相关信息患者。

6. 需根据收缩压变异度评价容量治疗反应患者。

(二) 禁忌证

1. 绝对禁忌证　　无绝对禁忌证。

2. 相对禁忌症

(1)凝血功能异常患者。

(2)穿刺部位血管病变患者。

以下内容以经桡动脉置管为例进行介绍。

（三）操作前准备

1. 患者的准备

(1)完善相关检验项目如血常规、凝血功能等。

(2)患者及家属已了解置管的目的、意义及注意事项,取得患者配合。

(3)签署动脉置管知情同意书。

2. 物品(仪器)的准备

(1)穿刺针(成人 18~20G,儿童 22~24G)、压力传感器、0.9% 氯化钠注射液 250ml(必要时加入肝素钠注射液)、加压袋、无菌巾、无菌手套、络合碘、棉签、无菌敷料、无菌超声探头保护罩、手术衣。

(2)多参数监护仪(含有创血压监测模块及连接电缆)、B 超仪及相关设备正常。

(3)消毒湿巾(擦拭工作区域用)。

3. 操作者的准备

(1)核对患者信息:姓名、性别、住院号、出生年月等。

(2)了解患者有无动脉血压监测置管禁忌证。查看患者血常规、凝血功能等。

(3)评估患者病情、意识状态,生命体征。

(4)询问患者病史、用药史、过敏史等。

(5)局部评估。

1)评估动脉搏动情况,检查穿刺周围皮肤,选择穿刺血管。

2)进行 Allen 试验,判断尺动脉掌浅弓的侧支循环情况。

(6)根据患者情况进行舒适化镇静镇痛。

（四）操作步骤

1. 体位准备　协助患者取平卧位,保持前臂伸直,掌心朝上。

2. 仪器设备连接　打开监护仪,选择"ABP"(arterial blood pressure,动脉血压)监测通道,通过有创血压连接电缆将监护仪和压力传感器相连。

3. 排气　将 0.9% 氯化钠注射液瓶置于输液加压袋内,连接压力套装。加压袋充气至300mmHg,排气后床旁备用。

4. 皮肤消毒　消毒皮肤,以穿刺点为中心消毒 2 遍,面积至少为 8cm×8cm,自然待干。

5. 建立无菌屏障

(1)洗手

(2)穿手术衣,戴无菌手套。

(3)铺无菌巾,暴露前臂消毒部位。

6. 准备无菌超声探头　协助者将消毒后的超声探头递至操作者手中的无菌超声探头保护罩内,再触碰保护罩末端沿探头导线展开保护罩;操作者用橡胶圈将探头保护罩固定牢固,保证探头紧贴保护罩,无气泡。(注意探头保护罩内外层均涂抹无菌凝胶,严格遵守无菌操作原则)。

7. 穿刺

(1)盲法穿刺:一手食指、中指触摸桡动脉搏动;另一手在动脉搏动最强处以 30°~45° 进针,见回血后,呈 10°,继续向前推进针管,确认穿刺针在动脉内,压迫血管源端,拔出针芯。

(2)B 超引导下穿刺:横断面定位时,进针角度 45°~60°(图 1-4-2-1、图 1-4-2-2);纵向定位时,进针角度 15°~30°(图 1-4-2-3、图 1-4-2-4);插入血管腔后,调整角度,继续向前进针,确认穿刺针在动脉内,压迫血管源端,拔出针芯。

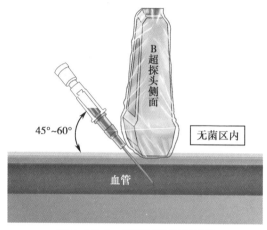

图 1-4-2-1　横断面定位下插管

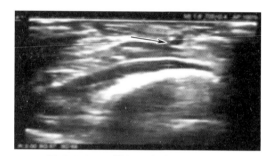

图 1-4-2-2　横断面定位下插管显影

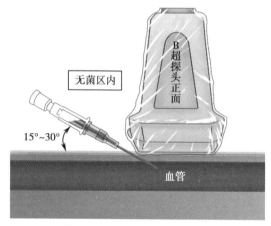

图 1-4-2-3　纵向定位下插管

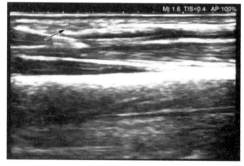

图 1-4-2-4　纵向定位下插管显影

8. 连接冲管　将动脉置管连接压力传感器,完成全部连接(图 1-4-2-5)。旋转三通阀,使压力传感器与动脉相通,冲管。

9. 固定　再次确认导管在动脉内,予无菌敷料覆盖并固定,近导管处进行二次固定。标识导管名称、操作者姓名及留置时间。

10. 校零

(1)保持压力传感器与心脏水平平齐。

(2)行方波试验,分析波形。

(3)旋转三通阀,使压力传感器与大气相通(隔绝动脉)。点击监护仪上归零按钮,进行校零。当屏幕上压力曲线变为直线,并与基线重合,监护仪上数字显示"0"时,即为校零成功。

11. 监测　旋转三通阀使压力传感器与动脉相通(隔绝大气),观察压力波形,读取数值(图 1-4-2-6)。注意选择实时数据的最佳标尺,以便观察动脉波形。

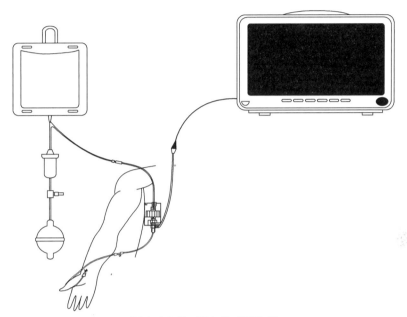

图 1-4-2-5　压力传感器连接

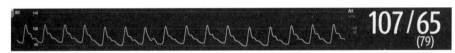

图 1-4-2-6　读取动脉压数值

12. 操作后处理

(1)整理用物,协助患者取舒适卧位,整理床单位。

(2)再次核对医嘱、患者信息。

(3)医疗废物分类处理。

(4)洗手,记录。

13. 健康宣教

(1)告知患者管道的重要性,勿擅自拔管、撕贴膜,贴膜渗湿、松动及时告知医护人员处理。

(2)置管侧肢体适当活动,勿过度用力,如有不适,告知医护人员。

(五) 并发症及处理

1. 导管脱出　由患者躁动、导管固定不当等原因导致。主要表现为出血,动脉波形平坦或消失。预防措施:妥善固定动脉穿刺导管及压力传感器连接管;如有敷料松动渗血、渗液及时更换;操作过程中,避免牵拉导管,导致动脉导管脱出,注意加强巡视;做好健康宣教,当患者烦躁不合作时,应予以适当肢体约束。一旦管道脱出立即用无菌纱布按压穿刺点10~15 分钟后,观察穿刺点有无渗血、血肿等。

2. 血栓和栓塞 由置管时间长、反复穿刺及严重休克、低心排综合征、管道连接不紧密或操作时排气不彻底等因素导致。主要表现为肤色发白、皮温低、有疼痛感、动脉搏动减弱或消失等。预防措施：穿刺前充分评估血管；避免肢体包扎过紧或行环形包扎；保持管路通畅；每日评估，若非必需，尽早拔管；当管路回血形成凝血块时立即抽出并冲洗管道，若处理无效，立即拔管；发现缺血征象如肤色发白、皮温低及有疼痛感等异常变化，通知医生，遵医嘱拔管处理；在实施护理、测压、取血、校零时，要注意拧紧所有导管和三通阀等处的接头，确保开关无空气残留；避免增加不必要的三通阀和延长管；在取血或校准调零后，及时冲洗开关处。

3. 感染 由违反无菌操作、贴膜污染未及时更换以及患者疾病相关因素等原因导致。主要表现：穿刺部位红、肿、热、痛，沿血管方向有条索状红线，以及寒战、高热等全身反应。预防措施：严格执行无菌技术；三通管用无菌巾包好，24 小时更换；无菌敷料每 7 天更换 1 次，潮湿、松动或穿刺点渗血渗液时及时更换；局部皮肤感染时应及时拔管。无需更换动脉导管，一旦出现与导管相关性血流感染相关的临床指征（如高热），及时拔管。紧急动脉导管置管时，若未严格执行无菌操作，动脉导管留置时间不宜超过 48 小时；若怀疑导管相关性血流感染，应做血培养和导管尖端培养，进行抗感染治疗。

4. 出血和血肿 由凝血功能异常、管道连接不紧密、反复穿刺、动脉置管移位、拔管后按压不到位等原因导致。主要表现为鲜红色血液渗出或涌出，局部肿胀，逐渐形成血肿，或者拔管后不易止血。预防措施：推荐使用 B 超引导下置管，提高穿刺成功率；管道保持连接紧密，无漏气、漏液；按压方法正确、按压时间足够；凝血功能异常患者适当加压包扎穿刺部位，若不能改善，及时拔管，局部按压后，可再用纱布加压包扎。

（六）操作注意事项

1. 操作者接受过相应培训与考核，操作时应注意无菌技术原则。

2. 各管道连接紧密，无气泡，无漏液。

3. 使用封闭式冲洗系统，选择合适的冲洗液，定时冲管，保持导管通畅。

4. 如发现管路中有血块或怀疑血栓时应抽出，不能强行推注。

5. 定时校零，保证压力传感器位置与心脏平齐以获得准确数值。

6. 发现动脉血压波形异常时，及时查找原因。首先排除干扰因素，如压力传感器的位置是否正确、管道是否通畅、置管深度有无改变、传感器内是否有回血或气泡等，并行相应处理。如为患者病情变化所致，需立即告知医生，及时处理。

7. 有创测压数值较无创测压值高 $5\sim20mmHg$，若无创血压值与有创血压值相差较大时，需查找原因并处理。

（七）相关知识

1. 桡动脉穿刺前手部血液供应的评估方法

（1）Allen 试验：用于检查尺动脉侧支循环情况。具体方法是检查者用手指同时压迫患者一侧手的桡动脉和尺动脉，抬高上肢，嘱患者反复握拳、放松，至手掌变白后，松开对尺动脉的压迫，放平患者上肢，手掌伸展，观察患者的手掌颜色变化，若手掌颜色 5~15 秒内迅速变红，表明侧支循环较好；若大于 15 秒，表明手掌侧支循环不良。

（2）脉搏血氧饱和度测定：通过监护仪显示屏上脉搏血氧饱和度波形和数值的变化，评估尺动脉和桡动脉的血流通畅情况。具体方法是待测手的拇指连接氧饱和度夹，观察基础氧饱和度数值和波形,同时压迫尺动脉和桡动脉,至屏幕显示脉搏血氧饱和度波形为直线、氧饱和度数值降至 0,观察 5 秒后,松开对尺动脉的压迫,分别记录脉搏血氧饱和度波形和数值恢复至基础值的时间,若大于 10 秒,提示手掌侧支循环不良。

(3)彩色多普勒超声:超声可以清楚地观察桡动脉、尺动脉和拇指动脉的直径、内膜和血流情况。在正常情况下,桡动脉受压迫阻断其血供后,尺动脉的血流速峰值会明显增加,增加程度在 30%~150% 之间。尺动脉的血流速峰值明显增加反映了尺动脉的代偿能力,是桡动脉和尺动脉之间具有完全侧支循环的间接证据;如果拇指动脉的血流信号没有消失,则意味着尺动脉通过掌浅弓进行供血,是尺动脉和桡动脉之间侧支循环良好的直接证据之一;桡动脉掌浅弓内出现反向血流是尺动脉和桡动脉之间良好侧支循环的最有力证据。

2. 有创动脉血压压力波形的意义　有创动脉血压在监护仪上显示的压力波形由三部分组成,即升支、降支和重搏波。升支表示主动脉瓣的开放及心室向主动脉快速射血,至顶峰为动脉收缩压。降支表示主动脉瓣关闭并持续至下一个心动周期,心室不再向主动脉射血,代表血液由主动脉近端流向周围动脉,在压力图形上表现为压力迅速升高后降低,最低点为舒张压。当心室内压力低于主动脉内压力时主动脉瓣关闭,大动脉弹性回缩,在动脉压的降支上形成小折陷,在中央动脉称切迹、周围动脉称重搏波,标志心室射血期的结束。

3. 方波试验　即快速冲洗试验,是用晶体液以 300mmHg 左右的压力快速冲洗管道 / 传感器系统。此方法会产生高振幅振荡波,根据衰减系数,该波会在冲洗后以指数形式衰减。具体波形分析如下:

(1)充分衰减:在回复到基线之前出现 1~2 次振荡(图 1-4-2-7),所测数据较为准确。

(2)衰减不足:振荡>2 次,收缩压测量值偏高,而舒张压测量值可能偏低(图 1-4-2-8)。其主要原因是管道过硬或传感器缺陷。

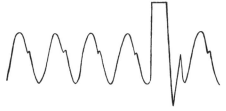

图 1-4-2-7　充分衰减波形

(3)衰减过度:振荡<1.5 次,收缩压测量值偏低,而舒张压测量值可能不受影响(图 1-4-2-9)。其主要原因是输液袋内压力降低、回路中出现气泡或血凝块、连接失败或断开、管路打结或阻塞等。

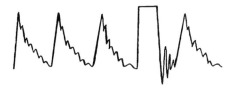

图 1-4-2-8　衰减不足波形

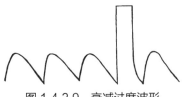

图 1-4-2-9　衰减过度波形

4. 有创血压监测的影响因素

(1)患者因素:患者意识不清、躁动不安、不配合、恐惧、焦虑时会影响监测数值的正确性,应向患者做好解释沟通工作,予以镇痛镇静评估,必要时予以保护性约束、镇痛镇静药物治疗。

(2)动脉导管留置不当或堵塞:动脉波形收缩压明显下降,平均压变化小,波形变平坦,若完全堵塞,则波形消失。

(3)测量部位:在周围动脉不同部位测压时要考虑到不同部位的动脉压差,测得的结果不但波形不同,而且压力数值也有显著不同,一般股动脉收缩压较桡动脉高 10~20mmHg,而舒张压低 15~20mmHg;足背动脉收缩压较桡动脉高约 10mmHg,而舒张压低约 10mmHg。收缩压自主动脉、肱动脉至桡动脉逐渐升高,舒张压逐渐降低。

三、有创动脉血压监测规范检查表(表 1-4-2-1~ 表 1-4-2-2)

表 1-4-2-1 有创动脉血压监测规范检查表(桡动脉途径)

项目	内容	是	部分	否
操作前准备	患者评估:床号、姓名、住院号、出生年月			
	了解患者有无动脉血压监测置管禁忌证			
	评估患者病情、年龄、意识状态,生命体征;了解有无血管手术等病史、有无服用抗凝药物史、过敏史;有无置管史			
	确认患者已签署动脉置管同意书			
	评估动脉搏动和皮肤情况;评估患者配合及肢体活动情况			
	进行 Allen 试验,判断尺动脉掌浅弓的侧支循环情况			
	协助患者取平卧位,调整患者腕关节位置,保持其前臂水平位			
	用物评估:用物齐全、摆放有序、质量合格,大小型号符合要求			
操作过程	打开监护仪,选择"ABP"监测通道,通过有创血压连接电缆,将监护仪和压力传感器相连			
	加压袋充气至 300mmHg,将压力传感器排气,备用			
	消毒皮肤			
	洗手、穿手术衣、戴无菌手套、铺巾			
	准备无菌超声探头			
	盲法穿刺或 B 超引导下穿刺,插入血管腔后,调整低角度,再向前进针约 2mm,如仍然有回血,退针芯,送入外套管			
	连接动脉置管和压力传感器,使用封闭式冲洗系统,保持导管通畅			
	无菌敷料覆盖固定,标识导管、操作者姓名及留置时间			
	归零:固定压力传感器平腋中线第四肋间,行方波试验后,调整旋转三通阀,使传感压力传感器模块与大气相通,点击监护仪上归零按钮进行调零			
	监测数据:压力波形(选择最佳标尺)、动脉压值			
	调节监护仪参数:设置标度			

续表

项目	内容	是	部分	否
操作后处置	整理床单位,协助患者取舒适卧位			
	分类处理医疗废物			
	记录置管日期、时间和穿刺部位、动脉压数值			
	交代患者置管后注意事项,如固定、活动建议,并观察是否有红肿、疼痛等情况			

表 1-4-2-2　有创动脉血压监测操作评估表

项目	好(5分)	一般(3分)	差(1分)
操作过程流畅度			
操作检查熟练度			
人文关怀			

打分说明:

好:操作过程清晰流畅,检查熟练,有创血压监测方法正确,人文关怀到位,有操作前交流、操作中安慰及操作后注意事项的交代。

一般:操作过程能整体完成,有创血压监测方法基本正确,穿刺失败次数少于3次,有部分的操作前交流、操作中安慰及操作后注意事项的交代。

差:操作粗暴,反复穿刺失败(次数≥3次),无人文关怀。

四、常见操作错误及分析

(一)传感器位置错误

传感器高于右心房水平时血压显著下降,低于右心房水平时显著升高,传感器的位置每改变 5cm,血压值改变 3~4mmHg。由于操作者不清楚有创血压监测与解剖位置的相关知识导致。

(二)未及时校零

在体位变化、测量压力前未重新校零。由操作者不清楚校零知识及操作不细致导致。

(三)未进行 Allen 试验

动脉穿刺前未进行 Allen 试验。由于操作者不清楚 Allen 试验相关知识、缺乏对侧支循环不良后果的重视导致。

五、目前常用训练方法简介

目前有创动脉置管和测压常用训练模型有:全功能动静脉穿刺模拟人、动力驱动动脉穿刺模型和局部穿刺模型(图 1-4-2-10)。在训练穿刺时有落空感,可抽出模拟动脉血,可使用其进行穿刺置管练习和基本操作手法的训练。

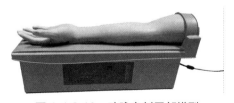

图 1-4-2-10　动脉穿刺局部模型

六、相关知识测试题

1. 患者,男,30 岁,在留置动脉导管后,出现谵妄。下面的并发症中患者可能会出现的是

　　A. 心脏骤停　　　　　　　B. 休克　　　　　　　　　　C. 心律失常

　　D. 感染　　　　　　　　　E. 导管脱出

2. 患者,男,45 岁,休克状态,血管活性药物持续微量泵入,此时最需要的监测手段是

　　A. B 超　　　　　　　　　B. CVP　　　　　　　　　　C. 无创血压监测

　　D. 心电监护　　　　　　　E. 有创血压监测

3. 患者,女,60 岁,动脉置管处肤色发白,并伴有疼痛感、动脉搏动减弱或消失,可能出现的情况是

　　A. 血栓　　　　　　　　　B. 出血　　　　　　　　　　C. 空气栓塞

　　D. 血肿　　　　　　　　　E. 感染

4. 患者,男,50 岁,3 天前于 ICU 紧急留置动脉导管,转至病房后,穿刺部位红、肿、热、痛,沿血管方向有条索状红线,可能的原因是

　　A. 血栓　　　　　　　　　B. 出血　　　　　　　　　　C. 空气栓塞

　　D. 血肿　　　　　　　　　E. 感染

5. 患者,男,35 岁,留置动脉置管后,测压管内总见回血,此时最宜采取的办法是

　　A. 将导管冲洗液置于加压袋内,保持压力 300mmHg

　　B. 手动冲洗

　　C. 冲洗管道后关闭动脉端

　　D. 让患者置管侧的手维持某个姿势不动

　　E. 打开冲洗液开关,持续冲洗管道

答案:1. E;2. E;3. A;4. E;5. A。

参考文献

［1］王轶,韩柳,袁翠,等.成人 ICU 患者外周动脉导管留置与维护的最佳证据总结.中华护理杂志,2020, 55 (04): 600-606.

［2］杨晓亚,崔朝勃,王金荣.桡动脉穿刺前手部血液供应的评估方法.临床急诊杂志,2020, 21 (06): 512-516.

［3］孙红,陈利芬,郭彩霞,等.临床静脉导管维护操作专家共识.中华护理杂志,2019, 54 (9): 1334-1342.

［4］李乐之,叶曼.重症护理工作标准操作流程.北京:人民卫生出版社,2018: 113.

［5］湖南省卫生和计划生育委员会.湖南省常用护理操作技术规范.长沙:湖南科学技术出版社,2017: 241.

［6］黄金,李乐之.常用临床护理技术操作并发症的预防及处理.北京:人民卫生出版社,2013: 124-127.

［7］JONATHAN AILON, M. D., OPHYR MOURAD, M. D., et al. Ultrasound-Guided Insertion of a Radial Arterial Catheter. N Engl J Med, 2014, 371: 15.

第三节　漂浮导管监测护理技术

一、概述

漂浮导管亦称 Swan-Ganz 球囊漂浮导管或肺动脉导管,是依次通过腔静脉、右心房、右心室,进入肺动脉的导管。其作用可监测中心静脉压(central venous pressure,CVP)、右房压(right atria pressure,RAP)、右室压(right ventricular pressure,RVP)、肺动脉压(pulmonary arterial pressure,PAP)、肺小动脉楔压(pulmonary arterial wedge pressure,PAWP),同时为监测心输出量(cardiac output,CO)、循环阻力、心室做功提供依据,并可监测混合静脉血氧饱和度等指标。对指导危重患者补液治疗、血管活性药物的应用和优化全身氧供需平衡等方面具有重大的临床意义。该导管 1970 年由医学家 Swan 和 Ganz 共同研发并应用于临床,成为危重症患者心功能和血流动力学监测的重要工具,其应用是临床血流动力学监测发展过程中的里程碑,也是检验后续血流动力学监测技术的金标准。随着技术的发展与进步,Swan-Ganz 球囊漂浮导管已具备连续 CO 测定、连续混合静脉血氧饱和度测定及起搏等功能。漂浮导管需要严谨规范地操作获取数值,减少相关的并发症。

二、操作规范流程

(一) 适应证

见于以下原因行漂浮导管监测的患者,如充血性心力衰竭、急性心肌梗死、心血管手术、各种类型的休克、急性呼吸窘迫综合征、肺动脉高压、肺水肿和肺栓塞、器官功能衰竭、严重创伤等。

(二) 禁忌证

留置漂浮导管的患者均需护理,无相关禁忌证。

(三) 操作前准备

1. 患者的准备

(1)患者取平卧位或半坐卧位。

(2)清醒患者了解操作意义及目的,配合操作。

2. 物品(器械)的准备

(1)仪器设备:监护仪(含有创压力及 CO 监测模块)、漂浮导管、CO 监测缆线、一次性压力传感器、有创压力监测导线。

(2)用物:输液加压装置,生理盐水,肝素钠注射液,注射器 2ml、10ml、20ml,三通阀,肝素帽,无菌治疗巾,无菌手套,络合碘及棉签,必要时备冰生理盐水。

(3)急救药品、器材准备妥当。

3. 操作者的准备

(1)核对患者基本信息,包括患者姓名、性别、住院号、出生年月等。

(2)核对患者身高、体重。

(3)评估患者意识状态、生命体征、配合程度等。

(四) 操作步骤

1. 遵医嘱配制冲管液,连接压力传感器,排气后关闭三通阀。

2. 置冲管液于加压装置,加压。

3. 开启监护仪的有创压力监测通道,通过有创压力监测导线将监护仪和压力传感器相连,压力传感器分别连接右心房腔(近端)和肺动脉腔(远端)端口。

4. 压力校零:患者取平卧位或半卧位,压力传感器与患者右心房同一水平,调转三通阀(隔绝导管),进行校零。校零成功后,调转三通阀,使传感器与漂浮导管相通(隔绝大气)。

5. 护士协助医生完成置管,置管过程中同步观察、记录中心静脉压(CVP)、右房压(RAP)、右室压(RVP,收缩压 / 舒张压正常值为 20~30/0~5mmHg)、肺动脉压(PAP)、肺小动脉楔压(PAWP)波形及数值。图 1-4-3-1 为置管过程中压力曲线示意图。

6. 予无菌敷料覆盖并固定导管,近导管处进行二次固定。标识导管名称、内置及外露长度、操作者姓名及留置时间。

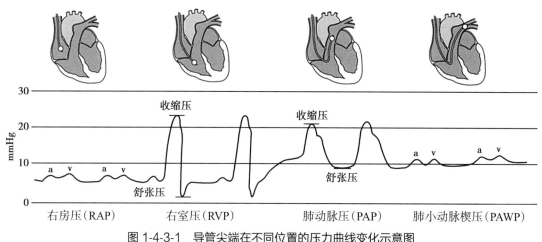

图 1-4-3-1　导管尖端在不同位置的压力曲线变化示意图

7. 持续监测压力波形及数值

(1)右房压(RAP):代表中心静脉压,正常值为 6~12mmHg,反映血容量、静脉血管张力及右心功能。

(2)肺动脉压(PAP):收缩压 / 舒张压正常值为 15~25/5~12mmHg。主要反映肺动脉血管张力。

8. 肺小动脉楔压(PAWP)测定:向气囊内缓慢充气 1.5ml,导管尖端漂移嵌入肺小动脉分支,显示 PAWP 波形,获得 PAWP 值。测量完毕及时抽尽空气。PAWP 正常值为 5~12mmHg,反映血容量、左心功能。

9. 热稀释法测定心输出量(CO)及相关指标

(1)进入 CO 监测界面,选择温度探头类型(冰桶式 / 在线式),选择压力类型、注射量,选择导管品牌、尺寸,设定患者身高、体重。

(2)从右心房腔快速注入冷生理盐水(必要时使用冰生理盐水),4~5 秒内注射完毕,连续测定 3 次。

（3）读取并记录 CO、心脏指数、每博量、循环阻力及心室做功等参数值。

10. 混合静脉血标本采集：可从漂浮导管肺动脉腔抽取混合静脉血标本，测定混合静脉血氧饱和度（mixed venous oxygen saturation，SvO_2），间接了解氧供需平衡。

（1）确定导管尖端位置：根据压力波形确定导管的尖端在肺动脉内。

（2）采集血标本：严格按照无菌技术操作原则采集血标本送检（勿采集前段血）。

（3）冲管：用注射器抽取生理盐水，冲洗三通阀及肝素帽后调转三通阀。

11. 导管维护

（1）防脱管：妥善固定导管，定时检查导管置入深度、有无扭曲、受压；患者体位变化时注意保护导管，防止导管移位或脱出；及时观察压力波形，当波形改变时，协助医生调整导管位置，必要时通过 X 线检查确定导管位置。

（2）防感染：①严格遵守无菌技术操作原则；②定时更换穿刺部位敷料，无菌透明敷料至少每周更换 1 次，无菌纱布敷料至少 2 天更换 1 次，敷料出现潮湿、松动、可见污染时及时更换；③导管体外端用无菌治疗巾包裹，每日更换治疗巾；④操作时预防管道及三通阀接头污染；⑤保证导管塑料保护套的完整性和密封性，避免在保护套上粘贴胶布，以防密封性破坏引起感染；⑥每日观察穿刺点及全身有无感染征象；⑦每日评估导管留置必要性，导管留置时间小于 72 小时为宜。

（3）防堵管：使用加压装置持续冲洗管腔，保持管道通畅，管腔未使用及时予以肝素生理盐水封管。

12. 操作后处理

（1）协助患者取舒适卧位，整理床单位。

（2）再次核对。

（3）医疗废物分类处理。

（4）洗手，记录。

13. 健康宣教

（1）告知患者勿擅自拔管、撕贴膜，贴膜渗湿、松动及时告知医护人员。

（2）告知患者活动幅度不宜过大，活动时应保护导管，如需进行翻身、床上坐起等较大范围活动时应告知医护人员，在医护人员的协助下完成。如有疼痛等不适，告知医护人员。

（五）并发症及处理

1. 肺动脉破裂和肺出血　是最严重的并发症，常因气囊过度充气或导管长时间压迫肺动脉分支导致。预防措施：气囊缓慢充气，充气量不可超过 1.5ml，尽量缩短测量 PAWP 的时间，测量完毕及时抽尽空气。

2. 心律失常　以室性和房性期前收缩多见，由于导管置入经过右心室时刺激心室壁所致，导管通过心室后可能消失。预防措施：操作者熟练掌握操作技术，动作轻柔，操作中应尽量减少导管尖端在心室停留的时间。操作应在心电监护下进行，如心律失常频发应暂停操作，酌情使用抗心律失常药物。

3. 感染　包括局部和全身感染。由于置管过程中无菌操作不严格或维护不规范所致。预防措施：置管和维护过程中严格无菌操作原则，穿刺点有渗血、敷料卷边时应及时更换无菌敷料。如出现疾病不能解释的寒战、高热、白细胞升高等情况，应考虑导管相关性血流感染，予以拔除导管，并予抗感染治疗。拔出后的导管尖端进行细菌培养。导管留置时间延长,感染发生率升高,患者病情稳定后应尽早拔除导管。

4. **肺栓塞**　导管内血栓形成后脱落进入肺循环及气囊未及时放气均可引起肺栓塞。预防措施:加强冲管,保持管腔通畅;严密监测肺动脉压力和波形;测量 PAWP 后及时抽尽气囊内空气。

5. **气囊破裂**　多见于注入气体过量或充气过猛。预防措施:置管前检查气囊有无漏气,测压时气囊充气应缓慢,充气量不超过 1.5ml,充气时间不超过 20 秒。如发现气囊腔注射器回抽气体不足 1.5ml、无法回抽或回抽到血液提示气囊破裂,后续严禁测量 PAWP,严密观察病情变化。

6. **导管移位**　因导管长达 110cm,露出体外部分 60~70cm,且连接有压力传感器、三通阀等装置,因重力作用患者体位改变时易发生移位。预防措施:妥善固定,避免导管牵拉,定时检查导管刻度和压力波形。如导管发生移位,需根据实际情况评估导管留置的必要性。如需保持导管功能应在严密监测下按无菌原则进行导管位置调整。

(六)操作注意事项

1. 导管标识需清晰,导管肺动脉腔除测压和抽取混合静脉血标本外严禁他用。注射及抽取混合静脉血标本时严禁将气泡注入,以免引起空气栓塞。

2. 压力传感器应始终保持与心脏同一水平(腋中线第 4 肋间水平),在体位变化、测量压力数据前需重新校零。

3. 热稀释法行 CO 测定时应尽量减少误差。

(1)注射液从冰桶取出后立即使用,注射液与患者血液温度温差不小于 10℃。

(2)注液时减少手掌与针管的接触面积;匀速注液,4~5 秒内完成;两次注射之间的间隔应为 60~90 秒,以便获得稳定的温度基线。

(3)在患者呼气末进行注射,以降低误差。

(七)相关知识

1. 漂浮导管结构与原理

(1)导管结构:临床常用四腔漂浮导管(图 1-4-3-2)。导管长 110cm,共有四个管腔,第一管腔开口于导管尖端(远端孔),可以测定所在血管腔或心腔的压力及抽取混合静脉血标本。第二管腔开口于尖端后 30cm 处(近端孔),当导管尖端位于肺小动脉时,此孔位于右心房内,可测量右房压,测量 CO 时,从此腔注入冷生理盐水,此腔亦可作为输液通道。第三管腔与导管尖端的小气囊相通,充气后球囊膨胀,可以携带导管顺血流漂浮,到达肺动脉远端。第四管腔是一条连接导管尖端热敏电阻的导线,热敏电阻距导管尖端约 4cm,用来测定导管尖端周围肺动脉血流温度,以获得热稀释曲线,计算 CO。

(2)CO 测量原理:将冷指示剂(已知温度和设定容量的冷生理盐水)注入右心房,在导管尖端,借助导管热敏电阻记录到血液温度 - 时间变化曲线,计算 CO。如血液温差小,温差消失较快,曲线恢复较快提示 CO 正常或偏高;反之,则提示 CO 降低(图 1-4-3-3)。监护仪分析温度 - 时间变化曲线(热稀释曲线)通过改良的 Stewart-Hamilton 公式计算得到 CO(图 1-4-3-3)。公式如下:

$$CO = [(T_b - T_i) \times V_i \times K] / [\Delta T_b \times dt]$$

(T_b:注射冷指示剂前的血液温度;T_i:注射液温度;V_i:注射液容量;$\Delta T_b \times dt$:热稀释曲线下面积;K:校正常数,根据体重、血液和注射液温度得出)

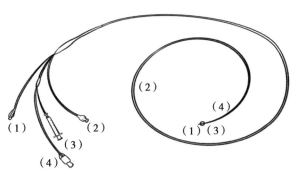

（1）远端孔（2）近端孔（3）气囊及气囊充气孔（4）热敏电阻

图 1-4-3-2　四腔漂浮导管结构示意图

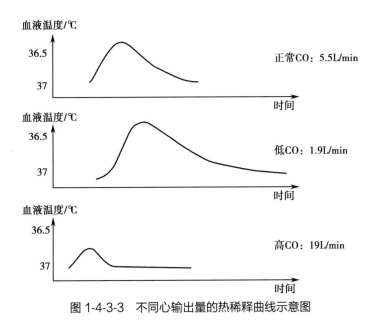

图 1-4-3-3　不同心输出量的热稀释曲线示意图

2. 导管置入途径与深度　漂浮导管穿刺途径可选择颈内静脉、锁骨下静脉、股静脉、肘前窝静脉。最常选择右侧颈内静脉穿刺置入。不同穿刺途径下导管置入位置与深度见表 1-4-3-1。

表 1-4-3-1　导管置入位置与深度

置入位置	至右心房深度 /cm	至肺动脉深度 /cm
颈内静脉	15~20	40~55
锁骨下静脉	10~15	35~50
股静脉	30	60
右前肘窝静脉	40	70
左前肘窝静脉	50	80

3. 血流动力学参数

(1) CO：每分钟心输出量，正常值为 4~8L/min，反映心脏射血功能，是评价心功能的综合指标，受心脏前负荷、后负荷、心肌收缩力和心率的影响。

(2) 心脏指数（cardiac index, CI）：指单位体表面积的 CO，正常值为 2.5~4L/（min·m^2）。CI 是 CO 经单位体表面积标准化后的心脏泵血功能指标，可比性较好。

计算公式：CI =CO/BSA，BSA（body surface area, BSA）为体表面积。

(3) 每搏输出量（stroke volume, SV）：正常值为 60~90ml/ 搏，反映心脏每搏泵血能力，受心脏前负荷、后负荷、心肌收缩力和心率的影响。

计算公式：SV=CO/HR，HR（heart rate, HR）为心率。

(4) 每搏输出量指数（stroke volume index, SVI）：正常值为 30~50ml/（m^2·每搏）。SVI 是经单位体表面积标准化后的每搏量指标。

计算公式：SVI=SV/BSA。

(5) 左室每搏做功指数（left ventricular stroke work index, LVSWI）：正常值为 40~60（g·m）/m^2，是评价左室收缩功能的敏感指标。

(6) 右室每搏做功指数（right ventricular stroke work index, RVSWI）：正常值为 5~10（g·m）/m^2，是评价右室功能的敏感指标。

(7) 肺循环阻力（pulmonary vascular resistance, PVR）：正常值为 40~120（dyn·s）/cm^5，反映右室后负荷大小，肺血管及肺实质病变时可影响其结果，如肺动脉高压、ARDS、肺水肿、肺栓塞等。

(8) 体循环阻力（systemic vascular resistance, SVR）：正常值为 900~1 800（dyn·s）/cm^5，反映左心室后负荷大小，由血管壁张力决定。神经体液因素导致血管收缩与舒张状态改变、血管活性药物使用均可影响其结果。

4. 混合静脉血氧饱和度（SvO_2）：SvO_2 指肺动脉血中血氧饱和度，正常值为 60%~80%。SvO_2 不仅可以反映呼吸功能和氧合状态，还可以表示组织的氧消耗，是综合反映组织氧代谢状态的指标。SvO_2 受 CO、血红蛋白、动脉血氧含量和组织氧耗量等因素的影响。

5. 漂浮导管监测技术进展　Swan-Ganz 球囊漂浮导管通过不断发展与技术革新具备连续 CO 测定、连续 SvO_2 测量等功能，介绍如下。

(1) 连续 CO 测定：其原理是在导管近端设置一个已知温度的电热源，脉冲式加热周围的血液，远端热敏换能器可感知血流的温度变化，与热稀释原理相同。可以连续自动测量 CO，显示 CI、SV、SVI 等参数，具有无需注射、连续、自动、准确等优点。

(2) 连续 SvO_2 测定：基于分光光度反射技术通过光学模块进行测定。一定波长的光线通过导管内的一根光导纤维传到血流经过的导管末端。反射光经由另一根纤维返回到光电探测仪，由于血红蛋白和氧合血红蛋白吸收不同波长的光线，通过反射光即可计算出 SvO_2。

三、漂浮导管监测护理技术规范检查表(表 1-4-3-2～表 1-4-3-3)

表 1-4-3-2　漂浮导管监测护理技术规范核查表

项目	内容	是	部分	否
操作前准备	核对患者信息:姓名、性别、住院号、年龄、身高、体重			
	评估患者意识状态、生命体征、配合程度			
	用物准备齐全、摆放有序、质量合格、在效期内			
操作过程	配制冲管液,连接压力传感器,排气后加压备用			
	开启监护仪有创压力监测通道,连接监护仪、压力传感器与导管管腔			
	压力校零:患者取平卧位或半卧位,压力传感器与患者右心房同一水平,调转三通阀(隔绝导管),进行校零。校零完成后调转三通阀,使传感器与漂浮导管相通(隔绝大气)			
	协助医生完成置管,置管过程中同步观察并记录中心静脉压(CVP)、右房压(RAP)、右室压(RVP)、肺动脉压(PAP)、肺小动脉楔压(PAWP)波形及数值			
	予无菌敷料覆盖并固定导管,近导管处进行二次固定。标识导管名称、内置及外露长度、操作者姓名及留置时间			
	置管后持续监测右房压(RAP)和肺动脉压(PAP)波形及数值			
	热稀释法测定心输出量(CO)及相关指标:进入 CO 监测界面,输入温度探头类型、压力类型、注射量、患者身高、体重等信息;从右心房腔快速注入冷生理盐水,4~5 秒内注射完毕,连续测定 3 次;读取并记录 CO、心脏指数、每搏量、循环阻力、心室做功参数数值			
	混合静脉血标本采集:根据压力波形确定导管的尖端在肺动脉内,严格按照无菌操作技术原则采集血标本(勿采集前段血)并冲洗管腔			
	导管维护:防脱管、防感染、防堵管			
操作后处置	整理床单位,协助患者取舒适卧位			
	再次核对			
	医疗废物分类处理			
	洗手、记录			
	健康教育:勿擅自拔管;活动幅度不宜过大,活动时保护导管,如有疼痛及时告知			

表 1-4-3-3　漂浮导管监测技术操作评估表

项目	好(5分)	一般(3分)	差(1分)
操作过程流畅度			
操作检查熟练度			
人文关怀			

打分说明:

好:操作过程清晰流畅,操作方法正确,动作迅速,数值监测准确,人文关怀到位,操作前后有交流和健康教育。

一般:操作过程基本熟悉,能基本完成操作,操作前后有部分交流和健康教育。

差:操作过程不熟悉,基本不能完成操作,无人文关怀。

四、常见操作错误及分析

(一) 气囊充气后未及时放气

气囊充气监测 PAWP 后未及时放气,可能导致肺动脉栓塞和气囊破裂,是漂浮导管留置过程中的严重并发症。由于操作者违反操作流程,知识缺乏,不了解漂浮导管结构与肺血管解剖关系导致。

(二) 热稀释法测量 CO 操作不规范

注射液温度与患者体温温差过小,未达到 10℃以上;注射速度过慢,大于 5 秒、注射速度不均衡;掌心握住注射器外壁导致注射液温度上升;冰桶内温度与注射液温度不一致等原因导致监测结果误差。主要由于操作者对热稀释法监测 CO 原理理解不透彻、操作不规范导致。

(三) 混合静脉血标本采集错误

可导致 SvO_2 结果错误,可能原因为操作前未确定导管尖端在肺动脉内或抽血管腔选择错误。

五、目前常用训练方法简介

目前漂浮导管训练可使用模型训练,常用模型有全功能静脉穿刺模拟人和局部穿刺模型,可行漂浮导管术训练。穿刺有落空感,可抽出模拟静脉血,可使用其进行穿刺置管练习和基本操作手法的训练。

六、相关知识测试题

1. 患者,男,4 岁。因先天性室间隔缺损,考虑肺动脉高压,需监测肺动脉压力值,此时漂浮导管末端宜放置在

　　A. 在左心房内　　　　　　　B. 在肺小动脉内　　　　　C. 在下腔静脉内

　　D. 在左心室内　　　　　　　E. 在肺动脉主干内

2. 患者,男,45 岁。行右颈内静脉漂浮导管置入术,导管置入过程中监测到高尖波形,血压 25/0mmHg,此时导管尖端的位置可能在

　　A. 在右心房内　　　　　　　B. 在右心室内　　　　　　C. 在肺动脉主干内

　　D. 在肺小动脉内　　　　　　E. 在左心房内

3. 患者,男,50 岁,留置漂浮导管,患者发生体位改变,此时想获得准确的压力值,正确的操作应该是

　　A. 使患者平卧　　　　　　　　　B. 生理盐水冲管

　　C. 确定传感器位置在零点,重新校零　　D. 查看导管刻度

　　E. 气囊充气

4. 患者,男,50 岁,在留置漂浮导管后突发谵妄、躁动。此时该名患者可能出现的漂浮导管相关并发症为

　　A. 导管移位　　　　　　　　　B. 心律失常　　　　　　　C. 导管打折

　　D. 感染　　　　　　　　　　　E. 气囊破裂

5. 患者,53 岁,血压低、心率快,大剂量血管活性药物使用效果欠佳,下列检查中对指导

治疗最有参考意义的是

  A. 心电图检查   B. 有创动脉压监测

  C. 漂浮导管血流动力学监测   D. 中心静脉压监测

  E. 补液试验

  答案：1. E；2. B；3. C；4. A；5. C。

参考文献

［1］中华医学会麻醉学分会.围术期肺动脉导管临床专家共识.临床麻醉学杂志,2009,25 (03): 196-199.

［2］李庆印,陈永强.中华护理学会专科护士培训教材重症专科护理.北京：人民卫生出版社,2018: 416-417.

［3］张波,桂莉.急危重症护理学.4版.北京：人民卫生出版社,2017: 235-236.

［4］赵庆华.急危症临床护理实用手册.北京：人民卫生出版社,2014: 177-183.

［5］黄金,李亚敏.专科护理领域培训全书 急诊分册.长沙：湖南科学技术出版社,2009: 143-146.

［6］中华医学会.临床技术操作规范 急诊医学分册.北京：人民军医出版社,2010: 144-157.

［7］郭加强,吴清玉.心脏外科护理学.北京：人民卫生出版社,2003: 187-190.

［8］徐宏耀,吴信.心脏外科监护.2版.北京：人民军医出版社,2007: 284-287.

第四节　颅内压监测护理技术

一、概述

  颅内压（intracranial pressure, ICP）是指颅腔内容物对颅腔壁所产生的压力。颅内压监测技术分为有创监测和无创监测技术,本章节主要介绍有创颅内压监测护理技术。

  有创颅内压监测根据传感器（探头）不同可分为光纤传导式、压电应变式和气动传感式。光纤传导式颅内压监测是目前应用较多、性能较为理想的有创颅内压监测方式。光纤传导式有创颅内压监测又分为单纯型和脑室型,其中脑室型颅内压监测的传感器探头兼有引流导管,可行颅内压监测和脑脊液引流。将光纤传导式传感器探头安置于颅腔内,可采集颅内动态压力值并转换为电信号,从探头另一端输出至监护设备,以波形或数值形式显示颅内压。颅内压监测是神经重症患者临床救治的核心监测指标之一,本章节内容以介绍光纤传导式颅内压监测护理技术为主。

  有创颅内压监测是需在无菌环境中持续监测的过程,有发生颅内感染、出血等并发症的风险,护理人员应掌握颅内压监测护理技术及相关知识,严格规范实施护理流程,以保障颅内压监测的顺利进行。

二、操作规范流程

（一）适应证

1. 急性重症脑损伤,如颅内出血、脑挫裂伤、脑水肿、脑肿胀、脑积水等。

2. 严重颅内病变。

3. 中枢神经系统感染。

4. 显著颅内压增高。

（二）禁忌证

有严重凝血功能障碍和出血倾向者。

（三）操作前准备

1. 患者的准备

（1）完善检查、检验项目如 CT、磁共振、血常规、凝血功能等。

（2）患者或家属已了解颅内压监测的目的和意义。

（3）签署颅内压监测风险告知书。

2. 物品（器械）的准备

（1）仪器设备：颅内压监测仪及缆线、传感器探头（图 1-4-4-1）、心电监护仪。

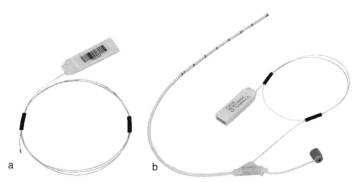

图 1-4-4-1　光纤传导式颅内压监测探头（a. 单纯型；b. 脑室型）

（2）一般用物：换药包（无菌敷料、无菌巾、无菌手套等）、75% 乙醇、络合碘、胶布、记号笔、标识贴；必要时备氧气及急救用物。

3. 操作者的准备

（1）核对患者信息：包括患者姓名、性别、出生年月、住院号。

（2）了解患者有无颅内压监测的相关禁忌证。查看患者 CT、磁共振、血常规、凝血功能等结果。

（3）确认患者或家属已签署颅内压监测风险告知书。

（4）评估患者的意识状态、瞳孔大小及生命体征等情况，有无躁动，必要时予以适度约束及舒适化镇痛镇静。

（四）操作步骤

1. 持续监测

（1）颅内压监测仪连接缆线。

（2）将缆线与患者端探头相连接。

（3）开机，数字化一键调零或确认零点参考值（调整零点参考值与探头记录数值一致）。

（4）设置报警参数。

（5）读数或判读波形。

2. 持续监测护理

（1）体位护理：根据患者病情合理安置体位。如颅高压患者宜抬高床头 15°~30°，以利于颅内静脉回流，减轻脑水肿，降低颅内压。

(2) 伤口护理：伤口敷料保持干燥固定,1~2 天更换。如有渗血渗液及时更换。

(3) 探头护理：观察导线外露长度、植入深度,固定情况,避免探头移位 / 脱出。观察脑室型颅内压监测探头引流管有无扭曲、受压、堵塞等情况。

(4) 病情观察：意识状态、神志、瞳孔、生命体征,引流液速度引起的并发症,仪器监测数值波形变化,有无并发症(感染、出血等)。

3. 操作后处理

(1) 整理床单位。

(2) 再次核对。

(3) 洗手。记录监测结果及脑脊液的颜色、性状、量等。

4. 健康宣教

交代患者及家属保护颅内压监测探头,防止扭曲、折叠或牵拉,避免导管脱出。

(五) 并发症及处理

1. 感染　与有创颅内压监测过程中违反无菌技术操作原则、脑脊液漏、使用特殊药物(如使用免疫抑制剂或大剂量糖皮质激素)、糖尿病或血糖控制不良等相关。主要临床表现为体温异常(体温超过 38℃或低于 36℃)、头痛、颈项强直、脑脊液检查可见典型的炎性、脓性脑脊液性状等。预防措施：①严格遵守无菌技术操作原则；②持续监测过程中,确保脑室型颅内压监测探头导管接口连接紧密无漏液,每日消毒 1~2 次；③保持穿刺处敷料干燥,1~2 天更换,如有渗血、渗液应及时更换。如果怀疑颅内感染,可行脑脊液细菌培养,尽早拔除监测探头,根据情况抗感染治疗。

2. 出血　与患者凝血功能异常或探头植入时损伤有关。主要表现为头痛、意识改变、抽搐等,也可表现为与探头位置相关的新发 / 加重的局灶性神经功能障碍,或影像学等结果证明有病灶内、外出血。预防措施：①操作前评估患者凝血功能；②探头植入时定位准确,操作轻柔。少量出血多可自行吸收,血肿较大时协助医生做好血肿清除的术前准备。

3. 探头移位 / 脱出　与固定不妥、过度牵拉等相关,可导致颅内压监测数值不准确或脑脊液外漏等。预防措施：①采用盘圈的方法妥善保护并固定探头外露部分,避免重力 / 外力牵拉；②操作动作轻柔,减少不良刺激；③必要时舒适化镇痛镇静。如发现探头移位、漏液,协助医生拔管。

4. 脑室型颅内压监测导管管腔堵塞　与血性脑脊液堵塞管腔,或管腔扭曲、反折、受压等相关。主要表现为脑脊液引流不畅(引流管内水柱无波动)、监测数值短时间内明显下降、波形与病情不符等。预防措施：①密切观察脑脊液的颜色、性状、量；②妥善固定和放置,防止受压。

如脑室型颅内压监测导管管腔被血块堵塞,可用手由近心端向远心端挤压导管,如不能清除导管内血块,协助医师采用以下方法处理：①分离导管接口,消毒后用 10ml 注射器连接导管向外抽吸,以将引流管内血块抽出；②如上述方法无法抽出导管内血块,可用无菌生理盐水 10~20ml 以等量置换的方式冲洗导管 2~3 次,大多数情况下可以使导管再通；③经上述方法处理仍未见效者,可用肝素盐水(含肝素钠 50U/ml)5ml 或尿激酶盐水 5ml(内含尿激酶 1 万 ~2 万 U)采用三通负压法注入导管,夹管 2~3 小时后开放引流,直至引流通畅；④若经上述多种方法处理,仍无法疏通导管,建议拔出堵塞导管,如有需要,可在无菌操作下重新放置新的引流管。

（六）操作注意事项

1. 操作者需熟练掌握颅内压监测的护理技术及相关知识。

2. 严格遵守无菌技术操作原则。

3. 有创颅内压监测时间一般 7~14 天。

4. 正确评估病情，识别干扰因素。

（1）如翻身、吸痰时，可出现数值 / 波形变化，动作需轻柔，尽量减少刺激。

（2）患者出现疼痛、躁动、尿潴留、血气胸等情况时，也可出现数值 / 波形变化，应及时查找原因，对症处理。

（3）如出现明显数值 / 波形变化并伴有生命体征、意识、瞳孔等改变，提示颅内水肿，予以降颅内压等紧急处理。

（七）相关知识

1. 颅内压增高的病理因素　颅腔内主要包括脑组织、血液、脑脊液，其体积相对恒定，颅内脑组织是稳定、相对不可压缩的。血液和脑脊液的进出平衡维持颅内压的相对稳定。成人的正常颅内压为 70~200mmH$_2$O，儿童为 50~100mmH$_2$O。在正常的生理条件下，机体对体位、心脏血管的收缩、呼吸节律和肾上腺血管紧张素等引起的 ICP 变化具有调节能力。引起颅内压增高原因可分为五大类：

（1）颅内占位性病变，如颅内血肿、脑肿瘤、脑脓肿等。

（2）脑组织体积增大，如脑水肿。

（3）脑脊液循环和 / 或吸收障碍所致梗阻性脑积水和交通性脑积水。

（4）脑血流过度灌注或静脉回流受阻，见于脑肿胀、静脉窦血栓等。

（5）先天性畸形使颅腔的容积变小，如狭颅症、颅底凹陷症等。

2. 颅内压诊断标准　成人颅内压正常范围 5.26~15mmHg，平卧位时颅内压持续超过 15mmHg 定义为颅内压增高。颅内压增高可分为：轻度 15~20mmHg，中度 21~ 40mmHg，重度 >40mmHg。

3. 常用颅内压监测方法及部位　有创颅内压监测探头植入的部位有脑室内、硬脑膜外、蛛网膜下腔和脑实质内四种（图 1-4-4-2）。

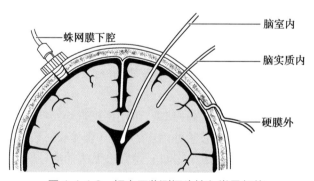

图 1-4-4-2　颅内压监测探头植入常见部位

（1）脑室内压监测：脑室内压监测是将传感器探头植入侧脑室内，用于监测脑室内压力 / 引流脑脊液，是颅内压监测的"金标准"。植入传感器探头时一般选择侧脑室额角穿刺，穿刺孔在冠状缝前 1cm、中线旁 2.5~3cm 交点。切开头皮，行颅骨钻孔及前角穿刺，深度 4~6cm(图 1-4-4-3),穿刺成功进入脑室后,脑室型监测引流管远端行皮下隧道分离潜行约 3cm(图 1-4-4-4),用缝线妥善固定,远端接口与颅内压监测仪缆线连接。如探头位于侧脑室内并引流通畅,颅内压监测仪示波屏上将即刻显示读数或与脉搏同步跳动的压力波形。脑室内监测颅内压的优点是可同时引流脑脊液,起到降低颅内压的作用,还可清除脑室内血肿、防治脑积水;缺点是因穿刺较深易损伤脑组织,感染率较高,且当颅内压急剧增高时,易发生脑室变窄或移位,穿刺和置管的难度相应增大。

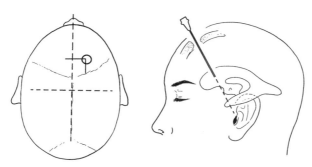

图 1-4-4-3　侧脑室额角穿刺定位及深度示意图

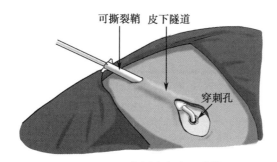

图 1-4-4-4　穿刺孔旁皮下隧道

(2)硬膜外压监测:硬膜外压监测是将传感器直接放置于硬膜与颅骨之间。此方法采用光导纤维微型扣式传感器,按侧脑室前角穿刺术方法,将传感器安置于钻孔下、硬脑膜外。对手术患者,可以将传感器探头置于术区硬脑膜外。这种方法探头安置方便,感染风险下降,损伤较轻,但易引起硬脑膜反应性增厚,因此降低了敏感性,且准确性相对较差。

(3)蛛网膜下腔螺栓监测:颅骨钻孔后将中空螺栓置入蛛网膜下腔,脑脊液充满螺栓后再将压力传递给传感器测压。此法的优点是操作简便,对脑组织损伤较轻,但螺栓易脱落或被堵塞,且易引起感染,临床应用较少。

(4)脑实质内监测:脑实质内监测是将传感器直接插入脑实质内,测量脑实质组织间液的压力,与局部血流量及脑水肿直接相关。该方法降低了感染和颅内出血等风险,但准确性低于脑室内导管法,也不具备引流脑脊液的作用。

(5)无创颅内压监测:目前报道较多的无创颅内压监测技术有经颅多普勒超声(transcranial Doppler, TCD)监测技术、闪光视觉诱发电位(flash visual evoked potential, FVEP)监测技术、双深度经眼眶多普勒超声(two-depth transorbital Doppler, TDTD)技术、视神经鞘直径(optic nerve sheath diameter, ONSD)测量技术、鼓膜位移(tympanic membrane displacement,TMD）技术、耳声发射（otoacoustic emission,OAE）技术、近红外光谱（near-infrared spectroscopy,NIRS）技术、光学相干断层扫描（optical coherence tomography,OCT）技术等。与有创颅内压监测相比,无创颅内压监测技术的精确度相对较差。促进医疗器械协会（Association for the Advancement of Medical Instrumentation,AAMI）指出,相对于有创颅内压监测,无创颅内压测量差异在 ICP0~20mmHg 时为 ±2mmHg、ICP>20mmHg 时为 ±10% 是可以接受的。因此无创颅内压监测不能替代有创颅内压监测,但因其相对经济、适用范围广且并发症少,可为临床决策带来一定参考依据。

三、颅内压监测护理核查表（表 1-4-4-1~ 表 1-4-4-2）

表 1-4-4-1 颅内压监测护理操作技术规范核查表

项目	内容	是	部分	否
操作前准备	核对患者信息:包括姓名、性别、出生年月、住院号			
	评估意识状态、瞳孔大小及生命体征等			
	评估肢体活动情况及配合程度,适当约束,避免躁动			
	评估头部敷料是否干燥完整;显露颅内压探头;探头置入无位移			
	平卧,抬高床头 15°~30°			
	洗手,戴口罩、戴无菌手套			
	用物齐全,摆放有序;备监护设备、氧气及急救药品等			
操作过程	开机			
	仪器妥善放置,连接电源及缆线			
	打开开关键,等待提示消息			
	调节参数			
	监测			
	连接探头,校准"零"参考值			
	按下确定键,显示颅内压			
	读取监测数据			
	调节报警设置			
	菜单选择,如是否打开报警铃、设置报警上下限、选择并进行手动调零等			
操作后处置	整理床单位,协助患者取合适体位			
	再次核对医嘱、患者信息			
	用物分类处置			
	洗手,在护理记录单上准确记录引流液的颜色、性状、量及监测结果			

表 1-4-4-2　颅内压监测护理技术操作评估表

项目	好(5分)	一般(3分)	差(1分)
操作过程流畅度			
操作检查熟练度			
人文关怀			

打分说明:

好:操作过程清晰流畅,操作熟练,方法正确,人文关怀到位。

一般:操作过程能整体完成,操作方法基本正确,能有部分的交流及注意事项的交代。

差:操作过程不流畅,操作粗暴,无人文关怀。

四、常见操作错误及分析

(一) 未正确调零

操作者未按照操作规程进行正确调零,导致监测数值不准确。主要原因在于颅内压监测前未进行或未正确调零。颅内压数值是颅内压力与大气压之间的差值,在测压前首先要将测压装置的压力调到与大气压相等,即"调零",并记录这一数据作为零点参考值。

(二) 探头固定不规范

颅内压监测仪探头导线未妥善固定,导线受压、受牵拉甚至脱出,导致监测效果不佳或中断监测。主要原因是探头导线极细且长,易因重力或外力牵拉而破损、断裂。操作者在固定导线时,未将导线盘圈固定于头顶,平卧或侧卧位时未将导线避开可能受到压迫的枕部和颞部;或者未旁开线圈单独固定探头与缆线连接部位,使导线线圈受到挤压、摩擦或牵拉;协助翻身、起坐等操作时牵拉导线 / 导管;外出检查等需要断开探头与缆线连接部位时未能妥善固定。

(三) 结果误判

操作者对颅内压监测结果判断有误。主要原因是操作者未考虑并准确识别能引起颅内压变化的颅外相关或操作相关的因素,如呼吸道梗阻、躁动、高热、行脑脊液引流期间引流管关闭测压后未及时开放;监测导管留置时间过长、置管过程中反复穿刺、颅内压力过高时引发脑脊液漏、引流袋放置过低等。

五、目前常用训练方法简介

VR 技术目前已被逐渐应用于操作类培训。颅内压监测护理虚拟训练器通过模拟人体颅内压探头与颅内压监测仪的连接设置和操作环境,使得颅内压监测护理学习过程可视化,并具备可参与性,让学员能更好地学习颅内压监测护理的操作技能。模拟虚拟训练系统可创建临床真实急性颅内压增高事件场景,包括空间、人物(如患者,医生,护士长等),各种操作用物及处理药物,不良事件上报系统等。在使用过程中,模拟患者等人物可给予相应的触觉、语言、反应等反馈,不同用物及药物选择均可触发不同的患者结局。通过真实场景演练可使操作更为真实,加深了使用者对操作的感觉体会。同时给学员提供了一个安全的教学环境,可以安全有效地进行全方位训练,提高其对流程规范的熟悉度和迅速处理颅内压增高的反应能力和准确度。

六、相关知识测试题

1. 患者,女,65岁,颅内压监测仪显示为35mmHg,首选的降颅压药物是

    A. 50% 甘油盐水   B. 地塞米松

    C. 乙酰唑胺   D. 20% 甘露醇

    E. 氢氯噻嗪

2. 患者,男,30岁,因重型颅脑损伤行持续颅内压监测,必须采取降压措施的最高临界值是

    A. ICP>15mmHg   B. ICP>20mmHg

    C. ICP>25mmHg   D. ICP>30mmHg

    E. ICP>40mmHg

3. 患者,50岁,车祸6小时后由外院转入。头颅CT显示:右侧额叶、两侧颞叶周围脑组织水肿,中线略左偏,考虑脑挫裂伤。急诊拟"重型颅脑外伤"收治入院,立即行"脑内血肿清除术",术后返回监护室,意识昏迷,瞳孔对光反射消失,GCS评分6分,下列处理**不恰当**的措施是

    A. 镇静   B. 镇痛

    C. 持续颅内压监测   D. 目标体温控制在31~33℃

    E. 维持出入量平衡

4. 患者,男性,62岁,因"突发头痛,伴恶心、呕吐1天,加重伴意识不清6小时"来诊。查体:意识昏迷,双侧瞳孔直径约3mm,对光反射消失,肢体刺痛无反应,血压160/100mmHg,对该患者的一般处理中,下列护理措施**错误**的是

    A. 密切观察意识、瞳孔、血压、脉搏及呼吸等的变化

    B. 频繁呕吐时,予以禁食

    C. 意识不清及咳痰困难者予气管插管或气管切开

    D. 便秘时予高压灌肠,以疏通大便

    E. 静脉补液量以维持出入量平衡为度

5. 患者,女性,58岁,急性颅内压增高,生命体征的改变以下符合的是

    A. 呼吸增快,脉率增快,血压升高   B. 呼吸减慢,脉率增快,血压正常

    C. 呼吸减慢,脉率减慢,血压升高   D. 呼吸正常,脉率减慢,血压下降

    E. 呼吸增快,脉率正常,血压下降

    答案:1. D;2. B;3. D;4. D;5. C。

参考文献

[1] 王春英,徐军,房君.实用护理技术操作规范与图解护理技术操作规范与图解.杭州:浙江大学出版社. 2015: 475-477.

[2] 中华医学会神经外科学分会.中国神经外科重症管理专家共识(2020版).中华医学杂志,2020, 100 (19): 1443-1458.

[3] 格林柏格.神经外科手册.8版.赵继宗,译.南京:凤凰科学技术出版社,2017: 1035-1043.

[4] 陈茂君,蒋艳,游潮.神经外科护理手册.2版.北京:科学出版社,2015: 21-36.

［5］陈茂君,段丽娟,李莉.神经外科护理难点突破.成都:四川大学出版社,2020: 3-8.

第五节　体外膜氧合护理配合技术

一、概述

体外膜氧合(extracorporeal membrane oxygenation,ECMO),又称体外生命支持技术,是一种可经皮置入的机械循环辅助技术,它通过循环血流泵与体外氧合器为核心组成的人工体外循环装置,进行替代性气体交换支持和循环支持。1953 年人工心肺机的发展标志着心肺支持技术的开端。1975 年美国医生 Bartlett 首次成功地用 ECMO 救治 1 例患持续性胎儿循环的新生儿。目前该技术多用于常规生命支持无效的各种急性循环和(或)呼吸衰竭。按照ECMO 支持的方式和目的,可分为 V-A 模式即静脉到动脉(venous-arterial ECMO,VA-ECMO)、V-V 模式即静脉到静脉(veno-venous ECMO,VV-ECMO)两种(图 1-4-5-1)。V-V 模式仅具有呼吸辅助作用,而 V-A 模式同时具有循环和呼吸辅助作用,ECMO 方式应根据病因、病情选择。

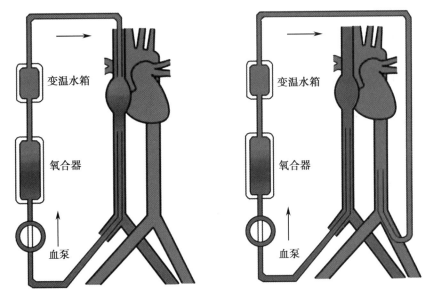

图 1-4-5-1　VV-ECMO 和 VA-ECMO

二、操作规范流程

(一)适应证

1. V-A 模式

(1)心脏术后不能脱离体外循环机的患者。

(2)准备做心脏手术、心室辅助装置植入术、心脏移植患者。

(3)可恢复的心肌病变致心源性休克患者,如心肌炎、冠状动脉暂时性痉挛患者。

(4)肺栓塞患致休克患者。

(5)急性心梗伴心源性休克患者。

(6)暴发性心肌炎患者。

(7)感染性休克。

(8)其他心源性休克患者。

2. V-V 模式

(1)急性呼吸窘迫综合征患者严重缺氧时。

(2)新生儿肺部疾患引起的呼吸衰竭。

(3)准备进行肺移植的患者。

(二) 禁忌证

1. V-A 模式

(1)没有恢复或移植可能的慢性心脏疾病。

(2)院外心脏停搏伴长时间低血流。

(3)严重主动脉瓣反流或 A 型主动脉夹层。

(4)对治疗无反应的脓毒性休克。

(5)无法控制的代谢性酸中毒。

(6)中枢神经系统损伤。

2. V-V 模式

(1)没有恢复或移植可能的慢性肺部疾病。

(2)不可恢复的中枢神经系统损伤。

(3)不可治疗的疾病或疾病终末状态。

(4)严重凝血功能异常。

(5)颅内大出血。

(6)多器官功能障碍综合征。

(7)重度免疫抑制。

(三) 操作前准备

1. 患者的准备

(1)完善检验项目,如血细胞比容、血小板、纤维蛋白原、抗凝血酶Ⅲ活性、白蛋白。

(2)患者或家属了解治疗的目的及意义。

(3)签署 ECMO 置管及治疗风险告知书。

(4)必要时备皮。

2. 物品(器械)的准备

(1)仪器设备:ECMO 主机及电源线、手摇泵、空氧混合器、水箱、水箱自循环接头,彩色多普勒超声仪,床旁输液工作站(多组输液泵、注射泵)。操作前主机需通过自检,其他部件如气源接口、IT 电源、中心供气/供氧接头处于良好备用状态。

(2)物品

1)ECMO 套包:根据治疗模式,选择与机型匹配的 ECMO 体外循环套包(氧合器、离心泵泵头、管路、台上包、阻断钳、无菌剪、预冲袋、废液袋等)。

2)穿刺用物:体外循环插管及穿刺附件(型号合适的灌注管、引流管)、远端灌注管、无菌导管鞘及导丝、一次性使用中心静脉导管、一次性穿刺包(穿刺针、过滤器、5ml 及 20ml 注射器、无菌注射针 6#、7#、消毒液刷)、缝合包(无菌钳、无菌持针器、无菌碗、无菌弯盘、一次性使用刀片及无菌针线)、无菌巾包(孔巾、大单)、无菌手术衣、无菌外科手套、聚维酮碘、75% 乙醇等。

3) 药物准备: 复方氯化钠注射液 1 500ml、10% 利多卡因 100mg、0.9% 氯化钠注射液 500ml+ 肝素钠注射液 6 250U(穿刺使用)、0.9% 氯化钠注射液 5ml+ 肝素钠 6 250U(全身肝素化用)、0.9% 氯化钠注射液 49ml+ 肝素钠注射液 6 250U(维持抗凝用)、灭菌注射用水 1 500ml(水箱用);必要时准备镇痛镇静药物、肌松药物。

4) 其他用物: 扎带枪、耦合剂、彩色多普勒超声仪、超声保护套、ECMO 监护记录单、注射泵、减压敷料、抗过敏透气弹性胶布、弹力绷带、光源如手电筒,必要时备剃毛器、电插板等。

3. 操作者的准备

(1) 核对患者信息: 包括患者姓名、性别、住院号、出生年月等。

(2) 了解患者有无 ECMO 的相关禁忌证,查看患者血常规、凝血功能、肝功能等检验结果。

(3) 确认患者或家属已签署 ECMO 置管及治疗同意书。

(4) 评估患者意识状态、配合程度、心肺功能及置管部位。

(5) 询问患者既往有无皮肤消毒剂过敏史。

(6) 向患者或家属做好解释工作。

(7) 患者取合适体位,充分暴露穿刺部位。

(8) 全身肝素化: 置管前根据个体化抗凝方案给予首剂肝素,活化凝血时间(activated clotting time,ACT)150~200 秒。

(四) 操作步骤

1. 连接电源　连接 ECMO 主机电源开机,正确摆放 ECMO 各部件位置。

2. ECMO 预冲(图 1-4-5-2)。

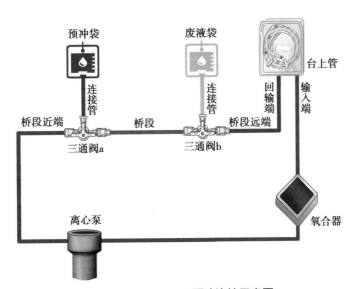

图 1-4-5-2　ECMO 预冲连接示意图

(1)洗手;戴无菌手套。

(2)开包:打开 ECMO 套包(注意:勿打开台上管包装),检查各部分是否完好,确认管道各接口、密封帽、三通连接紧密。

（3）连接离心泵泵头：将泵头和导管连接紧密，用扎带枪结扎双固定。

（4）固定氧合器：将氧合器和管路固定在机器专用固定架上。

（5）将预冲系统出入管路分别连接主管路：

1）连接预冲袋连接管与主管路三通阀a：复方氯化钠注射液1 500ml加入预冲袋，悬挂至高于氧合器60cm的输液架；充分消毒后连接预冲袋和预冲连接管，排气后夹闭并连接至主管路靠近泵头处的三通阀a，三通阀a保持开放。

2）连接废液袋连接管与主管路三通阀b：预冲连接管连接废液袋，悬挂至高于氧合器60cm的输液架；连接三通阀b，使预冲连接管和主管路相通，三通阀b保持开放。

3）阻断钳夹闭桥段。

（6）桥段近侧及泵头排气：打开氧合器排气孔黄色密封帽，打开预冲连接管的罗伯特夹，排尽桥段近侧和泵头的空气；夹闭泵前、泵后管路。

（7）安装泵头：涂抹耦合剂，安装泵头至离心泵。

（8）氧合器及管路排气：根据机器提示完成ECMO夹闭测试和流量校零。调主机转速至2 000r/min，打开泵前、泵后管路，继续排尽泵头、氧合器和管路内气泡。

（9）桥段远侧排气：排尽桥段远侧气体，使预冲液回流至废液袋；调主机转速至0r/min（避免预冲袋被抽空导致管路进气），夹闭废液袋预冲连接管罗伯特夹，与废液袋分离并连接至预冲袋上，打开预冲连接管的罗伯特夹。

（10）循环排气：转速调至3 000r/min（流量≥4L/min），直至整个循环管路空气排尽；打开桥段阻断钳，转速调至4 000r/min（流量≥6L/min），此时形成预冲大循环，反复排尽小气泡，确保整套管路气体排尽。

（11）撤预冲液：黄色密封帽密封氧合器排气孔；调主机转速至0r/min，阻断钳夹闭主管路输入端和回输端；关闭预冲连接管和主管路间的两个三通阀（主管路和外界不相通），夹闭罗伯特夹并分离预冲连接管和主管路，三通阀处接肝素帽并用胶带密封。

3. 床旁准备

（1）连接氧气源、空气源、IT电源、水箱电源，确认仪器处于上机前状态（阻断钳夹闭输入端和回输端管路，仪器转速为0）。

（2）连接水箱：水箱加灭菌注射用水至水位最高线，连接水箱至氧合器，调整合适温度（35℃~37℃）。

（3）连接气源：去除氧合器进气口上密封帽，氧气管一端接氧合器进气口，另一端接空氧混合器。

4. 建立循环通路 置管后，协助者打开台上管包装，用无菌阻断钳夹闭输入、回输两端，使用无菌剪刀剪断管路，分别用生理盐水注满管路，迅速连接患者端输入、回输管路，避免气泡进入。

5. 上机治疗 双人确认管路连接无误后，置管者打开输入端阻断钳；协助者打开氧合器前后的阻断钳。调主机转速至1 500~2 000r/min，置管者打开回输端阻断钳。引血上机，开始治疗，逐渐调节各参数至目标值［心脏支持：成人血流量3L/（m²·min）或60ml/（kg·min）；气体流速：血流速=1∶1；FiO_2=0.5~0.6。呼吸支持：成人血流量60~80ml/（kg·min）；气体流速：血流速=2∶1~1∶1；FiO_2=0.6~1.0］。

6. 治疗过程中密切观察生命体征及病情变化。

7. 根据病情需要调整呼吸机参数。保护性通气策略：$P_{plat} < 25cmH_2O$，FiO_2 0.3~0.4，PEEP 5~15cmH$_2$O。

8. 维持抗凝　首剂肝素后 30~60 分钟，肝素持续泵入 500~750U，维持 ACT 150~200 秒。

9. 导管定位　床旁 X 片或 B 超确认导管尖端位置，记录导管置入深度。

10. 固定导管　缝线分别固定体外循环插管；导管接触皮肤部分垫减压敷料，胶带固定；管路接口处用扎带枪进行双固定，确保管路连接紧密。

11. 上机操作后处理

(1)协助患者取舒适体位，抬高床头 30°~45°，并保持头部处于正中位置，整理床单位。

(2)再次核对医嘱、患者信息。

(3)洗手，记录 ECMO 监护记录单。

(4)分类处置医疗废物。

12. 健康宣教

(1)告知患者已顺利上机，减轻患者或家属的焦虑。

(2)嘱患者活动时避免置管侧肢体过度弯曲，导致导管移位、打折或脱出。

(3)给予患者心理护理，有任何不适及时告知。

13. 体外膜氧合过程中持续监测护理

(1)ECMO 参数：每小时监测 ECMO 转速、血流速、压力指标变化。

(2)抗凝监测：观察管路中血液的颜色，是否有氧合器及管路血栓形成情况。肝素抗凝上机后每 2 小时监测 ACT，稳定后每 4 小时监测 ACT；每次调整肝素泵入速度后 2 小时监测 ACT。

(3)生化指标监测：每 4~6 小时监测动脉血气分析，VA-ECMO 模式每日监测混合静脉血氧饱和度；每日监测血常规、肝功能、凝血功能；注意尿色变化，必要时完善尿常规。

(4)神经系统：注意观察神志瞳孔变化，Glasgow 昏迷评分、疼痛和镇静评分。

(5)呼吸系统：连续监测患者的呼吸状态，包括呼吸频率、节律、呼吸音，观察有无呼吸窘迫。

(6)循环系统：严密观察患者心率、血压等；观察肢体是否温暖、末梢颜色(红润、灰暗、花斑)、尿量和毛细血管充盈时间、有无水肿等。

14. 撤机

(1)评估患者心肺功能，并进行撤机试验，符合撤机条件。

(2)评估患者血管内无血栓形成。

(3)核对患者信息：包括患者姓名、性别、住院号、出生年月等。

(4)准备用物：无菌换药包、缝合包、无菌剪刀、无菌棉垫、阻断钳、弹力绷带、无菌外科手套、聚维酮碘、75% 乙醇、1~2kg 沙袋。

(5)撤机前 30~60 分钟停肝素。

(6)夹闭引流管、灌注管，停机。

(7)经皮穿刺置管可直接拔管，无菌纱布覆盖，按压穿刺点 30 分钟；手术切开置管需行缝合术，拔管后需要按压 1 小时以上。

(8)观察穿刺点无出血，消毒，无菌纱布覆盖，弹力绷带加压包扎，沙袋压迫止血 24 小时。

15. 撤机后处理

(1)抬高床头 30°~45°，协助患者取舒适体位，整理床单位。

（2）分类处置医疗废物。

（3）洗手，记录。

（五）并发症及处理

1. 出血　由于 ECMO 持续运行序贯激活凝血 - 抗凝 - 纤溶机制，血小板和凝血因子病理性消耗导致凝血障碍，全身肝素化同时增加了出血风险，是 ECMO 最常见的并发症之一。表现为手术或插管部位出血、颅内梗死或出血、肺出血等。预防措施：①评估患者血小板计数、血细胞压积、ACT 等凝血指标；②尽可能避免不必要的穿刺及侵入性操作；③密切观察有无出血倾向及神志瞳孔变化，警惕颅内、肺、消化道出血等；④操作时动作轻柔，注意保护伤口及穿刺点，避免因操作造成损伤，诱发或加重出血。一旦发生，根据出血情况及时调整抗凝方案，给予相应止血措施。

2. 肢端循环障碍　与导管置入后管腔狭窄及 VA-ECMO 运行过程中回输端灌注血流逆向导致肢端血供不足有关，多见于下肢穿刺端。早期表现为穿刺肢端疼痛、麻木、皮肤花斑、动脉搏动减弱或消失等，严重时可导致肢体溃疡或坏死。预防措施：密切监测穿刺肢端的皮肤颜色、温度，动脉搏动等变化；有无局部疼痛、麻木等情况；必要时行血管 B 超检查。一旦出现肢端缺血现象，应尽早放置远端灌注管；调整抗凝方案预防血栓。

3. 感染　最常见的并发症之一。由于血管内导管管径粗、留置时间长，有创操作多，患者机体抵抗力低下，大量输血等因素导致。常表现为穿刺部位感染、肺部感染、导管相关血流感染、泌尿系统感染、真菌感染等。预防措施：严格遵守无菌操作技术原则，加强手卫生；尽量缩短 ECMO 治疗时间；置管处保持敷料干燥，如有渗血渗液及时换药；加强气道管理；尽早开展营养治疗等。

4. 溶血　ECOM 运行过程中，由于过高的剪切应力如负压抽吸、血泵挤压或血栓形成等因素导致不同程度的红细胞破坏形成溶血。主要表现为头晕、恶心、呕吐、腰背部剧烈疼痛，后期可发生血红蛋白尿（酱油色小便）、黄疸等。预防措施：密切观察并记录患者出入水量及尿液的颜色、量等；监测患者血红蛋白浓度和血浆中游离血红蛋白浓度等指标；定期检查 ECMO 管路有无打折、堵塞及血凝块；合理设置 ECMO 转速，控制流量，维持输入端负压 <40mmHg。一旦发生，应立即通知医生。

5. 环路血栓形成　由于血液持续接触 ECMO 环路材料激活内源性、外源性凝血途径或因抗凝不足所致。可发生在 ECMO 环路任何部位，常见于氧合器和桥段。如听诊器听到离心泵异常响声，或用光源检测体外循环管路和氧合器时可见颜色深暗且不移动的区域，应怀疑血栓形成。预防措施：①密切监测凝血功能，根据凝血状态及时调整抗凝剂剂量，输注红细胞、血小板等应加强抗凝；②选择肝素涂层管路；③维持 ECMO 循环足够的血流量；④密切观察 ECMO 循环系统内有无血栓形成。如怀疑发生环路血栓，立即报告医生。

（六）操作注意事项

1. 操作者需接受过 ECMO 相关专业培训与考核。

2. 操作前

（1）建立 ECMO 用物准备清单，严格按要求准备相关用物，并进行双人核对。

（2）静脉通路应避开患者置管部位，选择在对侧肢体开放静脉通路以便于给药。最好备三个以上的静脉通路。

（3）留置动脉置管进行有创血压监测，备好足够的输液泵注射泵及管路。

(4)操作环境应宽敞,将不必要物品移走,保证有足够的操作空间。备足够的电源插座。

3. 操作中

(1)检查管路有效期和包装,严格执行无菌操作。

(2)打开 ECMO 套包时注意严禁打开台上管包装。

(3)管路接口处双扎带固定,连接紧密。

(4)确保管路内无气泡。

4. 上机后

(1)严密观察患者生命体征。

(2)严密监测 ECMO 运转,及时处理机器报警。

(3)每班监测动脉穿刺侧肢体的小腿围并与对侧相比较,注意有无缺血、僵硬、发白、花斑等。

(七) 相关知识

1. VV ECMO　主要用于体外呼吸支持,经静脉将静脉血引出经氧合器氧合并排出二氧化碳后泵入另一静脉。通常选择股静脉引出,颈内静脉泵入,也可根据患者情况选择双侧股静脉。适合单纯肺功能受损,无心脏停跳危险的患者。VV-ECMO 只部分代替肺功能,因为只有一部分血液被提前氧合,并且管路存在重复循环现象,即部分血液经过 ECMO 管路泵入静脉后又被吸入 ECMO 管路,重复氧合。

2. VA ECMO　是一种同时支持心肺功能的连接方式,从静脉引出静脉血,经氧合器氧合并排出二氧化碳后,泵入动脉。适合心功能衰竭、肺功能严重衰竭并有心脏停跳可能的患者。VA-ECMO 的体外循环管路与心肺并联,运转过程会增加心脏后负荷,并减少流经肺的血流量,长时间运行可出现肺水肿甚至粉红泡沫痰。另外,心脏完全停跳时,V-A 模式下心脏血液滞留,容易产生血栓,导致不可逆损害。

3. 三部位置管　是一种比较新颖的 ECMO 模式,通常在 VV-ECMO 或者 VA-ECMO 基础上连接一根新的管路。三部位插管 ECMO 一般分为 VVA 或者 VAV 模式。

(1)VVA-ECMO:在大体重患者使用了较小的插管的时候,ECMO 的流量受到影响。这种情况下可以在 VA-ECMO 的基础上再增加一根静脉引流管(两根静脉引流管,一根灌注管)(图 1-4-5-3),这样可以提高 ECMO 的流量。

(2)VAV-ECMO:当患者同时合并心肺衰竭的时候,VA-ECMO 辅助患者可能存在上半身缺氧的情况,这种情况下可以在 VA-ECMO 的基础上再增加一根灌注管(一根引流管,两根灌注管,分别注入股动脉和右心房)(图 1-4-5-4),起到心肺联合支持的作用。

4. $ECCO_2R$ 技术(二氧化碳去除技术)　二氧化碳去除技术主要应用于避免严重的高碳酸血症,可分为 VV 和 AV 两种模式。

(1)VV 模式:通常使用双腔插管置于颈静脉,血液通过离心泵的驱动经氧合器去除 CO_2 后再回到患者体内。

(2)AV 模式:通常要求两根插管分别置入股动脉和颈静脉,心脏作为驱动泵,血液经氧合器去除 CO_2,再回输患者体内。

5. 护理要点

(1)规范记录:监测 ECMO 的转速及流量,保持 ECMO 血流速度稳定。

(2)压力监测。

1)泵前压力:泵前压力为血液从静脉导管引流出体外的压力,反映引流是否通畅,如果出现引血不畅可出现泵前管路抖动,泵血量流下降或流量不稳定,并且可能导致溶血。引流不畅的原因包括体位、输入端导管位置、患者血容量等,应及时告知医生并予以调整。

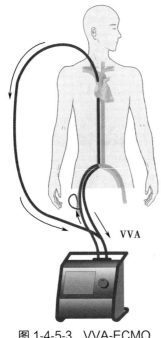

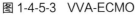

图 1-4-5-3　VVA-ECMO

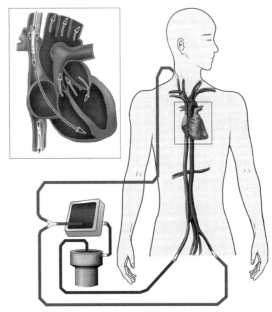

图 1-4-5-4　VAV-ECMO

2)氧合器前压力:氧合器前压力一般不超过 300mmHg,压力过高提示氧合器内有血栓形成,可造成溶血,当氧合器前压力过高时应考虑更换氧合器。

3)机械通气及气道护理:ECMO 可以满足患者的氧供,ECMO 辅助期间采用保护性肺通气肺复张策略,保持吸氧浓度小于 50%,气道峰压小于 30mmHg,控制呼吸频率 10~12 次 /min,PEEP 10~15mmHg。密切监测并记录潮气量、气道峰压、平台压、气道阻力及呼吸系统顺应性等。予以俯卧位通气,并加强翻身、拍背、加强气道湿化、及时清除呼吸道分泌物。

(3)管道护理:留置股静脉、股动脉或股静脉、颈静脉后,护士应在导管缝合固定的基础上消毒、无菌敷料覆盖后再次胶布固定导管。每班交接检查穿刺点,有渗血时应及时消毒更换无菌敷料;测量导管外露长度,检查固定情况,防止导管移位脱出。

(4)皮肤护理:维持患者的皮肤完整性对于防止并发症和改善患者转归具有重要意义。每天进行全身擦浴,经常变换体位,避免局部组织受压灌注不足。根据病情确定翻身间隔时间,翻身时注意动作轻柔。同时进行皮肤检查,包括静脉通路及 ECMO 插管部位皮肤完整性,容易受压部位如枕后、骶尾部、足跟部等,观察有无皮肤破损或灌注不足征象,给予有效减压保护,卧气垫床,保持床单整洁,防止患者皮肤潮湿。

6. 患者转运

(1)转运或检查前备好相关用物,备好阻断钳和外出检查箱。

(2)氧气瓶测压,保证充足的氧气供应。

(3)ECMO 主机 UPS 电源性能良好,确保转运或检查过程中电量充足。

(4)手摇泵性能良好,位置合适,固定牢固。

（5）水箱性能良好。

7. 清洁消毒　确认主机关机并断开电源,断开氧气源,空气源,空氧混合器归零,断开水箱,水箱倒置 15 分钟,水箱和管路中灭菌用水倾倒干净后将水箱接头滚珠处涂抹石蜡油,水箱管道末端用专用金属接头连接成回路备用。使用 75% 乙醇、3% 过氧化氢、0.5% 次氯酸钠等消毒试剂擦拭消毒,从上至下 ECMO 主机、各传感器、空氧混合器、各线缆、移动车、水箱等,消毒完成将线缆缠绕固定,各部件严格消毒,摆放有序,移至仪器室定点放置、备用。

三、体外膜氧合护理配合技术规范检查表（表 1-4-5-1～ 表 1-4-5-2）

表 1-4-5-1　体外膜氧合护理配合技术操作核查表

项目	内容	是	部分	否
操作前准备	核对患者信息			
	了解患者有无 ECMO 的相关禁忌证,查看相关检验结果			
	确认患者或家属已签署 ECMO 置管及治疗同意书			
	评估患者意识状态、配合程度、心肺功能及置管部位			
	询问患者既往有无皮肤消毒剂过敏史			
	向患者或家属做好解释工作			
	患者取合适体位,充分暴露穿刺部位			
	全身肝素化:给予首剂肝素			
操作步骤	连接 ECMO 主机电源,开机,正确摆放 ECMO 各部件			
	洗手,戴无菌手套			
	打开 ECMO 套包,确认管道各接口、密封帽、三通连接紧密			
	连接离心泵泵头			
	固定氧合器			
	分别连接预冲袋连接管、废液袋连接管与主管路三通阀;阻断钳夹闭桥段			
	桥段近侧及泵头排气			
	安装泵头			
	氧合器及管路排气			
	桥段远侧排气			
	循环排气			
	撤预冲液			
	连接氧气源、空气源、IT 电源、水箱电源,确认仪器处于上机前状态			
	连接水箱、连接气源			
	建立循环通路:置管成功后协助连接管路			

续表

项目	内容	是	部分	否
操作步骤	双人确认管路连接无误,置管者打开输入端阻断钳;协助者打开氧合器前后的阻断钳			
	调主机转速,置管者打开回输端阻断钳			
	引血上机,开始治疗,逐渐调节各参数至目标值			
	治疗过程中,密切观察生命体征及病情变化			
	根据病情需要调整呼吸机参数,保护性通气策略			
	维持抗凝,肝素持续泵入			
	导管定位:床旁 X 片或 B 超确认导管尖端位置,记录导管置入深度			
	固定导管:缝线分别固定体外循环插管;导管接触皮肤部分垫减压敷料;胶带固定;管路接口处用扎带枪进行双固定,确保管路连接紧密			
	患者取合适体位,抬高床头 30°~45°,并保持头部处于正中位;整理床单位			
	再次核对医嘱、患者信息			
	洗手,记录			
	正确处理医疗废物			
	健康宣教:告知患者已顺利上机,减轻患者或家属的焦虑;嘱患者活动时避免置管侧肢体过度弯曲,导致导管移位、打折或脱出;给予患者心理护理,如有任何不适及时告知			
	持续监测护理:ECMO 参数、抗凝监测、生化指标监测、神经系统、呼吸系统、循环系统			
	撤机			
	评估患者心肺功能,符合撤机条件并进行撤机试验			
	评估患者血管内无血栓形成			
	核对患者信息			
	准备用物			
	撤机前 30~60min 停肝素			
	夹闭引流管、灌注管,停机			
	如患者病情稳定,经皮穿刺置管可直接拔管,无菌纱布覆盖,按压穿刺点 30min;手术切开置管需行缝合术,拔管后需按压 1 小时以上			
	观察穿刺点无出血,消毒,无菌纱布覆盖,弹力绷带加压包扎,沙袋压迫 24h			
操作后处理	抬高床头 30°~45°,协助患者取合适体位,整理床单位			
	正确处理医疗废物			
	洗手,记录			

表 1-4-5-2　体外膜肺氧合护理配合技术操作评估表

项目	好(5)	一般(3)	差(1)
操作过程流畅度			
操作检查熟练度			
人文关怀			

打分说明:
好:操作过程清晰流畅,检查熟练,预冲、安装、连接及撤机方法正确。人文关怀到位。
一般:操作过程能整体完成,检查不熟练,预冲、安装、连接及撤机方法基本正确。
差:操作过程能基本完成,检查不熟练,预冲、安装、连接及撤机方法不正确。人文关怀不到位。

四、常见操作错误及分析

(一) 未按流程完成主机校零

操作者在开机后未按流程进行校零,导致上机后流量转速不准确,影响对患者病情的判断。主要原因是上机流程不熟悉,未按照正确流程进行预冲,导致 ECMO 流量转速不准确。

(二) 环路预冲不彻底

操作者预冲环路预冲不彻底,导致环路及氧合器进入空气,气泡校零无法通过,机器无法正常运行。主要原因是预冲液液量不足、管路连接松动、三通阀及密封帽未拧紧;未打开氧合器排气孔黄色密封帽;未将废液袋上的预冲管路分离并连接至预冲袋,导致空气进入管路。

(三) 空氧混合器安装不到位

操作者安装空氧混合器不到位,导致 ECMO 上机后无法提供足够的氧气于环路中。主要原因是空氧混合器空气及氧气管路插头未全部插入供气供氧端,空氧混合器漏气,空氧混合器氧气流量及气体流量开关未打开,导致患者因缺氧而加重病情。

五、目前常用训练方法简介

体外膜氧合技术是复杂而且高风险的有创操作,需要调动大量卫生资源,其金钱和时间的消耗往往不可预计。为了让 ECMO 技术能够做到安全、经济、有效,实施医疗单位必须满足必要的标准,实施 ECMO 的医疗团队必须经过一系列的专业训练。

1. 模型训练　根据患者需要的模式对 ECMO 管路的预充过程进行演练,从而保证 ECMO 准备过程安全快速。在培训预充之前应掌握严格的无菌操作技术和消毒技术。ECMO 的预充过程培训包括两个基本部分:第一个是达到预充目的的预充步骤;第二个是完成整个预充过程的速度。由于 ECMO 过程常常是在紧急情况下进行,而且没有多余的时间进行重复检查,所以预充过程应该无差错并且快速完成。完成预充工作的人员必须掌握预充中每一个步骤的目的和要求。在允许专业人员进行单独预充前必须能够准确地完成整个预充过程,而且每一个步骤在规范时间内完成。经常性的演练预充技术可以保持准确性和速度。

动物实验应该根据各医院的动物关怀指南进行。利用动物实验来模拟 ECMO 患者连续数天的管理过程。每个培训对象应该参与 4~8 小时间隔的轮班。参与实验的人数必须限制以保证每个培训对象都能够亲手进行每个操作,如加入血液制品,静脉用药,血气分析,ACT 检测和其他实验室采样。每个培训对象应该能够调节泵的参数从而观察对动物的效果。可以通过监测 ACT,调节肝素用量取得肝素管理的感性认识;可以进行医嘱和医学文书模拟记录等。

2. 虚拟训练 VR 技术目前已被逐渐应用于操作类培训。ECMO 管路可在非临床状态下安装、预充和运转,可以通过虚拟训练器通过模拟人体静脉穿刺、置管操作环境以及实际临床运转过程中的许多情况的发生。虚拟训练的人数不能多,以满足参与的每个人都有机会亲手操作。训练过程包括基础培训过程和紧急情况的演练。基础培训过程包括对所有设备的性能、管路各组成部分和功能、报警设置以及如何进行管路设备安全检查,基本故障排除等。紧急情况的演练如排出静脉或动脉管路内的气体、夹闭 ECMO 系统,使用手摇泵。培训负责人应该观察并评估每个培训对象能够在模拟紧急情况下完成操作的能力。

六、相关知识题测试

1. 患者张某,36 岁,女,诊断为重症肺炎呼吸衰竭,VV-ECMO 上机辅助,ECMO 运转期间出现氧合器功能下降,此时患者可能会出现(　　)。

　　A. 氧耗增加　　　　　　　　　　　　　B. 指脉氧下降

　　C. ECMO 流量下降　　　　　　　　　　D. ECMO 流量上升

　　E. ECMO 转速下降

2. 患者朱某,46 岁,男,诊断为心源性休克,VA-ECMO 上机辅助,现患者辅助流量 3.5L/min,血压 132/78mmHg,现考虑撤机,下列合理的步骤是(　　)。

　　A. 降低气体氧浓度　　　　　　　　　　B. 降低气体流量

　　C. 增加气体流量　　　　　　　　　　　D. 降低 ECMO 流量

　　E. 增加 ECMO 流量

3. 患者刘某,女,诊断为暴发性心肌炎,心源性休克,VA-ECMO 上机辅助,测量患者的指脉氧应该选择监测部位是(　　)

　　A. 右上肢　　　　　　　　　　　　　　B. 右下肢

　　C. 左上肢　　　　　　　　　　　　　　D. 左下肢

4. 患者李某,男,45 岁,诊断为重症肺炎呼吸衰竭,VV-ECMO 上机,现引流管血液颜色较之前偏红,且血氧饱和度有下降趋势,处理措施正确的是(　　)。

　　A. 缩短引流管尖端与灌注管尖端的距离

　　B. 增加引流管尖端与灌注管尖端的距离

　　C. 更换更细型号灌注管

　　D. 更换更粗型号灌注管

　　E. 增加 ECMO 的流量

5. 患者王某,女,31 岁,VA-ECMO 辅助,监测时发现左上肢指脉氧 98%,右上肢指脉氧 85%,出现在这种情况的原因是(　　)

　　A. 患者心脏功能差　　　　　　　　　　B. 患者肺功能较差

　　C. 没有脉压差　　　　　　　　　　　　D. ECMO 流量太大

　　E. ECMO 流量太小

　　答案：1. B；2. D；3. A；4. B；5. B。

参考文献

［1］侯晓彤，杨峰，童朝晖，等.中国开展成人体外膜肺氧合项目建议.中华危重病急救医学，2014，26 (11): 769-772.

［2］刘大为.实用重症医学.2 版.北京：人民卫生出版社，2017.

［3］MANDAWAT A, RAO S V. Percutaneous mechanical circulatory support devices in cardiogenic shock. Circ Cardiovasc Interv, 2017, 10 (5): e004337.

［4］KARAGIANNIDIS C, BRODIE D, STRASSMANN S, et al. Extracorporeal membrane oxygen-ation: evolving epidemiology and mortality. Intensive Care Med, 2016, 42 (5): 889-896.

［5］中国医师协会体外生命支持专业委员会.成人体外膜氧合循环辅助专家共识.中华重症医学电子杂志，2018, 4 (2): 114-122.

［6］龙村.ECMO：体外膜肺氧合.北京：人民卫生出版社，2016.

［7］侯晓彤.体外生命支持理论与实践.北京：科学出版社，2017: 18.

［8］邵小平，杨丽娟，叶向红，等.实用急危重症护理技术规范.上海：上海科学技术出版社，2019: 130

［9］KRISA V M, KEVIN P L, GILES P, JOSEPH BZ. ECMO：危重病体外心肺支持.3 版.李欣，王伟，译.北京：中国环境科学出版社，2011: 202.

［10］CONSTANCE, RICKELMANN, DIANE J. Incorporating safe patient-handling techniques to mobilize our most complex patients on Extra Corporeal Membrane Oxygenation. Critical Care Nursing Quarterly, 2018, 41 (3): 272-281.

［11］COYLEWRIGHT M, MACK M J, HOLMES D J, et al. A call for an evidence based approach to the heart team for patients with severe aortic stenosis. J Am Coll Cardiol, 2015, 65 (14): 1472-1480.

［12］ZAKHARY B M, KAM L M, KAUFMAN B S, et al. The utility of high-fidelity simulation for training critical care fellows in the management of extracorporeal membrane oxygenation emergencies: a random-ized controlled trial. Crit Care Med, 2017, 45 (8): 1367-1373.

［13］COTZA M, CARBONI G, BALLOTTA A, et al. Modern ECMO: why an ECMO programme in a tertiary care hospital. Eur Heart J Suppl, 2016, 18 (Suppl E): E79-E85.

［14］AISSAOUI N, LUYT C E, LEORINCE P, et al. Predictors of successful extracorporeal membrane oxygen-ation (ECMO) weaning after assistance for refractory cardiogenic shock. Intensive Care Med, 2011, 37 (11): 1738-1745.

第二部分 高级护理技能

第一章

静脉治疗

第一节 PICC 置管、维护及拔管技术

一、概述

经外周静脉置入中心静脉导管（peripherally inserted central catheter, PICC）是经外周静脉置入尖端达到上腔静脉中下 1/3 或上腔静脉与心房交界处或下腔静脉的血管通路装置。PICC 的穿刺静脉首选贵要静脉、肘正中静脉、头静脉（图 2-1-1-1）。随着穿刺辅助技术的应用，选择的穿刺部位以上臂为主，甚至拓宽至下肢（如大隐静脉、股静脉等）。PICC 可避免药物对血管的刺激，减少静脉炎的发生，有效保护外周血管，同时可减轻患者因反复穿刺带来的痛苦。该技术广泛应用于肿瘤化疗患者及外周静脉穿刺困难患者。为了最大程度降低 PICC 技术带来的风险，静脉治疗专科护士必须掌握 PICC 置管、维护及拔管的规范化流程。

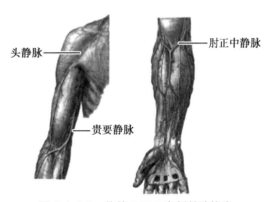

图 2-1-1-1 传统 PICC 穿刺首选静脉

二、操作规范流程

包括 PICC 置管、PICC 维护和 PICC 拔管的操作规范流程。

PICC 置管

（一）适应证

1. 需要中、长期静脉输液，治疗时间超过 7 天者。

2. 需要反复输注腐蚀性或刺激性药物者，如化疗药、pH<5 或 pH>9 的药物、渗透压大于 600mOsm/L 的药物。

020101

超声引导下
PICC 置管
技术

3. 外周静脉血管条件差或难以建立外周静脉通路者,如危重患者或低出生体重早产儿。

4. 需进行有创血流动力学监测者。

（二）禁忌证

1. 绝对禁忌证

明确或疑似对导管材质过敏者。

2. 相对禁忌证

（1）上腔静脉压迫综合征。

（2）严重的凝血功能异常者。

（三）操作前准备

1. 患者的准备

（1）完善检验项目,如血常规、凝血功能等。

（2）患者或家属了解置管的目的及意义。

（3）签署 PICC 置管同意及风险告知书。

（4）戴一次性医用手术帽、医用外科口罩。

2. 物品（器械）的准备

（1）一次性导管套件包:穿刺针、静脉导管、减压套筒、连接器、白色固定翼等。

（2）一次性导管穿刺包:无菌手套、无菌手术衣、腋下无菌治疗巾、带孔的全身无菌大单、隔离垫巾、无菌纱布及棉球、软尺、止血带、透明敷料等。

（3）药品:2% 利多卡因注射液、生理盐水、75% 酒精和络合碘。

（4）无菌保护帽、一次性注射器。

（5）其他:笔、维护手册、握力球、消毒湿巾,导管尾端固定贴和弹力绷带等。

3. 操作者的准备

（1）核对患者信息:包括患者姓名、性别、住院号、出生年月等。

（2）了解患者有无置入 PICC 的相关禁忌证。查看患者血常规、凝血功能;有无乳腺癌根治手术史、血管外科手术史、血栓栓塞史、放射治疗史或拟行放射治疗;有无血栓性静脉炎、上腔静脉置管血液透析、安装起搏器;有无上腔静脉滤器置入史,是否为终末期肾病需保留静脉者;预置部位皮肤是否感染等情况。

（3）确认患者已签署置管同意书。

（4）评估患者意识状态、配合程度、生命体征及脱管风险。

（5）询问患者既往有无皮肤消毒剂过敏史。

（6）穿刺前向患者做好解释工作,取得配合。

（7）根据置入部位,协助患者取合适的体位,上肢外展 90°。

（四）操作步骤

以三向瓣膜式导管传统 PICC 置管技术为例介绍。

1. 定位　选择血管,定位穿刺点。

2. 测量　测量导管预置长度及臂围。导管预置长度从拟置入部位到右侧胸锁关节再到右侧第三肋间隙底部的长度（图 2-1-1-2）;臂围测量点为肘横纹上 10cm 处。导管尖端理想位置位于上腔静脉下 1/3 段至心房与上腔静脉交界处水平。

3. 打开一次性导管穿刺包,取出隔离垫,置于预期置入部位肢体下方。

4. 按照无菌技术原则,添加一次性导管套件包用物、无菌保护帽、一次性注射器;取容器,添加 75% 乙醇、络合碘、生理盐水;注射器抽取生理盐水备用。

5. 消毒皮肤　以穿刺点为中心,用 75% 乙醇消毒 3 遍,再用络合碘消毒 3 遍;消毒穿刺点周围 15~20cm。

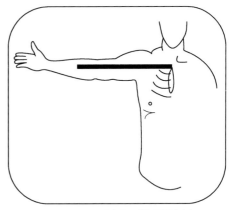

图 2-1-1-2　测量导管预置长度

6. 消毒后在肢体下方铺无菌巾,备止血带。

7. 操作者穿一次性手术衣并更换手套。

8. 铺巾　建立最大无菌屏障区。先铺无菌大单覆盖患者上肢以下躯体,再铺孔巾覆盖穿刺侧肢体及头颈部。

9. 预冲导管　先用生理盐水排气,再预冲洗穿刺针、无菌保护帽等。

10. 穿刺　扎止血带,穿刺,见回血后非优势手拇指和食指固定穿刺鞘,另外三指按压穿刺鞘尖端处血管止血,优势手退出穿刺针针芯。

11. 送管　优势手将导管缓慢匀速送入,送管至 25cm 左右时嘱患者将头偏向穿刺侧,下颌抵住锁骨上缘,同时将导管继续送至预置长度。

12. 撤除导丝　分离导管与支撑导丝的金属柄,缓慢、平直地撤除支撑导丝;撤离穿刺鞘。

13. 纱布覆盖穿刺点,并用非优势手小鱼际肌按压;根据预测长度修剪导管。

14. 安装连接器,抽回血,见回血后进行脉压式冲管、正压封管,接无菌保护帽。

15. 固定导管　用白色固定翼固定导管(距穿刺点 1cm 处);纱布覆盖穿刺点,用透明敷料固定纱布及导管;必要时使用弹力绷带加强固定。

16. 贴标识于合适部位,含置入长度、外留长度、臂围、置管日期、置管者等。

17. 拍正位胸片,确定导管尖端位置。

18. 操作后处理

(1)协助患者取舒适体位,整理床单位。

(2)再次核对医嘱、患者信息及采血结果。

(3)洗手,记录。在 PICC 穿刺记录单、PICC 维护记录单、护理记录单及患者维护手册上及时记录相关信息。

19. 健康教育

(1)固定:保持贴膜的完整性和密闭性,不擅自撕下贴膜;可使用松紧适宜的弹力网套保护。

(2)活动:置管侧肢体可进行日常活动;次日起,可使用握力球锻炼;禁止提重物(≥5kg)、做引体向上、托举哑铃等活动;置管侧肢体避免受压过久;穿衣时先穿置管侧,脱衣时后脱置管侧,衣裤松紧适宜。

(3)洗浴:应避免弄湿敷料,洗浴前可用 PICC 防水护套或保鲜膜予以保护;敷料如有浸湿,及时更换。

(4)导管维护:每周维护 1 次,并携带维护手册;如有敷料潮湿、贴膜卷边等情况及时更换;留置时间不能超过 1 年;维护与拔管需由经过相关培训的专业人员完成。

（5）异常情况的处理：①如出现输液速度减慢或不滴或导管内回血；穿刺点渗血、出血、血肿或渗液；导管脱出、打折；沿静脉走行区域出现局部组织红肿或烧灼感，肢体或颈部酸胀麻木、疼痛；畏寒、发热等，及时报告医务人员处理。②如果发生导管断裂或接头与导管分离，迅速压住导管残端，反折固定；若导管已经缩至体内，立即用手或止血带在置管侧肢体穿刺点上方（腋部或腹股沟下方）扎紧，保持肢体制动以防向内游走，立即报告医务人员。

（五）并发症及处理

1. 送管困难　因静脉瓣、血管痉挛或患者体位不当可导致。预防措施：穿刺静脉瓣丰富的血管时，边推生理盐水边送管；指导患者放松，减轻应激反应，防止血管痉挛；根据不同穿刺部位调整肢体位置，如穿刺贵要静脉时使上臂与躯干的角度大于90°，穿刺头静脉时使上臂与躯干的角度小于90°；导管经锁骨下静脉和上腔静脉夹角处时可边退导丝边送管；经反复尝试仍送管困难，需考虑重新选择血管穿刺。

2. 误穿动脉　因穿刺部位的动静脉血管壁贴近，导致穿刺误入动脉。表现为从穿刺处涌出或喷出鲜红色血液。预防措施：熟练掌握穿刺血管解剖结构，建议选择贵要静脉，穿刺操作前充分评估血管并正确定位。一旦误穿动脉，果断拔除重新穿刺，如不能确定是否误入动脉，可留取血液样本做血气分析，或胸片确认导管位置。

3. 神经损伤　由于大血管旁有神经伴行，如肘前窝或肘前窝上方分布有骨间前神经和正中神经。置入 PICC 时，穿刺部位选择不当或反复穿刺或推送导管，可能损伤血管周围的神经。常表现为穿刺过程中出现"电击样"疼痛，如烧灼痛、刺痛、麻木等。预防措施：熟练掌握穿刺部位神经分布，避开神经分布丰富部位穿刺，减少反复穿刺。如穿刺过程中，患者诉"电击样"疼痛，应立即拔出，更换部位穿刺。

4. 导管原发性异位　由于患者血管痉挛或走行变异，胸腔内压增高，送管时颈内静脉与锁骨下静脉夹角过大，导致导管尖端位置偏离上腔静脉而异位于腋静脉、锁骨下静脉、颈内静脉等。预防措施：操作前做好解释工作，指导患者放松并取得充分配合。送管时，指导患者进行偏头低头动作，以缩小颈内静脉与锁骨下静脉夹角。可根据送管阻力判断导管是否打折或异位，也可采用超声技术或心电定位技术实时跟踪导管尖端位置，如有异位及时调整。

5. 心律失常　由于预置管长度过长，导致导管尖端进入右心房，刺激窦房结或右心房壁而导致心律失常，以房性心律失常多见。患者常出现心悸、头晕、呼吸急促、胸部不适等。预防措施：准确测量预置管长度，送管速度缓慢匀速。一旦患者主诉上述心律失常的症状，立即撤回导管少许，嘱患者休息片刻后再继续操作。

（六）操作注意事项

1. 资质要求　5 年以上临床经验的护士接受 PICC 专业培训认证，具有独立置入 PICC 的能力，且每年接受相关知识的培训。

2. 血管选择　上腔静脉压迫综合征患者，血管完全阻塞时禁止选择上肢置管，部分阻塞时一般不建议选择上肢置管。

3. 导管选择　使用单腔导管能满足输液要求时不选择双腔导管。

4. 导管修剪　前端开口的导管根据预测量长度先修剪导管后置管；前端带瓣膜的导管应先送管至预定长度后再修剪。具体根据产品说明书使用。

5. 导丝使用　前端开口的导管修剪前端时，应在抽出导丝至拟修剪长度的基础上加0.5cm；如 PICC 套件中导丝与导管分离，应按照说明先安装导丝；送管时，导丝不能超出导管尖端,确保导丝距离端口 0.5cm;所有导丝禁止剪切。

6. 置管后处置 如导管尖端位置不理想,可退出少许,禁止再次推送,避免违反无菌原则;置入部位如有渗血,应用无菌纱布覆盖,并在 48 小时内更换;按照规范要求对 PICC 进行冲管和封管。

(七) 相关知识

1. 导管类型 目前临床应用的 PICC 导管种类较多,主要包括:①根据导管结构分为有瓣膜和无瓣膜两大类,其中有瓣膜的又分瓣膜在导管尖端和在导管尾端两种;②根据导管通路的数量可以分为单腔、双腔和三腔;③根据导管是否耐受高压泵注射分为普通导管和耐高压导管(Power-PICC);④根据导管材质不同分为硅胶导管和聚氨酯导管;⑤具有抗菌功能的导管。

2. 改良后置管技术 随着置管技术的广泛应用,为提高置管成功率、减少并发症的发生,临床中逐渐结合超声影像、心电定位等技术辅助置管。

(1) 改良赛丁格技术(modified sedinger technology,MST):传统 PICC 穿刺针较粗,对于较细或位置较深的血管穿刺难度大,可使用改良赛丁格技术辅助穿刺。其方法:先用微穿刺针穿刺成功,将导丝经微穿刺针送入血管后撤除穿刺针;再用刀片在导丝旁扩皮,将带导入鞘的扩张器穿过导丝经皮入血管,撤除导入鞘;最后按照传统置管方法送管。

(2) MST 联合超声引导:目前 PICC 置管部位不断拓展,延伸至上臂及下肢等部位。联合超声技术辅助穿刺,可使位置较深的静脉可视化,提高穿刺成功率,避免穿刺针误入动脉(图 2-1-1-3)。上臂穿刺置管方法:①超声评估血管,探头移动顺序(图 2-1-1-4)。②选择穿刺部位,最佳部位是中上段,常采用区域穿刺法(图 2-1-1-5)。③定位,将超声探头置于皮肤表面,与穿刺静脉保持垂直,经探头和屏幕确定拟穿刺点后,探头固定不动。④将穿刺针针尖斜面朝向探头进针,穿刺过程中目视屏幕,保持手眼动作协调,针尖刺入拟穿刺静脉时会出现凹陷。⑤穿刺针刺破血管壁进入血管后,针尖在屏幕上呈现白点影像(图 2-1-1-6),针尾有暗红色血液流出。

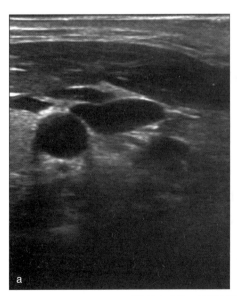
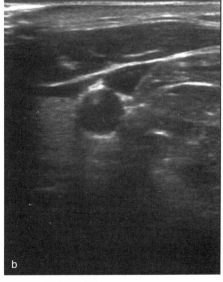

图 2-1-1-3 超声可视化区分动脉和静脉
a 加压前动、静脉均充盈;b 加压后静脉变瘪,动脉仍充盈。

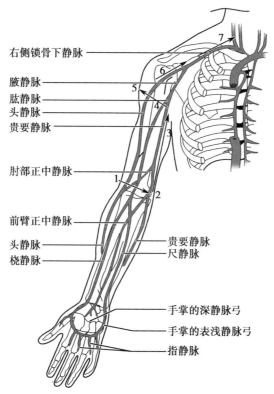

右侧锁骨下静脉
腋静脉
肱静脉
头静脉
贵要静脉
肘部正中静脉
前臂正中静脉
头静脉
桡静脉
贵要静脉
尺静脉
手掌的深静脉弓
手掌的表浅静脉弓
指静脉

图 2-1-1-4 超声评估上肢血管探头移动顺序

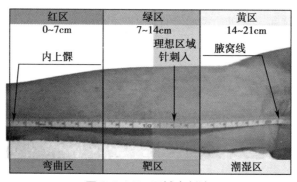

红区 0~7cm	绿区 7~14cm	黄区 14~21cm
内上髁	理想区域 针刺入	腋窝线
弯曲区	靶区	潮湿区

图 2-1-1-5 区域穿刺法

(3) MST 联合超声引导和心电辅助定位:MST 联合超声引导的基础上,增加心电辅助尖端定位,可实时定位,提高尖端定位的准确性。其方法:操作前为患者进行持续心电监护,送管至预测量长度时,用专用导线连接导丝尾端与心电监护仪的右上肢电极端,边送管边观察监护仪上 II 导联 P 波形态的变化,见到高尖 P 波后为最佳位置(图 2-1-1-7)。

3. 导管相关性血栓形成 导管相关性静脉血栓形成(catheter related thrombosis, CRT)分为:①深静脉血栓形成(deep venous thrombosis, DVT),置管侧肢体、颈部、肩部、胸部、颜面部出现水肿症状或体征,超声检查提示 DVT,伴或不伴浅静脉、头臂静脉(也称无名静脉)以及上、下腔静脉血栓形成,伴或不伴受累部位疼痛、皮温升高、浅表静脉显露、颈部或肢体运动障碍、肢体红斑或麻木感等表现;②血栓性浅静脉炎,沿置管血管走行方向区域出现皮肤红肿疼痛,伴或不伴皮温升高,查体可触及条索状硬结,和/或超声检查提示对应血管血栓形成;③无症状血栓,单纯影像学检查发现血栓,但病人无任何主诉症状及客观体征。危险因素包括:①患者常处于与静脉血栓高危因素高度重叠的状态,如手术、恶性肿瘤、长期卧床,有 DVT 病史或家族史,存在导致高凝状态的慢性疾病,已知存在凝血异常基因,怀孕或者口服避孕药者,有多次置入 CVAD 史,同时存在其他血管内置入装置(如起搏器),已发生其他导管相关并发症等;②大管径、多腔导管;③置管环节反复穿刺、退送导管;④药物导致的血管内膜损伤。预防措施包括:①由专业的护理团队规范置入、使用和维护导管;②条件允许时鼓励使用非药物预防措施,包括置管肢体早期活动、正常日常活动、适当的肢体锻炼和补充足够的水分;③使用直径较小的导管;④确保导管尖端的最佳位置处于上腔静脉的下 1/3 段或上腔静脉与心房交界处。发生静脉血栓时,如果导管尖端位置正确,抽回血通畅,功能正常且没有任何感染证据时,一般不拔除导管,患者需接受系统的抗凝治疗。

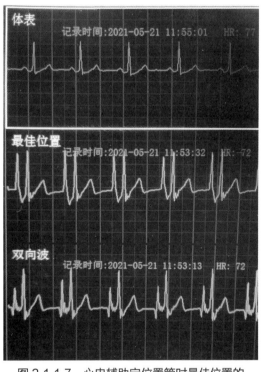

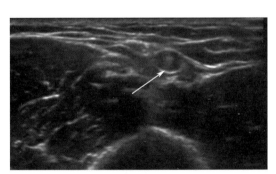

图 2-1-1-6　血管内的针尖在超声屏幕上
显示为"亮点"

图 2-1-1-7　心电辅助定位置管时最佳位置的
心电示波

PICC 维护

(一) 适应证

所有 PICC 带管者。

(二) 禁忌证

无相关禁忌证。

(三) 操作前准备

1. 患者的准备

(1)患者了解维护的目的及意义。

(2)备好维护手册。

2. 物品(器械)的准备 一次性换药包、无菌敷料(透明贴膜或纱布)、无菌接头、预充式导管冲洗器、生理盐水及注射器、络合碘、无菌手套、笔、棉签、75% 乙醇。

3. 操作者的准备

(1)核对患者信息:包括患者姓名、性别、住院号、出生年月等。

(2)了解患者诊断、治疗方案、相关检查检验结果及过敏史,评估生命体征、意识及配合程度。

(3)查阅患者导管维护手册。

(4)查看导管标识。检查敷料有无卷边、松脱等,皮肤有无医用粘胶相关性皮肤损伤(medical adhesive-related skin injuries,MARSI)如发红、撕裂、糜烂或水疱等。

(5)评估穿刺点有无渗血渗液,穿刺点及导管行程血管有无炎症,置管肢端有无肿胀、麻木及疼痛,关节活动有无受限等。如有肿胀或炎症反应,需测量肢端周径。

(6)做好解释,取得配合。

(7)取合适体位,暴露置管部位。

(四) 操作步骤

1. 打开置管部位敷料 置管肢端下垫治疗巾,保护导管尾端接头,移除贴膜,取下固定装置,检查皮肤是否完好,有无 MARSI。

2. 洗手,打开换药包,将无菌接头、贴膜等物品投入换药包内。

3. 戴手套。

4. 消毒皮肤 ①用无菌纱布包裹导管尾端抬起;②避开穿刺点,用酒精棉球消毒皮肤三遍,范围为穿刺点上下各 10cm,左右至肢端边缘;③用络合碘棉球按压穿刺点,停留片刻后消毒皮肤,范围略小于酒精棉球消毒区域,依此法消毒三遍。

5. 导管尾端下垫无菌纱布,消毒。

6. 另取一块无菌纱布包住导管;用垫导管下的纱布包裹接头后取下丢弃;用酒精小方纱螺旋式来回用力摩擦消毒导管口及周围 10~15 圈(>15 秒)。

7. 连接无针接头及预充式导管冲洗器,脉冲式冲洗导管;如有阻力应缓慢抽吸,直至获取流畅的血液回流后再冲洗导管;正压封管。

8. 使用固定装置固定导管。

9. 覆盖透明敷料,以穿刺点为中心,无张力垂放透明贴膜,或使用纱布覆盖穿刺点。

10. 脱手套、洗手。

11. 固定尾端导管 标明维护日期、维护者、导管刻度、外留长度、臂围等。

12. 操作后处理

(1)协助患者取舒适体位,整理床单位。

(2)洗手,记录。在 PICC 维护记录单、护理记录单及患者维护手册上及时记录相关信息。

13. 健康教育 根据评估情况,针对性加强宣教,增强依从性。

（五）并发症及处理

1. 静脉炎 由于使用与维护过程中违反无菌操作技术原则导致细菌性静脉炎;错误使用酒精消毒导管和穿刺点,引起化学性静脉炎。主要表现为炎症部位出现发红、疼痛,受累静脉呈条索状,甚至有脓性分泌物从穿刺点渗出。预防措施:严格遵循无菌操作技术原则,避免使用酒精消毒穿刺点及导管。如发生静脉炎,指导患者抬高肢体、制动、握拳;外涂药物如七叶皂甙钠凝胶等;必要时行 B 超排除血栓。

2. 导管堵塞 由于封管时机、方法不正确,患者咳嗽、打喷嚏等导致静脉压升高,患者凝血功能异常等导致导管内血液回流、凝固堵塞;导管使用时间过长,部分药物沉淀在导管内壁造成堵塞。预防措施:遵守操作规范,掌握正确冲、封管方法,使用脉冲式正压冲管法;病理性胸内压增高应进行原发病治疗;遵守药物配伍原则,注意配伍禁忌,对于浓稠、大分子药物使用后及时彻底冲管;输液过程中加强巡视,药液输完及时更换或封管。如发现血凝性堵管可使用尿激酶溶栓,必要时考虑拔管。

3. 医用粘胶相关性皮肤损伤（MARSI） 由于反复使用粘胶产品或撕除手法不正确导致,主要表现为持续 30 分钟或更长时间出现皮肤发红、水疱,甚至大疱、糜烂,皮肤撕裂等（图 2-1-1-8）。预防措施:了解患者既往病史及过敏史;敷料过敏者使用抗过敏的水胶体敷料,皮肤脆弱者使用硅类敷料;粘贴时,皮肤消毒剂待干后采用无张力粘贴方法,揭除敷料时绷紧皮肤并呈水平方向去除;出汗潮湿及时更换敷料。一旦出现 MARSI,建议使用皮肤保护剂,分析皮肤损伤原因,根据情况选择敷料类型。

4. 意外脱管 由于维护过程中未妥善固定导管,患者配合度差导致 PICC 导管部分脱出。预防措施:操作前做好充分解释并取得配合;操作时摆好合适的体位,充分暴露操作部位;揭除敷料及消毒过程中有效保护导管,以防移位或脱出。

如发现导管脱出,首先评估导管脱出长度,对比置管时导管尖端位置,若怀疑尖端位置不在上腔静脉,建议重新拍胸部 X 片定位;根据定位结果和治疗需要保留或拔除导管。

5. 导管相关性感染 由于维护过程中违反无菌操作技术原则,消毒不严格,反复开放输液系统各连接端口所致,可分为穿刺点局部感染（图 2-1-1-9）和导管相关性血流感染。预防措施:操作过程中严格遵守无菌操作技术原则;根据血管导管相关感染预防与控制指南（2021 版）要求更换给药装置和附加装置:输液 1 天或者停止输液后,应当及时更换输液管路;输血时,应在完成每个单位输血或每隔 4 小时更换输血器;单独输注静脉内脂肪剂（IVFE）时,应每隔 12 小时更换输液装置;附加装置在更换给药装置时同时更换;置管后,应当用不含防腐剂的生理盐水或肝素盐水进行常规冲封管,预防导管堵塞;尽量缩短导管留置时间。如出现穿刺点局部感染,采集脓性分泌物进行培养,同时加强局部维护;如怀疑是导管相关性血流感染,分别送检导管内和外周静脉血液标本进行培养。

（六）操作注意事项

1. 评估时 如果患者主诉带管肢体有肿胀、疼痛等异常情况,务必测量臂围,并与基线值对照,发现臂围增粗时,及时处理。

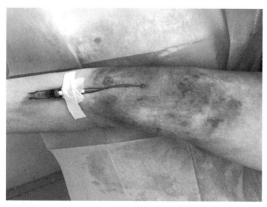

图 2-1-1-8 医用粘胶剂相关性皮肤损伤

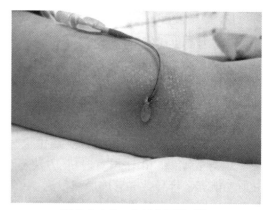

图 2-1-1-9 穿刺点局部感染

2. 揭除贴膜时 动作轻柔,固定好导管,防止导管脱出。

3. 酒精消毒皮肤时 避开穿刺点 0.5cm,避免酒精刺激引起疼痛或腐蚀导管。

4. 粘贴透明敷料时 确保消毒液已充分干燥,确保无张力性粘贴平放、轻压贴膜。

5. 不得经非耐压导管推注造影剂。

(七) 相关知识

1. 导管维护最佳实践标准 A-C-L 程序。

(1) A-assess 评估导管功能:包括从导管抽回血,无回血说明导管功能丧失;观察输液速度是否正常;冲封管是否通畅。

(2) C-clear 冲管:将导管内残留的血液和药液冲入血管。采用脉冲式冲洗方法,使生理盐水在导管内形成小旋涡,有利于把导管内的残留药物冲洗干净。冲管时机:①输液前冲管,确认导管通畅后再输液;②输液后封管前,确保导管内没有药液残留;③输注的两种不同药物间有配伍禁忌时,在前一种药物输注结束后,应冲洗或更换输液器并冲洗导管;④输血前后应用生理盐水冲洗输血管道;⑤ PICC 导管在治疗间歇期间应至少每周冲管一次。

(3) L-lock 封管:输液完毕或在两次间断的输液之间,需用导管容积加延长管容积 1.2 倍以上的 0~10U/ml 肝素盐水正压封管,维持导管通畅。使用肝素帽者将针尖留在肝素帽内少许,正压推注封管液,一边推一边拔针头,推液速度大于拔针速度。

2. 高举平台固定法 将胶带中间部分 360° 粘贴到导管上,再将两端的胶带粘贴在皮肤上,也称为 Ω 固定法(图 2-1-1-10)。

3. 导管夹闭顺序 封管时为了减少血液回流,可根据 PICC 导管尾端的无针接头类型调整夹闭导管顺序。其类型包括正压、负压、恒压无针接头。

(1) 正压无针接头:在分离注射器之后夹闭。

(2) 负压无针接头:在保持注射器活塞上压力的同时,夹闭血管通路装置或延长管上的夹子,然后分离注射器。

(3) 恒压无针接头:不依赖于冲管技术,可在注射器分离之前或之后夹闭。

4. 溶栓方法 导管内血栓形成造成堵管时,可采用三通接头法或单注射器法将溶栓药液吸入导管,前者是将导管、预充有少量生理盐水的 10ml 注射器和预充有溶栓药液的 2ml 注射器分别连接在三通的三个接口上,通过调节三通的方向和抽吸预充有盐水的注射器形成负压,接着调节三通旋钮方向,让溶栓药液进入导管;后者是使用单支 10ml 注射器直接连接导管,反复抽吸注射器形成负压吸入溶药液达到溶栓的目的(图 2-1-1-11),确保含有溶栓剂的注射器保持直立位,以防止空气进入导管和血管(浓度为 5 000U/ml)。

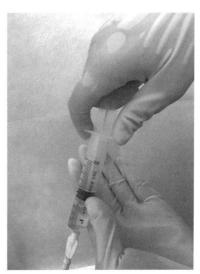

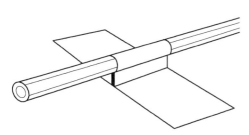

图 2-1-1-10 高举平台法固定

图 2-1-1-11 单支注射器溶栓法

PICC 拔管

(一) 适应证
1. 导管留置时间达到使用期限。
2. 患者静脉治疗计划已经完成。
3. 发生导管相关性血流感染,用抗生素效果不佳时。
4. 导管相关性静脉血栓形成伴局部症状严重,如局部肿胀、疼痛等。

(二) 禁忌证
1. 绝对禁忌证 下肢静脉置入 PICC 患者出现股静脉急性血栓。
2. 相对禁忌证 上肢静脉置入 PICC 患者出现导管相关性急性血栓。

(三) 操作前准备
1. 患者的准备
(1)签署 PICC 拔管风险告知书。
(2)练习 Valsava 动作,深吸一口气,用力屏气 10~15 秒,再用力做呼气动作。
2. 物品(器械)的准备 清洁手套、络合碘、棉签、无菌纱布、透明敷料。
3. 操作者的准备
(1)确认患者签署拔管同意书。
(2)评估患者带管的肢体情况,无不适者可以直接拔管,如有胀痛,则需完善相关检查后再评估拔管方案。

（四）操作步骤

1. 核对患者身份　包括姓名、性别、住院号、出生年月。

2. 洗手　戴手套。

3. 取仰卧位。

4. 停止输液。

5. 揭除敷料

6. 拔管　检查穿刺点。一手用无菌纱布轻压穿刺点上方，另一手匀速缓慢拔出导管。如果遇到阻力，则停止拔出，详见拔管并发症的处理。

7. 检查导管完整性　拔除的导管长度与维护本上记录的一致，尖端不呈锯齿状。

8. 按压止血　用无菌纱布按压穿刺点至少 30 秒或直至止血。

9. 覆盖敷料　消毒穿刺点，覆盖无菌纱布或透明敷料。

10. 健康教育　拔管后观察敷料保留至少 24 小时。

11. 按照要求进行记录。

（五）并发症及处理

1. 拔管困难　由于血管痉挛、血栓形成等原因可导致拔管过程中遇到阻力，或者拔管过程中出现全部或部分回缩。预防措施：操作前做好解释取得配合，消除恐惧心理。拔管有阻力时立即停止拔管，寻找原因，切忌强行拔管。如为血管痉挛，予以干预措施，如在穿刺点上方热敷，深呼吸以及抬高肢体，20~30 分钟后再尝试拔管，如果不成功者，可考虑介入拔出。

2. 导管断裂　由于拔管中遇阻力时强行拔管所致，表现为拔出的导管长度与记录的体内导管长度不符，残端滞留于血管内继而引起栓塞，患者可能出现胸痛、心律失常等症状。预防措施：严格遵守操作规程，严禁强行拔管；严禁超期限使用导管。一旦发生，立即在相应肢体最高部位用止血带结扎血管，松紧度以能阻止静脉回流而不影响动脉血供为宜，并定时检查远端动脉搏动；做好手术取出准备。

（六）操作注意事项

1. 拔管必须由接受过 PICC 专业培训与考核者操作。

2. 拔管遇到阻力时严禁强行拔管，以免引起导管断裂、导管栓塞或血管壁损伤。

3. 严格执行无菌操作技术原则。

（七）相关知识

导管断裂残端的血管内走行路径：导管断裂后可能形成栓子，根据置入部位不同分上肢、下肢走行路径。①上肢走行路径：导管残端由贵要静脉 / 头静脉 / 肱静脉随血液流动经腋静脉 - 锁骨下静脉 - 头臂静脉 - 上腔静脉 - 右心房 - 右心室 - 肺主动脉 - 肺动脉 - 肺毛细血管，导致肺栓塞；②下肢走行路径：导管残端由股静脉随血液流动经下腔静脉 - 右心房 - 右心室 - 肺主动脉 - 肺动脉 - 肺毛细血管，导致肺栓塞。

三、PICC 置管、维护及拔管规范检查表（表 2-1-1-1~ 表 2-1-1-6）

表 2-1-1-1　PICC 置管操作核查表

项目	内容	是	部分	否
操作前准备	患者签置管同意及风险告知书			
	了解患者有无置入 PICC 的禁忌证			
	评估患者意识状态、生命体征,配合程度及脱管风险			
	询问患者既往有无皮肤消毒剂过敏史			
	用物齐全,摆放有序;质量合格,大小型号符合要求			
	协助患者取合适体位,上肢外展 90°			
操作过程	选择血管,定位穿刺点			
	测量双侧臂围,测量导管预置长度,并记录			
	打开一次性导管穿刺包,取出隔离垫,置于预期置入部位肢体下方			
	按照无菌技术原则,添加一次性无菌用物、药物;注射器抽取生理盐水备用			
	穿刺部位消毒			
	消毒后在肢体下方铺无菌巾,备止血带			
	操作者穿一次性手术衣、更换手套			
	建立最大无菌屏障区			
	用 0.9% 氯化钠预冲导管,对穿刺针、无针接头等进行预处理			
	将用物摆在穿刺时便于取放的位置,扎压脉带			
	持穿刺针穿刺			
	松压脉带和拳头,撤出穿刺针针芯,采取空气栓塞预防措施			
	通过插管鞘缓慢推进导管			
	继续缓慢推进导管至预测量长度,从导管腔中抽出支撑导丝,采取空气栓塞预防措施			
	修剪导管,套入减压套筒,安装连接器			
	抽回血,见回血后进行脉压式冲管、正压封管,接无菌保护帽			
	清除置入部位的血液,纱布覆盖穿刺点			
	用透明敷料固定纱布及导管;必要时使用弹力绷带加强固定			
	贴标识于合适部位,含置入长度、外留长度、臂围、置管日期、置管者等			
	正位胸片,确定导管尖端位置			

续表

项目	内容	是	部分	否
操作后处置	协助患者取舒适体位,整理床单位			
	再次核对医嘱、患者信息及检验结果			
	洗手、记录			
	告知患者和家属 PICC 置管后注意事项:包括活动、固定、洗澡、PICC 维护、异常情况及其应急处理等			
	置入部位渗血时应用无菌纱布和透明敷料,并在 24h 内更换			
	按照规范要求 PICC 进行冲管和封管			

表 2-1-1-2 PICC 置管操作评估表

项目	好(5分)	一般(3分)	差(1分)
操作过程流畅度			
穿刺技术熟练度			
人文关怀			

打分说明:

好:操作过程清晰流畅,穿刺熟练,人文关怀到位,有置管前交流、置管中安慰及置管后注意事项的交代。

一般:操作过程能整体完成,穿刺次数少于 3 次,能有部分的置管前交流、置管中指导及置管后注意事项的交代。

差:操作粗暴,穿刺次数 ≥ 3 次,无人文关怀。

表 2-1-1-3 PICC 维护操作核查表

项目	内容	是	部分	否
操作前准备	患者准备好 PICC 维护记录本、取合适体位、暴露 PICC 置入部位			
	用物齐全,摆放有序;质量合格,大小型号符合要求			
	操作者洗手、戴口罩、着装规范,无长指甲			
	检查整个输液系统			
	了解患者全身及局部情况			
	询问患者既往有无皮肤消毒剂过敏史			
	告知操作流程并督促其做好维护前准备			
操作过程	再次核对患者床号、姓名及住院号			
	必要时测量臂围并做好记录(肘窝上方 10cm 处)			
	核对标注长度与记录长度是否相符			
	置管臂下垫治疗巾,固定导管尾端接头,由下至上去掉贴膜,洗手			
	打开无菌包,投入无菌用物;松开酒精及络合碘瓶盖			
	优势手戴无菌手套,持 10ml 注射器;非优势手持盐水,抽吸生理盐水			
	倒入消毒液			
	非优势手戴无菌手套,嘱患者抬起手臂铺无菌巾于置管臂下			

续表

项目	内容	是	部分	否
操作过程	观察导管在穿刺点的刻度			
	消毒皮肤			
	消毒导管			
	消毒接口			
	冲洗导管,必要时抽回血,保留 2~3ml 盐水正压封管			
	络合碘待干			
	粘贴透明贴膜、脱手套、洗手			
	用胶布固定尾端导管,胶布上标明维护日期、维护者、导管刻度、外留长度、臂围			
操作后处置	整理床单位,协助患者取舒适体位			
	洗手,记录。在 PICC 维护记录单、护理记录单及患者维护手册上及时记录相关信息			
	告知洗澡、活动、维护及并发症观察与应急处理等注意事项			

表 2-1-1-4　PICC 维护操作评估表

项目	好(5分)	一般(3分)	差(1分)
操作过程流畅度			
维护技术熟练度			
人文关怀			

打分说明:

好:操作过程清晰流畅,维护技术熟练,人文关怀到位,有维护前交流、维护中安慰及维护后注意事项的交代。

一般:操作过程能整体完成,敷料固定有稍许皱褶,能有部分的维护前交流、维护中指导及维护后注意事项的交代。

差:操作粗暴,撕膜时患者皮肤有损伤,粘贴敷料有皱褶,无人文关怀。

表 2-1-1-5　PICC 拔管操作核查表

项目	内容	是	部分	否
操作前准备	患者已签署 PICC 拔管风险告知书			
	物品齐全、大小规格合适			
	操作者确认患者已签署拔管同意书;评估患者带管的肢体情况,无主诉胀痛不适可以拔管,如有胀痛,则要求患者完善相关检查后再评估			

续表

项目	内容	是	部分	否
操作过程	核对患者身份,包括姓名、性别、住院号、出生年月			
	执行手卫生,戴手套			
	向患者解释操作步骤			
	断开所有输注的液体、患者仰卧位			
	拆除置入部位敷料、移除固定装置			
	拔出导管			
	检查导管完整性			
	按压止血			
	覆盖敷料			
操作后处置	导管拔出后观察30分钟,如有不适及时报告医务人员;敷料保留至少24小时			
	记录拔管过程是否顺利,拔出的导管是否完整			

表 2-1-1-6　PICC 拔管操作评估表

项目	好(5分)	一般(3分)	差(1分)
操作过程流畅度			
拔管技术熟练度			
人文关怀			

打分说明:

好:操作过程清晰流畅,拔管动作熟练,人文关怀到位,有拔管前交流、拔管中安慰及拔管后注意事项的交代。

一般:操作过程能整体完成,拔管动作欠规范,能有部分的拔管前交流、拔管中指导及拔管后注意事项的交代。

差:操作粗暴,拔管伤及患者血管壁,无人文关怀。

四、常见操作错误及分析

(一)导管预测量长度不准确

导管预测量长度不准确,造成导管尖端位置过深/浅,或前端开口导管置入后外留部分过长。主要原因是体外测量时手法不正确,患者体位或姿势摆放不正确,导致测量误差大;不熟悉不同类型导管操作流程,如前端开口导管需先修剪、再送管,前端三向瓣膜式导管需先送管、再修剪。

(二)揭除敷料方法错误

揭除敷料时的角度或手法错误,导致意外脱管或 MARSI。主要原因是操作时未妥善固定导管,未绷紧皮肤且未呈水平方向去除敷料。

（三）冲、封管方法错误

冲、封管液的量过少，未执行脉冲式冲管或正压封管等导致导管内血液回流引起堵塞。主要原因是操作过程中未执行导管维护最佳实践标准即 A-C-L 程序进行冲管与封管。

五、目前常用训练方法简介

PICC 置管技术操作复杂，且是一种有创操作，同时导管的价格不菲，为了减轻病人由于置管人员技术不成熟带来的痛苦和不必要的经济损失，PICC 置管人员在为病人操作前必须经过一系列的训练，下面介绍常用的模型训练和虚拟训练。

（一）模型训练

目前 PICC 穿刺置管常用训练模型有：PICC 置管模型及 PICC 置管模拟器。PICC 置管模型采用高分子材料制成的成人上半身，解剖体表标志明显，包括肘窝、胸骨切迹、锁骨、肋骨以及胸锁乳突肌标志等；模型带有透明的循环系统，可见导管进入上腔静脉的全过程，用来训练导管插入的位置和长度测量，穿刺进针时有落空感；皮肤和血管可以更换。

PICC 置管模拟器是能够提供全面技能培训的模型。贵要静脉和头静脉都准备在模拟器中设置不同程度的挑战，可更换超声波穿刺部位，可移动的肩部允许训练手臂的定位，以免导管出现异位。上胸静脉的解剖学正确分叉提供了其外壁的真实抵抗力，并允许模拟器模拟并发症，如导管异位到颈部、胸部或锁骨下部。

（二）虚拟训练

PICC 置管虚拟训练器通过模拟 PICC 置管操作环境，使得置管学习过程可视化，并具备可参与性，让 PICC 学员能更好地学习到 PICC 置管技能。目前较广泛使用的 PICC 模拟训练系统、PICC 虚拟训练系统，它们均采用了人体解剖视觉重现和力反馈技术、触觉反馈系统等，使模拟器的画面清晰、血管、血液、骨骼逼真，在使用过程中，模拟患者可给予相应的触觉反馈，这使得操作更为真实，加深了使用者对操作的感觉体会。它的问世同时给 PICC 学员提供了一个安全的教学环境，可以安全有效地进行全方位训练，提高其方向认知能力、手眼协调能力和操作能力。

模型取平卧位，头可转向一侧，上肢有真实的骨骼结构，可屈伸外展，皮肤触感真实，外观形象逼真；可进行从使用超声选择血管到套管针穿刺，到沿导丝送入中心静脉导管的一整套完整操作训练；操作时可选择模式，自主真实训练及教师真实考核模式血管充满仿真血液，穿刺进针及置管操作手感接近真实，可抽出回血；自主模拟训练模式下血管内没有仿真血液，操作环境干净，适合新手进行练习穿刺训练；模型可与软件连接进行穿刺活动如体位，松、扎止血带是否准确均可监测。

六、相关知识测试题

1. 患者，女，56 岁，恶性淋巴瘤需要化疗，以下静脉通路选择的原则**不正确**的是
   A. 先远后近、左右交替的原则
   B. 刺激性强的药物选择中心静脉通路
   C. 经外周静脉留置针给予化疗药后，第二天可继续使用
   D. 不了解药物性质时选择中心静脉通路

E. 避开手指、腕部等关节部位

2. 患者,男,56 岁,因膀胱肿瘤需要化疗,今主管医生已经下达了 PICC 的置管医嘱,本病房没有 PICC 置管资质的人员,拟申请静脉治疗门诊会诊,病房**不需要**患者做的准备是

A. 血常规

B. 凝血常规

C. 知晓 PICC 置管的目的和意义以及风险

D. 签署知情同意书

E. 拟置 PICC 血管的 B 超结果

3. 患儿,女,4 岁,因"急性粒细胞性白血病 M2"拟行骨髓移植,2010-06-20 置入 4F 的 PICC,2011-04-24 遵医嘱行右侧贵要静脉 PICC 拔管术,穿刺部位局部消毒后,护士戴无菌手套进行 PICC 拔管,拔管时遇到阻力,无法拔出,应用彩超扫描探查患儿双上肢静脉示:左侧贵要静脉血管内径 1mm,血液流速正常;右侧贵要静脉血管内径不清晰,血管壁完全包裹住 PICC,血管腔未见血液回流。由此案例分析患儿导管拔不出的主要原因是

A. 患儿对拔管操作恐惧,导致血管痉挛拔不出导管

B. 导管留置时间过长,拔不出来

C. 导管移位导致拔不出来

D. 患儿不宜选择 4F 导管

E. 患儿的血管畸形,导致 PICC 拔不出来

4. 患者,男,72 岁,食道肿瘤,体形消瘦,遵医嘱从左上臂贵要静脉置入前端三向瓣膜式 PICC,穿刺顺利,送管至 15cm 开始出现送管困难,以下应对方法**错误**的是

A. 置管过程中保持与患者良好的交流,降低应激反应

B. 患者血管的静脉瓣丰富,可以边推注生理盐水边送管

C. 调整肢体的位置,让肢体与躯干成小于 90°

D. 边褪导丝边送管

E. 经过多种尝试仍无法送入导管时,可以考虑重新选择血管穿刺置入

5. 患者,男,53 岁,脑外伤术后 2 个月,神志模糊,四肢活动障碍,带有气管套管,目前治疗有每 8 小时 1 次抗生素静脉滴注,静脉营养支持治疗,甘露醇脱水治疗,才遵医嘱行 PICC 置管术,下列对宣教**错误**的是

A. 尽量减少带管肢体的被动活动,以免导管脱出

B. 穿脱衣服时小心将导管带出

C. 每周需要更换 PICC 的透明敷料

D. 贴膜如果有松脱、卷边、潮湿,要随时更换

E. 避免带管肢体侧卧位

答案:1. C;2. E;3. D;4. C;5. A。

参考文献

［1］贺连香,张京慧,高红梅.静脉治疗护理操作技术与管理.长沙:中南大学出版社,2014: 147-155.

［2］LISA GORSKI LH, MARY HAGLE, MARY MCGOLDRICK, et al. Policies & Procedures for Infusion Therapy. 5th ed. 2016: 75-170.

［3］MAURO P, GIANCARLO S. The GAVeCeLT Manual of PICC and Midline: Indications, Insertion, Management. Rotomail Italia: S. p. A, Vignate, 2017: 24.

第二节 植入式静脉输液港护理技术

一、概述

植入式静脉输液港(implantable venous access port,IVAP)又称植入式中央静脉导管系统(central venous port access system,CVPAS),简称输液港,是通过外科手术植入人体皮下的一种闭合静脉输液系统,可长期留在体内,最早于 1982 年报道应用。输液港由两个重要的部分组成,即输液港注射座和导管系统(图 2-1-2-1)。适用于长期输注各种药物、长期化疗、营养支持治疗、输血和血标本采集等。

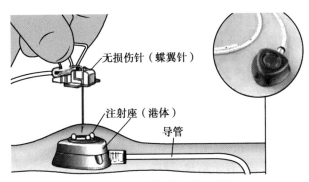

无损伤针(蝶翼针)

注射座(港体)

导管

图 2-1-2-1 输液港结构示意图

其优势在于,感染风险较其他中心静脉管路低,埋于皮下不影响美观,患者治疗与生活更为方便,维护相对简单。植入式输液港的护理技术属于侵入式操作,存在感染、堵港等风险及并发症,为了最大程度地降低风险、使患者输液港留置的获益最大化,静脉治疗专科护士有必要掌握输液港护理技术。

二、操作规范流程

本节介绍植入式静脉输液港的常规维护、静脉输液与采血、拔无损伤针等操作。

常 规 维 护

(一) 适应证

已植入输液港的患者。

（二）禁忌证

无相关禁忌证。

（三）操作前准备

1. 患者准备

（1）患者或家属了解输液港护理的目的及意义。

（2）备好《输液港维护手册》。

（3）排空大小便。

（4）取适合体位，充分暴露输液港周围皮肤。

（5）戴口罩。

2. 物品（器械）的准备

（1）换药包：弯盘、镊子、络合碘棉球、酒精棉球、Y形无菌敷料、无菌纱布、孔巾。

（2）型号合适的无损伤针、输液接头、透明敷贴、无菌手套、预冲式导管冲洗液（或注射器抽取生理盐水 10~20ml）、抗过敏透气弹性胶布（剪成 Y 形）、75% 乙醇、络合碘、棉签等。

（3）其他：管道标识、笔。

3. 操作者的准备

（1）核对患者信息：包括患者姓名、性别、住院号、出生年月等。

（2）查看患者的《输液港维护手册》，了解输液港植入时间、型号、部位、上次维护的时间与使用情况登记。

（3）了解相关检验和检查结果，如 X 线片的导管尖端定位、凝血功能、血常规、血脂等。

（4）评估患者、生命体征是否平稳、意识状态、配合程度。

（5）询问患者过敏史。

（6）做好解释，取得配合。

（四）操作步骤

1. 评估

（1）评估输液港注射座周围皮肤，有无感染、血肿。

（2）检查输液港注射座位置，有无移动、翻转。

（3）评估患者植入侧肢体活动是否正常，有无麻木、疼痛、酸胀等不适。

2. 消毒

（1）75% 乙醇消毒：以输液港注射座为中心，由内向外、螺旋式消毒皮肤 3 遍（顺时针和逆时针交替），直径>15cm。

（2）络合碘消毒：范围略小于酒精消毒区域，充分待干。

（3）以穿刺点为中心覆盖孔巾。

3. 穿刺

（1）戴无菌手套。

（2）排尽无损伤针内空气，夹闭拇指卡。

（3）港体中心点穿刺：一手的拇指、示指、中指同时固定输液港注射座，另一手持无损伤针从三指中心范围（尽量避开以前的穿刺点）垂直刺入穿刺隔，直达储液槽底部（图 2-1-2-2）。

4. 冲管　抽回血确认导管在血管内，并使用预冲式导管冲洗液（或注射器抽取生理盐水 10~20ml）脉冲式冲管。

5. 封管　治疗结束或非治疗期冲管后即进行封管。在注射器冲管剩余 0.5ml 液体时，一手固定输液港注射座，另一手边推剩余液体，边分离无损伤针与注射座。

6. 固定

(1)贴膜:确保无菌透明贴膜区域在皮肤消毒范围内，预切口朝延长管方向，贴膜中央对准穿刺点无张力自然放置。

(2)塑形:用手指指腹轻捏无损伤针突起部分及延长管，使贴膜与其完全贴合，排除空气，避免气泡产生。

(3)抚平:抚平贴膜的边缘，使其与皮肤贴合。

(4)按压:在撕除贴膜底衬边框时，边压边撕防止卷边。

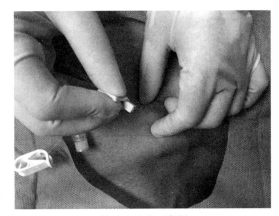

图 2-1-2-2　穿刺

7. 撤孔巾

8. 加强固定

(1)剪一块 5cm×5cm 的抗过敏透气弹性胶布，中间剪开到 3.5cm 处，呈"Y"形。

(2)将"Y"形胶布尾端粘贴于无损伤针延长管部分的贴膜上，前端在延长管下交叉固定，以减轻延长管对皮肤的压迫。

9. 贴标识　贴导管标识，需注明操作者姓名、维护日期及时间。

10. 操作后处理

(1)协助患者取舒适体位，整理床单位。

(2)洗手，记录。在《维护手册》及护理记录单上及时记录相关信息。

11. 健康教育

(1)保持输液港局部皮肤清洁、干燥;治疗期间如需淋浴，需将无损伤针及敷料用不透水薄膜覆盖。

(2)纱布如有渗湿或渗血、贴膜卷边，输液港植入处出现疼痛、瘙痒、发红、肿胀等不适，及时告诉医护人员。

(3)置管侧上肢不可过度运动，如打球、练瑜伽、锄地等，避免提重物。

(4)非治疗期每 4 周维护 1 次，建议就诊静疗专科门诊进行维护。

静 脉 输 液

(一) 适应证

所有静脉药物的输注。

(二) 禁忌证

1. 非耐高压输液港不能用于高压注射泵注射。

2. 输液港管路断裂。

3. 输液港堵塞。

4. 输液港出现渗漏。

（三）操作前准备

1. 患者准备 同"常规维护"。

2. 物品（器械）的准备

(1)无菌手套、预冲式导管冲洗液（或注射器抽取生理盐水 10~20ml）、75% 乙醇、络合碘、棉签或消毒棉片。

(2)其他：笔、输液药品、输液器、输液卡、输液贴。

3. 操作者的准备 同"常规维护"。

（四）操作步骤

1. 核对 核对患者信息、药物信息、给药方法和时间等。

2. 评估 输液港注射座位置及周围皮肤，植入侧肢体活动情况。

3. 消毒输液接头 消毒棉签或棉片多方位用力擦拭接头 2 次，每次消毒时间至少 15 秒，同时消毒接头下方皮肤约 5cm × 5cm 范围。

4. 冲管 抽回血确认导管在血管内，再使用预冲式导管冲洗液（或注射器抽取生理盐水 10~20ml）脉冲式冲管。

5. 连接输液器 核对药物，输液管排气后与接头螺口连接，妥善固定。

6. 根据情况合理调节输液速度。

7. 再次核对 核对患者信息、药物、给药时间和给药方法等。

8. 操作后处理

(1)协助患者取舒适体位，整理床单位。

(2)洗手，记录。

(3)正确处理医疗废物。

9. 观察病情，及时巡视，观察患者病情与输液情况。

10. 健康教育

(1)不可随意调节输液速度。

(2)输液过程中出现液体不滴、疼痛、局部肿胀等情况时及时联系医护人员。

11. 治疗结束后冲封管 同"常规维护"。

静 脉 采 血

（一）适应证

各类静脉血标本采集。

（二）禁忌证

1. 输液港管路断裂。

2. 输液港堵塞。

3. 输液港出现渗漏。

（三）操作前准备

1. 患者准备同"常规维护"。

2. 物品（器械）的准备

(1)无菌手套、预冲式导管冲洗液（或注射器抽取生理盐水 10~20ml）、一次性注射器 (10~20ml)、75% 乙醇、络合碘、棉签、采血试管。

(2)其他:笔、执行卡、化验单或条码、试管架。

(四)操作步骤

1. 核对 核对医嘱、患者信息、试管与检验项目信息。

2. 评估 输液港注射座位置及周围皮肤,植入侧肢体活动情况。

3. 消毒输液接头 同"静脉输液"。

4. 抽回血 用10~20ml注射器抽回血5ml弃去,确认导管在血管内,同时抽出之前体内的生理盐水。

5. 采血 更换10~20ml注射器抽出所需血量,根据检验目的分别注入试管。

6. 冲封管 采血后应使用预冲式导管冲洗器(或注射器抽取生理盐水10~20ml)冲管后封管。

7. 再次核对 核对医嘱、患者及试管项目信息,标本及时送检。

8. 操作后处理

(1)协助患者取舒适体位,整理床单位。

(2)洗手,记录。

(3)正确处理医疗废物。

9. 健康教育 同"常规维护"。

<h2 style="text-align:center">拔无损伤针</h2>

(一)适应证

治疗疗程结束或无损伤针需要更换时。

(二)禁忌证

无禁忌证。

(三)操作前准备

1. 患者准备 同"常规维护"。

2. 物品(器械)的准备 无菌手套、络合碘、棉签、无菌纱布、输液贴等。

3. 操作者的准备 同"常规维护"。

(四)操作步骤

1. 洗手,戴手套。

2. 去除贴膜与敷料,观察局部皮肤情况。

3. 更换无菌手套。

4. 消毒 同"常规维护"。

5. 封管后,一手三指固定输液港港座,另一手拔出无损伤针头。

6. 无菌纱布压迫止血5分钟。

7. 再次消毒 络合碘消毒拔针部位。

8. 无菌敷料覆盖穿刺点。

9. 操作后处理

(1)协助患者取舒适体位,整理床单位。

(2)洗手,记录。

(3)正确处理医疗废物。

10. 健康教育　同"常规维护"。

(五) 并发症及处理

1. 导管夹闭综合征　是输液港植入后的严重并发症之一。肢体活动时导管受第一肋骨和锁骨挤压导致管腔狭窄或完全夹闭,严重时可造成导管损坏或断裂。主要表现为输注不畅、回抽无回血、锁骨下肿痛等,如导管断裂可导致肺动脉栓塞等严重后果。预防措施:植入前充分评估,选择合适部位;指导患者植入侧上肢避免剧烈运动;治疗间歇期定期维护。轻度的夹闭综合征影响输液时,可协助患者取仰卧位或者把肩臂稍微上抬,缓解导管压迫,确保输液顺利。严重时应考虑拔除。

2. 输液港座翻转　术后患者置管侧肢体剧烈活动、经常用手捻摸港座、营养不良导致胸壁脂肪、肌肉减少而使囊袋空间松弛等原因可导致港座翻转。表现为触诊输液港座边界不清,为不规则三角形,质地硬,无损伤针穿刺时阻力明显增大,通常拍片确诊,在局麻下行手术复位。预防措施:健康教育强调置管侧手臂勿剧烈活动,勿经常用手捻摸港座,加强营养。

3. 囊袋血肿　常在输液港植入后 24 小时内出现。因囊袋建立需钝性分离皮下或筋膜后方组织,会出现皮下组织中毛细血管以及小动静脉撕裂出血的情况,筋膜后方贴近肌肉层,分离过程中组织渗血会更加明显。表现为囊袋区域局部肿胀,皮肤张力增大,有瘀斑或青紫,触诊有波动感,按压有疼痛感。囊袋内渗血量不大时,可沙袋压迫数天后可自行吸收;必要时行手术止血并清除血肿。预防措施:术前评估凝血功能,选择合适的解剖层面建立囊袋,避免反复穿刺,囊袋大小合适减少不必要的损伤,术后充分压迫止血。

4. 导管堵塞　表现为推注有阻力、滴注不畅或者回抽障碍。其主要原因包括:静脉港座或无损伤针移位,导管扭曲或打折,药物沉积在导管中,纤维蛋白鞘形成,导管内血栓形成,治疗间歇期没有按时进行维护等。预防措施:①严格执行冲封管,在抽血、输注大分子液体、输注血液制品后要及时充分冲管,减少物质残留沉积,封管时正压手法正确到位,减少回血,降低堵管机率;②明确无损伤针位置是否正确,如过浅则没有完全穿过硅胶膜,过深则插入港座底部,或者没有垂直而插到港体侧壁,必要时应重新更换针头插入;③导管扭曲或打折需要找出原因,调整或者移除管路;导管内堵塞时严禁暴力冲管,应使用负压虹吸法将浓度为 5 000U/ml 的尿激酶稀释液吸入输液港内,保留 20 分钟后尝试回抽,再回抽液体弃去,可反复多次至管腔通畅,若以上办法均无效时,则考虑移除输液港。

5. 导管相关性血栓　主要发生在导管进入静脉血管处或者导管与静脉壁持续接触的部位。表现为输液速度减慢、肩部颈部上肢疼痛、同侧上肢浮肿、发热等症状,可通过彩色多普勒诊断。常见于患者血管壁受损或血管炎,血流速度减慢或血液高凝状态,血小板粘附血管壁所导致。预防措施:以临床症状和患者全身状况为依据,必要时采用抗凝治疗如使用肝素、华法林、利伐沙班等药物,或使用尿激酶溶栓,如患者症状不能有效缓解,血栓不能消除,评估风险与获益后再考虑是否拔出输液港。

6. 导管相关性感染　使用输液港后即出现高热、寒战,伴有白细胞升高,并出现不明原因的寒战、高热,无其他明显感染部位,外周血培养出金黄色葡萄球菌,凝固酶阴性葡萄球菌或假丝酵母物种时,应高度怀疑为导管相关性感染。预防措施:置管操作时要严格执行手卫生及无菌操作,推荐最大化无菌屏障,肿瘤患者提高自体免疫力及营养状态;按时进行输液港维护,减少不必要的穿刺。如患者怀疑出现导管相关性感染,在血培养结果未出来前,可经验性应用抗生素,选用针对革兰氏阳性菌抗生素;根据药敏结果,外周静脉输注敏感抗生素；对输液港则用高浓度抗生素封管（更换敏感抗生素），持续数小时，对于经抗感染治疗难以控制或反复出现导管相关性感染，应拔出输液港设备。

(六) 注意事项

1. 操作者必须完成相关培训和考核，才能进行操作。

2. 穿刺时注意事项

(1) 输液港必须使用无损伤针进行穿刺，常规 7 天更换。

(2) 穿刺动作轻柔，有阻力时不可强行进针，以免针尖刺入输液港座底部，或针尖与底座出现推磨，形成倒钩。

(3) 注射、给药前应抽回血。若抽不到回血，考虑可能导管开口紧贴血管壁导致回抽障碍，可用预冲式导管冲洗器注入 ≥5ml 的生理盐水，使导管管体在血管中产生漂浮后再回抽。

3. 冲封管注意事项

(1) 输注高黏滞性 / 大分子液体（如各类输血液制品、TPN、蛋白制品、脂肪乳剂等）超过 4 小时以上，应每 4~6 小时冲管一次，再继续输液。

(2) 两种有配伍禁忌的液体之间需要冲封管。

(3) 冲管时建议将无损伤针针头斜面背对输液港座的导管接口处，可对注射座更大范围地进行有效冲洗，从而降低输液港阻塞及相关感染发生。

4. 其他

(1) 冲封管、静脉注射给药时必须使用预充式导管冲洗器或 ≥10ml 的注射器，因为 <10ml 的注射器产生的压强较大，容易导致导管及瓣膜损伤、导管与输液港注射座连接松动甚至脱开。

(2) 一般不建议在输液港处进行静脉采血操作，由于可能存在封管液回抽不彻底影响检验结果，同时增加堵管风险。

(七) 相关知识

1. 根据输液港港座不同 分为普通型输液港、双腔输液港以及耐高压输液港三种类型。

(1) 普通输液港：输液港穿刺隔采用液态硅胶材质（10.8mm），更便于穿刺；导管三向瓣膜设计，术中防止空气栓塞，降低血液回流的概率，可接受 MRI 或者放疗法，目前在全球范围运用最为广泛。

(2) 双腔输液港：在普通输液港基础上，同时拥有两个独立输液港输液系统结构，可同时两组液体的输注，中间有凸起的梁，以便护士区分穿刺。

(3) 耐高压输液港：300psi 下可达 5ml/s 的最大流速，可进行增强 CT 造影剂注射和灌注，导管三向瓣膜设计，术中防止空气栓塞，降低血液回流的概率，最长可 90 天维护一次。港座的三角形设计，便于港座的植入，穿刺隔膜上的柔软触诊点，便于穿刺；基座底部有 "CT" 字样，并且连接输液港注射座和导管的锁扣也带显影环，能在 CT 及 X 光下显影，便于区分。

2. 输液港无损伤针 是一种特殊的侧孔针，在穿刺时不会对输液港注射座的硅胶隔膜产生 "切削"，不会损伤隔膜导致漏液。无损伤针有不同的外形、长度、直径和斜面的设计。有直型针和 90° 针；长度在 12~37mm 型号 19~22G。应根据患者身高体重、输液港注射座高度、治疗需求等因素选择型号合适的无损伤针。

3. 冲封管手法 分为脉冲式冲管与正压封管两种。

（1）脉冲式冲管：用生理盐水将导管内残留的药液冲入血管，减少沉积，降低堵管发生率，也可以降低药物局部持续刺激导致的化学性静脉炎。应用于每次治疗前后、大分子及高黏滞度药物输注中、输注后。操作者注射时有节律地推动注射器活塞，快速推一下短暂停一下，以产生水流旋涡。

（2）正压封管：其目的是在整个港体内形成正压状态，减少回血，保持输液港的通畅，用于输液结束后。操作手法为在注射器冲管剩余最后 0.5ml 的液体时，一手固定输液港注射座，另一手边推注射器剩余液体，边分离无损伤针与输液港注射座。

三、植入式输液港护理技术检查表（表 2-1-2-1～ 表 2-1-2-2）

表 2-1-2-1　植入式输液港护理技术操作核查表

项目	内容	是	部分	否
操作前准备	核对医嘱及患者床号、姓名、住院号			
	说明输液港维护/静脉输液/静脉采血/拔无损伤针操作的目的、必要性，查看《输液港维护手册》，了解治疗方案及相关检验检查结果			
	评估患者及植入侧肢体情况			
	评估输液港注射座周围皮肤状态，检查输液港注射座有无移动翻转			
	环境清洁，光线充足，温度适宜，隔帘遮挡，减少人员走动			
	用物齐全，摆放有序，在有效期内，型号合适			
	再次查对			
	充分暴露输液港局部及周边皮肤（范围超过 20cm×20cm）			
操作步骤	一、日常维护 1. 洗手，开无菌包 2. 用 75% 的酒精、络合碘消毒各 3 遍；充分待干 3. 铺孔巾；戴无菌手套 4. 排尽无损伤针空气，夹闭拇指夹；三指固定港座后，中心点穿刺 5. 冲管，确认针头及导管通畅 6. 脉冲式冲洗导管 7. 固定；撤孔巾 8. 加强固定 9. 贴标识 二、静脉输液 1. 核对，洗手，戴手套 2. 消毒无损伤针接头及皮肤 3. 抽回血；脉冲式冲管 4. 输液管排气，螺口连接，固定 5. 调节输液速度 6. 核对，签字 7. 巡视与观察			

项目	内容	是	部分	否
操作步骤	三、静脉采血 1. 核对,洗手,戴手套 2. 消毒无损伤针接头及皮肤 3. 抽回血 5ml 后弃去 4. 更换注射器抽血后迅速注入试管 5. 冲封管,核对 6. 标本及时送检 四、拔无损伤针 1. 核对,洗手,戴手套 2. 去除贴膜与敷料 3. 换无菌手套;消毒 4. 封管;三指固定输液港港座,拔出无损伤针 5. 无菌纱布压迫止血 6. 再次消毒港座外皮肤;无菌敷料盖穿刺点			
操作后处置	洗手,记录,垃圾分类处理			
	向患者简要介绍输液港/静脉输液/静脉采血/拔无损伤针的情况			
	健康宣教,如置管侧手臂避免剧烈运动、观察是否有出血、红肿痛痒等情况			

表 2-1-2-2　植入式输液港护理技术操作评估表

项目	好(5分)	一般(3分)	差(1分)
无菌操作执行度			
流程正确、操作熟练			
人文关怀			

好:操作过程清晰流畅,评估准确,操作熟练、规范、无缺项;与患者沟通自然,语言通俗易懂;人文关怀到位,有操作前交流、操作中安慰及操作后注意事项的交代。

一般:操作过程能整体完成,评估不够准确,操作欠熟练、规范,有少量缺项;与患者沟通不够自然;能有部分的操作前交流、操作中安慰及操作后注意事项的交代。

差:评估不准确,操作不熟练、不规范,有较多缺项;患者沟通少,无人文关怀。

四、常见操作错误及分析

(一)无损伤针穿刺手法错误

穿刺时针头未垂直向下、未选择港座中心点穿刺,导致输液不畅,主要原因是穿刺方向倾斜或摇摆针头及穿刺点位置不准确,使无损伤针穿入港座侧壁。

(二)冲封管手法不正确

冲封导管时未使用脉冲式冲管、正压封管手法,导致残留药物及回血造成堵塞。主要原因是操作者冲管时未能有节律地推动注射器活塞而形成水流旋涡,拔针时未保持正压而直接拔针。

五、目前常用训练方法简介

目前输液港维护常用的训练模型有无损伤针穿刺训练模型,学员可以通过模型学习输液港注射座固定、无损伤针穿刺、固定、拔针、换药等操作。优点是模型设计与人体结构相似,能够帮助学员反复进行穿刺操作以及训练输液港维护整个操作流程,不足是导管不能回抽确保输液是否通畅,仅适合熟悉流程及基本操作训练。

六、相关知识测试题

1. 患者,女,66 岁,输液港置管后 4 个月,治疗期间出现置管侧上肢水肿,伴疼痛,港体输液速度明显减慢,考虑发生了导管相关性血栓,一般使用尿激酶溶栓时,配制浓度为

　　A. 1ml,200U/ml　　　　　　　　　B. 2ml,500U/ml

　　C. 2ml,5 000U/ml　　　　　　　　D. 1ml,5 000U/ml

　　E. 5ml,2 000U/ml

2. 肺癌术后患者,男,72 岁,带输液港植入院,治疗时冲管时机**不正确**的是

　　A. 每次输注液体后

　　B. 抽血后

　　C. 两种有配伍禁忌的液体之间

　　D. 持续输入高黏滞性 / 高分子液体每 4~6 小时冲管一次

　　E. 输注白蛋白后

3. 患者,男,45 岁,输液港植入 6 个月,为其行维护时皮肤消毒范围直径为

　　A. 3cm×3cm　　　　　　　　　　B. 5cm×5cm

　　C. 10cm×10cm　　　　　　　　　D. 15cm×15cm

　　E. 20cm×20cm

4. 患者,女,66 岁,输液港置管后 2 周出院,告知患者治疗间歇输液港维护时间为（　　　　）1 次。

　　A. 每周　　　　　　　　　　　　B. 每 2 周

　　C. 每 3 周　　　　　　　　　　　D. 每 4 周

　　E. 每 5 周

5. 患者,男,68 岁,因肺癌需执行化疗而植入了输液港,手术顺利,回病房后伤口止血沙袋局部加压需要的时间是

　　A. 30 分钟　　　　　　　　　　　B. 1~2 小时

　　C. 3~4 小时　　　　　　　　　　D. 4~6 小时

　　E. 6~8 小时

答案:1. C;2. A;3. D;4. D;5. D。

参考文献

［1］中华医学会重症医学分会 . 血管内导管相关感染的预防与治疗指南 (2007). 中华急诊医学杂志 , 2008,

17 (6): 597-605.

［2］江子芳，潘敏芳，吴怡，等.输液港夹闭综合征的护理及预防策略.中华现代护理杂志，2017 (25):
3216-3218.

［3］谢琼，卢咏梅，方少梅，等.植入式静脉输液港相关性感染预防及管理的最佳证据总结.护理学杂志，
2020, 35 (12): 49-53.

［4］中国医师协会介入医师分会.植入式给药装置介入专家共识.中华医学杂志，2019, 99 (7): 484-490.

［5］陈令红，李薇，谭雪红.消化道肿瘤患者植入式静脉输液港相关性血液感染发生率和危险因素.当代
护士，2017 (5): 100-102.

［6］敖薪，王娟.抗生素锁技术在治疗中心静脉导管相关性感染中的应用研究.中华医院感染学杂志，
2016, 26 (23): 5433-5435.

［7］孙众，郝丽，赵国敏，等.导管相关血流感染预防控制实践的现状调查与分析.中国护理管理，2017,
17 (11): 1530-1535.

第三节　药物渗出／外渗护理技术

一、概述

药物渗出／外渗是指静脉输液过程中,非腐蚀性／腐蚀性药液意外渗入到血管外周围组织,造成不同程度损伤。腐蚀性药物主要指临床上常用的强酸性、强碱性或具有高渗透压的药物。药物渗出／外渗后,轻者表现为渗出区域的皮肤出现炎性反应,包括红斑、肿胀、皮下硬结及轻中度疼痛,或伴有剧烈的烧灼感;严重者可出现皮肤溃疡及干性坏死,需进行清创、植皮,甚至截肢。因此,发生药物渗出／外渗后均应及时正确处理,可有效阻止局部组织进一步恶化,减轻伤害程度。药物渗出／外渗重在预防,医护人员应尽最大程度避免药物渗出／外渗的发生,保障患者的用药安全。

二、操作规范流程

(一) 适应证
适用于所有的药液意外渗入血管外组织的情况。

(二) 禁忌证
无相关禁忌证。

(三) 操作前准备
1. 患者的准备

(1)患者或家属了解药物渗出／外渗护理技术的目的及意义。

(2)患者取舒适体位,抬高患肢并充分暴露患处。

2. 物品(器械)的准备(图 2-1-3-1)

(1)药品:络合碘、2% 利多卡因、地塞米松5mg、生理盐水、复方七叶皂苷钠凝胶,必要时备解毒剂。

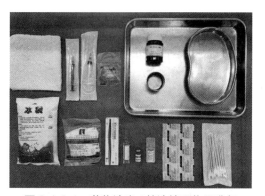

图 2-1-3-1　药物渗出／外渗处理物品准备

(2)无菌物品:2ml 注射器、1ml 注射器、一次性头皮针(4.5~5.5 号)、透明敷料、棉签等。

(3)其他:治疗盘、弯盘、小药杯、干毛巾、冰袋(冷敷)、暖贴或暖手宝(热敷)、笔等。

3. 操作者的准备

(1)核对患者信息:包括患者姓名、性别、住院号、出生年月等。

(2)查看留置中心血管通路装置如 PICC、PORT 患者的维护记录。

(3)了解渗出/外渗药物名称及药物性质,选择合适的处理方式。

(4)询问患者既往有无药物及皮肤消毒剂过敏史。

(5)做好解释,取得配合。

(6)向上级报告药物渗出/外渗的不良事件。

(四) 操作步骤

1. 中断输液

(1)立即停止给药,回抽管腔内残留药液。

(2)拔除输液装置:外周静脉导管(一次性头皮针、留置针)或植入式输液港的无损伤针头;或经外周静脉置入中心静脉导管经影像学检查确定导管尖端位置后,由专业人士评估决定。

2. 一般处理

(1)评估:渗出/外渗局部区域的皮肤颜色、温度、感觉;关节活动情况;患肢远端组织血运情况。

(2)标记:渗出/外渗的范围。

(3)测量:肿胀区域最大直径。

(4)分级:根据渗出/外渗严重程度进行分级。

(5)活动:抬高患肢及交替松握拳以促进血液循环。

3. 对症处理 根据药物性质及组织损伤程度采取相应处理,包括局部封闭、冷敷和热敷、药膏涂抹和外科处理等。

(1)局部封闭:一般适用于高渗溶液、强酸强碱、钙剂、血管收缩药及化疗药物外渗。

1)消毒:以穿刺点为中心进行消毒,消毒直径为外渗区域的两倍。

2)配制解毒剂:根据药物性质合理选择解毒剂。常规可用地塞米松 5mg+2% 利多卡因 + 生理盐水稀释至 5~10ml 后局部封闭(浸润麻醉:使用 0.25%~0.5% 溶液,50~300mg)。

3)穿刺:使用 4.5~5.5 号针头,针尖斜面向上,与皮肤呈 15°~20°,以外渗点为中心,由外向内进行皮下穿刺。

4)注射:回抽无回血,注射 0.5~1ml 解毒剂。依此方法,以红肿部位皮肤边缘,呈点状、环状或扇形进行多处注射,达到阻断外渗药物扩散的效果。

(2)冷敷和热敷

1)冷敷:其目的是局限渗出/外渗药物在组织中的扩散及减轻炎症反应。适用于烷化剂类、蒽环类和氮芥类等药物渗出/外渗的处理。方法:在 24~48 小时内使用干毛巾包裹冰袋置于渗出/外渗区域冷敷,每次不超过 30 分钟,根据药物性质和肿胀程度决定冷敷频次。

2)热敷:其目的是增加局部血流量,促进药物及炎性因子的吸收与消散。适用于植物碱类(如依托泊苷)、铂类(如奥沙利铂)、血管收缩类等药物渗出/外渗的处理。方法:在 24~48 小时内使用暖贴、暖水袋或热疗仪等热敷,热敷温度成人为 50~60℃（儿童不超过 42℃）,每次不超过 30 分钟,根据药物性质和肿胀程度决定热敷频次。

(3)涂抹药膏:按无菌操作技术原则,使用无菌棉签将药膏均匀涂抹覆盖外渗区域,避开穿刺点。常用的药膏有喜疗妥软膏、七叶皂苷钠凝胶(可加入地塞米松)、如意金黄散、湿润烧伤膏、艾洛松乳膏、京万红软膏、云南白药等。

(4)外科处理:对于渗出 / 外渗区域组织损伤严重者,可根据需要选择外科清创术、伤口换药、皮下冲洗、外科手术皮瓣移植或截肢等。

4. 操作后处置

(1)协助患者取舒适体位,整理床单位。

(2)再次核对。

(3)洗手,记录。详细记录药物渗出 / 外渗发生时间、部位、范围、渗出 / 外渗分级;肢体感觉、运动、血运、局部皮肤情况(红斑、肿胀、疼痛);处理方法及解毒剂名称、量、给药途径等。

(4)密切观察病情,动态观察局部组织变化,评价治疗效果。

5. 健康教育

(1)心理:做好解释沟通工作,缓解不良情绪。同时指导患者输液期间不应频繁活动输液侧肢体,积极预防药物渗出 / 外渗。

(2)活动:指导患者抬高患处、握拳或屈踝,避免患处剧烈活动和受压,以减轻组织肿块。

(3)疼痛:指导患者描述疼痛的主观感受,嘱患者放松、引导想象等认知行为疗法帮助缓解疼痛,必要时使用镇痛药物。

6. 拍照留图 对渗出 / 外渗区域处理前后行拍照留图并记录日期,动态评估组织损伤的进展或变化,以评估治疗效果。

(1)首次处理拍摄:处理前,拍摄渗出 / 外渗区域的照片 1 张,如为上、下肢渗出 / 外渗者,增拍双侧肢体对比照 1 张;处理后,拍摄渗出 / 外渗区域的照片 1 张,如为上、下肢渗出 / 外渗者,增拍双侧肢体对比照 1 张。

(2)追加拍摄:动态监测和评估治疗效果,每日拍摄留图。

7. 上报 按医院要求完善上报流程。

(五) 并发症及处理

1. 感染 由于未严格遵守无菌操作技术原则或患者自身抵抗力下降,导致局部组织感染,可表现为渗出 / 外渗部位红肿热痛、脓性渗液,严重者可发生高热、败血症等全身症状。预防措施:严格按照无菌操作技术原则处理患处,保持创面清洁,及时更换敷料。若发生感染,予以局部或全身抗感染治疗,必要时送检分泌物或血标本行细菌培养。

2. 冻伤烫伤 由于冷敷或热敷操作不当,如长时间将冰袋或暖水袋置于局部渗出 / 外渗患处未及时撤除,可导致冻伤或烫伤发生,引起局部组织继发性损伤。冻伤可表现为皮肤苍白、红斑、水肿、感觉异常等;烫伤可表现为局部红肿、水疱、疼痛、烧灼感等。预防措施:严格遵守冷热敷操作适应证,控制治疗时间和温度,尤其是老年人和儿童;密切观察患者局部皮肤情况和不良反应,告知患者如有不适及时告知。一旦发生冻伤或烫伤,立即终止冷热敷,根据实际情况进行局部处理。

3. 皮下出血 / 瘀血 由于患者凝血功能障碍或局部封闭注射时针尖损伤毛细血管导致。预防措施:局部封闭注射时避开血管进行穿刺,选择小号针头,注射角度应保持在

15°~20° 之间。凝血功能障碍患者注射后可适当按压穿刺点,减少出血。

4. 局部封闭注射药物误入血管 由于局部封闭注射药物时针尖误入血管导致。表现为注射器内可见回血,局部出血或皮下瘀血。预防措施:穿刺时角度不宜过大;注射药物前应抽回血,确认无回血方可推注。发现误入血管时应立即拔出针头,按压穿刺部位,更换注射部位。如有药液进入血管,则应密切观察患者不良反应。

(六) 操作注意事项

1. 操作者接受过静脉治疗、药物渗出 / 外渗的理论及操作知识培训。

2. 处理过程中避免按压渗出 / 外渗局部区域,以防渗出 / 外渗药物扩散至正常组织间隙增加损伤。

3. 单次局部封闭注射药量以<1ml 为宜,避免注射总量过多加重局部组织肿胀。

4. 冷热敷温度不宜过高,时间不宜过长,防止用冷 / 热不当发生冻伤 / 烫伤。加强巡视,密切观察皮肤有无红斑、苍白及患者主诉疼痛及肿胀加剧等表现。

5. 根据损伤严重程度可申请多学科会诊(multi-disciplinary treatment,MDT),确定患者最佳治疗方案。

(七) 相关知识

1. 药物渗出 / 外渗的分级 根据《美国输液治疗实践标准》将药物渗出 / 外渗分为五级。

(1)0 级:无症状。

(2)Ⅰ级:皮肤发白,水肿范围的最大直径<2.5cm(1 英寸),皮温凉,伴有或不伴有疼痛。

(3)Ⅱ级:皮肤发白,水肿范围的最大处直径在 2.5~15cm(1~6 英寸),皮温凉,伴有或不伴有疼痛。

(4)Ⅲ级:皮肤发白,半透明状,水肿范围的最大直径>15cm(6 英寸),皮温凉,轻到中等程度的疼痛。

(5)Ⅳ级:皮肤发白,半透明状,皮肤紧绷,有渗出,可凹陷性水肿,皮肤变色,有瘀伤,肿胀,水肿范围的最小处直径>15cm(6 英寸),循环障碍,中、重度程度疼痛,任何容量的血制品,刺激性,腐蚀性液体的渗出。

2. 血管通路装置的选择 根据患者输注药液的性质,持续时间等因素选择合适的血管通路装置。以下情况应选择中心血管通路装置:①患者病情不稳定或输液方案复杂;②3 个月以上间歇性化疗;③连续性输液治疗,如输注腐蚀性药物、肠外营养、高渗性药物(渗透压大于 900mOsm/L)及血液制品;④侵入性血流动力学监测;⑤长期间歇性输液治疗;⑥建立外周血管通路困难者。

3. 穿刺部位的选择 外周静脉穿刺时应尽量选择前臂避开关节部位,首选粗、直的静脉。尽量避免在同一静脉穿刺。

4. 输液渗出 / 外渗的早期识别 输液过程中患者诉穿刺部位或周围、沿静脉通路走向出现疼痛、灼热、紧绷感等不适症状时,应立即停止输液,评估是否发生渗出 / 外渗,尤其在输注腐蚀性药物过程中应加强巡视。

5. 特殊药物外渗冷热敷应用

(1)长春花生物碱和血管升压素外渗,以及存在血管闭塞(如镰状细胞性贫血)时,禁止冷敷。

（2）依托泊苷、奥沙利铂外渗禁止冷敷,否则会引起神经毒性反应。

（3）注射解毒剂右丙亚胺前 15 分钟应移除冷敷。

（4）多西紫杉醇和紫杉醇外渗会导致皮肤着色、发红和敏感,禁止热敷。

6. 正确选择解毒剂（表 2-1-3-1）

表 2-1-3-1　常见外渗药物解毒剂及使用指导

解毒剂	外渗药物	类型	使用指导
硫代硫酸钠	苯丁酸氮芥 环磷酰胺 异环磷酰胺 司莫司汀 尼莫司汀 卡莫司汀 5-FU	烷化剂类	局部封闭:每 1ml 外渗药液使用 1/6mmol/L 硫代硫酸钠 2ml。立即给药或在外渗发生后 12 小时内给药。
二甲亚砜	阿霉素 盐酸柔红霉素 表柔比星	蒽环类	药膏涂抹:用棉签或纱布在大于外渗面积 2 倍的皮肤表面涂抹 50%~100% 的二甲亚砜 1~2ml,自然风干。4~8 小时重复一次,持续 7~14 天。建议外渗 10 分钟内开始给药。
右丙亚胺	多柔比星 吡柔比星 阿柔比星 伊达比星		静脉注射:于远离外渗点（如对侧肢体）的静脉输注右丙亚胺,第 1 天以每平方米体表面积 1 000mg 的药量在外渗发生 6 小时内输入,最高剂量不超过 2 000mg;第 2 天的剂量同第 1 天;第 3 天药量为每平方米体表面积 500mg,最高剂量不超过 1 000mg。不能同时应用二甲亚砜,在输入前 15 分钟及输入过程中不得冷敷。
透明质酸钠	长春花碱类 紫杉醇类	植物碱类	局部封闭:配制每毫升含 150U 透明质酸酶的溶液 1~6ml,平均分 5 次在外渗部位顺时针皮下注射,每 1ml 外渗药物使用 1ml 透明质酸酶。该药物不能用于静脉注射。皮下注射时应注意抽回血。建议外渗 1 小时内开始给药。
	万古霉素 钙剂 碳酸氢钠 浓钠、钾溶液 10% 及以上葡萄糖 造影剂	刺激性药物	
酚妥拉明	去甲肾上腺素 肾上腺素 多巴胺 多巴酚丁胺 血管升压素	血管升压药	局部封闭:酚妥拉明 5~10mg 加入 10ml 生理盐水。取 0.5~1ml 进行皮下注射。

注:体表面积计算方法（具体药物剂量请遵医嘱）

男性:体表面积 =0.006 07× 身高（cm）+0.012 7× 体重（kg）–0.069 8

女性:体表面积 =0.005 86× 身高（cm）+0.012 6× 体重（kg）–0.046 1

三、药物渗出 / 外渗护理技术规范检查表(表 2-1-3-2~ 表 2-1-3-3)

表 2-1-3-2 药物渗出 / 外渗护理技术规范操作核查表

项目	内容	是	部分	否
操作前准备	患者或家属了解药物渗出 / 外渗护理的目的及意义			
	患者取舒适体位,抬高并充分暴露患处			
	用物齐全,摆放有序;质量合格,大小型号符合要求			
	核对患者信息			
	查看留有 PICC、PORT 等中心血管通路装置患者的维护记录			
	了解患者渗出 / 外渗药物的名称及性质,选择合适的处理方式			
	询问患者既往有无药物及皮肤消毒剂过敏史			
	做好解释,取得配合			
	向上级报告药物渗出 / 外渗不良事件			
操作过程	中断输液			
	立即停止给药,回抽管腔内残留药液			
	拔除输液装置:外周静脉导管(一次性头皮针、留置针)或 PORT 的无损伤针头;或经外周静脉置入中心静脉导管(须经影像学定位导管尖端,由静脉治疗专业人员评估决定)			
	一般处理			
	评估:渗出 / 外渗局部区域的皮肤颜色、温度、感觉;关节活动情况;患肢远端血运情况			
	标记:渗出 / 外渗的范围			
	测量:肿胀区域的最大直径。			
	分级:根据渗出 / 外渗严重程度进行分级			
	活动:抬高患处,上肢渗出 / 外渗者嘱其反复交替松、握拳,以促进血液循环			
	对症处理			
	根据药物性质及组织损伤程度采取相应处理,包括冷敷和热敷、局部封闭、药膏涂抹和外科处理等			
操作后处置	协助患者取舒适体位,整理床单位			
	再次核对			
	详细记录药物渗出 / 外渗发生时间、部位、范围、渗出 / 外渗分级;肢体感觉、运动、血运、局部皮肤情况(红斑、肿胀、疼痛);处理方法及解毒剂的名称、量、给药途径等			
	密切观察病情,动态观察患部组织变化,评价治疗效果			

续表

项目	内容	是	部分	否
操作后处置	做好解释沟通工作,缓解患者及家属不良情绪;指导患者抬高患处,做握拳或屈踝运动。避免患处剧烈活动和受压,以减轻组织肿胀;指导患者主动描述疼痛感受,嘱患者采用放松、引导想象等认知行为疗法缓解疼痛,必要时使用镇痛镇静药物			
	对渗出/外渗区域处理前后进行拍照留图并记录日期			
	首次处理拍摄:处理前,拍摄渗出/外渗区域的照片1张,如为上、下肢渗出/外渗者,增拍双侧肢体对比1张;处理后,拍摄渗出/外渗区域的照片1张,如为上、下肢渗出/外渗者,增拍双侧肢体对比照1张。			
	追加拍摄:动态监测和评估治疗效果,每日拍摄留图			
	按医院流程完成上报			

表 2-1-3-3　药物渗出/外渗护理规范操作评估表

项目	好(5分)	一般(3分)	差(1分)
操作过程流畅度			
操作熟练度			
人文关怀			

打分说明:

好:处理过程清晰流畅,操作熟练;评估、处理方法正确;及时、正确上报不良事件;人文关怀到位;有处理前交流、处理过程中安慰及处理后注意事项的交代。

一般:处理过程能整体完成,操作较熟练;评估、处理方法基本正确;及时、正确上报不良事件;能有部分的处理前交流、处理过程中安慰及处理后注意事项的交代。

差:处理过程不清晰;操作不熟练;评估、处理方法错误;未上报不良事件;无人文关怀。

四、常见处理错误及分析

(一) 解毒剂选择/使用错误

操作者未正确选择或使用解毒剂导致处理效果不佳。主要原因是未掌握渗出/外渗药物性质、处理方式和解毒剂的给药途径,或未及时向静脉治疗专业人员请求指导和帮助。一般的药物渗出/外渗无特定解毒剂或标准的处理方法;部分特殊药物如蒽环类化疗药、造影剂等有特定解毒剂,及时应用可阻止组织进一步损伤。部分解毒剂如右丙亚胺需采用静脉注射的给药方式。

(二) 冷热敷选择错误

操作者未根据外渗药物性质正确选择冷热敷,导致局部组织损伤加重。主要原因是未掌握特殊药物冷热敷的方式,如奥沙利铂外渗错误使用冷敷,导致神经毒性反应;多西紫杉醇和紫杉醇外渗错误使用热敷,导致局部组织红肿症状加重。

(三) 局部封闭应用错误

局部封闭注射操作未达到完全封闭的效果,导致未有效阻断外渗药物继续向外周及深层组织扩散。主要原因是操作者对局部封闭注射方法不熟悉,多点注射时未将外渗范围完整封闭。

五、目前常用训练方法简介

(一) 模型训练

目前药物渗出/外渗护理技术常用的模型有:PICC置管模型及手臂模型。模型材料采用高分子材料制成,具有模拟人体的皮肤、肌肉和血管,可还原药物外渗时的局部组织状态。一般是采用课堂教学及模型训练相结合的方式展示操作流程。通过课堂教学可帮助医护人员对药物渗出/外渗产生清晰的认识,了解其发生机理、风险因素、预防措施及处理。而通过模型训练展示操作流程可帮助医护人员清晰地了解正确处理流程,掌握局部封闭手法和药物涂抹操作。药物渗出/外渗护理模型见图2-1-3-2、图2-1-3-3。

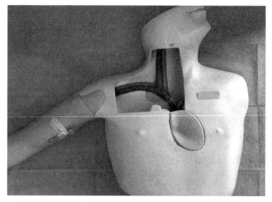

图 2-1-3-2　药物渗出/外渗处理训练模型 1

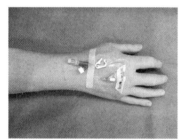

中断输液

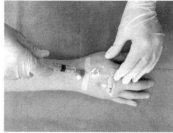

回抽余液

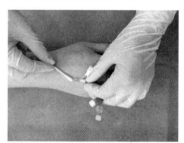

拔除针头

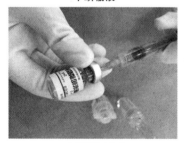

配制封闭药液

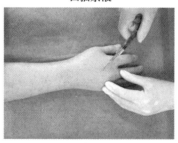

局部封闭

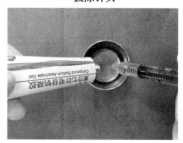

药膏准备

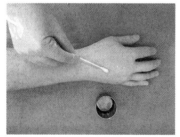

药膏涂抹

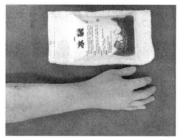

包裹冰袋

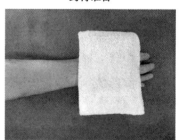

间断冰敷

图 2-1-3-3　药物渗出/外渗处理训练模型 2

（二）其他

可以利用自制简易的手臂模型,比如用橡胶块来自制模型,或者使用一些活体动物药物渗出 / 外渗模型(小白鼠、兔子等)来训练。

六、相关知识测试题

1. 患者,男,45 岁,护士为其输注化疗药物多西紫杉醇,为防止药物外渗发生,以下措施**不当**的是

    A. 预期该患者间歇性化疗超过 3 个月,为其选择中心血管通路装置

    B. 充分告知患者高危药品输注发生药物外渗的风险,告知患者采取预防药物外渗的方法

    C. 因留置的是中心血管通路装置 PICC,输注过程中可不用巡视患者

    D. 若患者使用外周静脉留置针,则在一次穿刺失败后不应在穿刺失败静脉通路上方或下方再次进行穿刺

    E. 告知患者出现外渗的症状和体征,指导其在应用药物过程中出现异常时应立即报告

2. 患者,女,64 岁,在输注含有 KCl 的药液过程中出现穿刺部位皮肤发白,呈半透明状,水肿范围的最大直径为 22cm,皮肤发凉,疼痛评分为 5 分。请问该患者的渗出 / 外渗分级为

    A. 0 级   B. Ⅰ 级

    C. Ⅱ 级   D. Ⅲ 级

    E. Ⅳ 级

3. 患者,男,42 岁,今日通过左前臂留置针输注化疗药物后出现局部皮肤发红、肿胀及疼痛。关于该部位出现药物外渗后的处理,以下说法**错误**的是

    A. 若患者留置的是中心血管通路装置,则应做进一步诊断性检查后再确定是否应拔除

    B. 定期监测症状和体征的变化,观察患者外渗肢体感觉、运动、血运及局部皮肤情况

    C. 处理过程中,不应按压局部区域,否则会使外渗药物接触更多正常组织,导致局部反应加重

    D. 不应使用镇痛药物

4. 患者,男,53 岁,诊断为结肠癌,目前住院接受化疗。责任护士在评估患者治疗计划时,以下**不属于**中心血管通路装置的是

    A. 患者病情不稳定或输液方案复杂

    B. 3 个月以上间歇性化疗

    C. 连续性输液治疗,如输注发泡剂、肠外营养、高渗性药物(渗透压大于 900mOsm/L)及血液或血制品

    D. 长期间歇性输液治疗

    E. 短期间歇性化疗

5. 患者,女,72 岁,因其拒绝留置中心静脉导管而使用外周静脉留置针输注表柔比星,输注 20 分钟后护士发现已发生药物外渗。以下处理方法**不正确**的是

A. 可使用 50% 硫酸镁 20ml+ 维生素 B_{12} 0.25mg+ 氢化可的松 10mg 湿冷敷

B. 用棉签或纱布在 2 倍于外渗面积的皮肤表面涂抹 50%~100% 的二甲亚砜 1~2ml，自然风干。4~8 小时重复一次，持续 7~14 天。

C. 发现外渗后应立即拔除留置针

D. 若使用解毒剂右丙亚胺，则在输入右丙亚胺前 15 分钟及输入过程中不用冷敷

E. 抬高患肢并制动

答案：1. C；2. D；3. D；4. E；5. C。

参考文献

［1］ 中华人民共和国国家卫生和计划生育委员会. 静脉治疗护理技术操作规范：WS/T 433-2013. 2014: 2. [2020-12-25]. http://www. nhc. gov. cn/ewebeditor/uploadfile/2014/12/20141212142815390. PDF.

［2］ Infusion Nursing Society. Infusion therapy standards of practice. Norwood: Infusion Nursing Society, 2016: S98.

［3］ 强万敏, 姜永亲. 肿瘤护理学. 天津：天津科技翻译出版有限公司, 2016: 277.

［4］ GORSKI L, HADAWAY L, HAGLE M, et al. Policies and Procedures for Infusion Therapy. 5th ed. United States: Infusion Nurses Society, 2016: 153-162.

［5］ 黎贵, 张淑香, 徐波. 化疗药物静脉外渗的循证管理. 中国护理管理, 2013, 13 (3): 12-15.

［6］ 中华护理学会. 化疗药物外渗预防和处理：团体标准 T/CNAS 05-2019.[2020-12-25]. http://www. zhhlxh. org. cn/cnaWebcn/upFilesCenter/upload/file/20200622/1592816407688096719. pdf.

第二章

营养护理

第一节　鼻肠管置管技术

一、概述

鼻肠管置管技术是将鼻饲管自鼻腔/口腔插入,经咽部、食道、胃到达十二指肠或空肠内,通过管腔输注营养物质或药物,为患者提供营养治疗的技术。鼻肠管置管的方法分为盲插法和设备辅助置管法(X线、超声、内镜、电磁导航等)。盲插法和超声引导下辅助置管法因创伤小,安全、经济、有效,在临床中广泛使用,但对操作者技术要求较高。鼻肠管喂养相比于鼻胃管喂养,可提高患者肠内营养的耐受性,显著降低误吸风险和肺炎的发生率。本章节以盲插法为例,介绍鼻肠管置管操作技术。

二、操作规范流程

(一) 适应证

1. 经胃内喂养不耐受且使用促胃动力药物无效患者。
2. 存在误吸高风险患者。
3. 近端胃肠道吻合术或术后并发胃瘘患者。
4. 重症急性胰腺炎。

(二) 禁忌证

1. 绝对禁忌证

(1)食管、胃底静脉曲张,腐蚀性食管炎等。

(2)消化道急性穿孔、活动性出血。

(3)严重凝血功能障碍。

(4)鼻咽部肿瘤或急性喉头水肿。

2. 相对禁忌证

(1)鼻腔阻塞,食管、贲门狭窄或梗阻。

(2)食管气管瘘。

(3)肠梗阻。

(4) 颅底骨折。

(5) 心力衰竭和重度高血压患者。

（三）操作前准备

1. 患者的准备

(1) 完善检验项目,如血常规、凝血功能等。

(2) 患者或家属已了解置管的目的及意义。

(3) 签署知情同意书。

2. 物品(器械)的准备

(1) 一次性鼻肠管、一次性注射器、治疗碗、治疗巾、弯盘、纱布、手套、牙垫。

(2) 药品:生理盐水或灭菌用水,必要时备镇静及促胃动力药。

(3) 仪器设备:心电监护仪、吸氧及负压吸引装置。

(4) 其他:手电筒、听诊器、胶布、管路标识、笔等。

3. 操作者的准备

(1) 核对患者信息:包括患者姓名、性别、出生年月、住院号等。

(2) 了解患者有无置管禁忌证,查看患者血常规、凝血功能。

(3) 确认患者已签署知情同意书。

(4) 评估患者生命体征、意识状态、配合程度。

(5) 评估患者有无鼻中隔偏曲、鼻黏膜炎症、口腔黏膜是否完整,有无腹胀、肠鸣音减弱等。

(6) 询问患者用药史及过敏史。

(7) 做好解释,取得配合。

(8) 协助患者取右侧卧位或坐位。

（四）操作步骤

鼻肠管置管的步骤根据使用的导管、置管的技术不同,操作流程稍有差异,在此介绍临床上常用的螺旋型鼻肠管胃内注气/注水置管技术。

1. 鼻肠管准备　将导丝完全插入鼻肠管内,注入生理盐水,检查管道是否通畅,湿润并激活。

2. 测量长度并标记　测量患者由鼻尖经耳垂至胸骨剑突距离,标记为第一刻度(45~55cm);在第一刻度的基础上加25cm,标记为第二刻度(70~80cm);在第二刻度的基础上加25cm,标记为第三刻度(95~105cm),即为置管长度(图2-2-1-1)。

3. 插管至胃内　将鼻肠管自鼻腔或口腔插入,插入10~15cm时嘱患者做吞咽动作,顺势将鼻肠管插入至第一刻度45~55cm。昏迷患者插管,当插入至10~15cm时,托起患者头部,使下颌靠近胸骨柄,将鼻肠管缓慢插入至第一刻度。

4. 验证鼻肠管是否在胃内　常用以下3种方式。

(1) 抽:注射器回抽胃内容物。

(2) 看:将鼻肠管末端置入水中,无气体逸出。

(3) 听:听诊器置于剑突下,用注射器快速注入空气,听到气过水声。

5. 送管至胃窦　继续送管10~15cm。听诊剑突下、左上腹及右上腹的气过水声,最强音在右上腹部,则提示鼻肠管在胃窦;否则,鼻肠管可能在胃内盘曲;如有盘曲,需退管至第一刻度,调整鼻肠管的方向重新送管,无效时拔管重插。

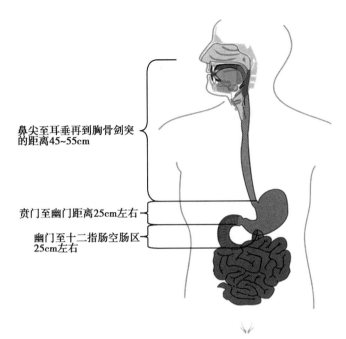

鼻尖至耳垂再到胸骨剑突
的距离45~55cm

贲门至幽门距离25cm左右

幽门至十二指肠空肠区
25cm左右

图 2-2-1-1　鼻肠管置管长度及体表标记

6. 胃内注气 / 注水　鼻肠管进入胃窦后,注入 10ml/kg 的气体但最多不可超过 500ml 或注入 50~100ml 生理盐水。

7. 送管至第二刻度(70~80cm)　随着患者呼吸运动,在吸气时将鼻肠管轻柔缓慢地向前推送。如遇阻力,松开使其自动回退,当阻力下降或消失,继续送管至第二刻度。

8. 验证鼻肠管通过幽门　常用的方法有听诊法、回抽判断法和消化液观察法等(具体详见相关知识)。

9. 送管至第三刻度(95~105cm)。注射器回抽有负压,分别听诊剑突下、脐周、左下腹部气过水声。如脐周、左下腹部听诊音强于剑突下,提示鼻肠管已至空肠。

10. 撤除导丝　缓慢拔出导丝。

11. 冲洗管路　用 10~20ml 温开水脉冲式冲洗管路。

12. 固定　用胶布将鼻肠管固定在鼻翼及面颊部。经口置管者分别将牙垫妥善固定,再将鼻肠管固定在牙垫及面颊部。

13. 标识　标识管路,注明置管日期、时间、深度及置管人。

14. 观察　密切观察病情,询问置管后有无腹胀、腹痛等不适。

15. X 线定位　鼻肠管置入后均要进行 X 线检查确认位置。以腹部平片结果显示导管尖端通过幽门到达十二指肠或屈氏韧带下作为鼻肠管置管成功的金标准(图 2-2-1-2)。

16. 操作后处置

(1)协助患者取舒适体位,整理床单位。

(2)再次核对患者信息。

(3)洗手,记录。

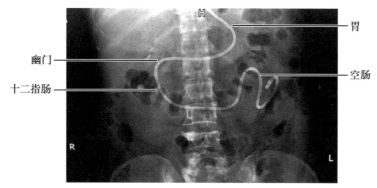

图 2-2-1-2　鼻肠管置管 X 线定位

17. 健康宣教

（1）固定：鼻肠管妥善固定，当胶布有卷曲、松动，被汗液或水浸湿，及时告知予以更换。

（2）活动：翻身时，避免鼻肠管牵拉、折叠、受压；咳嗽时用手保护鼻肠管，防止脱出；对于躁动、意识障碍不能配合的患者适当予以保护性约束，必要时使用镇静剂，防止意外拔管。

（3）导管维护：①螺旋型鼻肠管定期更换，留置时间不超过 42 天；②定时用温开水脉冲式冲洗管道，鼻饲或给药前后冲洗管道；③定期查看鼻肠管刻度。

（4）意外情况的处理：如遇鼻饲输注不畅或反复呛咳；鼻肠管部分脱出或体外部分断裂时，立即将导管反折，告知医务人员进行处理。

（五）并发症及处理

1. 恶心呕吐　因操作中鼻肠管刺激咽部或腹腔压力过大等引起。预防措施：操作者动作轻柔，避免刺激咽后壁，鼻肠管通过咽喉部时嘱清醒患者配合吞咽动作；减少造成腹腔压力增高的因素，如注气/注水过多等。患者出现恶心呕吐，应暂停操作，及时清理口鼻腔，避免误吸。

2. 呛咳　因鼻肠管误入气管或刺激咽喉部引起，多见于老年患者、吞咽功能障碍及气道分泌物过多的患者。预防措施：操作前清理呼吸道，保持气道通畅；操作中动作轻柔，缓慢送管，鼻肠管经咽喉部时主动配合患者吞咽动作；咽反射敏感者可酌情使用镇静剂。患者一旦出现剧烈咳嗽，呼吸困难或发绀等现象，应立即停止操作并拔出鼻肠管。

3. 鼻肠管异位　因操作者操作不当或患者疾病所致消化道病理性改变，致使鼻肠管误入胃肠道以外的其他组织或器官如气管、肺、胸腔、纵膈、颅内等。鼻肠管异位可导致严重的潜在并发症，如误入下呼吸道可引发肺部感染，误入颅内可引起颅内感染或神经功能损伤，甚至死亡。预防措施：操作时动作轻柔，遇阻力勿强行用力；插管过程中及时评估鼻肠管位置，如定位困难时推荐使用 X 线定位。

4. 黏膜损伤出血　由于置管过程中力度过大、反复插管或强行送管，损伤鼻腔、消化道黏膜导致。主要表现为局部黏膜破损、出血等。预防措施：操作前应评估患者的凝血功能；充分润滑鼻肠管；操作中动作轻柔缓慢，遇到阻力应稍回退，调整角度后再送管，避免鼻肠管摩擦黏膜。患者如出现鼻黏膜出血，可采用指压法、填塞法等局部止血或对症处理。

（六）操作注意事项

1. 严格遵守无菌操作原则，避免鼻肠管污染

2. 置管前清理呼吸道的分泌物,保持气道通畅,置管中鼻肠管经咽部时配合患者的吞咽动作,以减少吸入性肺炎发生,提高患者带管的耐受性。

3. 顺应患者呼吸运动缓慢进管,如遇阻力,不强行送管,松开导管让其自动回退。当阻力明显增加或消失,提示鼻肠管反折。

4. 精神紧张或躁动不配合的患者,酌情使用镇静剂;肠鸣音减弱或消失等胃肠动力障碍患者,建议置管前使用促胃动力药。

5. 置管过程中密切观察患者病情变化,清醒患者询问其反应。

(七) 相关知识

1. 床旁盲插置管法

(1)胃内注气法:鼻肠管进入胃窦后注入 10ml/kg 的气体,但最多不可超过 500ml,充气后胃黏膜皱襞消失,从而刺激幽门扩张和胃蠕动,使鼻肠管顺利通过幽门进入十二指肠。

(2)胃内注水法:鼻肠管进入胃窦后注入 50~100ml 生理盐水,鼻肠管随着胃排空进入十二指肠。

(3)被动等待法:鼻肠管进入胃内后,将导丝撤出管道约 25cm,再送管 25cm,后撤除导丝。将管道悬空约 40cm,固定。在胃动力正常的情况下,鼻肠管会在 8~12 小时内通过幽门。此方法置管成功率低,可用于主动置管失败后的补救措施。

(4)间歇推进法:鼻肠管进入胃内后,每隔 30~60 分钟向前推进 5cm,通过肠蠕动使鼻肠管下行通过幽门到达空肠。

(5)双导丝置管法:鼻肠管管腔内预置两条导丝以增加刚度,插管至胃内如遇到明显阻力,可将一条导丝稍撤退 5~10cm,再向另一个方向旋转进管。当鼻肠管置入 70~80cm 时,判断管道是否通过幽门,如已过幽门则继续以单导丝送入至 95~105cm,此时依次慢慢拔除预置的两条导丝,结束置管。

2. 超声引导下辅助置管

(1)鼻肠管置入食道内:将鼻肠管置入约 30cm 时,通过超声判断导管是否在食道内。在超声下找到食道显影,以食道横切为中点,将探头顺时针方向旋转 90°,找到食道纵切面,可见高亮的导管显影,提示鼻肠管进入食道。

(2)送管至胃内:将鼻肠管置入至第一刻度,通过超声判断导管是否在胃部。胃内可见高亮的导管显影或观察到云雾征(云雾征即从鼻肠管快速注水可在导管尖端附近位置显出云雾状影像),提示鼻肠管已经进入胃部。

(3)经幽门送管至十二指肠:患者取右侧卧位,将鼻肠管置入第二刻度,通过超声判断胃窦是否有导管显影或云雾征。提示鼻肠管进入胃窦后,一边送管一边注水,同时 B 超探头沿胃窦走向探索十二指肠球部观察到云雾征,初步判断鼻肠管已经通过幽门到达十二指肠。

(4)送管至空肠:继续缓慢向前送管,将 B 超探头沿腹主动脉横切面向下移动,探及十二指肠水平部,脉冲式注入温水,在十二指肠水平部观察到云雾征及高亮的导管显影,提示鼻肠管已经到达十二指肠水平部,将鼻肠管继续送至第三刻度,完成置管。退导丝、固定鼻肠管。

3. 鼻肠管位置判断方法

(1)X 线定位法:是鼻肠管定位金标准。

(2)听诊法:分次快速注入少量气体并听诊,听诊部位为剑突下、左右上腹、腹中部、左下腹。如右中腹听诊音强于剑突下和右上腹,提示鼻肠管已通过幽门,最强音在左中腹或左下腹则提示导管到达空肠。

（3）消化液观察法：回抽的液体呈金黄色、澄清透明状，提示鼻肠管已通过幽门。

（4）pH 测定法：回抽消化液测 pH。正常情况下，胃液 pH<5 ；肠液 pH>7。

（5）回抽判断法：注射器回抽有阻力，注入 20ml 温开水 / 空气后回抽，如回抽量显著减少或无法抽出，提示鼻肠管已通过幽门。

（6）超声判断法：通过超声分别看胃窦、十二指肠球部、水平部是否有导管显影或云雾征判断鼻肠管是否通过幽门到达十二指肠。

三、鼻肠管置管规范检查表（表 2-2-1-1~ 表 2-2-1-2）

表 2-2-1-1 鼻肠管置管操作核查表

项目	内容	是	部分	否
操作前准备	核对患者信息			
	了解患者有无置管禁忌证，查看患者血常规、凝血功能等			
	签置管知情同意书			
	评估患者生命体征、意识状态、配合程度			
	评估患者有无鼻中隔偏曲、鼻黏膜炎症，口腔黏膜是否完整，有无腹胀、肠鸣音减弱等			
	询问患者用药史及过敏史			
	做好解释，取得配合			
	协助患者取右侧卧位或坐位			
	用物齐全，摆放有序；质量合格，大小型号符合要求			
操作过程	插入导丝，注入生理盐水，检查管路通畅性			
	测量置管长度，标记 3 个刻度			
	将鼻肠管插至胃内			
	用 3 种方法验证鼻肠管在胃内			
	继续向前送管 10~15cm，并验证鼻肠管已至胃窦			
	胃内注水或注气			
	送管至第二刻度（70~80cm）			
	验证鼻肠管过幽门			
	送管至第三刻度（95~105cm），并验证鼻肠管已至空肠			
	撤除导丝			
	用 10~20ml 温开水脉冲式冲洗管路			
	将鼻肠管分别固定于在鼻部或牙垫及脸颊部			
	标识管路，注明置管日期、时间、深度及置管人			
	密切观察患者病情，询问患者置管后有无腹胀、腹痛等不适			
	行 X 线定位检查，确定导管尖端位置			

项目	内容	是	部分	否
操作后处置	协助患者舒适体位,整理床单位			
	再次核对患者信息			
	洗手,记录			
	告知患者和家属鼻肠管置管后注意事项:包括固定、活动、维护及并发症的观察与应急处理等			

表 2-2-1-2　鼻肠管置管规范检查评估表

项目	好(5分)	一般(3分)	差(1分)
操作过程流畅度			
置管技术熟练度			
人文关怀			

打分说明:

好:操作过程清晰流畅,动作熟练轻柔;无菌观念强;人文关怀到位,有置管前交流、置管中安慰及置管后注意事项的交代。

一般:操作过程能整体完成,动作较熟练,无菌观念较强;能有部分置管前交流、置管中指导及置管后注意事项的交代。

差:操作过程不熟练,反复停顿,动作粗暴;鼻肠管污染;无人文关怀。

四、常见操作错误及分析

(一)送管方法错误

鼻肠管置入时未正确掌握送管技巧,导致管道打折、异位等。主要原因是送管时速度过快,未配合患者吞咽、呼吸运动节奏,遇阻力时强行用力,任意改变角度等。

(二)鼻肠管尖端未达预定位置

鼻肠管置入后反折或盘曲,导致鼻肠管尖端未到达十二指肠或屈氏韧带下,降低喂养耐受性。主要原因是操作者未及时验证或验证方法单一,不能及时发现。

(三)鼻肠管尖端定位验证方法错误

鼻肠管位置验证采取的方式方法不正确导致置管失败。主要原因是操作者采取单一方法验证鼻肠管尖端位置;听诊时未沿着尖端置入路径(剑突下→右、左上腹→腹中部→左下腹)进行位置验证;注气或注水过多,声音传导减弱;导管尖端贴消化道壁形成负压导致误判等。

五、目前常用训练方法简介

(一)模型训练

目前鼻肠管置管常用高级鼻肠管插管训练模型(图 2-2-1-3)。高级鼻肠管插管训练模型表面皮肤材料采用进口热塑弹性体混合胶材料,胃、肠脏器官采用高强度透明材料制成。模拟并直视模拟人的鼻腔、口腔、喉、食管、气管、胃、十二指肠、空肠、肺及肝脏等脏器,可全程观察鼻肠管进出胃腔、肠腔的过程及尖端的位置,可检验操作定位是否正确。训练模型用于模拟全程插管过程,立体感觉与真实操作相近,但不足是相对操作变化较少,适合操作流程和基本手法的训练。

(二) 虚拟训练

鼻肠管置管虚拟训练系统通过模拟鼻肠管置管操作环境,使置管学习过程可视化,并具备可参与性,让学员可以全方位学习到鼻肠管操作技术。目前可使用的鼻肠管置管虚拟训练系统,它可创建真实置管场景(空间,人物,操作用物等)和人体解剖学通道,包括鼻腔、鼻咽部、口咽部、咽喉、食道、胃、十二指肠以及空肠等,画面清晰、脏器逼真,尤其是鼻肠管所经过的关键人体解剖学通道,提高学员认知能力和操作判断能力。在使用过程中,模拟患者做出相应的触觉反馈和立体声效等生理反馈、模拟临床置管过程中碰到的阻力等,这使得操作更为真实,提高了学员处理意外情况的反应能力和准确度。虚拟训练程序中还包括鼻肠管放置步骤的认

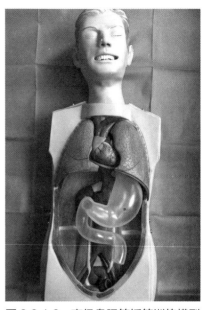

图 2-2-1-3 高级鼻肠管插管训练模型

知训练,如核对必要材料,估算置管长度,调整病人体位以及验证鼻肠管尖端位置等提高学员对流程步骤的熟悉度。整个操作过程中给学员提供了一个安全的教学环境,保证教学安全有效地实施。

(三) 其他

置管方法训练可以利离体动物模型(动物胃肠)及活体动物模型(猪、狗等)来训练。

六、相关知识测试题

1. 患者,女,62 岁,脑外伤术后第 2 天,意识障碍,下面**不属于**鼻肠管置管前评估内容的是

  A. 意识状态   B. 配合程度

  C. 生命体征   D. 输注药物

  E. 有无脑脊鼻漏

2. 患者,男,70 岁,因有误吸史,今主管医生下达鼻肠管置管医嘱,鼻肠管置管至鼻咽部时患者出现反复呛咳,以下处理措施**错误**的是

  A. 休息片刻,重新置管

  B. 予以镇静药物

  C. 强行用力将鼻肠管插入

  D. 嘱患者做吞咽动作,趁势将鼻肠管轻轻插入

3. 患者,女,64 岁,经胃喂养不耐受,予更换鼻肠管,置管后判断鼻肠管尖端位置,最有效的方法是

  A. 听诊法   B. X 线检查

  C. 回抽液的性状及 pH   D. 负压试验

4. 患者,男,57 岁,亚低温治疗中,鼻肠管置入困难,以下促进胃肠蠕动的方法**不正确**

的是

    A. 胃内注水   B. 胃内注气

    C. 遵医嘱使用促胃动力药物   D. 腹部按摩

    E. 右侧卧位

5. 患者,男,53 岁,鼻肠管置管置入 80cm 时,床旁判断鼻肠管可能进入幽门或十二指肠的方法正确的是

    A. 听诊左上腹闻及气过水声   B. 阻力大,松开时导管回弹

    C. 回抽出墨绿色的内容物   D. 右上腹及中腹闻及气过水声

    E. 阻力突然消失

答案:1. D;2. C;3. B;4. E;5. D。

参考文献

［1］王小玲,蒋雪妹,戴垚.鼻肠管的运用及护理研究进展.中华护理杂志,2014,49 (12): 1506-1510.

［2］李伦超,单凯,赵雅萍,等.2018 年欧洲肠外肠内营养学会重症营养治疗指南 (摘译).临床急诊杂志,2018, 19 (11): 723-728.

［3］ALHAZZANI W, ALMASOUND A, JAESCHKE R, et al. Small bowel feeding and risk of pneumonia in adult critically ill patients: a systematic review and meta-analysis of randomized trials. Crit Care, 2013, 17 (4): R127.

［4］姜安丽.新编护理学基础.2 版.北京:人民卫生出版社,2006: 297-298.

［5］胡延秋,程云,王银云,等.成人经鼻胃管喂养临床实践指南的构建.中华护理杂志,2016, 51 (02): 133-141.

［6］曹岚,叶向红,张丽娜,李君,等.超声辅助四步法鼻空肠管置入在 ICU 中的应用.肠外与肠内营养,2018, 25 (03): 176-179.

第二节　胃残留量监测技术

一、概述

胃残留量(gastric residual volume, GRV)是胃内未排空的内容物体积,其成分包括唾液、胃液、十二指肠反流液和肠内营养液,是评估患者胃肠功能障碍的指标之一。

胃残留量监测技术是通过测量胃残留量评估胃动力障碍和肠内营养耐受性的方法,便于尽早采取干预措施,降低反流、误吸等并发症的发生率。目前胃残留量监测方法有注射器抽吸法、超声下胃窦单切面法、折射法及胃阻抗监测法等。其中,注射器抽吸法是临床上最常使用的监测方法。随着重症超声技术的飞速发展,超声下胃窦单切面法应用越来越广泛,具有非侵入性、准确性、可重复性及易掌握等优点,成为重症患者肠内营养耐受评估的重要手段。本节重点介绍注射器抽吸法和超声下胃窦单切面法两种方法。

二、操作技术规范

注射器抽吸法

(一) 适应证

1. 各种原因导致的胃肠蠕动减慢、胃动力减弱而引起胃排空延迟患者。

2. 肠内营养过程中出现不耐受。

(二) 禁忌证

1. 胃、十二指肠急性穿孔,消化道大出血者等危重患者。

2. 不配合的患者。

(三) 操作前准备

1. 患者的准备

(1)患者和/或家属了解胃残留量监测的目的、注意事项及配合要点。

(2)患者取合适体位,病情允许的情况下采取半卧位或右侧卧位。

2. 物品(器械)的准备

(1)注射器、pH试纸、纱布、量杯、无菌巾、弯盘等。

(2)监护设备、氧气及急救药品。

3. 操作者的准备

(1)核对患者信息:包括患者姓名、性别、出生年月、住院号等。

(2)暂停肠内营养。

(3)评估患者病情,有无腹痛、腹胀。

(4)了解肠内营养方案及配合程度。

(四) 操作步骤

1. 确认鼻胃管位置。

(1)查看鼻胃管刻度及固定情况,置入深度为45~55cm。

(2)判断鼻胃管是否在胃内,常用以下3种方法:①把鼻胃管的末端置入水中,观察有无气泡逸出;②向胃管内注射空气,听诊气过水声;③回抽胃液,如抽出胃液,使用pH试纸监测酸碱度。

(3)再次确认鼻胃管妥善固定。

2. 抽吸 鼻胃管开口端垫纱布,用空针连接鼻胃管,抽吸胃内容物注入量杯。如无法抽出胃内容物可适当变换患者体位或向鼻胃管内注射20ml左右的生理盐水/温开水再次抽吸。

3. 评估 评估胃内容物的量、性状及颜色。

4. 观察 在抽吸过程中严密观察患者的生命体征及病情变化,如有异常立即停止操作。

5. 处理 如果 ①胃残留量<200ml,维持原肠内营养液输注速度;②胃残留量≥200ml,维持原肠内营养液输注速度的同时,可考虑使用促胃动力药(如甲氧氯普胺或红霉素);使用胃动力药后胃残留量≥200ml,或连续2次胃残留量≥200ml,肠内营养输注速度调为原速度的1/2;③胃残留量≥500ml应暂停肠内营养,建议改用幽门后喂养。

6. 胃残留物处理　单次胃残留量<500ml 时,应回输至胃内;单次胃残留量 ≥500ml 时,应弃去,给予胃肠减压。

7. 冲管　每次监测胃残留量后用生理盐水 / 温开水脉冲式冲管以防堵管。

8. 操作后处置

(1)患者取舒适卧位,整理床单位。

(2)再次核对医嘱、患者信息。

(3)洗手,记录。

(4)正确处理医疗废物,废弃的胃残留物应按院感要求倾倒于污物池内处理。

9. 健康宣教

(1)避免鼻胃管打折、牵拉、脱出,如鼻胃管胶贴有卷曲、松动、潮湿,及时告知医务人员。

(2)如有腹痛、腹胀、恶心、呕吐等不适及时告知医务人员。

超声下胃窦单切面法

(一) 适应证

同注射器抽吸法。

(二) 禁忌证

腹腔明显胀气,超声无法探测者。

(三) 操作前准备

1. 患者的准备

(1)暂停肠内营养。

(2)患者和 / 或家属已知晓和了解胃残留量监测的目的、注意事项及配合要点。

(3)患者取合适体位,病情允许的情况下采取仰卧位或右侧卧位。

2. 物品(器械)的准备

(1)便携式彩色超声诊断仪(仪器处于完好备用状态)、耦合剂、纱布、消毒湿巾等。

(2)监护设备、氧气及急救药品。

3. 操作者的准备

(1)核对患者信息:包括患者姓名、性别、出生年月、住院号等。

(2)暂停肠内营养。

(3)评估患者病情,有无腹痛、腹胀。

(4)了解肠内营养方案及配合程度。

(四) 操作步骤

1. 开机

2. 调试　调节合适的深度和增益。

3. 选择探头　选择频率为 3~5MHz 凸阵探头 (图 2-2-2-1)。

4. 放置探头　超声探头涂适量耦合剂,将超声探头置于患者剑突下方(图 2-2-2-2)超声切面选择胃窦单切面。

5. 获取图像　操作者将探头垂直置于腹部,超声显影出胃窦大小(图 2-2-2-3)

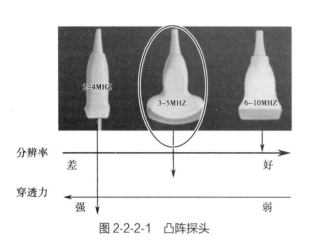

图 2-2-2-1 凸阵探头

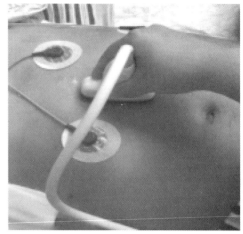

图 2-2-2-2 探头放于患者剑突下

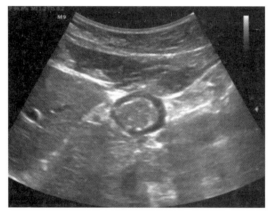

图 2-2-2-3 超声显示胃窦大小

6. 测量胃窦面积 选择测量键,使用两种方法进行测量。

(1)公式计算法:通过超声测量胃窦的前后径和头尾径(图 2-2-2-4),连续测量 3 次,取平均值,根据公式计算得出患者胃窦面积,胃窦面积(cross-sectional area,CSA)(cm²)=(AP×CC×π)/4(前后径 AP= antero-posterior diameter、头尾径 CC=craniocaudal diameter)

(2)直接描记法:直接描记胃窦的面积轮廓得出胃窦面积大小,连续描记 3 次,取平均值(图 2-2-2-5)。

7. 计算胃残留量 根据胃窦面积大小,使用以下两种方法计算胃残留量。

(1)公式计算法:不同体位情况下,胃残留量的计算公式不同。①平卧位,胃残留量(ml)=1 199.99+483.09×log(CSA–平卧位)cm²–5.84×年龄(岁)–9.94×身高(cm);②右侧卧位,胃残留量(ml)=–372.54+282.49×log(CSA–右卧位)cm²–1.68×体重(kg)。

(2)胃窦面积(CSA)估算法:胃残留量(ml)=27.0+14.6×右侧卧位胃窦面积 –1.28×年龄(岁)。为方便临床使用,根据公式简化出的计算表格(图 2-2-2-6),根据年龄和 CSA 可迅速预测胃残留量,表中左侧为 CSA,上方为年龄。如患者年龄为 30 岁,胃窦面积为 5.38cm²,该方法只能预测 500ml 以内的胃残余容量。

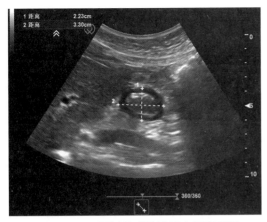

图 2-2-2-4 通过公式法计算出胃窦面积

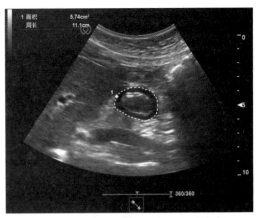

图 2-2-2-5 直接描记法测量胃窦面积

Right lat CSA（cm²）	Age（yr）						
	20	30	40	50	60	70	80
3	45	32	20	7	0	0	0
5	74	62	49	36	23	10	0
7	103	91	78	65	52	40	27
9	133	120	107	94	82	69	56
11	162	149	136	123	111	98	85
13	191	178	165	153	140	127	114
15	220	207	194	182	169	156	143
17	249	236	224	211	198	185	173
19	278	266	253	240	227	214	202
21	307	295	282	269	256	244	231
23	337	324	311	298	285	273	260
25	366	353	340	327	315	302	289
27	395	382	369	357	344	331	318
29	424	411	398	386	373	360	347

图 2-2-2-6 胃残留量的简化计算表

8. 处理 ①胃残留量<200ml,维持原肠内营养液输注速度。②胃残留量≥200ml,维持原肠内营养液输注速度的同时,可考虑使用促胃动力药(如甲氧氯普胺或红霉素);使用胃动力药后胃残留量≥200ml,或连续 2 次胃残留量≥200ml,肠内营养输注速度调为原速度的1/2。③胃残留量≥500ml 应暂停肠内营养,建议改用幽门后喂养。

9. 操作后处置

(1)协助患者处于舒适卧位,整理床单位。

(2)再次核对医嘱、患者信息。

(3)清除患者腹部皮肤的耦合剂,清洁消毒超声机和探头表面。

(4)存储超声图像。

(5)洗手,记录。

(五) 并发症及处理(注射器抽吸法)

1. 误吸 在注射器抽吸法中回注胃内容物时,因注入速度过快,操作刺激患者咳嗽、打喷嚏等导致腹压增高或鼻胃管异位等引起,常表现为刺激性呛咳、发绀及呼吸困难等。预防措施:操作前检查鼻胃管深度、位置;操作轻柔,注入胃内容物时速度不宜过快;患者有咳嗽时暂停操作,密切观察病情,待缓解后继续操作。一旦发生误吸,立即停止操作,协助患者取右侧卧位,抽吸口鼻腔反流物,必要时在纤维支气管镜下清除误吸物。

2. **鼻胃管堵塞** 抽吸过程中阻力大,与肠内营养液黏稠度高或食糜堵塞鼻胃管有关。预防措施:测量胃残留量后需脉冲式冲管。一旦发生堵塞,可使用注射生理盐水/温开水脉冲式手法冲洗;若无效,可使用 5% 碳酸氢钠溶液 20~30ml 冲洗。

3. **胃壁黏膜损伤** 抽吸负压过大可能导致胃壁黏膜损伤,患者可出现腹痛症状,抽出的胃内容物可出现颜色改变。预防措施:抽吸时动作轻柔,避免负压过大。一旦发生胃壁黏膜损伤,立即停止抽吸,必要时使用保护胃黏膜药物。

(六) 操作注意事项

1. **人文关怀** 注意保护患者隐私,动作轻柔;做好健康教育。

2. **消毒隔离** 操作完成后立即清洁消毒超声机和探头表面;对于需接触隔离患者如多重耐药菌定植或感染等,应做好防护措施。

3. **病情观察** 在操作过程中如患者出现呛咳、呼吸困难、发绀等,应立即停止操作,及时处理。

4. **准确测量** 超声测量胃窦面积时,在胃两次收缩间隙进行测量,测量时要包括胃窦壁的厚度。

(七) 相关知识

1. **胃的解剖** 胃上接食管,下连十二指肠。胃近端的贲门与食管相连,远端的幽门与十二指肠相连。通常将胃区分为二壁、二弯、二口、二切迹四部分。分别为前后壁、大小弯、贲门口、幽门口、贲门切迹、胃角切迹、贲门部、胃底部、胃体部和胃窦部。上缘为胃小弯与食管右缘相延续。胃中度充盈时,小弯中部近幽门处为角切迹。胃下缘为胃大弯,与食管左缘呈锐角相交,称贲门切迹。贲门切迹向左做水平线,上为胃底部,下为胃体部。大弯与角切迹相对部分略膨大,两者连线,左侧为胃体,右侧为胃窦部。幽门与十二指肠交界处左侧 2.5cm 部分为中间沟。中间沟与胃体间为胃窦部。中间沟与十二指肠间为幽门管。胃周围与左横膈、左肝、脾、前腹壁、胰腺、结肠等器官相邻。

2. **胃的运动形式** 胃的运动形式有容受性扩张、紧张性收缩和蠕动。胃在进食后容量迅速扩张,而胃内压升高不明显称为容受性扩张。生理意义在于进食后容纳储存食物,防止食物过快进入十二指肠。食物进入胃腔后,胃通过紧张性收缩和蠕动使胃液进入食物内部,并将食物不断推向幽门,控制性进入十二指肠,蠕动频率 2~3 次/min。

3. **鼻胃(肠)管的固定方式** 可以使用"工"字型固定法进行鼻胃管的固定。取抗过敏透气弹性胶布,按胶布背面刻度剪出"工"字型胶布 1 块(长度可根据患者鼻部情况而定)和"I"字型胶布 1 块(图 2-2-2-7),修剪边角。鼻胃(肠)管留置成功后,擦净鼻部分泌物,先用"工"字型的胶布上端纵向固定于鼻翼,鼻翼处稍向内做塑形,避免压伤鼻翼;将末端反折,对胃管进行绕管固定。然后在距鼻胃管末端开口约 10cm 处将"I"字型胶布用高举平台法进行固定,反折端避免过长,不超过嘴角(图 2-2-2-8)。

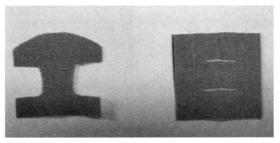

图 2-2-2-7 "工"字型胶布和"I"字型胶布

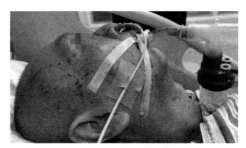

图 2-2-2-8 "工"字型固定法

4. 超声监测胃残留量的应用　胃残留量测定是评价胃排空功能最常用的工具,其意义在于可预测反流与误吸,评估患者对肠道喂养的耐受程度。近年来,随着胃肠道超声的广泛应用,有研究表明胃窦单切面法测量胃窦面积与胃内容积存在良好的相关性,与放射性核素法比较有很好的一致性,且超声获取胃窦面积成功率明显高于胃体及胃体,由于胃窦距离体表较近,位置相对固定。在监测操作时,以肠系膜上动脉、腹主动脉以及肝左叶作为胃窦切面标志,在中上腹做胃窦切面,探头纵向置于剑突下的正中线,探头标记点指向头部,可直接描记得出或使用双直径法计算得出胃窦面积。超声下胃窦单切面法测量胃窦面积监测胃残余量简单、有效、无创,可重复操作且能快速获取结果,有助于减少喂养中断的发生率,减少了喂养达标时间,减少了临床工作量。

三、胃残留量监测技术规范操作检查表(表 2-2-2-1～ 表 2-2-2-3)

表 2-2-2-1　注射器抽吸法胃残留量监测技术规范操作核查表

项目	内容	是	部分	否
操作前准备	核对医嘱和患者信息,包括床号、姓名、住院号			
	暂停肠内营养,评估患者病情,有无腹痛腹胀,了解肠内营养方案及配合程度			
	患者知晓目的、注意事项和配合要点,取合适体位,病情允许的情况下取半卧位或右侧卧位			
	物品准备齐全;监护设备、氧气及急救药品			
操作过程	查看鼻胃管刻度			
	确定鼻胃管位置			
	气泡观察法			
	气过水声听诊法			
	胃液回抽法			
	抽吸胃内容物			
	评估胃内容物的量、性状及颜色,记录			
	根据抽吸出胃残留量多少给予相应处理措施			
	胃残留物处理			
	冲管			

续表

项目	内容	是	部分	否
操作后处置	整理床单位,患者取舒适卧位。			
	再次核对医嘱、患者信息			
	洗手、记录			
	正确处理医疗废物			
	告知患者和家属避免鼻胃管打折、牵拉、脱出;如有不适及时告知			

表 2-2-2-2　超声下胃窦单切面法胃残留量监测技术规范操作核查表

项目	内容	是	部分	否
操作前准备	核对医嘱及患者床号、姓名、住院号			
	暂停肠内营养,评估患者病情,有无腹痛腹胀,了解肠内营养方案及配合程度			
	患者知晓目的、注意事项和配合要点,取合适体位,病情允许的情况下取半卧位或右侧卧位			
	物品准备齐全;超声仪器、监护设备、氧气及急救药品			
操作过程	开机			
	摆放体位			
	选择探头			
	放置探头			
	获取图像			
	测量胃窦面积			
	计算胃残留量			
	根据残留量给予处理			
操作后处置	整理床单位,患者取舒适卧位			
	再次核对医嘱、患者信息			
	消毒仪器			
	洗手、记录			

表2-2-2-3　胃残留量监测技术规范操作评估表

项目	好(5分)	一般(3分)	差(1分)
操作过程流畅度			
操作检查熟练度			
人文关怀			

打分说明:

好:操作过程清晰流畅,操作熟练,评估、处理方法正确,人文关怀到位。

一般:操作过程能整体完成,操作较熟练,评估、处理方法基本正确,人文关怀不足。

差:操作过程欠流畅,操作粗暴,处理方法错误,无人文关怀。

四、常见操作错误及分析

(一)胃残留物错误丢弃

由于操作者对抽吸出的胃残留物处理方法知识缺乏,将本应重新注入胃内的胃残留物丢弃而导致喂养不足、未及时达到目标喂养量。

(二)超声探头选择错误

由于操作者对各类探头的特点知识缺乏,选择线阵探头进行操作,而线阵探头穿透性差无法清晰显示超声下胃窦面积的图像。

(三)超声测量胃窦面积错误

由于操作者对超声测量胃窦面积的方法知识缺乏,在测量胃窦面积时,在胃的收缩期进行测量,或测量时未将胃窦壁的厚度包括在内,导致胃窦面积测量不准确。

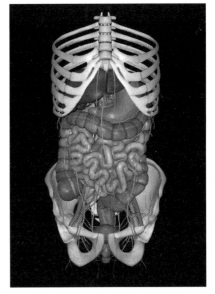

图2-2-2-9　体外消化系统模型

五、目前常用训练方法简介

(一)模型训练

目前胃残余量监测技术训练常用训练模型有:便携式彩色超声诊断仪及体外消化系统模型(图2-2-2-9)。体外模拟消化系统模型是基于对人体体内消化系统的仿生模拟而建立的,主要分为两个部分,包括上消化道系统模型和下消化道系统模型。上消化道指口腔、咽、食管、胃、十二指肠;下消化道指小肠的空肠、回肠、大肠(盲肠、阑尾、结肠、直肠和肛管)、肛门。该模型是一种仿真人体解剖模型,可通过对模型的训练帮助医护人员清晰地理解胃的解剖,立体感觉与真实操作相近,但不足是使用超声探头在模型上操作,超声图像无法显影。

(二)虚拟训练

VR技术目前已被逐渐应用于操作类培训。胃残留量监测技术虚拟训练器通过模拟人体存在胃潴留需要进行胃残留量监测的操作环境,使得出现胃潴留过程可视化,并具备可参与性,让学员能更好地学习胃残留量监测的操作技能。模拟虚拟训练系统可创建临床出现胃潴留事件场景,包括空间、人物(如患者,医生,护士长等),各种操作用物及处理措施等。

通过真实场景演练可使操作更为真实,加深了操作者对操作的感觉体会,同时给学员提供了一个安全的教学环境,可以安全有效地进行全方位训练,提高其对流程规范的熟悉度和操作过程中出现不良事件的反应能力和准确度。

（三）其他

注射器抽吸法监测胃残留量操作可以利用自制简易模型,比如用手套、气球等自制模型来进行训练。

超声下胃窦单切面法监测胃残留量除可以利用自制简易模型外,还可以用离体动物模型(猪胃、肠)及活体动物模型(活体猪)来训练。

六、相关知识测试题

1. 患者,男,55 岁,留置胃管 3 天,在肠内营养实施过程中,患者诉腹胀厉害,体查腹部膨隆,下一步的处理措施正确的是

    A. 安慰患者,协助给予半坐位

    B. 给予甲氧氯普胺肌内注射

    C. 测量血压

    D. 暂停肠内营养,确定胃管在位,抽吸胃残余量

    E. 减慢肠内营养的输注速度

2. 患者,42 岁,留置胃管 3 天,诉腹胀,通过注射器抽吸法未抽出胃内容物,患者改变右侧卧位后,抽吸胃残留量为 240ml,腹胀有所缓解。该患者最初未抽出胃内容物的主要原因是

    A. 护士的主观因素   B. 注射器因素

    C. 体位因素   D. 胃管因素

    E. 病情因素

3. 患者,男,60 岁,留置胃管,持续给予肠内营养。注射器抽吸法抽吸出胃残留量为 180ml,下列正确的处理是

    A. 维持原肠内营养输注速度   B. 使用促胃动力药

    C. 减慢肠内营养输注速度   D. 停止肠内营养

    E. 改用幽门后营养

4. 患者,女,33 岁,留置胃管,给予鼻饲肠内营养液 200ml 4 小时后,患者诉腹痛、腹胀。拟使用超声下胃窦单切面法监测胃残留量,应选择最合适的探头是

    A. 线阵探头   B. 凸阵探头

    C. 血管探头   D. 心脏探头

    E. 高频探头

5. 患者,女,70 岁,留置胃管持续进行肠内营养支持,使用超声监测胃残留量,将探头纵向置于剑突下的正中线,一般通过以(   )作为胃窦切面标志可以找到胃窦切面。

    A. 肠系膜上静脉、腹主动脉以及肝右叶

    B. 肠系膜下静脉、腹主动脉以及肝左叶

    C. 肠系膜上静脉、下腔静脉以及肝右叶

    D. 肠系膜上静脉、腹主动脉以及肝左叶

E. 肠系膜上静脉、胸主动脉以及肝左叶

答案：1.D；2.C；3.A；4.B；5.D。

参考文献

［1］ SCHMITZ A, THOMAS S, MELANIE F, et al. Ultrasonographic gastric antral area and gastric contents volume in children. Paediatr Anaesth, 2012, 22: 144-9.

［2］ 曹岚，叶向红，李君，等．床旁超声监测胃残余量在神经外科重症患者肠内营养中的应用．中华医学杂志，2017, 97 (9): 675-678.

［3］ P. VAN DE PUTTE, A. PERLAS, Ultrasound assessment of gastric content and volume. British Journal of Anaesthesia, 2014, 113 (1): 12-22.

［4］ MOSER JJ, WALKER AM, SPENCER AO. Point-of-care paediatric gastric sonography: can antral cut-off values be used to diagnose an empty stomach？Br J Anaesth, 2017, 119 (5): 943-947.

［5］ 中国吞咽障碍康复评估与治疗专家共识组．中国重症超声专家共识．中华内科杂志，2016, 55 (11): 900-912.

第三节　自体消化液回输技术

一、概述

自体消化液回输是将患者引流出或漏出的消化液（包括胃液、肠液、胆汁、胰液等）收集后过滤，间断或持续地回输至患者消化道的一种技术。消化液中含有水、电解质和丰富的消化酶等物质，消化液大量丢失影响消化道的消化、吸收功能，导致肠内营养不能充分消化、吸收，出现水、电解质及酸碱平衡紊乱、严重的营养不良、感染和多器官功能障碍综合征等，甚至危及生命。消化液回输可以恢复消化液在胃肠内的循环，保持胃肠道的相对连续性和完整性，从而减少消化酶的丢失，防止水、电解质紊乱等并发症的发生。为保证消化液酶活性及新鲜度，宜随时引流、及时回输。

二、操作规范流程

（一）适应证

1. 消化道瘘。

2. 严重胃排空障碍。

3. 十二指肠梗阻。

4. 其他原因导致消化液大量丢失的患者。

（二）禁忌证

绝对禁忌证：

1. 完全性机械性肠梗阻。

2. 胃肠道活动性大出血。

3. 血流动力学不稳定。

4. 消化液细菌培养阳性。

自体消化液
回输技术

相对禁忌证：

1. 腹腔感染。

2. 短肠综合征。

(三) 操作前准备

1. 患者的准备

(1)完善检验项目,如血常规、凝血功能、肝功能、消化液细菌培养等。

(2)患者或家属了解自体消化液回输的目的和意义。

2. 物品(器械)的准备

(1)输注系统:无菌回输容器、营养泵及配套泵管、输液架。

(2)药品:生理盐水(或温开水)。

(3)一般物品:治疗盘、无菌治疗巾、无菌治疗碗、无菌纱布、弯盘、棉签、20ml 注射器、手套、速干手消毒液、胶布、络合碘等。

(4)其他:听诊器、消化液回输标识牌、防管道脱出警示牌等。

3. 操作者的准备

(1)核对患者信息:包括患者姓名、性别、住院号、出生年月等。

(2)了解患者有无消化液回输相关禁忌证。查看患者血常规、凝血功能、肝功能、消化液细菌培养结果。

(3)评估患者生命体征、意识状态、配合程度及营养状况。

(4)操作前做好解释工作,告知患者及家属消化液回输相关知识及配合要点。

(四) 操作步骤

1. 评估

(1)评估消化液引流管道通畅情况,是否妥善固定、标识清晰。

(2)评估消化液的颜色、性状、量及收集时限(2~4 小时为宜)。

(3)评估营养管位置、深度,是否通畅:①首次回输前查看营养管影像学结果,确定管道位置;②查看管道刻度是否与标识一致;③注入适量生理盐水或温开水,检查管道是否通畅。

(4)评估患者腹部情况及胃肠道功能。

2. 收集、过滤消化液

(1)洗手,戴手套。

(2)按无菌操作技术原则收集引流袋(或造瘘袋)中的消化液于无菌治疗碗内。

(3)用双层无菌纱布过滤消化液中杂质。

(4)将过滤好的消化液倒入无菌回输容器中。

3. 回输消化液

(1)根据患者病情,抬高床头 30°~45°。

(2)核对营养泵管型号、有效期,是否完好。

(3)连接泵管与无菌回输容器。

(4)设置营养泵输注模式、消化液回输总量及输注速度。

(5)再次核对营养管标识,确认位置。

(6)打开营养管接口并消毒。

(7)用生理盐水或温开水进行脉冲式冲管(图 2-2-3-1)。

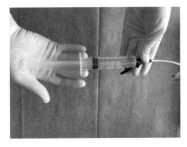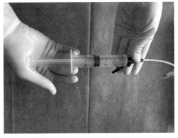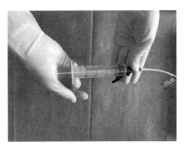

图 2-2-3-1 脉冲式冲管

(8)将泵管放进营养泵卡槽中,关闭泵门。

(9)将营养泵管排尽空气。

(10)连接泵管与营养管。

(11)开始输注消化液。记录输注时间、速度。

(12)妥善固定管路。

(13)悬挂消化液回输标识牌。

(14)观察回输过程中患者有无腹胀、腹痛及腹泻等不适。

(15)消化液回输完毕后,用生理盐水或温开水进行脉冲式冲管,保持管路通畅。

4. 操作后处置

(1)协助患者取合适体位,整理床单位。

(2)再次核对医嘱、患者信息及营养管名称。

(3)正确处理医疗废物。

(4)洗手,记录。

5. 健康教育

(1)体位与活动:消化液回输过程中尽量取半坐卧位,如病情允许可下床适度活动;对经鼻胃管喂养的患者在回输结束后,宜保持半坐卧位 30 分钟。

(2)保护管道:翻身和活动时避免管路牵拉、受压、折叠、移位。

(3)不可擅自调节输注速度。

(4)如果出现输注速度减慢或不滴、意外脱管等情况时,及时告知医务人员。

(五) 并发症及处理

1. 消化液污染 常见于消化液收集过程中未严格执行无菌操作技术原则、消化液收集后保存不当、未及时输注而被污染,细菌培养呈阳性。消化液回输后常引起腹痛、腹泻等消化道症状,严重时出现水、电解质紊乱。预防措施:收集、过滤消化液时严格无菌操作技术原则;及时收集与回输。

2. 营养管堵塞 常与消化液杂质沉积、冲洗管路不及时或方法错误等有关。可表现为消化液输注速度减慢或不滴,冲管时有阻力。预防措施:消化液收集后应充分过滤杂质;回输前、后均应用生理盐水或温开水脉冲式冲洗管道;输注过程中每 2~4 小时冲管一次,辅以挤捏、抽吸管道,确保通畅。

3. 胃肠道并发症 与消化液污染、输注速度过快、消化液温度过低、患者胃肠道不耐受等有关。主要表现为恶心、呕吐、腹泻、腹痛、腹胀等。预防措施:在收集、回输消化液过程中避免污染；输注速度应根据患者耐受程度合理调节；收集后的消化液应尽快回输，不宜低温输注；根据情况给予促胃肠动力药。轻度的胃肠道症状可以自行缓解，无需特殊处理。严重的腹泻应及时给予止泻剂、补充电解质，如口服补液盐或静脉输液等，以免出现水、电解质紊乱，必要时停止消化液回输。

（六）操作注意事项

1. 严格执行无菌操作技术原则，避免消化液污染。

2. 收集的消化液如放置时间过长，或因患者外出检查等原因来不及回输，考虑存在消化酶失活或污染的可能，应废弃不再输注。

3. 回输的消化液适宜温度为 36.0~38.0℃。消化液温度过低可引起肠痉挛和腹痛，温度过高可能导致消化酶失活。

4. 注意监测消化液 pH，若 pH<4，可酌情对消化液进行稀释，或与肠内营养联合回输。

5. 消化液回输应循序渐进，根据患者胃肠耐受程度调节输注速度及总量。速度由慢至快，开始 10~20ml/h。24 小时内若无不良反应，逐渐加快至 50~150ml/h，总量遵循"量出为入"的原则。

6. 使用专用的营养输注系统，以保障消化液安全、顺利输注。

7. 保持输注管路通畅，防止受压、扭曲、折叠；妥善固定管道，尤其是各管道的接口处衔接紧密，防止脱出；营养泵管使用 24 小时或停止输注时，应予以更换。

8. 停止消化液回输的指征：定期做消化液细菌培养，结果阳性或怀疑被污染应考虑停止回输；当消化液收集的量趋于减少时，表示患者出现恢复征象，若每天收集的消化液<100ml，宜停止消化液回输。

（七）相关知识

1. 消化液的分类　成人每天可分泌消化液 7 000~8 000ml，绝大部分由小肠及回肠重吸收，仅有 150ml 随粪便排出体外。

（1）胰液：pH 7.8~8.4，为无色、透明的碱性液体，每天分泌 750~1 500ml。胰液中所含的有机物是多种消化酶，主要作用于糖、脂肪和蛋白质的消化，无机物主要是水和碳酸氢钠，碳酸氢盐的主要作用是中和进入十二指肠的胃酸。

（2）胆汁：pH 7.4~7.6，味苦，黄绿色，由肝脏分泌，每天分泌 800~1 200ml。其作用是乳化脂肪、促进脂肪的吸收、促进脂溶性维生素的吸收。

（3）胃液：pH 0.9~1.5，正常状况下胃液是无色、清亮的半透明液体，每天分泌 1 500~2 500ml。含 H^+、Na^+、K^+ 的氯化物等无机物及黏液蛋白和胃蛋白酶原等有机物。胃管引流的胃液通常为黄色、草绿色或墨绿色，是因为有胆汁反流至胃内所导致。

（4）肠液：分小肠液和大肠液。小肠液 pH 7.6 左右，每天分泌量 1 000~3 000ml，其主要作用是进一步分解糖、脂肪、蛋白质，使其成为可吸收的物质，同时，弱碱性的黏液能保护肠黏膜免受机械性损伤和胃液的侵蚀。大肠液 pH 8.3~8.4，对物质的分解作用不大，其主要作用在于其中的黏液蛋白，能保护肠道黏膜和润滑粪便。

2. 消化道瘘　消化道瘘是腹部外科疾病的一种严重并发症，是消化道之间、消化道与其他脏器间或消化道与腹腔、腹壁外形成的病理性通道，常因腹部创伤、炎性肠道疾病、手术后肠管或吻合口破裂，导致消化液、食物残渣漏至切口或腹腔外所致。常见的消化道瘘有胃瘘、十二指肠瘘、高位空肠瘘、低位空肠瘘、结肠瘘等（图 2-2-3-2）。

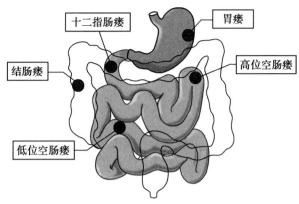

图 2-2-3-2 常见消化道瘘

3. 消化液回输分类

(1)按消化液的来源分类:分为自体消化液回输和异体消化液回输,临床常用自体消化液回输。

(2)根据回输过程的密闭性分类:分为开放式消化液回输和密闭式消化液回输。目前临床上常用开放式消化液回输,但此方法在消化液收集、过滤、存放过程中容易造成消化液污染。密闭式消化液回输是使用带过滤功能的装置进行回输,在引流、收集、过滤、回输消化液中全程密闭,边过滤边回输,能有效减少消化液污染。

(3)根据喂养方式分类:分为间歇性输注和连续性输注。间歇性输注是指将患者 2~4 小时内引流出或漏出的消化液收集后回输一次,因消化液在体外留存时间过长可能导致消化酶失活,无法保证消化液成分的稳定性,建议间隔时间不宜过长。连续性输注是指将消化液边收集边回输,该方式消化液引流距回输的时间短,消化液成分变化小,效果好。

4. 专用营养输注系统 消化液回输尽可能使用专用营养泵及配套泵管。营养泵是专门为肠内营养支持设计的一种设备,可精准输注较为浓稠的肠内营养液,并能模拟胃肠蠕动节律,减少并发症的发生。同时,专用的输注系统可以更好的与其他输注系统(如静脉输液、腹腔冲洗等)区分,避免输注途径错误导致不良事件的发生。

5. 胃肠功能评估:在消化液回输过程中,可通过简易胃肠功能评分表(表 2-2-3-1)来评估患者胃肠功能,并根据评分情况调节营养输注方案。评分 0~2 分:胃肠功能轻度损伤,增加或维持原肠内营养或消化液输注速度;评分 3~4 分:胃肠功能中度损伤,减慢输注速度,对症处理,2 小时后重新评估;评分 ≥ 5 分:胃肠功能重度损伤,暂停肠内营养或消化液输注,重新评估或更换营养输注途径。

表 2-2-3-1 简易胃肠功能评分表

评价内容	计分标准			
	0分	1分	2分	5分
腹胀 腹痛	无	轻度腹胀 无腹痛	明显腹胀或腹内压 15~20mmHg 或能够自行缓解的腹痛	严重腹痛或腹内压 >20mmHg 或腹痛不能自行缓解

续表

评价内容	计分标准			
	0 分	1 分	2 分	5 分
恶心 呕吐	无恶心呕吐或持续 胃肠减压无症状	有恶心 无呕吐	恶心呕吐 但不需胃肠减压或 250ml＜GRV＜500ml	呕吐,且需胃肠减压 GRV≥500ml
腹泻	无	稀便 3~4 次 /d 且量＜500ml	稀便 ≥5 次 /d 且量在 500~1 500ml 之间	稀便 ≥5 次 /d 且量 ≥1 500ml

三、自体消化液回输护理技术规范检查表（表 2-2-3-2~ 表 2-2-3-3）

表 2-2-3-2　自体消化液回输护理技术规范操作核查表

项目	内容	是	部分	否
操作前 准备	患者及家属了解消化液回输的目的和配合要点			
	操作者着装整齐,符合操作要求			
	了解患者有无消化液回输禁忌证及相关检验检查结果			
	评估患者生命体征、意识状态、配合程度及营养状况			
	用物齐全,摆放有序;质量、型号符合要求			
	环境清洁、光线充足、备输液架			
操作 过程	核对患者			
	评估消化液引流管道是否妥善固定、标识清晰			
	消化液是否符合回输要求			
	评估营养管位置、深度,是否通畅			
	评估患者腹部情况,了解患者胃肠道功能			
	按无菌操作技术原则收集消化液			
	过滤消化液			
	将过滤好的消化液倒入无菌回输容器中			
	患者取合适体位			
	连接泵管与无菌回输容器,挂于输液架上			
	将肠内营养泵固定在输液架上,开机,自检			
	设置营养泵输注模式、消化液回输总量及输注速度			
	再次核对营养管标识及位置,铺垫巾			
	打开营养接管口并消毒			
	用生理盐水或温开水脉冲式冲管			
	泵管放入营养泵卡槽中,排气			

续表

项目	内容	是	部分	否
操作过程	连接泵管与营养管			
	按启动键开始输注			
	再次核对执行卡信息			
	记录输注时间、速度			
	妥善固定管路			
	挂标识牌			
	观察患者病情变化,有无腹胀、腹痛及腹泻等不适			
	回输完毕,用适量生理盐水或温开水脉冲式冲管			
操作后处置	整理床单位			
	告知患者和家属自体消化液回输后的注意事项			
	分类处理医疗垃圾			
	洗手,记录			

表 2-2-3-3　自体消化液回输技术操作评估表

项目	好(5分)	一般(3分)	差(1分)
操作过程流畅度			
操作技术熟练度			
人文关怀			

打分说明:
好:操作过程清晰流畅,消化液回输方法正确;人文关怀到位,有操作前交流、操作中安慰及操作后注意事项的交代。
一般:操作过程能整体完成,消化液回输方法基本正确,有部分的操作前交流、操作中安慰及操作后注意事项的交代。
差:操作不熟练,消化液回输方法不正确;无人文关怀。

四、常见操作错误及分析

(一) 消化液体外存贮时间过长

消化液体外存贮时间过长,造成消化酶失活、消化液污染。主要原因是患者消化液分泌量不稳定导致收集时间延长,或收集后操作者未及时输注。

(二) 消化液过滤方式错误

消化液过滤不充分,甚至直接回输未过滤的消化液,导致管路堵塞。主要原因是操作者违反操作规程,未使用双层纱布或专用装置过滤消化液。

(三) 消化液回输管道连接错误

使用三腔喂养管输注时,未正确连接到喂养腔;使用胃、肠造瘘管输注时,误接至其他管路(如腹腔引流管等)。主要原因是操作者评估不到位,导管未标识或标识不清晰,导致输注管道连接错误。

五、常见训练方法及培训要点介绍

(一)情景模拟训练

通过情景模拟训练展示消化液回输操作流程,帮助医护人员熟练掌握操作前的评估、消化液收集、回输方法,更好地促进学习和成长。

情景模拟训练旨在创建消化液回输护理技术场景,包括空间、人物(如患者、责任护士等)、所有消化液回输操作用物等。练习者分别担任操作者及患者角色,操作者借助高级鼻肠管插管训练模型,包括人的鼻腔、口腔、咽、食管、气管、胃、十二指肠、空肠各部位器官,模拟消化液回输护理技术过程,全程体验消化液的引流、收集、过滤、回输及肠内营养泵的使用。在操作过程中,模拟患者等人物可给予相应的触觉、语言、反应等反馈,实施不同类型消化液回输。通过真实场景演练可使操作更为真实,能更好地体验被操作者的感受和需求,加深了使用者对操作的感觉体会。

(二)其他

在临床教学中,还可采用观摩学习、单项练习等方法,训练少量难度偏大的操作的熟练度如消化液收集、消化液过滤等。

六、相关知识测试题

1. 患者,男,75岁,因"胆管癌行PTCD(经皮肝穿刺胆道引流术)术后"入院。患者PTCD引流管引出胆汁800~1 000ml/d,医嘱经胃管回输胆汁。下列**不适合**胆汁回输的情况是

    A. 营养状况差　　　　　　　　B. 收集的胆汁呈墨绿色
    C. 胆汁引流量增多　　　　　　D. 胆汁细菌培养阳性

2. 患者,男,65岁,胰十二指肠切除术后第7天,不能规律进食,行胃肠减压,胃管引流消化液>800ml/d,遵医嘱经空肠营养管进行消化液回输,下列**不符合**回输要求的是

    A. 床头抬高30°~45°　　　　　B. 营养管妥善固定
    C. 消化液温度37℃　　　　　　D. 来不及回输的消化液置于冰箱保存

3. 患者,女,50岁,胆道术后,患者食欲不振,T管每天引流胆汁约1 200ml,遵医嘱进行胆汁回输,下列**不妥**的是

    A. "消化液引出多少补多少"

    B. 严格遵循无菌操作技术原则是控制感染的主要措施

    C. 在回输过程中遵守循序渐进的原则,逐渐加快速度和增加用量,并观察消化液的颜色、性质和量的变化

    D. 输注时患者取平卧位

4. 患者,男,60岁,诊断为"重症急性胰腺炎并发十二指肠梗阻",胃管每天引流消化液约800ml,遵医嘱经空肠营养管进行消化液回输。为避免消化液输注途径错误,操作时应注意:

    A. 操作前、操作中、操作后均应核对营养管标识及导管位置

    B. 定时冲管,保持管道通畅

    C. 使用输液泵控制输注速度

D. 询问患者消化液回输史及回输管道位置

5. 患者,男,65 岁,外伤致十二指肠破裂,术后留置十二指肠造瘘管,每天收集引流液约 1 300ml,遵医嘱进行消化液回输,在消化液回输过程中,患者出现能够自行缓解的腹痛、明显腹胀,腹内压 15~20mmHg,解稀大便 6 次 /d,量约 1 300ml,应

A. 继续回输,增加或维持原速度

B. 立即停止回输,不做处理

C. 继续回输,减慢速度,2 小时后重新评估

D. 暂停回输,并做相应处理

答案:1. D;2. D;3. D;4. A;5. C。

参考文献

[1] 刘玉芳 . 自体消化液回输联合肠内营养 29 例临床护理 . 齐鲁护理杂志 , 2009, 15 (22): 60-61.

[2] 叶向红,江方正,彭南海,等 . 重症肠瘘病人早期肠内营养结合消化液回输的管理 . 肠外与肠内营养 , 2014, 21 (3): 189-192.

[3] 于伟,张金娟,宗兵,等 . 肠外瘘的诊治进展 . 临床和实验医学杂志 , 2012, 11 (3): 228-230.

[4] 吴晓玲 . 消化道瘘患者肠内外营养支持的护理 . 护理学杂志 (外科版), 2009, 24 (18): 79-80.

[5] 黎介寿 . 肠外瘘 . 2 版 . 北京:人民军医出版社 , 2003: 145-147.

[6] 王新颖,黎介寿 . ω-3 多不饱和脂肪酸影响炎症和免疫功能的基础研究 . 肠外与肠内营养 , 2007, 14 (1): 54-58.

[7] 李小寒,尚少梅 . 基础护理学 . 6 版 . 北京:人民卫生出版社 , 2017: 285-290.

[8] 郑冉冉 . 自体消化液回输联合肠内营养 50 例临床护理 . 吉林医学 , 2012, 33 (18): 4014.

[9] 李乐之,路潜 . 外科护理学 . 6 版 . 北京:人民卫生出版社 , 2017: 55-57.

第三章

静脉血栓栓塞症护理技能培训

第一节　静脉血栓栓塞症护理评估技术

一、概述

静脉血栓栓塞症（venous thromboembolism，VTE）是一种由于静脉内血栓形成，引起静脉阻塞性回流障碍及其一系列相关病理生理改变的临床常见病。包括深静脉血栓形成（deep vein thrombosis，DVT）和肺动脉血栓栓塞症（pulmonary thromboembolism，PTE）。DVT好发于下肢静脉，当血栓脱落后，栓子可顺着血流进入肺动脉，引起 PTE。VTE 具有高发生率、高致残率、高死亡率特点，是医院内非预期死亡的重要原因之一。

VTE 通常被认为是可预防的疾病。VTE 的规范防治包括风险评估、预警、预防、诊断、治疗、康复等环节。VTE 风险评估需要医护共同完成，包括 DVT 风险评估、Wells-PTE 评估及出血风险评估等。其中，DVT 风险评估是用标准化的评估工具结合患者临床指征筛查是否具有 DVT 风险的技术，为患者的 VTE 预防方案制定提供依据。Wells-PTE 评估是筛查发生 DVT 或突发呼吸困难、气促、胸闷、晕厥等症状的患者是否存在 PTE 风险。出血风险评估是针对使用抗凝药物的患者评估是否存在出血风险的技术。

二、操作规范流程

（一）适应证

1. 高龄、长期卧床、创伤、手术、妊娠、恶性肿瘤、脓毒血症、急性脑梗死等所有住院患者。

2. 门诊肿瘤患者。

（二）禁忌证

无相关禁忌证。

（三）操作前准备

1. 患者准备

（1）完善相关检查检验，如血管彩色多普勒、凝血功能、血常规、D-二聚体等，以及肝功能、肾功能等。

(2)患者及家属了解 VTE 评估的目的、意义及配合要点。

(3)取舒适体位。

2. 物品准备

(1)评估量表:纸质或电子终端设备(如 IPAD)。

(2)肢体体查用物:软尺、笔等。

3. 操作者准备

(1)核对患者信息:包括姓名、性别、住院号、出生年月等。

(2)了解患者有无 VTE 高危因素、既往史或家族史等。

(3)了解患者有无 VTE 发生:查看患者检验检查结果,了解有无临床体征。

(4)了解患者有无出血高危因素:包括低体重、高龄、活动性出血(如消化性溃疡)、出血性疾病或出血等病史;1 个月内颅内出血史或其他大出血史;高血压(收缩压>180mmHg 或舒张压>110mmHg);严重出血的颅内疾病,如急性脑梗死等;严重颅脑或急性脊髓损伤;肝肾功能不全等。

(5)评估患者生命体征、意识状态、配合程度。

(6)做好解释,取得配合。

(四)操作步骤

1. 深静脉血栓形成风险评估　以 Caprini 风险评估量表为例。

(1)按照 Caprini 风险评估量表逐项评估并赋分。

1)查阅病历资料:①年龄;②有无手术;③有无创伤性风险,如急性脊髓损伤、髋关节、骨盆或下肢骨折或多发性创伤等;④有无高风险疾病,如炎症性肠病、脓毒血症、急性心肌梗塞、充血性心力衰竭、严重肺部疾病、肝素诱导的血小板减少症、急性脑梗死等;⑤检查检验结果,如凝血因子 V Leiden、凝血酶原 20210A、狼疮抗凝物、抗心磷脂抗体、血清同型半胱氨酸等。

2)询问病史:既往史、家族史及用药史,有无近期手术史等。

3)测量身高、体重,计算体质指数(BMI)。

4)评估活动能力:患者活动及卧床情况。

5)检查患者是否留置中心静脉导管及行骨折固定术。

6)按照 Caprini 风险评估量表逐项赋分。

(2)评定风险等级

低危风险:0~2 分

中危风险:3~4 分

高危风险:≥5 分

(3)查体:Caprini 风险评估分值≥3 分的患者。

1)问:肢体有无胀痛、麻木等不适。

2)视:左右肢体有无肿胀、大小是否对称;皮肤是否完整,有无颜色改变、溃疡、静脉曲张等。

3)触:有无皮温升高、触痛等;扪双侧足背动脉及胫后动脉搏动。

4)量:①选择双侧尺骨鹰嘴、髌骨为标志;②标记测量部位(见图 2-3-1-1):距尺骨鹰嘴上、下 10cm 处,距髌骨上缘 15cm 处、下缘 10cm 处;③使用软尺沿标记分别测量双侧肢体周径;④记录。

5)动:①直腿伸踝试验(Homans 征:患肢伸直,足突然背屈时,引起小腿深部肌肉疼痛,为阳性);②压迫腓肠试验(Neuhof 征:压迫小腿后方,引起局部疼痛,为阳性)。若均为阳性,应结合双侧肢体周径大小、检验结果等,判断是否已发生 DVT。

6)异常情况拍照留图。

(4)记录,悬挂警示标识。

(5)对于中高危风险的患者进行下一步处置。完善相关检查检验项目,如静脉彩色多普勒、超声心动图、CT 肺动脉造影,D- 二聚体、血栓弹力图等。

2. 对于筛查结果为中高危风险、DVT 确诊患者,或突发气促、呼吸困难、胸闷、晕厥等症状的患者需进一步评估,可使用 Wells-PTE 量表。

(1)询问病史:① PTE 或 DVT 病史;② 4 周内制动或手术;③恶性肿瘤;④咯血等。

(2)体格检查:①心率;② DVT 症状或体征。

(3)鉴别诊断:排除其他疾病,如心力衰竭、心肌梗死、哮喘等。

(4)评定风险等级

低风险:0~1

高风险:≥ 2

(5)记录。

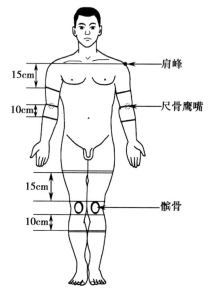

图 2-3-1-1　患肢周径测量

(6)对于高危风险的患者进行下一步处置。完善相关检查项目,如超声心动图、CT 肺动脉造影等。

3. 鉴于抗凝预防本身潜在的出血并发症,故应对所有需要预防的住院患者需进行出血风险评估。

(五)操作注意事项

1. 掌握 DVT 评估时机　①入院或转入时;②静脉血栓栓塞症相关风险因素变化时,如出现心衰、心梗、脑梗等并发症、活动能力改变、手术、中心静脉置管、相关检验检查结果异常等;③出院或转科前。

2. 体格检查时,测量双侧肢体部位正确、一致,并做好标识;避免封闭式提问。

3. 如发现患者为非院内获得性 VTE,应及时上报,并向患者及家属告知 VTE 处置方法及注意事项。

(六)相关知识

1. VTE

(1)分类:VTE 包括 DVT 和 PTE。

1)DVT:全身各处的深、浅静脉均可发生,常发于下肢,以左侧多见。下肢 DVT 根据血栓发生部位分为周围型、中央型和混合型。周围型是指发生在腘静脉以下深静脉(腓肠肌静脉丛)的血栓;中央型是指发生在髂静脉和股静脉的血栓;混合型是指全下肢深静脉血栓形成。股青肿指广泛性下肢静脉血栓形成,是下肢 DVT 最严重的类型。上肢深静脉、颅内静脉窦、肾静脉、门静脉血栓形成相对少见,但由于早期症状不明显容易漏诊。

临床表现:近 50% 的下肢 DVT 无症状,通常发生 PTE 或体查后才发现。主要表现为一侧或两侧肢体突发肿胀、疼痛和张力升高,活动后加重,抬高患肢可减轻,沿静脉走行部位和腹股沟区有压痛。周围型肿胀不明显,但有疼痛,活动后加重,Homans 征和 Neuhof 征呈阳性。发病 1~2 周后,患肢可出现浅静脉显露或扩张。中央型和混合型表现为全下肢肿胀、疼痛、皮温高,股内、股三角区压痛,沿深静脉走行区域压痛,可有浅静脉怒张,血栓性浅静脉炎。股青肿由于深浅静脉全部被血栓堵塞,静脉回流严重受阻,继而影响到动脉回流导致肢体缺血,临床表现为患肢剧痛,皮肤发亮呈青紫色,皮温低可伴有水疱,足背动脉搏动消失,全身反应强烈,体温升高,如不及时处理,可发生休克和静脉性坏疽。

危害:急性期,血栓一旦脱落,随静脉血流移行至肺动脉内形成机械性堵塞,由此而导致的一系列呼吸循环功能障碍的症状和体征,最严重可引起死亡。慢性期,静脉血栓导致静脉瓣膜功能受损,静脉回流障碍,部分患者形成深静脉血栓形成后综合征,表现为活动后肢体肿胀、皮肤色素沉着,慢性溃疡等。

处理:一旦确诊,立即予以抗凝和 / 或溶栓、手术治疗。急性期卧床,抬高肢体,禁止按摩、热敷等。

2)PTE:有症状的 DVT 患者中,50%~80% 可能存在无症状肺栓塞。研究表明,急性 DVT 的患者约 30% 出现肺栓塞,而肺栓塞患者中,约 10% 为致死性肺栓塞,约 5% 可发展为慢性血栓栓塞性肺动脉高压。

临床表现:常缺乏临床特异性,症状表现取决于栓子的大小、数量、栓塞的部位及患者是否存在心、肺等器官的基础疾病,可以从无症状到血流动力学不稳定,甚至发生猝死。常表现为气促、呼吸困难、咳嗽、咯血、胸痛、晕厥,甚至休克、抽搐和昏迷等,呼吸困难,气促是最常见的症状,占 80%~90%,尤以活动后明显;晕厥可为 PTE 的唯一或首发症状,占 11%~20%;咯血则提示出现肺梗死。根据患者血流动力学情况分为:① 低危 PTE,血流动力学稳定,不存在右心功能不全(RVD)和心脏生物学标志物升高的 PTE;② 中危 PTE,血流动力学稳定,存在 RVD 的影像学依据和 / 或心脏生物学标志物升高的 PTE;③ 高危 PTE,以休克和低血压为主要表现,即体循环收缩压 <90mmHg,或较基础值下降幅度 ≥40mmHg,持续 15 分钟以上,值得注意的是,新发生的心律失常、低血容量或感染中毒症所致的血压下降除外。

处理:一旦诊断为 PTE,立即对患者进行危险分层,根据危险分层进行不同的治疗。高危 PTE 患者存在低血压或休克,随时有生命危险,应立即进入紧急救治流程。中低危 PTE 患者,不伴休克或低血压,给予抗凝治疗。

(2)并发症:包括血栓后综合征、慢性血栓栓塞性肺动脉高压及复发性 VTE。

1)血栓后综合征(postthrombotic syndrome,PTS):是继发于 DVT 后深静脉瓣膜功能不全、残余血栓阻塞等导致的慢性静脉功能不全。是急性下肢 DVT 最严重的远期并发症。

临床表现:肢体肿胀,日益加重的浅静脉曲张,足靴区因皮肤营养障碍出现慢性湿疹、色素沉着,甚至淤积性溃疡,严重时溃疡经久不愈,使肢体处于病废状态,严重影响患者的生活质量。

处理:PTS 严重影响生活质量并且造成经济负担,所以预防很关键。治疗的目标是缓解症状,保持正常的肢体功能和血管功能,包括压力治疗、手术治疗等。

2）慢性血栓栓塞性肺动脉高压（ronic thromboembolic pulmonary hypertension，CTEPH）：是急性肺栓塞后血栓因种种原因未溶解而持续存在，通过机化、纤维化、重构而导致肺血管阻塞，引起肺动脉压力持续增高或进一步增高，最终引起右心功能衰竭甚至死亡的恶性肺血管症候群。

临床表现：有明确 PTE 病史的患者，几个月到几年的无症状期，易漏诊。病程晚期可有右心衰竭表现，如外周水肿、严重活动受限和胸部不适、劳力性眩晕或者晕厥等。劳力性呼吸困难和运动障碍是最常见的症状。病程早期体征不明显。随着肺动脉高压的发展可出现：明显右心室搏动，P_2 亢进伴分裂，右心室 S_4 奔马律和三尖瓣反流杂音。

处理：药物治疗，包括抗凝、靶向药物。手术治疗，如肺动脉内膜剥脱术、经皮腔内肺动脉成形术、肺移植等。

3）复发性 VTE：是指在发生第一次 VTE 并经过足疗程的抗血栓治疗后，再次发生的VTE。早期 VTE 复发指发病后的 3 个月内再发生，晚期 VTE 复发指在发病后的 3 个月后再发生。复发性 VTE 的处理包括预防为主和规范治疗，关键点是找出 VTE 复发的原因，并予以充分抗凝治疗。

2. VTE 相关检查检验

（1）静脉彩色多普勒：作为诊断 DVT 的首选方法之一。可全面观察肢体静脉的管壁结构、内径、血管压缩性、血栓位置、范围及回声强度等改变情况，对有临床症状的股静脉和腘静脉血栓诊断敏感性＞95%，特异性 ≥98%。

（2）超声心动图：用于血流动力学不稳定及疑似 PTE 患者的检查方法。当患者取左侧卧位或平卧位，可观察右心及肺动脉主干内是否有血栓回声的直接征象。对于 80% 病情不稳定且怀疑 PTE 患者，床旁经胸超声心动图具有极大的临床意义。

（3）CT 肺动脉造影：是诊断 PTE 重要的无创检查方法。敏感性和特异性都很高，用来排除 PTE 的阴性预测值是 98.8%。检查时嘱患者平卧位，扫描范围从主动脉弓至膈上，观察造影剂通过肺循环的途径：肘静脉→右心房→右心室→肺动脉→肺毛细血管→肺静脉→左心房→左心室。

（4）D- 二聚体：用于 VTE 的辅助诊断。血浆内的 D- 二聚体系体内凝血激活及继发性纤溶的特异性分子标志物，敏感性高，特异性差。许多情况下 D- 二聚体水平均会升高，如VTE、恶性肿瘤、手术、炎症、出血、创伤等。故阴性的预测价值高，如 D- 二聚体阴性可以排除急性 VTE。

（5）血栓弹力图：是一种能够整体评价患者凝血状态的项目。通过对凝血过程中血液黏度改变的动态测量，用图形将整个凝血 - 纤溶的过程完整描绘出来。包括：

普通杯检测：评估凝血全貌、出血及血栓风险。

肝素酶杯检测：判断肝素类药物（肝素、低分子肝素、类肝素）药效、鱼精蛋白中和效果、鉴别出血与肝素类药物是否相关。

血小板聚集功能检测：评估抗血小板类药物（阿司匹林、氯吡格雷、普拉格雷）效果、判断抗小血板药物抵抗情况。

激活凝血检测：指导成分输血；功能性纤维蛋白原检测：指导成分输血和纤维蛋白原的使用。

3. 常用 VTE 评估量表

（1）VTE 定性风险量表：包括经典 "3BUKET" 量表（表 2-3-1-1）和加州大学圣地亚哥分

校更新版"3BUKET"量表(表 2-3-1-2)。直观和简单,错评及漏评率低,并附有相应的预防措施,是一种持续动态风险评估和主动监测的创新方法,能够显著降低医院相关性静脉血栓栓塞症(HA-VTE)的发生。

表 2-3-1-1　经典"3BUKET"量表

风险分级	预防措施
低风险:接受小手术的可活动的患者,可自由活动的内科患者,预期住院时间<48h 的患者	定期再评估,活动
中度风险:大部分普通外科、胸外科、妇科或泌尿外科开放手术患者,活动性受限内科患者	普通肝素或低分子肝素预防
高风险:膝关节或髋关节置换术,髋臼骨折,多发创伤,脊髓损伤或大型脊髓手术,癌症腹部手术患者	间歇充气加压装置和低分子肝素或其他抗凝治疗 *

注:* 对有中度或高度风险和抗凝预防受限的患者,用间歇充气加压装置。

表 2-3-1-2　加州大学圣地亚哥分校更新版"3BUKET"量表

风险分级	预防措施
低风险:留观状态,预期住院时间不足 48h 的患者、没有高风险因素的门诊小手术患者、可以在大厅活动且无中或高风险的内科患者、可活动的短期化疗患者。	定期再评估,活动
中度风险(大部分普通内科 / 外科患者):大部分内科、胸外科、开放的妇科或尿道手术的患者,恶性肿瘤或 VTE 史 / 住院时间>48h 的有已知血栓形成倾向的内科患者,日常活动下降的内科患者和 VTE 风险因素(心肌梗死、脑梗死、充血性心力衰竭、肺炎、活动性炎症 / 感染、脱水、年龄>65 岁)。	普通肝素或低分子肝素预防 *
高风险:髋关节或膝关节置换、髋臼手术、重大多发创伤、脊髓损伤或大型神经外科手术、腹部 - 盆腔手术的癌症患者。	间歇充气加压装置和低分子肝素或其他抗凝预防 *

注:* 中度或高度风险的 VTE 和抗凝预防受限的患者,单独使用间歇充气加压装置直到出血风险下降。

(2)VTE 定量风险量表(表 2-3-1-3~ 表 2-3-1-7)

1)Caprini 血栓风险评估量表:适用于所有住院患者的 VTE 风险评估。量表涵盖住院患者可能发生 VTE 的 38 个危险因素,根据危险程度赋予不同的分数,最后根据累加分数分级。目前,在中国 HA-VTE 患者的回顾性队列研究显示,Caprini 血栓风险评估量表比 Padua 或 Kucher 评估量表对 VTE 风险评估更敏感。

各风险等级均应执行基础预防措施。①低风险:必要时采用机械预防措施;②中风险:可选用药物预防和 / 或机械预防措施;③高风险:建议给予药物预防联合机械预防措施。

表 2-3-1-3 Caprini 血栓风险评估量表

1分	2分	3分	5分
年龄 41~60 岁	年龄 6l~74 岁	年龄 ≥ 75 岁	脑梗死(<1 个月)
小手术	关节镜手术	VTE 史	择期关节置换术
BMI>25kg/m²	大型开放手术(>45min)	VTE 家族史	髋、骨盆或下肢骨折
下肢肿胀	腹腔镜手术(>45min)	凝血因子 V Leiden 突变	急性脊髓损伤(<1 个月)
静脉曲张	恶性肿瘤	凝血酶原 G20210A 突变	
妊娠或产后	卧床(>72 h)	狼疮抗凝物阳性	
有不明原因或者习惯性流产史	石膏固定	抗心磷脂抗体阳性	
口服避孕药或激素替代疗法	中央静脉通路	血清同型半胱氨酸升高	
脓毒症(<1 个月)		肝素诱导的血小板减少症	
严重肺病,包括肺炎(<1 个月)		其他先天性或获得性血栓形成倾向	
肺功能异常			
急性心肌梗死			
充血性心力衰竭(<1 个月)			
炎性肠病史			
卧床患者			

注:低危风险 0~2 分;中危风险 3~4 分;高危风险 ≥5 分。

2)Padua 血栓风险评估量表:主要用于内科住院患者的 VTE 风险评估。量表包括 11 个危险因素,根据危险程度赋予不同的分数,最后根据累加分数分级。

表 2-3-1-4 Padua 血栓风险评估量表

危险因素	评分
活动性恶性肿瘤,患者先前有局部或远端转移和 / 或 6 个月内接受过化疗和放疗	3
既往 VTE	3
制动,患者身体原因或遵医嘱需卧床休息至少 3 天	3
已有血栓形成倾向,抗凝血酶缺陷症,蛋白 C 或 S 缺乏、Leiden V 因子、凝血酶原 G20210A 突变、抗磷脂抗体综合征	3
近期(≤ 1 个月)创伤或外科手术	2

续表

危险因素	评分
年龄 ≥ 70 岁	1
心力和 / 或呼吸衰竭	1
急性心肌梗死和 / 或缺血性脑梗死	1
急性感染和 / 或风湿性疾病	1
肥胖（BMI>30kg/m^2）	1
正在进行激素治疗	1

注：低危风险 0~3 分；高危风险 ≥ 4 分。

3）Khorana 风险评估量表：2013 年被美国临床肿瘤学会（ASCO）采用，主要用于化疗相关的门诊患者的 VTE 风险评估。

表 2-3-1-5　Khorana 风险评估量表

危险因素	评分
子宫体癌、卵巢癌	2
胃癌、胰腺癌、肺淋巴瘤、脑淋巴瘤、睾丸癌、前列腺癌	1
化疗前的血小板计数 ≥ 350 × 10^9/L	1
血红蛋白水平<10g/dl，或在使用红细胞生长因子	1
化疗前白细胞计数>11 × 10^9/L	1
肥胖（BMI>35kg/m^2）	1

注：低危：0 分；中危：1~2 分；高危 ≥ 3 分

4）Wells-PTE 评估量表：目前最常用的包括简化 Wells-PTE 评估量表、修订版 Geneva 评分量表等。

表 2-3-1-6　简化 Wells-PTE 评估量表

评估内容	计分
PTE 或 DVT 病史	1
4 周内制动或手术	1
恶性肿瘤	1
心率（次 /min）≥ 100	1
咯血	1
DVT 症状或体征	1
鉴别诊断：排除其他疾病	1
低风险 0~1 分；高风险 ≥ 2 分	

表 2-3-1-7　修订版 Geneva 评分量表

评估内容	计分
PTE 或 DVT 病史	1
1 个月内手术或骨折	1
恶性肿瘤	1
心率（次 /min）75~94	1
心率（次 /min）≥ 95	2
咯血	1
单侧下肢疼痛	1
沿深静脉走行的局部压痛及单侧下肢水肿	1
鉴别诊断：排除其他疾病	1
年龄＞65 岁	1
低风险 0~2 分；高风险 ≥ 3 分	

（3）出血风险评估量表（表 2-3-1-8~ 表 2-3-1-9）：出血风险评估是针对使用抗凝药物的患者评估是否存在出血风险的技术，常用的出血风险评估量表包括外科住院患者出血风险评估量表、内科住院患者出血风险评估量表。

表 2-3-1-8　外科住院患者出血风险评估量表

具有以下 1 项即为出血高危	
基础疾病相关	手术相关
活动性出血	腹部手术：术前贫血 / 复杂手术（联合手术、分离难度高或超过 1 个吻合术）
3 个月内有出血事件	胰十二指肠切除术：败血症、胰漏、手术部位出血
严重肾功能或肝功能衰竭	肝切除术：原发性肝癌，术前血红蛋白和血小板计数低
血小板计数＜50 × 10⁹/L	心脏手术：体外循环时间较长
未控制的高血压（收缩压＞180mmHg 或舒张压＞110mmHg）	胸部手术：全肺切除术或扩张切除术
腰穿、硬膜外或椎管内麻醉术前 4 小时 ~ 术后 12 小时	开颅手术、脊柱手术、脊柱外伤、游离皮瓣重建手术
同时使用抗凝药、抗血小板治疗或溶栓药物	
凝血功能障碍	
活动性消化道溃疡	
已知、未治疗的出血疾病	

表 2-3-1-9 内科住院患者出血风险评估量表

具有以下1项即为出血高危	具有以下3项及以上即为出血高危
活动性消化道溃疡	年龄≥85岁
3个月内有出血事件	肝功能不全（INR>1.5）
血小板计数<50×10⁹/L	肾功能不全（GFR<30ml·min⁻¹·m⁻²）
	入住ICU或CCU
	中心静脉置管
	风湿性疾病
	现患恶性肿瘤
	男性

三、VTE 护理评估技术规范检查表（表 2-3-1-10~ 表 2-3-1-11）

表 2-3-1-10 VTE 护理评估技术操作核查表

项目	内容	是	部分	否
操作前准备	核对患者信息			
	了解患者意识、生命体征及血栓相关检查检验结果			
	评估患者配合，了解有无VTE、VTE高危因素、既往史及家族史、出血高危因素等			
	环境清洁、光线充足、温度适宜			
	自身具备此操作能力			
	用物齐全，包括VTE评估量表、软尺、笔、纸或电子终端设备（如IPAD）；摆放有序			
操作过程	查阅病历：年龄；有无手术；有无创伤性风险、高风险疾病；检查检验结果			
	询问病史：既往史、家族史及用药史，有无近期手术史等			
	协助测量身高、体重，计算体质指数（BMI）			
	评估活动能力：患者活动及卧床情况			
	检查患者是否留置中心静脉导管及行骨折固定术			
	按照Caprini风险评估量表逐项赋分，并评定风险等级			
	体查：包括问、视、触、动、量，如直腿伸踝试验（Homans征）及压迫腓肠肌试验（Neuhof征）			
	向患者及家属告知评估后结果（风险等级）、根据风险分层可能使用的预防措施（如基本预防）、VTE的临床表现及危害等			
	洗手，记录，悬挂警示标识			

项目	内容	是	部分	否
操作后处置	协助患者取舒适体位,整理床单位			
	对于中高危风险的患者进行下一步处置。完善相关检查检验项目			
	对于筛查结果为中高危风险、DVT确诊患者,或突发气促、呼吸困难、胸闷、晕厥等症状的患者需进一步评估,可使用Wells-PTE量表			

表2-3-1-11　VTE护理评估操作评价表

项目	好(5分)	一般(3分)	差(1分)
操作过程流畅度			
风险评估熟练度			
人文关怀			

评分说明:

好:操作熟练流畅,评估结果准确,肢体体查熟练,操作步骤正确,人文关怀到位,有操作前交流、操作中宣教、操作后交流,VTE相关知识告知。

一般:操作较熟练流畅,评估结果、肢体体查基本正确,有部分的操作前交流、操作中宣教、操作后交流,VTE相关知识告知。

差:操作不熟练,评估结果不准确,未做肢体体查,未做VTE相关告知,无人文关怀。

四、常见错误及分析

(一)评估时段漏评

操作者未掌握评估时机而漏评,导致未动态识别VTE风险,未及时给予正确处置。

(二)评估内容错误

操作者对量表内容不熟悉或理解有误、询问病史不全面;患者未如实反映病情,导致评估结果不准确而未及时给予正确处置。

(三)体查方法不正确或漏查

操作者未掌握规范化体查步骤和内容,导致体查结果不准确甚至漏诊,延误患者治疗。

五、目前常用训练方法简介

情景模拟训练

通过情景模拟训练展示评估流程,帮助护理人员熟练掌握VTE护理评估技术,根据VTE风险层级,指导临床调整VTE防治方案。

情景模拟训练旨在创建临床VTE护理评估场景,从而进行不同VTE评估量表的选择。包括空间、人物(如患者,医生,护士长、责任护士等),并实施评估。在操作过程中,模拟患者等人物可给予相应的触觉、语言、反应等反馈。通过真实场景演练可使操作更为真实,加深了使用者对操作的感觉体会。

六、相关知识测试题

1. 患者,男,55 岁,因结肠癌需行手术治疗,既往体健,此患者入院 DVT 评估风险级别是

　　A. 低风险　　　　　　　　B. 中风险　　　　　　　　C. 高风险

　　D. 极高风险　　　　　　　E. 极低风险

2. 患者,女,65 岁,既往体健,行乳腺癌根治手术后第 2 天,此患者术后 VTE 评估风险级别是

　　A. 低风险　　　　　　　　B. 中风险　　　　　　　　C. 高风险

　　D. 极高风险　　　　　　　E. 极低风险

3. 下述血栓风险评估量表适用于所有住院患者的 VTE 风险评估的是

　　A. Padua 血栓风险评估量表　　　　B. Caprini 血栓风险评估量表

　　C. Khorana 血栓风险评估量表　　　 D. "3BUKET" 量表

　　E. 加利福尼亚大学戴维斯分校量表

4. 患者,男,70 岁,因发热、咳嗽、呼吸困难,诊断为急性肺炎住院。BMI $32kg/m^2$,入院时自诉左小腿胀痛。查体:左小腿周径比右小腿大 3cm,左大腿周径比右大腿大 1cm,皮温稍高,Neuhof 征阳性,首选的检查项目是

　　A. 心电图检查　　　　　　　　B. D- 二聚体

　　C. 下肢静脉彩色多普勒　　　　D. 肺动脉 CT

　　E. 血常规检查

5. 患者,男,63 岁,因外伤导致脊髓损伤入院。测血压 190/100mmHg,既往有糖尿病、肝硬化,下列**不是**出血风险评估中基础疾病因素的是

　　A. 急性脊髓损伤　　　　　　　B. 未控制的高血压

　　C. 糖尿病　　　　　　　　　　D. 严重的肾功能衰竭或肝功能衰竭

　　E. 正在使用阿司匹林

答案:1. B;2. C;3. B;4. C;5. E。

第二节　静脉血栓栓塞症机械预防护理技术

一、概述

由于盆腔及下肢深静脉系统血栓堵塞导致 PTE 的发生率约 90%,有效地预防下肢 DVT 可降低 PTE 的发生。预防 DVT 的措施包括基本预防、机械预防和药物预防。机械预防是指使用各种辅助装置和器械,促进肢体静脉血液回流,改善血液瘀滞,以预防静脉血栓发生的方法,包括间歇充气加压装置(IPC)、足底静脉泵(VFPs)和逐级加压袜(graduated comprssion sockings,GCS) 等。VTE 中、高危风险患者如存在药物预防禁忌证,首选机械预防。

静脉血栓栓塞
症机械预防护
理技术

二、操作规范流程

(一) 适应证

存在 VTE 风险的患者。

(二) 禁忌证

1. 充血性心力衰竭(心功能Ⅲ级、Ⅳ级)患者。

2. 严重下肢动脉粥样硬化或其他缺血性血管病、下肢严重畸形等。

3. 新发的 DVT、血栓性静脉炎。

4. 下肢感染、坏疽、近期皮肤移植手术后等。

5. GCS 材料过敏者。

6. 严重的下肢水肿慎用。

(三) 操作前准备

1. 患者准备

(1)完善检查检验项目,如静脉彩色多普勒,D- 二聚体等。

(2)患者及家属了解 VTE 的危害及当前风险分级,使用机械预防的目的、注意事项及配合要点;知晓 GCS 的类型、穿脱方法及注意事项等。

(3)签署《静脉血栓栓塞症预防知情同意书》。

(4)清洁双下肢皮肤。

(5)取舒适体位,充分暴露操作部位。

2. 物品(器械)准备

(1)IPC 或 VFPs:主机、气囊(腿套或足套)、连接管路、一次性套筒内衬。

(2)GCS:型号、规格适宜的逐级加压袜,包括膝长型、腿长型的大、中、小码等。

(3)其他:软尺、笔。

3. 操作者准备

(1)核对医嘱:包括患者姓名、性别、住院号、出生年月等。

(2)了解患者有无 VTE 机械预防禁忌证。

(3)确认是否签署《静脉血栓栓塞症预防知情同意书》。

(4)检查患者下肢皮肤完整性、清洁度、有无疼痛、肿胀;评估下肢皮温、足背动脉搏动、肢体感觉等;测量腿围,查看检查检验结果(如静脉彩色多普勒,D- 二聚体)。

(5)修剪指甲,洗手。

(四) 操作步骤

1. IPC/WPS 操作步骤

(1)连接主机,检测气囊。

1)悬挂主机于床尾,连接电源。

2)开机。

3)设置参数:足套 110~150mmHg,小腿套 65~90mmHg,大腿套 60~80mmHg。IPC 治疗时间一般设定为 ≥18h/d。

4)连接主机与腿 / 足套。

5)机器自检,备用。

（2）穿戴腿/足套　先穿好一次性套筒内衬,再根据患者情况选择相应腿/足套。

1)小腿套:套上小腿套,调整气囊位于小腿后侧,连接管朝向足部。

2)大腿套:套上大腿套,调整气囊位于大腿后侧,连接管朝向足部。

3)足套:套上足套,调整气囊位于足底,连接管朝向外侧。

（3）检查气囊是否紧贴皮肤,接口是否连接紧密。

（4）启动仪器,持续治疗。

（5）治疗过程中加强巡视,定时检查治疗部位皮肤及肢端血运情况;密切观察病情变化,如患者出现气促、呼吸困难、胸闷、晕厥等症状,应立即进行处理。

（6）健康教育

1)不要随意搬动或调节仪器,不要自行移除腿/足套。

2)翻身活动时保护连接管,避免扭曲、折叠或受压。

3)治疗过程中如有仪器报警,应立即呼叫医护人员。

（7）停机

1)治疗时间结束后,关闭仪器。

2)取下腿/足套和一次性套筒内衬。

3)再次检查患者肢端皮肤是否完好,温度、颜色、足背动脉搏动及肢体感知觉等。

（8）操作后处置

1)协助患者取舒适体位,整理床单位。

2)再次核对。

3)整理连接管路、电源线,腿/足套进行清洁消毒处理。

4)洗手,记录。

2. GCS 操作步骤

（1）测量

1)部位:患者踝关节以上最小周径、小腿中段最大周径、距腹股沟中点约 5cm 处的大腿周径。如果肥胖患者腹股沟位置界定不明确时,可在髌骨上缘 25 cm 处测量大腿最大周径。

2)体位:测量时患者宜站立位;不能站立者,可采取坐位或平卧位。

3)记录首次测量数据,便于后期数据对比。

（2）选择合适的 GCS

1)类型:腿长型 GCS 效果优于膝长型,也可根据患者个人喜好、依从性、穿着方便程度选择。

2)尺寸:根据测量结果,结合说明书选择相应的尺寸。若无合适尺寸,应在专业人员指导下定制。

3)压力:VTE 的预防推荐使用Ⅰ级压力,即压力范围为 15~21 mmHg(1mmHg=0.133kPa)。

（3）穿脱流程

穿 GCS:

1)戴专用手套。

2)穿助穿袜套。

3)将袜子外翻至脚后跟部。

4) 两手拇指撑开袜子,拉至脚背并调整脚后跟部位。

5) 向上翻转袜筒,拇指在内、四指朝外撑开袜筒,逐步向上以"Z"字型上提。

6) 从袜子开口处取出助穿袜套。

7) 穿着后用手抚平并检查袜身,保持其平整。

脱 GCS:

1) 用手指沿袜筒内侧向外撑开。

2) 自上而下缓慢脱下。

（4）观察与评估

1) 肢端评估:包括肢端皮肤完整性、皮温、颜色、足背动脉搏动,有无肿胀、疼痛麻木,皮肤瘙痒等情况,保持下肢皮肤清洁干燥。每天评估 2~3 次,必要时增加频次。

2) 每天至少一次脱下 GCS,改善肢端血液循环,每次时间<30 分钟。

3) GCS 平整性和松紧度:穿戴 GCS 时应保持平整,定期检查踝部、膝部和大腿根部等有无褶皱;GCS 松紧度以一指为宜。

4) GCS 完整性:定期检查 GCS 有无磨损或破损,如有破损及时更换。

（5）健康教育

1) GCS 治疗过程中,如出现肢体肿胀、疼痛、皮肤发红、瘙痒、皮疹、水泡、溃烂等症状时,应立即告知。

2) 膝长型 GCS 不要过度上拉至膝盖上。

3) 有明显污渍或异味时,可采用中性洗涤剂温水手洗,避免用力揉搓。清洗后用手挤或用干毛巾蘸吸多余水分,于阴凉处晾干,不可拧绞、熨烫、暴晒及使用吹风机等。

（6）拍照留图:GCS 治疗过程中如出现以下情况应及时拍照留图。

1) 下肢循环障碍:拍摄双下肢、足趾、足、小腿、大腿各 1 张,双侧对比。

2) 压力性损伤:拍摄损伤部位局部照。

3) 皮肤过敏:拍摄过敏部位局部照。

（7）操作后处置

1) 协助患者取舒适体位,整理床单位。

2) 再次核对。

3) 洗手,记录。

（五）并发症及处理

1. 急性 PTE　是 VTE 机械预防技术中最严重的并发症之一。由于 IPC 及 VFPs 的泵压作用可能导致活动性栓子脱落,随静脉血流移行至肺动脉内形成机械性堵塞,由此而导致的一系列呼吸循环功能障碍的症状和体征。常表现为气促、呼吸困难、咳嗽、咯血、胸痛、晕厥,甚至休克、抽搐和昏迷。预防措施:DVT 急性期禁忌使用机械预防技术;治疗前应充分评估;DVT 高危风险患者建议行相关的检查检验,如下肢静脉彩色多普勒、D-二聚体等。治疗过程中,一旦出现下肢肿胀、疼痛、气促、呼吸困难等情况,立即停止并对症处理。

2. 肢端循环障碍　由于 GCS 过紧、不平整、移动下滑、过度拉伸,或患者穿戴期间久坐等导致局部压力过大引起下肢肿胀、缺血等循环障碍。主要表现为肢端肿胀、疼痛,皮肤颜色和温度改变、足背动脉搏动减弱或消失等。预防措施:确保肢体测量数据准确,选择大小、型号合适的 GCS;穿戴过程中保持 GCS 平整,无褶皱,膝长型 GCS 不能拉伸过膝;定期测量肢体周径,评估末梢血运情况;指导患者适当活动,不宜久坐。一旦出现,应尽早脱下 GCS,并进行评估。

3. 压力性损伤　是 VTE 机械预防技术中最常见的并发症之一。由于 GCS 过紧、不平整造成局部压力过大,或患者局部皮肤变薄等导致,多发生于足跟和踝部骨隆突处。主要表现为受压处皮肤早期出现红、肿、热、痛或麻木,持时过长可形成水泡,甚至溃疡、坏死。预防措施:在穿戴过程中避免局部压力过大;定期检查局部皮肤情况;每日脱下 GCS 至少一次,每次时间<30 分钟;加强营养指导。如果出现压力性损伤,应及时脱去 GCS,对损伤皮肤进行处理。

4. 过敏性皮炎　由于患者对 GCS 材质过敏所致。主要表现局部皮肤瘙痒、红疹、水泡等。预防措施:了解患者过敏史,穿戴后 24~48 小时内评估皮肤有无过敏反应;保持皮肤清洁;对于有过敏史患者,避免 GCS 防滑区域直接接触皮肤。出现皮肤过敏,应尽早脱去 GCS,并进行局部皮肤处理。根据情况选用其他 VTE 机械预防技术。

(六) 操作注意事项

1. IPC、VFPs 治疗时,确保腿 / 足套放置位置正确;腿 / 足套应紧贴皮肤,以最大程度发挥压力效果。

2. IPC 每天治疗时长 ≥ 18 小时,对于活动能力丧失患者可根据患者耐受情况延长使用时间;VFPs 单次治疗时间 30~60 分钟,每天 2~3 次。

3. 非足部的下肢手术、骨关节畸形、下肢皮肤破损或感染患者,宜选用 VFPs。

4. Ⅰ级压力 GCS 每日脱下至少一次,每次时间<30 分钟,其余时间持续穿戴并配合运动。

(七) 相关知识

1. VTE 基本预防　适用于各风险等级 VTE 患者,主要有以下措施:

(1)卧床患者抬高下肢,避免在腘窝处垫枕,过度屈髋。

(2)进行踝泵运动和股四头肌功能锻炼,踝泵运动以踝关节为中心,依次做 20° 背屈、30° 内翻、40° 跖屈、30° 外翻屈,每个动作做 3~5 秒,每次做 10 分钟,每日分别在早、中、晚饭后和 / 或睡前共做 3~4 次。

(3)病情允许情况下,建议患者尽早下床活动。

(4)患者每天饮水量 1 500~2 500ml。

(5)患者使用 PICC 等输液装置时,应避免在患肢和下肢静脉穿刺置管,并严格遵守静脉治疗操作规范。

(6)加强患者 / 照护者 VTE 预防知识宣教,如戒烟限酒,控制体重、血糖等。

2. IPC、VFPs 仪器报警处理

(1)连接管警报:仪器显示图标、"检测连接管 /check tubes" 及红灯闪烁,则提示连接管打折或漏气。处理措施:检查连接管是否连接牢固,有无打折;各连接管及接口、腿 / 足套有无裂缝或破损。如无异常,考虑为误报警需重启仪器。

(2)腿 / 足套警报:仪器显示 "腿部报警 /leg alarm",检查腿 / 足套有无漏气;检查单 / 双腿治疗模式是否正确。如无异常,考虑为误报警需重启仪器。

3. 院内 VTE 救治流程　VTE 预警应及早识别、及时告知、及早干预。患者疑似或确诊 PTE,应立即进入紧急诊治流程。

（1）绝对卧床。

（2）严密观察病情，监测生命体征。

（3）完善相关检查检验：如床旁超声心动图、CTPA、D- 二聚体、肌钙蛋白、心肌酶学、血气分析等。

（4）高流量吸氧，合并呼吸衰竭者使用无创或有创机械通气。

（5）心排血量下降患者，给予补液、升压治疗。

（6）签署抗凝治疗知情同意书，行抗凝治疗。

（7）高危 PTE 患者应尽早开始溶栓治疗；中危 PTE 患者，应结合心功能、心肌受损情况及抗凝效果等，可考虑补救性溶栓治疗。签署溶栓治疗知情同意书。

（8）患者焦虑、惊恐情绪状态下应使用镇静剂，胸痛者予镇痛治疗。

三、静脉血栓栓塞症机械预防护理技术操作规范检查表（表 2-3-2-1~ 表 2-3-2-4）

表 2-3-2-1　间歇充气加压装置（IPC）操作规范核查表

项目	内容	是	部分	否
操作前准备	核对患者信息			
	签署《静脉血栓栓塞症预防知情同意书》			
	了解患者意识、生命体征及血栓相关检查检验结果			
	了解有无 VTE 机械预防禁忌症			
	检查患者下肢皮肤完整性，有无疼痛、肿胀等异常；评估下肢皮温、足背动脉搏动、肢体感知觉等；测量腿围			
	环境清洁、光线充足、备电插板			
	自身具备此操作能力			
	用物齐全，摆放有序；仪器质量合格，腿 / 足套符合要求			
操作过程	将主机搁置在桌面上或悬挂在床尾，连接电源，开机			
	根据预防要求设置参数：足套 110~150mmHg，小腿套 65~90mmHg，大腿套 60~80mmHg。治疗时间一般设定为 ≥18h/d。			
	连接主机与腿 / 足套、检测腿 / 足套是否漏气，备用			
	套好一次性套筒内衬			
	套好腿 / 足套：小腿套：调整气囊位于小腿后侧，连接管朝向足部。大腿套：调整气囊位于大腿后侧，连接管朝向足部。足套：调整气囊位于足底，连接管朝向外侧。			
	检查气囊是否紧贴皮肤，接口是否连接紧密。			
	启动仪器，持续治疗			

续表

项目	内容	是	部分	否
操作过程	告知患者治疗过程不要随意搬动或调节仪器,不要自行移除腿/足套。翻身活动时保护连接管,避免扭曲、折叠或受压。治疗过程中如有仪器报警,或出现气促、呼吸困难、胸闷、晕厥等症状,应立即呼叫医护人员			
	定时查看IPC工作状态,及时排除报警、故障,保证套筒放置在正确的位置、压力处于正确的范围			
	治疗时间结束后,关闭仪器			
	取下腿/足套和一次性套筒内衬			
	再次检查患者肢端皮肤是否完好,温度、颜色、足背动脉搏动及肢体感知觉等			
	再次核对			
	洗手,记录			
操作后处置	协助患者取舒适体位,整理床单位			
	整理好连接管、电源线、腿/足套,按要求清洁及消毒			

表2-3-2-2　间歇充气加压装置(IPC)操作规范评价表

项目	好(5分)	一般(3分)	差(1分)
操作过程流畅度			
下肢体查熟练度			
人文关怀			

表2-3-2-3　逐级加压袜(GCS)操作规范核查表

项目	内容	是	部分	否
操作前准备	核对患者信息			
	签署《静脉血栓栓塞症预防知情同意书》			
	了解患者意识、生命体征及血栓相关检查检验结果;了解有无VTE机械预防禁忌症			
	检查患者下肢皮肤完整性,有无疼痛、肿胀等异常;评估下肢皮温、足背动脉搏动、肢体感知觉等;测量腿围			
	环境清洁、光线充足、温度适宜			
	修剪指甲,自身具备此操作能力			
	用物齐全,摆放有序;质量合格,GCS型号大小符合要求			

项目	内容	是	部分	否
操作过程	测量:患者踝关节以上最小周径、小腿中段最大周径、距腹股沟中点约5cm处的大腿周径。如果肥胖患者腹股沟位置界定不明确时,可在髌骨上缘25cm处测量大腿最大周径,测量时患者宜站立位;不能站立者,可采取坐位或平卧位			
	记录:首次测量数据,便于后期数据对比			
	选择合适的GCS:选用Ⅰ级压力抗栓袜,即压力范围为15~21mmHg;根据测量数据,参照说明书尺寸范围选择,优先选择大腿型			
	穿GCS: 1)戴专用手套 2)穿助穿袜套 3)将袜子外翻至脚后跟部 4)两手拇指撑开袜子,拉至脚背并调整脚后跟部位 5)向上翻转袜筒,拇指在内、四指朝外撑开袜筒,逐步向上以"Z"字型上提 6)从袜子开口处取出助穿袜套 7)穿着后用手抚平并检查袜身,保持其平整			
	脱GCS: 1)用手指沿袜筒内侧向外撑开。 2)自上而下缓慢脱下。			
	使用过程中观察与评估肢端皮肤完整性、皮温、颜色、足背动脉搏动,有无肿胀、疼痛、麻木,皮肤瘙痒等情况;GCS是否平整,松紧度是否合适,有无磨损或破损			
	每天至少一次脱下GCS,改善肢端血液循环,每次时间<30分钟			
	向患者告知GCS治疗过程中如出现肢体肿胀、疼痛、皮肤发红、瘙痒、皮疹、水泡、溃烂等症状时,应立即告知;膝长型GCS不要过度上拉至膝盖上			
	再次核对			
	洗手,记录			
操作后处置	协助患者取舒适体位,整理床单位			
	清洗:有明显污渍或异味时,可采用中性洗涤剂温水手洗,避免用力揉搓。清洗后用手挤或用干毛巾蘸吸多余水分,于阴凉处晾干,不可拧绞、熨烫、暴晒及使用吹风机等			
	患者及家属知晓GCS的类型、穿脱方法及注意事项等			

表 2-3-2-4　逐级加压袜（GCS）操作评估表

项目	好(5分)	一般(3分)	差(1分)
操作过程流畅度			
下肢体查熟练度			
人文关怀			

打分说明：

好：操作熟练流畅，肢体体查熟练，操作步骤正确，人文关怀到位，有操作前交流、操作中巡查并宣教，VTE 相关知识及预防措施的告知。

一般：操作较熟练流畅，肢体体查、操作步骤基本正确，有部分的操作前交流、操作中巡查并宣教，VTE 相关知识及预防措施的告知。

差：操作不熟练，未做肢体体查，未做 VTE 相关告知，无人文关怀。

四、常见操作错误及分析

（一）GCS 压力选择错误

操作者未正确选择适用于预防 VTE 的 GCS。主要原因是未掌握 GCS 的类型，或未及时向血管外科专业人员请求指导和帮助。GCSI 级压力为 15~21mmHg，适用于预防 VTE 和下肢浅静脉曲张，如长期卧床者、长时间站立行走或静坐者、重体力劳动者、孕妇、术后下肢制动者等；Ⅱ级压力为 23~32mmHg，适用于下肢浅静脉曲张保守和术后治疗，以及下肢慢性静脉功能不全、血栓后综合征、下肢脉管畸形等患者；Ⅲ级压力为 32~46mmHg，适用于淋巴水肿、静脉性溃疡等患者；Ⅳ级压力为>49mmHg，适用于不可逆性淋巴水肿患者的治疗。

（二）GCS 穿戴不规范

穿脱手法错误，主要原因是操作者未掌握 GCS 的穿脱方法。如穿 GCS，需先戴专用手套，及穿好助穿袜套，将袜子外翻至脚后跟部，两手拇指撑开袜子，拉至脚背并调整脚后跟部位，向上翻转袜筒，拇指在内、四指朝外撑开袜筒，逐步向上以"Z"字型上提，从袜子开口处取出助穿袜套，穿着后用手抚平并检查袜身，保持其平整。脱袜时，用拇指沿其内侧向外翻，自上而下顺腿轻柔脱下，避免下卷。

五、目前常用训练方法简介

情景模拟训练

通过情景模拟训练展示预防操作流程帮助医护人员熟练掌握间歇充气加压装置（IPC）（图 2-3-2-1、图 2-3-2-4）、逐级加压袜（GCS）（图 2-3-2-2）和足底静脉泵（VFPs）（图 2-3-2-3）的操作。

情景模拟训练旨在创建临床 VTE 机械预防护理技术场景，包括空间、人物（如患者，医生，护士长、责任护士等），所有机械预防设备等。在操作过程中，模拟患者等人物可给予相应的触觉、语言、反应等反馈，不同机械预防措施的实施。通过真实场景演练可使操作更为真实，加深了使用者对操作的感觉体会。

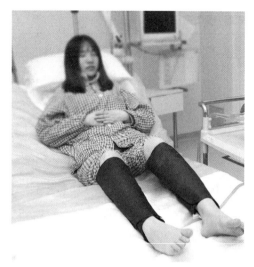

图 2-3-2-1　IPC

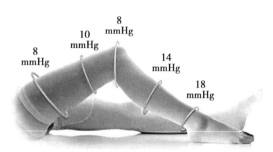

图 2-3-2-2　GCS

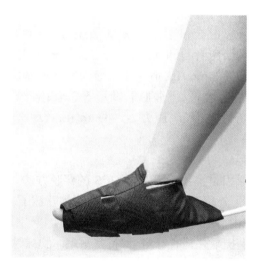

图 2-3-2-3　VFPs

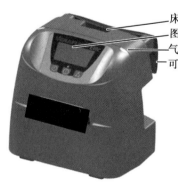

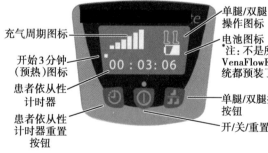

图 2-3-2-4　IPC 主机面板

六、相关知识测试题

1. 患者,男,71 岁,因胃癌入院,20 天前呕血一次,一直有黑便,体虚需卧床休息,入院时 VTE 评估为高风险,此患者进行最合适的预防措施是

  A. 基本预防 　　　　　　　B. 机械预防 　　　　　　　C. 药物预防

  D. 基本预防 + 机械预防 　　E. 机械预防 + 药物预防

2. 患者,男,73 岁,因糖尿病合并酮症酸中毒入院,体查发现左下肢皮温低、发绀、足背动脉未扪及,入院时 VTE 评估为高风险,此患者予以预防措施中最合适是

  A. IPC 　　　　　　　　　　B. GCS 　　　　　　　　　C. 低分子肝素

  D. 抬高肢体 　　　　　　　　E. VFPs

3. 患者,女,65 岁,因左下肢大隐静脉曲张住院手术治疗,既往体健,术后第一天予IPC,中午出现胸闷、呼吸困难,予以心电监护,血氧饱和度为 90%,考虑并发急性 PTE,预防PTE 最重要的措施为

  A. 对患者进行机械预防之前需进行 DVT 的筛查

  B. 高流量吸氧

  C. 低分子肝素

  D. 绝对卧床

  E. 下腔静脉滤器置入

4. 患者,男,56 岁,因冠心病住院,为 VTE 高风险人群,予以 GCS+ 药物预防,5 天后出现下肢肿胀、疼痛等,伴发皮温凉、足背动脉搏动减弱,考虑出现的情况是

  A. 下肢深静脉血栓形成 　　　　B. 下肢血液循环障碍

  C. 压力性损伤 　　　　　　　　D. 动脉硬化闭塞症

  E. 急性动脉栓塞

5. 患者,男,53 岁,行结肠癌根治术后第一天,VTE 为高危风险,予以机械预防,以下措施**不当**的是

  A. 操作前应向患者及家属做好解释工作,告知 VTE 的危害及风险,该患者风险分层情况,使用的机械预防的目的、注意事项及不良反应的观察等

  B. 签署《静脉血栓栓塞症预防知情同意书》

  C. 有不适感觉或者机器报警时及时通知医护人员

  D. 肢体不要进行剧烈活动

  E. 如感觉不适,可自行调节器械

  答案:1. D;2. C;3. A;4. B;5. E。

参考文献

［1］中华医学会呼吸病学分会肺栓塞与肺血管病学组 . 肺血栓栓塞症诊治与预防指南 . 中华医学杂志, 2018 (14): 1060-1087.

［2］中国血栓性疾病防治指南专家委员会 . 中国血栓性疾病防治指南 . 中华医学杂志, 2018, 98 (36): 2861-2888.

［3］中国健康促进基金会血栓与血管专项基金专家委员会, 中华医学会呼吸病学分会肺栓塞与肺血管病

学组，中国医师协会呼吸医师分会肺栓塞与肺血管病工作委员会. 医院内静脉血栓栓塞症防治与管理建议. 中华医学杂志, 2018, 98 (18): 1383-1388.

［4］全国肺栓塞和深静脉血栓形成防治能力建设项目专家委员会，医院内静脉血栓栓塞症防治质量评价与管理指南 (2022 年版). 中华医学杂志, 2022, 102 (42): 3338-3348.

［5］田红燕. 院内静脉血栓栓塞症的预防和治疗, 西安：西安交通大学出版社, 2018.

［6］高小雁，高远，秦柳花. 医院内骨科静脉血栓栓塞症护理与管理, 北京：北京大学医学出版社, 2020: 4-6.

［7］张福先，王深明. 静脉血栓栓塞症诊断与治疗, 北京：人民卫生出版社, 2013: 95-104.

［8］Maynard G. Preventing hospital-associated venous thromboembolism a guide for effective quality improvement, AHRQ Publication. 2016: 8.

第四章

伤口造口护理

第一节　伤口护理技术

一、概述

伤口是正常皮肤组织在理化因素和／或机体机能障碍等因素作用下导致的皮肤、黏膜、组织的缺损和破坏。轻者伤至表皮或真皮层,重则累及皮下脂肪、肌肉、肌腱、骨骼,甚至形成窦道、潜行、瘘管等。

1867 年约瑟夫·李斯特发明了棉纱布用于伤口护理,1962 年温特提出的湿性愈合理论,成为了现代伤口护理理念的主流。伤口护理技术是指评估、清洗、清创、包扎等促进伤口愈合的操作技术,其范畴包括对外科手术切口、各种急性创伤、皮肤软组织感染和各类慢性伤口,如压力性损伤、糖尿病足、肿瘤伤口、血管性溃疡等的护理。影响伤口愈合的因素多,治疗与护理难度大,有效的伤口护理技术有利于改善伤口健康结局、促进愈合。

二、操作规范流程

（一）适应证

适用于各类急性、慢性伤口。

（二）禁忌证

患者生命体征不平稳时,如大出血、休克等。

（三）操作前准备

1. 患者的准备

（1）完善检查检验项目,如超声、X 线、相关病理检查、血常规、凝血功能、肝肾功能、血糖等。

（2）患者或家属了解伤口护理的目的及意义。

（3）操作前需进食,避免操作时低血糖导致晕厥。

2. 物品（器械）的准备

（1）消毒和清洗物品:络合碘、生理盐水、一次性换药包(纱布、棉球、直钳、弯钳、垫巾、弯盘等),无菌手套。必要时备探针、伤口冲洗器、过氧化氢溶液等。

（2）清创物品:无菌手术刀片、无菌剪刀等。

020401

伤口护理技术

307

(3) 伤口敷料：根据伤口情况选择合适的敷料或引流物。

(4) 其他：照相机、笔、伤口尺、伤口护理评估单等。

3. 操作者的准备

(1) 核对患者信息：包括患者姓名、性别、住院号、出生年月等。

(2) 查阅病史资料，评估患者伤口类型，有无伤口换药的禁忌证及过敏史。

(3) 为需行血液体液隔离、接触隔离或传染性疾病患者进行操作时，应穿隔离衣、戴护目镜。

(4) 评估患者意识状态、配合程度；评估心理状态、经济状况、家庭支持程度等。

(5) 评估营养状况及影响伤口愈合的因素；查看患者检查检验结果；了解致伤原因和原发病，如有无糖尿病、外周血管疾病、免疫系统疾病、神经系统疾病等；是否使用化疗药物、抗凝药物等。

(6) 明确伤口部位；评估敷料的渗液量、颜色、气味和性状；评估伤口疼痛程度等。

(7) 做好解释，取得配合。

(8) 协助取舒适体位。

(四) 操作步骤

1. 暴露伤口 戴手套，取下伤口敷料，充分暴露伤口。观察伤口有无渗液渗血、伤口边缘和周围皮肤情况等。脱手套，洗手。

2. 消毒皮肤 戴手套。使用络合碘棉球沿伤口边缘环形由内向外旋转擦拭消毒(感染伤口则由外向内消毒)，消毒范围是距伤口边缘 5~8cm。

3. 清洗伤口 选择合适的清洗液清洁伤口，一般情况下使用生理盐水棉球由伤口中央环形向外旋转擦拭清洗。每个棉球限用一次，不可来回擦拭。

4. 清创 根据伤口情况，采用一种或多种不同的清创方法去除创面内无生机、污染重的组织、异物以及血凝块等。颜色暗红、无张力、切取/修剪时不出血均属无生机组织，可予清除。一些慢性创面常不宜一次清除所有无生机组织，可视创面情况有计划分次清除。

5. 伤口测量(图 2-4-1-1)

使用伤口尺、无菌棉签或探针等进行伤口的大小、深度、潜行和窦道测量。

(1) 伤口大小：以身体长轴方向测量伤口的纵向为长度，垂直于长轴方向为宽度。记录，以长 × 宽表示。

(2) 伤口深度：将无菌棉签或探针垂直于伤口表面置入最深处，用镊子平齐于伤口表面，夹住棉签或探针后取出，测量镊子至棉签或探针前端的距离即为伤口深度。记录，以长 × 宽 × 深表示。

(3) 潜行和窦道测量(图 2-4-1-2，图 2-4-1-3)：将无菌棉签或探针沿伤口边缘深入至伤口袋状空穴或纵行腔隙的最深处，棉签或探针的前端到其与皮肤表面平齐点的距离即为潜行或窦道深度。以患者的头部方向为 12 点、足部方向为 6 点，沿顺时针测量与记录。

6. 选择敷料 根据伤口情况选择合适的敷料。敷料覆盖范围应超过伤口边缘至少 2~3cm，必要时需用无菌剪对敷料进行裁剪；如需要填塞，填塞力度要适中，敷料末段应保留在伤口外。

7. 包扎固定 外盖敷料，妥善固定。无粘边的敷料需胶布或绷带固定，胶布应垂直于身体纵轴粘贴，粘贴时避开皮肤病变处。

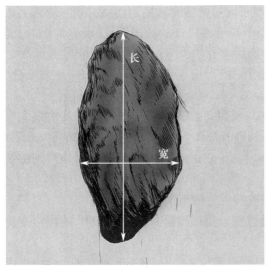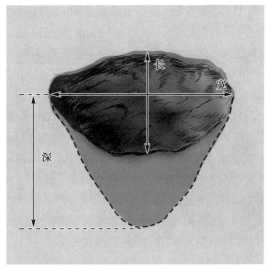

图 2-4-1-1　伤口测量

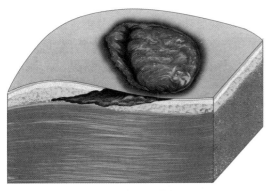

图 2-4-1-2　潜行

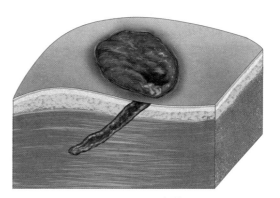

图 2-4-1-3　窦道

8. 操作后处置

(1)协助患者取舒适体位,整理用物。

(2)再次核对患者信息。

(3)脱手套,洗手,记录。

9. 健康教育

(1)固定:保持敷料固定的稳定性和完整性,不擅自撕除胶布或绷带,亦不能自行过度包扎伤口,以免胶布、绷带包扎过紧影响局部血液循环。

(2)活动:①避免增加局部张力,如腹部伤口患者忌提过重物品、托举哑铃等增加腹压的活动;②避免局部受压,如压力性损伤患者应定时翻身或变换体位;③减少活动,如四肢伤口患者应抬高患肢,尽量减少活动。

(3)饮食:选择高热量、高蛋白饮食,摄食不能满足时可根据需要选择肠内或肠外营养。结合基础疾病选择合适的饮食方案,如糖尿病患者合理减少碳水摄入,控制血糖。

(4)洗浴:可淋浴,但不要将敷料弄湿;沐浴前用保鲜膜保护伤口和外敷料;沐浴后敷料如有浸湿,需更换敷料。

（5）定期换药：根据敷料类型和伤口渗液情况不同可灵活调整换药间隔时间。原则上敷料浸渍程度大于伤口边缘 1~2cm 即应换药。当敷料有卷边、松动、污染、浸水等情况时，需及时更换。

10. 拍照留图　对伤口处理前后进行拍照留图并记录日期，动态评估伤口进展或变化，以评估治疗效果。

（1）处理前拍摄：距离伤口边缘 2cm 外置伤口尺（标注患者信息、换药日期及伤口大小等），拍摄伤口区域照片。拍摄近照时，相机镜头与患者身体平行并保持距离在 30~60cm 间；拍摄远照时，必须在镜头中看到伤口周围区域和上、下关节和健侧肢体，以确定伤口的解剖位置并与健侧对比。

（2）处理后拍摄：拍伤口区域近照 1 张，加盖敷料后另拍 1 张。

（3）追加拍照：动态监测和评估治疗效果，慢性伤口每周测量并拍摄 1~2 次，或伤口变化时、敷料调整时、伤口痊愈时追加拍摄。

11. 申请多学科会诊　根据患者情况及伤口严重程度决定是否需要申请多学科协作团队（multidisciplinary team，MDT）会诊，共同制订诊疗计划。

（五）并发症及处理

1. 伤口出血　由于操作过程中损伤血管，或患者凝血功能障碍导致出血。预防措施：操作过程中动作轻柔，伤口敷料有粘连时勿强行揭除；容易出血的伤口如癌性伤口可选择冲洗方式清洗。如有伤口出血，可用无菌纱布或棉垫按压，也可使用藻酸盐敷料覆盖，云南白药喷撒等止血；必要时，加压包扎或手术处理。

2. 伤口周围潮湿相关性皮肤损伤　与清创不彻底、敷料选择不当、伤口渗液过多等有关。主要表现为伤口周围皮肤浸渍、红斑、脱屑等，甚至皮肤糜烂，受累区域有疼痛、烧灼或痒感。预防措施：观察伤口渗血渗液情况并及时处理；根据伤口渗液量选择相应吸收力的敷料；渗液量过多时，可应用屏障膜等对伤口周围皮肤进行保护。

3. 晕厥　与操作过程中刺激伤口引起剧烈疼痛、精神过度紧张、空腹状态下换药等有关。主要表现为头晕、心悸，恶心呕吐，面色苍白、皮肤湿冷、血压下降等，严重者可出现意识障碍，甚至危及生命。预防措施：换药前安抚患者，缓解紧张情绪；换药过程中转移患者注意力，动作轻柔；必要时使用镇痛药物；避免空腹状态下换药。一旦出现晕厥，立即协助其平卧，密切观察神志和生命体征的变化，根据情况进行补液、吸氧等，严重者立即给予抢救处理。

（六）操作注意事项

1. 严格遵守无菌技术操作原则。多个伤口换药时不宜同时暴露，应先处理清洁伤口，后处理污染 / 感染伤口；伤口消毒顺序应遵循"清洁伤口由内向外，污染 / 感染伤口应由外到内"的原则。

2. 准确探查伤口深度、潜行或窦道，无菌棉签或探针应深入至能到达的最深处。冲洗伤口时力度应适宜，冲洗后彻底引出冲洗液。

3. 下肢动脉溃疡或糖尿病足所致的干性坏疽伤口应谨慎清创，避免引起感染或扩大坏死面积。

4. 伤口出现新发感染或感染加重时，应做创面分泌物细菌培养，为全身用药和局部敷料选择提供依据。

5. 粘贴敷料时采用无张力粘贴方法,揭除敷料时顺应皮肤纹理和毛发方向水平去除。脆弱或敏感皮肤可使用亲肤和润肤产品进行保护,如皮肤保护膜、透明敷料、水胶体等。

(七)相关知识

1. **影响伤口愈合的因素** 影响伤口愈合的因素通常分为全身和局部因素。全身因素包括年龄、心理因素、营养状况、机体免疫力、局部血供情况、神经性病变、凝血机制、特殊药物使用情况、吸烟史等;局部因素包括伤口感染、不稳定结痂、缝线排异反应、过度干燥,局部水肿、牵拉/压迫/摩擦等。

2. **伤口分类**

(1)致伤原因

1)机械性损伤:打击伤如切割伤、撕裂伤等;压力性损伤。

2)电击伤。

3)辐射伤:晒伤、放射性损伤等。

4)化学性损伤:化学抗肿瘤药物、强酸强碱损伤等。

5)温度性损伤:烧烫伤、冻伤等。

6)血管性病变:动、静脉性溃疡等。

7)自身免疫性、代谢性疾病:红斑狼疮、皮肌炎、糖尿病足、痛风等。

8)恶性肿瘤:皮肤癌、转移性肿瘤等。

(2)污染/感染状况

1)清洁伤口。

2)污染/感染伤口。

(3)愈合时长

1)急性伤口。

2)慢性伤口。

3. **创面颜色分类** 欧洲创面 RYB 分类方法将二期或延期愈合的开放创面(包括急性和慢性创面)分为红、黄、黑及混合型。

(1)红色创面:可能处于创面愈合过程中的炎症期、增生期或成熟期,涵盖了伤口愈合过程的任何阶段。

(2)黄色创面:包括的颜色从黄色到白色以及灰色,主要是黄色的脂肪、白色或灰色的肌腱,是感染创面或含有纤维蛋白的腐痂,无愈合的倾向。此阶段湿润环境有利于细菌增殖,易发生感染,影响愈合的时间与质量。如何清除坏死组织与控制感染是本阶段的重点。

(3)黑色创面:主要是全皮层皮肤坏死形成的厚而干的焦痂,颜色范围包括黑棕色及棕褐色,含有坏死组织,同样无愈合倾向。此期需要采用各种积极手段清除坏死焦痂和黄色的坏死脱落物,保护创面直至愈合。

创面的愈合是由黑到黄,再到红色的变化过程,同时慢性创面可能同时存在黑、黄、红的情况。

4. **伤口渗液评估** 包括渗液量、颜色、黏稠度和气味的评估。

(1)伤口渗液量的评估见表2-4-1-1。

(2)伤口渗液的颜色:澄清通常被认为是正常,注意判断是否来自泌尿道或淋巴道;粉红色或红色提示毛细血管损伤;绿色提示细菌感染,如绿脓杆菌;灰色或蓝色可能与应用银离子敷料有关。

（3）伤口渗液的黏稠度：黏稠度过高提示由于炎症反应或感染，渗液内含大量蛋白质、坏死组织或某些敷料的残余物；黏稠度过低提示由于静脉疾病或充血性心脏病而导致蛋白质含量低，或为泌尿系统、淋巴系统或关节腔漏出液。

（4）伤口渗液气味的评估见表 2-4-1-2。

表 2-4-1-1　伤口渗液量的评估

项目	内容
干燥	第一层敷料无可见渗液
湿润	第一层敷料可见少量渗液
潮湿	内层敷料有渗液浸渍，但没有渗透至外敷料
饱和	内层敷料完全湿透，且已经穿透至外敷料
漏出	全层敷料已渗透及渗液溢出

表 2-4-1-2　渗液气味的评估

分级	内容
0 级	一入房间 / 病房 / 诊室即闻到
1 级	与患者一个手臂的距离即闻到
2 级	与患者少于一个手臂的距离才闻到
3 级	接近患者手臂可闻到
4 级	只有患者自己可闻到
5 级	没有味道

5. 伤口相关定义

（1）潜行、窦道、瘘管的定义

1）潜行是指伤口皮肤边缘与伤口床之间的袋状空穴。

2）窦道是指周围皮肤与伤口床之间形成的纵形腔隙，能探到腔隙的底部或盲端。

3）瘘管是指两个空腔脏器或空腔脏器与皮肤之间的腔隙。

（2）伤口边缘：在愈合过程中，上皮细胞需迁移穿过整个伤口床，覆盖创面生成上皮，伤口边缘湿润、完整、连接伤口基部并与伤口基部同高才能使上皮细胞顺利迁移。伤口边缘评估能够提供伤口病因、愈合进展和当前管理计划是否有效等重要信息，如瘢痕或增生提示伤口经久不愈，伤口边缘与基底分离提示伤口有隐性感染，内卷或外卷的伤口边缘会影响愈合，应找到影响愈合的因素并及时处理。

（3）伤口周围皮肤：即伤口边缘 4cm 范围内的皮肤及敷料下所有皮肤。伤口周围皮肤的颜色、质地、温度及完整性等也是伤口局部评估的重要组成部分。如周围皮肤浸渍提示渗液过多而敷料吸收能力不足，发红、发热提示可能存在局部炎症，完整性受损（剥脱、侵蚀、丘疹或脓疱）提示可能存在胶布或敷料过敏反应，触诊质硬或波动感提示局部有潜在组织损伤或脓肿形成。

6. 伤口相关疼痛(wound-related pain,WRP)是一种与开放伤口直接有关的症状或不愉快的体验。临床上一般使用疼痛评估表评估患者的 WRP 情况并给予适当的处理。采用数字评分法对患者疼痛进行评估,从 0 到 10 疼痛程度逐渐递增,即从没有疼痛到剧烈疼痛,让患者自己确认疼痛分级,在敷料更换前后对患者进行疼痛评估并记录。

7. 伤口清洗和清创

(1)伤口清洗:目的是去除异物如有机或无机碎屑、炎症污染物和细菌、失活组织和过多渗液,这些物质均可能成为伤口感染的来源。对于伤口清洗,医护人员必须选择最合适的溶液和方法。适用于伤口清洗的溶液包括生理盐水、无菌注射用水、流动水、伤口专用清洗液、抗菌剂等。伤口清洗方法包括擦拭、湿敷、冲洗、坐浴等。临床应根据伤口特征、疼痛程度等选择不同的清洗液和清洗方法。

(2)伤口清创:目的在于去除异物、结痂及坏死组织,阻止受细菌侵袭或失活的组织引起伤口及全身感染,更充分暴露伤口以做出正确评估。主要方法如下。

1)外科清创:通过手术充分清除坏死或失活组织,为早期愈合创造良好的局部条件。常用于有大量坏死组织的创面或感染创面。其优点是清创快而彻底,缺点是创伤较大,有出血风险。

2)机械性清创:又称物理清创。通常用于较大的、渗出严重的创面。有刮擦法、冲洗法、水疗法、聚糖酐法等多种方式。优点是清创速度比较快,缺点是疼痛。

3)自溶性清创:是在湿性愈合理论指导下产生的新型清创技术,其原理是将水活性敷料湿敷于伤口,通过软化、水解、自溶过程,溶解并去除坏死组织,达到清创目的。适用于高龄、基础疾病复杂、抵抗力低下的慢性伤口患者。优点在于其无创性和无明显副作用,缺点是清创周期长,容易浸渍伤口周围皮肤,不适用于感染性创面。

4)酶解清创:又称化学清创,是在自溶清创的基础上发展而来。酶解清创是通过嗜中性粒细胞酶的作用实现的,包括弹性蛋白酶、胶原蛋白酶、髓过氧物酶、酸性水解酶以及溶酶体。适用范围同自溶性清创。优点在于操作简便、创伤性和副作用小,缺点是成本高。

5)生物清创:又称蛆虫清创,即用蛆清除坏死组织和细菌的方法。适用于较浅且有坏死组织或腐肉的伤口。不适于凝血功能异常、蛆过敏的患者。

8. 敷料的种类与特性

(1)薄膜类敷料:可阻隔环境微生物入侵创面,便于观察创面情况。但几乎无吸收性,仅靠其对水蒸气的传送蒸发控制渗出。主要用于表浅伤口、少量渗液或干燥的创面,亦可作为其他敷料的辅助性敷料。

(2)水胶体类敷料:主要成分是羧甲基纤维素钠(carboxymethyl cellulose,CMC),能吸收渗液,形成凝胶,具有自溶性清创作用;表面的半透膜可以交换氧气和水蒸气,同时能阻隔外界颗粒型异物,如灰尘和细菌;但吸收能力有限,如果用于渗出量较大的伤口可能造成伤口污染。常用于少到中量渗液、表浅或中等深度的伤口,可预防压力性损伤。

(3)水凝胶类敷料:由水和非粘连性的多分子聚合物制成,有糊状凝胶或片状敷料,不能吸收大量渗液,能水化伤口,提供湿性愈合环境,促进自溶清创。适用于少至中量渗液、有坏死组织的伤口,如放射性损伤。

(4)藻酸盐类敷料:为海藻植物提炼出的天然纤维,能吸收高于本身重量 17~20 倍的渗液,与渗液作用后形成凝胶,保持湿润有效的愈合环境。适用于中至大量渗液的腔洞型伤口,可用于止血。

(5)泡沫敷料:为多孔材料,对液体具有较大的吸收容量,透气性良好。可制成各种厚度,对伤口有良好的保护功能,可加入银离子等材料发挥多种促愈合功效。适应范围较广,主要应用于各种中至大量渗液、肉芽生长期或肉芽过长的伤口等。

(6)亲水纤维敷料:主要成分为CMC,具高吸收性,相当于6层纱布的4~5倍,能吸收并锁住渗液,形成凝胶,提供湿性愈合环境。常用于中至大量渗液的腔洞型伤口。

(7)银离子敷料:新型广谱抗菌敷料,能在30分钟内快速杀灭细菌,并持续释放低浓度银离子,杀菌效力保持3~7天,抑制微生物增长和促进愈合。主要适用于严重污染和感染伤口。

三、伤口护理技术规范检查表(表2-4-1-3~表2-4-1-4)

表2-4-1-3　伤口护理技术操作检查表

项目	内容	是	部分	否
操作前准备	了解患者意识、生命体征及相关检验检查结果			
	评估患者营养状况及影响伤口愈合的因素;查看患者检查检验结果;了解致伤原因和原发病;明确伤口部位;评估敷料的渗液量、颜色、气味和性状;评估伤口疼痛程度等。			
	环境清洁、光线充足			
	自身具备此操作能力			
	用物齐全,摆放有序;质量合格,大小型号符合要求			
操作过程	暴露伤口			
	戴手套			
	取下伤口敷料,充分暴露伤口			
	观察伤口有无渗液渗血、伤口边缘和周围皮肤情况等			
	脱手套,洗手			
	消毒皮肤:使用络合碘棉球沿伤口边缘环形由内向外消毒(感染伤口则由外向内消毒),消毒范围是距伤口边缘5~8cm			
	清洗伤口:使用生理盐水棉球由伤口中央环形向外旋转擦拭清洗。每个棉球限用一次,不可来回擦拭			
	清创:根据伤口情况,采用一种或多种不同的清创方法去除创面内无生机、污染重的组织、异物以及血凝块等			
	伤口测量			
	伤口大小:以身体长轴方向测量伤口的纵向为长度,垂直于长轴方向为伤口宽度。记录,以长 × 宽表示			
	伤口深度:将无菌棉签或探针垂直于伤口表面置入最深处,用镊子平齐于伤口表面,夹住棉签或探针后取出,测量镊子至棉签或探针前端的距离即为伤口深度。记录,以长 × 宽 × 深表示			

续表

项目	内容	是	部分	否
操作过程	潜行和窦道测量：将无菌棉签或探针沿伤口边缘深入至伤口袋状空穴或纵行腔隙的最深处，棉签或探针的前端到其与皮肤表面平齐点的距离即为潜行或窦道的深度。以患者的头部方向为 12 点、足部方向为 6 点，沿顺时针测量与记录			
	选择敷料并使用			
	根据伤口情况选择合适的敷料			
	敷料覆盖范围应超过伤口边缘至少 2~3cm，必要时需用无菌剪对敷料进行裁剪			
	如需要填塞，填塞力度要适中，敷料末段应保留在伤口外			
	包扎固定：外盖敷料，妥善固定			
	拍照留图：对伤口处理前后进行拍照留图并记录日期，动态评估伤口进展或变化，以评估治疗效果			
	处理前拍摄：距离伤口边缘 2cm 外置伤口尺（标注患者信息、换药日期及伤口大小等），拍摄伤口区域照片。拍摄近照时，相机镜头与患者身体平行并保持距离在 30~60cm 间；拍摄远照时，必须在镜头中看到伤口周围区域和上、下关节和健侧肢体，以确定伤口的解剖位置并与健侧对比			
	处理后拍摄：拍伤口区域近照 1 张，加盖敷料后另拍 1 张			
	追加拍照：动态监测和评估治疗效果，慢性伤口每周测量并拍摄 1~2 次，或伤口变化时、敷料调整时、伤口痊愈时追加拍摄			
操作后处置	协助患者取舒适体位，整理用物			
	分类处理医疗废物			
	在伤口护理评估单上及时记录伤口类型、部位、创面床分期、渗液、伤口边缘和周围皮肤情况及疼痛等相关信息			
	告知患者和家属换药后注意事项：包括固定、活动、饮食、洗浴、定期换药等			
	必要时申请多学科会诊			

表 2-4-1-4　伤口护理技术操作评估表

项目	好(5分)	一般(3分)	差(1分)
操作过程流畅度			
换药技术熟练度			
人文关怀			

打分说明：

好：处理过程清晰流畅，操作熟练；评估、处理方法正确；人文关怀到位；有处理前交流、处理过程中安慰及处理后注意事项的交代。

一般：处理过程能整体完成，操作较熟练；评估、处理方法基本正确；能有部分的处理前交流、处理过程中安慰及处理后注意事项的交代。

差：处理过程不清晰，操作不熟练；评估、处理方法错误；无人文关怀。

四、常见操作错误及分析

(一) 揭除敷料方法不当

揭除敷料时导致伤口二次损伤或伤口周围皮肤撕脱伤。主要原因是操作者初诊时未充分评估皮肤和伤口情况;揭开敷料前未充分浸湿伤口粘连的敷料,揭开敷料时用力过大或未顺应皮肤纹理和毛发方向,尤其是皮肤脆弱患者如全身水肿、年老、新生儿等。

(二) 伤口测量方法不正确

不同操作者测量同一伤口的长宽方向不统一,或对深度、潜行和窦道未充分探及底部或方向记录不正确,导致无法动态、准确评估伤口进展及有效处理伤口。主要原因是操作者测量同一伤口时未遵循“身体长轴方向为长度,垂直于长轴方向为宽度”的原则,或处理过程中忽视伤口积脓、积液等潜在问题。

(三) 敷料选择不当

未针对伤口的具体情况选择合适的敷料,导致伤口疼痛或感染加重、破坏湿性愈合环境、异物残留阻碍愈合。主要原因是操作者未掌握不同类型敷料的作用原理和特点,如渗出较少的伤口误选吸收能力强的敷料如藻酸盐、泡沫敷料;渗出量大的伤口误选水凝胶、水胶体敷料;深腔、窦道填塞时误选易碎易断的敷料等。

(四) 敷料固定方法不正确

固定不当导致敷料松脱、局部皮肤压力性损伤等。主要原因是在粘贴胶布时局部有残留消毒剂、汗液或毛发未处理;绷带包扎时用力过大或过小,骨性突出部位未加用衬垫保护等。

五、目前常用训练方法简介

(一) 模型训练

目前伤口护理训练常用训练模型:伤口护理模型,模拟一成年人腰臀部,可进行急慢性伤口换药展示;伤口形态特征明显,包括伤口大小、损伤深度、创面颜色、伤口边缘和周围皮肤情况,便于示教讲解。一般采用理论授课与模型展示相结合的方式,操作过程清晰直观,便于加深印象,使课堂内容更加丰富,但无法展示其他伤口特征,如渗液情况、疼痛处理进展和并发症的观察等,因而学生的感性认识不足,无法形成较完整的临床思维,只适用于基本操作流程的观察与学习。伤口护理模型见图 2-4-1-4。

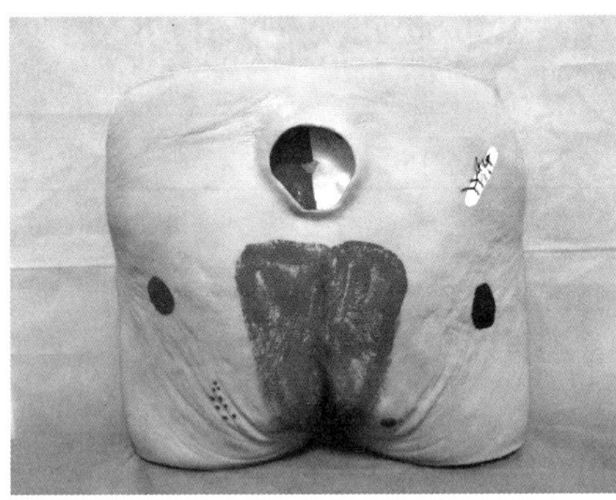

图 2-4-1-4　伤口护理模型

(二) 其他

伤口护理训练还可利用自制简易的伤口模型,比如用橡胶块、纸盒来自制模型,或者使用一些离体动物模型(猪皮肉)及活体动物模型(活体猪、兔子)来训练。

六、相关知识测试题

1. 患者,女,37岁,硬皮病,全身同时存在多处伤口,正确的伤口护理操作是
    A. 多处伤口可同时暴露
    B. 先处理感染伤口再处理清洁伤口
    C. 根据不同伤口类型确定消毒顺序,操作时,感染伤口由外到内,清洁伤口由内向外
    D. 先处理污染伤口再处理无菌伤口
    E. 消毒操作时,感染伤口由内到外,清洁伤口由外向内

2. 患者,男,58岁,下颌肿瘤伤口,伤口冲洗时,**不正确**的护理操作是
    A. 伤口冲洗时,应冲洗伤口及其周围的皮肤
    B. 冲洗时力度柔和,避免过度冲击致伤口受损
    C. 冲洗后必须将冲洗液引出
    D. 伤口冲洗时应选用合适的注射器
    E. 伤口冲洗时应距离伤口20cm进行冲洗

3. 患者,男,38岁,下肢动脉溃疡干性坏疽伤口,可以进行的伤口护理措施有
    A. 保守锐器清创
    B. 自溶性清创
    C. 湿敷
    D. 保持伤口干燥
    E. 采用湿性愈合疗法促进伤口愈合

4. 患者,女,43岁,脓肿切开引流伤口,填塞伤口敷料时,正确的操作有
    A. 填塞伤口敷料时,须用力将敷料全部填塞入伤口处
    B. 填塞伤口敷料时,需全部填满创腔,不能留有一丝空隙
    C. 填塞伤口敷料时,敷料末端不能留在伤口外
    D. 填塞伤口敷料时,必须选择合适的敷料
    E. 填塞深腔、窦道时,可选择一些易碎、易断的敷料

5. 患者,女,50岁,在为其进行伤口护理过程中应避免交叉感染,下列**违反**无菌原则的操作有
    A. 设定清洁及污染区域,将垫于伤口下方的治疗巾铺设区域界定为污染区
    B. 不能跨越无菌区
    C. 操作过程中戴手套的手不能接触创面以外的地方
    D. 右手器械接触伤口,左手器械夹取无菌物品递给右手,两器械不可触碰
    E. 揭除旧敷料后,不必脱去手套,直接开始进行换药操作

答案:1. C;2. E;3. D;4. D;5. E。

参考文献

［1］胡爱玲,郑美春,李伟娟.现代伤口与肠造口临床护理实践.北京:中国协和医科大学出版社,2015:17-21,46-47,51-62.

［2］黄金,李乐之.常用临床护理技术操作并发症的预防及处理.北京:人民卫生出版社,2012:101-104.

［3］蒋琪霞.伤口护理实践原则.北京:人民卫生出版社,2017:114-132.

［4］于博芮.最新伤口护理学.北京:人民军医出版社,2008:87-101.

［5］EXPERT WORKING GROUP, SATELLITE EXPERT WORKING GROUP. Would Exudate and the Role of Dressings: A Consensus Document. International Wound Journal, 2010, 5 (s1): iii-12.

［6］GROCOTT P. Developing a tool for researching fungating wounds. World Wide Wounds, 2001: 55.

［7］JENNIFER G, POWERS. Wound healing and treating wounds: Chronic wound care and management. Journal of the American Academy of Dermatology, 2016: 607-625.

［8］J. STANTON, A. HICKMAN, D. ROUNCIVELL, et al. Promoting patient concordance to support rapid leg ulcer healing. Journal of Community Nursing, 2016: 28.

［9］KUEHN B M. Chronic Wound Care Guidelines Issued. Jama the Journal of the American Medical Association, 2007, 297 (9): 938-939.

［10］LAZARUS G S, COOPER D M, KNIGHTON D R, et al. Definitions and guidelines for assessment of wounds and evaluation of healing. Wound Repair and Regeneration, 1994, 2 (4): 489-493.

［11］PIRES IM, GARCIA NM. Wound area assessment using mobile application. Biodevices, 2015: 271-282.

第二节 造口护理技术

一、概述

造口是指因消化、泌尿系统疾病的治疗需要,将手术分离后的肠管或输尿管开口引出至体表腹壁切口上,临时或永久用于排泄粪便或尿液。1917 年,英国 Mummery 最早提出"造口护理"概念。1958 年,美国医生 Rupert Beach Turnbull 开启了肠造口的治疗和护理,1976年,Norma N.Gill 联合 11 位来自世界各地的造口治疗师成立了世界造口治疗师协会(World Council of Enterostomal Therapists,WCET),从此"造口治疗学"得以长远发展。我国造口康复治疗起步较晚,1988 年喻德洪教授率先在上海举办了面向全国的造口治疗师培训班,开启我国造口康复治疗新阶段。造口术后患者因排便 / 排尿方式改变,常受排泄物异味、造口相关并发症、心理等方面的困扰,专业的造口护理能有效减少并发症发生、提高患者生活质量。

二、操作规范流程

造口护理技术

(一) 适应证

肠造口、泌尿造口的患者。

(二) 禁忌证

无绝对禁忌证。

(三) 操作前准备

1. 患者的准备

患者或家属了解造口护理的目的及意义。

2. 物品(器械)的准备

(1)清洁用物:生理盐水或温水、纱布或湿巾、垫单、弯盘或塑料袋。

(2)造口用具:一件式或两件式造口袋、剪刀、造口量度表或尺子。必要时备造口附件

（黏胶祛除剂、造口粉、皮肤保护膜、防漏贴环或防漏膏、造口腰带等）。

（3）其他：笔、造口护理评估记录单。

3. 操作者的准备

（1）核对患者信息：包括患者姓名、性别、住院号、出生年月等。

（2）查阅病史资料，了解诊断、手术方式等。评估患者病情、意识状态、配合程度。

（3）评估腹壁形态、造口袋密闭性及造口袋内排泄物的颜色、量、性状。

（4）做好解释工作，取得配合。

（5）协助患者取舒适体位。

（四）操作步骤

1. 揭除造口袋　戴手套，一手按压皮肤，一手自上而下轻揭造口袋。评估底盘浸渍及周围皮肤情况。

2. 清洗造口　遵循从外到内、环状清洗的原则，用湿纱布或湿巾轻拭造口黏膜及周围皮肤。

3. 评估造口情况　见表2-4-2-1。

表2-4-2-1　造口评估表

评估项目	评估内容
位置	左上腹、左下腹、右上腹、右下腹、切口正中、脐部等
类型	按时间可分为永久和临时造口，按开口模式可分为单腔、双腔和袢式造口
颜色	正常造口为鲜红色，有光泽且湿润。颜色苍白提示贫血；暗红色或淡紫色提示缺血；黑褐色或黑色提示坏死
高度	平坦、回缩、突出或脱垂等
形状	圆形、椭圆形或不规则形等
大小	可用测量尺进行测量。造口圆形应测量直径，椭圆形宜测量最宽和最窄点，不规则的可用图形来表示，以身体长轴方向为长度，垂直于长轴方向为宽度记录
黏膜皮肤缝合处	有无缝线脱落、分离、出血等
周围皮肤	有无红肿、破溃、水疱、皮疹等
袢式造口	支撑棒有无松脱、移位、压迫黏膜和皮肤等
排泄物	排泄物的颜色、量、性状与气味

4. 保护造口周围皮肤

（1）造口周围皮肤如有红肿、破溃、水疱、皮疹等时，可使用造口护肤粉和皮肤保护膜，以减轻排泄物对皮肤的刺激。

1）取下造口护肤粉瓶盖，沿造口周围皮肤均匀撒上适量粉剂，清除浮粉。

2）使用片剂或喷剂皮肤保护膜，均匀涂抹或喷洒于造口周围皮肤，待干直至形成一层透明的保护膜。

（2）对腹壁有凹陷和褶皱的患者使用防漏膏/防漏贴环填平造口周围空隙以预防渗漏。

1）挤出防漏膏，沿造口涂抹一圈，或直接将防漏贴环塑形后沿造口粘贴一圈。

2)用湿润的手指或棉签把防漏膏/防漏贴环抹平;如果皮肤褶皱过深,可多层涂抹或粘贴。

5. 选择造口袋 根据造口情况和腹壁形态选择合适的造口袋,如患者腹壁不平坦、有褶皱时宜选用凸面造口袋。

6. 裁剪造口底盘 依照造口根部形状和大小,使用造口量度表或尺子测量后裁剪造口底盘中心开口。

7. 粘贴造口袋

(1)揭去底盘上的保护纸。

(2)对准造口位置,将造口袋底盘覆盖在造口周围。

(3)先轻轻按压造口底盘靠近造口周围的部分,再由下至上按压外围,使之与皮肤紧密粘贴。必要时使用造口腰带和/或弹力胶贴加固造口底盘。

8. 操作后处置

(1)协助患者取舒适体位,整理用物。

(2)再次核对。

(3)脱手套,洗手,记录。

9. 健康教育 指导患者参与造口的自我管理。

(1)增强造口底盘密闭性方法:每次更换造口底盘时应将造口周围皮肤上的排泄物、汗液、油脂等充分清洁干净,毛发浓密者适当剃除,保证造口底盘稳固粘贴;造口腰带松紧适宜,可放入一横指,必要时使用弹力胶贴环形固定。

(2)活动:造口术后初期可进行轻度运动,如散步、做操、打太极拳等;术后 3 个月逐步恢复至原活动量。需避免对抗性、重撞击及易引起腹压增高的动作,如提重物、剧烈咳嗽等。

(3)饮食:肠造口患者不宜大量进食富含纤维素或不易消化的食物,如木耳、蘑菇、芹菜等;减少摄入易产气、异味、辛冷刺激等食物。泌尿造口和回肠造口患者鼓励多饮水。

(4)排泄物的观察:肠造口患者一般术后 48~72 小时开始排泄,回肠造口早期排泄物为黄绿色黏液或水样便,逐渐过渡到褐色糊样便,约 1 500ml/d;结肠造口排泄物为褐色糊状便或软便,排泄量依造口位置的高低而定,远端比近端结肠造口的排泄物量少且黏稠。泌尿造口患者手术后初期的 2~3 天,尿液呈微红色,之后转为正常浅黄色。

(5)造口袋维护:①开口造口袋排泄物满 1/3 时需予排空、清洁;②造口底盘中心发泡变白超过 1cm 时、发生渗漏时或底盘失去粘贴力之前,应及时更换;③一般更换底盘时间是 3~5 天;④泌尿造口有黏液分泌时需勤加清理,以免阻碍尿液的排出。

(6)日常生活

①穿着:宜着宽松衣物,系腰带时避开造口位置;②沐浴和游泳:手术切口愈合、体力恢复后可沐浴和游泳。造口护理时间可安排在沐浴后;游泳前造口袋周围可粘贴防水胶布或弹力胶贴;③旅游:旅游出行前应备足造口护理用品并随身携带;④性生活:体力恢复后可尝试恢复性生活,性生活前排空造口袋或更换新的造口袋,并检查造口袋的密闭性;⑤工作和社交:待手术切口愈合、体力恢复后可回归工作和社交,但应避免从事搬运、建筑等重体力劳动,注意勤排空和更换造口袋并随身携带造口护理用品。

(五)并发症及处理

1. 造口并发症

(1)造口出血:一般是由于造口袋与造口黏膜的摩擦或护理时用力不当造成造口黏膜损

伤出血,部分由于黏膜血管结扎不牢或黏膜静脉曲张破裂出血。预防措施:造口底盘裁剪大小适宜,边缘平整,操作动作轻柔。若出现造口出血应评估出血部位和量,用纱布/棉垫按压在出血部位,可用造口护肤粉、藻酸盐、云南白药等止血,或用硝酸银棒烧灼止血,必要时报请外科医生进行处理。

(2)造口水肿:主要是由于手术时造口肠黏膜受创伤或造口底盘开口太小,挤压造口黏膜所致。主要表现为造口黏膜肿胀,常伴有颜色改变。预防措施:鉴别分析水肿原因,一般术后 3~5 天内有轻度黏膜水肿,尽早处理因低蛋白血症、造口脱垂或狭窄等原因引起的黏膜水肿。造口底盘开口大小应根据造口修复状态进行调整,不宜过小。如出现轻度水肿,可将造口底盘裁剪成放射状,孔径比造口根部大 3~6mm,观察水肿消退情况;严重水肿者可用3% 高渗盐水或 50% 硫酸镁湿敷造口黏膜 2~3 次 /d,20~30min/ 次。

2. 造口周围皮肤并发症

(1)潮湿相关性皮肤损伤:由于造口定位不当、造口外露黏膜的高度过低、周围皮肤不平整、底盘裁剪形状大小不当等因素都可能因渗漏排泄物刺激导致造口周围潮湿相关性皮肤损伤。主要表现为造口周围皮肤发红、疼痛、皮疹、溃烂等。预防措施:术前邀请造口治疗师参与造口定位决策;造口袋底盘裁剪不宜过大;选择合适的造口用具。如出现潮湿相关性皮肤损伤,损伤浅表皮肤时可使用造口护肤粉和皮肤保护膜;损伤较深或渗液量大时可选用泡沫敷料覆盖周围皮肤后再粘贴造口底盘。

(2)过敏性皮炎:由于对造口用具材质过敏所致。主要表现为皮肤瘙痒、烧灼感、红斑、皮疹、水肿、脱屑等。预防措施:询问过敏史,过敏体质避免使用易致过敏的造口用品,使用前可作过敏原贴片试验。如出现过敏,更换其他材质的造口用具;严重者可使用抗过敏药物。

(3)造口周围肉芽肿:由于造口周围缝线排异反应或造口底盘裁剪不当摩擦刺激导致造口周围肉芽增生。常发生在黏膜与皮肤缝线处,围绕造口边缘单粒或数粒红色肉芽隆起于皮肤。预防措施:造口底盘裁剪尺寸合适,边缘平整,减少边缘摩擦。如出现肉芽肿,先检查肉芽肿下方或周围是否有未脱落的缝线,观察造口底盘裁剪的形状是否合适。较小的肉芽肿可消毒后使用钳夹法去除,局部喷撒造口护肤粉并压迫止血;较大的肉芽肿可用硝酸银棒分次烧灼,直至完全消退;带蒂肉芽肿可用无菌缝线套扎根部阻断血供而使肉芽肿逐渐坏死脱落。

(4)造口周围毛囊炎:与剃除造口周围体毛、去除底盘或防漏膏时导致毛囊损伤有关。表现为造口周围皮肤毛囊处出现红疹、化脓。预防措施:毛发浓密者定期剃除造口周围体毛,动作轻柔避免损伤毛囊;使用黏胶祛除剂和温和的清洗液清除周围皮肤上的残留黏胶和防漏膏。如果出现毛囊炎,局部用生理盐水或抗菌洗剂清洗,保持皮肤清洁干燥;必要时使用抗菌软膏外涂等。

(5)造口周围皮肤组织增生:由于造口周围皮肤长期浸泡在尿液或水样便里形成假疣性表皮良性增生。主要表现为造口周围棕红结节,与皮肤黏膜交界处融合。预防措施:根据造口及周围皮肤情况,选择适合的造口用具;保持皮肤清洁干燥,如有浸渍及时更换造口袋。如造口周围出现皮肤组织增生,可选择凸面造口底盘压迫增生组织;如有糜烂,可使用造口护肤粉和皮肤保护膜吸收渗液;必要时可行手术治疗。

(6)尿酸结晶:由于泌尿造口患者水分摄入不足尿液浓缩,或摄入较多碱性食物,导致尿液呈晶体析出。主要表现为造口黏膜或周围皮肤上黏附有白色粉末或砂砾状结晶体。预防措施：鼓励泌尿造口患者多饮水，2 000~2 500ml/d；指导进食酸性食物，如鱼类、瘦肉、面包、蛋及面食等。更换造口袋时避免使用碱性清洗液清洗局部皮肤。如出现尿酸结晶应轻拭，如不易清除，可用稀释白醋（白醋：水 =1：3）湿敷后擦拭。

（六）操作注意事项

1. 操作时遵循"从外到内、环形清洗"原则。

2. 操作动作轻柔，尤其是揭除造口袋、擦洗造口黏膜及周围皮肤时，避免用力不当导致造口黏膜损伤或出血。如撕除困难则可用湿纱布或黏胶祛除剂。

3. 裁剪底盘时，可预先在底盘保护纸上描画出需裁剪的形状，一般比造口根部大 2~3mm，宜使用弯剪将边缘裁剪平滑。

4. 清洁处理后，应待皮肤彻底干燥再粘贴底盘。

5. 建议在进食进饮、输液前进行造口护理操作，尤其是泌尿和回肠造口患者。

（七）相关知识

1. 造口的分类 根据不同的分类方法有不同的造口类型。肠造口按时间分为临时性造口和永久性造口，临时性造口见于需要暂时减少或停止肠道内容物通过的情况，如部分肠道出现梗阻、瘘等问题时；永久性造口见于结肠或直肠末端发生病变，必须全部移除或永久性绕过病变部位的情况。按造口部位分为回肠造口，升结肠造口，横结肠造口和乙状结肠造口。按造口的方式分为单腔造口、双腔造口和袢式造口，用支撑棒支撑拉出肠段防止其缩回腹腔称为袢式造口。此外，泌尿造口包括回肠代膀胱造口、结肠代膀胱造口和输尿管造口等尿流改道方式。

2. 造口定位 选择合适的造口位置可以为术后护理创造良好的条件，使得造口袋粘贴更为牢固，可保护造口周围皮肤，有助于患者自我护理，否则会引起一系列的问题和并发症，加重患者的痛苦。在评估患者的种族、宗教信仰、职业特点、家庭和社会支持及衣着习惯、腰带位置的基础上，需按照以下原则进行造口定位。

（1）肠造口宜位于腹直肌上，避开瘢痕、皱褶、骨隆突或腰带等部位。

（2）回肠造口有两种定位方法：①脐与右髂前上棘连线中上 1/3 处；②脐、右髂前上棘、耻骨联合三点形成三角形的三条中线相交点。乙状结肠造口用前述方法定位在左下腹。横结肠造口宜在上腹部以脐和肋缘分别做一水平线，定位于两线之间，且旁开腹中线 5~7cm。

（3）体质指数 BMI ≥ 30kg/m^2 者，造口宜定位在腹部隆起的最高处。

（4）计划行两个以上造口（例如泌尿造口和结肠造口）手术的，定位不宜在同一条水平线上，造口之间相距 5~7cm。

（5）可让其取平卧位、坐位、弯腰、站立等不同体位，以患者自己能看到造口为宜。

（6）宜用手术记号笔画实心圆标记造口位置。

3. 造口袋及附件的类别和作用

（1）造口袋的类别和作用：按照结构可分为一件式和两件式造口袋。一件式造口袋使用简便、柔软、顺应性好，常用于术后早期和造口旁疝等情况；两件式造口袋底盘和袋子分开，造口袋可清洗后重复使用。按功能可分为开口袋、闭口袋和泌尿造口袋，粪便较多较稀的患者宜用开口袋，大便成形、每天更换频率少的患者可以选用闭口袋，泌尿造口袋则适用于排液体状排泄物的患者。按袋子外观可分为透明袋和非透明袋，可根据是否需要观察造口和排泄物以及美观性等要求选用。按底盘形状可分为平面、凸面和微凸造口袋,根据造口周围皮肤形态选择,腹部皮肤凹陷、皱褶或造口回缩、位置不当的患者建议选用凸面造口底盘,因其与皮肤贴合更加紧密,以防排泄物渗漏导致的皮肤问题。

(2)造口附件的类别和作用:造口附件产品能够有效地预防造口周围皮肤问题的发生,有助于提高造口人的生活质量。

按照功能可将造口附件产品分为两类,第一类用于保护皮肤,包括造口护肤粉,用于吸收皮肤及排泄物水分,保持干爽,减轻渗出物对皮肤的刺激;皮肤保护膜可在皮肤表面形成膜状保护层,使皮肤免受排泄物侵蚀;黏胶祛除剂:避免揭除底盘用力不当造成的皮肤撕脱伤,清除黏胶残留,保护皮肤。另一类用于预防渗漏,包括防漏膏和防漏贴环:紧密贴合于造口及造口周围皮肤,填充皮肤凹陷与褶皱,保持皮肤表面平整。弹力胶贴:可有效加固底盘,防止翘边或移位。造口腰带:固定底盘,减少外力对底盘的影响,延长造口袋寿命。

4. 其他造口相关并发症及处理

(1)造口黏膜缺血坏死:正常造口黏膜颜色鲜红,表面平滑且潮湿,用手电筒侧照呈透光状,当肠黏膜变成紫色或黑色时提示有缺血或坏死。原因包括①术中损伤肠边缘动脉;②造口腹壁开口过小或缝线过紧;③肠系膜过紧;④因肠梗阻过久引起肠肿胀导致肠壁长期缺氧;⑤严重的动脉硬化等。处理:将缺血区域缝线拆除1~2针,严密观察造口黏膜血运情况。造口完全缺血坏死时,如坏死黏膜位于腹壁外,可在坏死组织与正常组织分界清晰时予以修剪清除,如腹壁内黏膜坏死应及时手术,以防继发腹膜炎。

(2)造口皮肤黏膜分离:由于造口局部缺血坏死、造口处皮肤开口过大、手术缝合不佳、患者对缝线敏感或不吸收、营养不良、糖尿病、长期使用类固醇药物、术前放疗等导致造口黏膜缝线处愈合不良,使造口黏膜与腹壁皮肤分离成为开放性伤口。处理:评估分离的范围、大小、深度、渗液量、基底组织情况及有无潜行。浅层分离宜用造口护肤粉涂撒,深层分离宜去除黄色腐肉和坏死组织,可用藻酸盐敷料充填伤口,合并感染时宜使用抗菌敷料。涂抹防漏膏/防漏贴环或应用水胶体隔离排泄物。分离较深或合并造口回缩者,可用凸面底盘并佩戴造口腰带/腹带固定。

(3)造口回缩:早期多继发于造口缺血坏死、造口黏膜缝线过早脱落、肠管游离不充分、袢式造口支架拔除过早、造口周围脓肿、腹腔内炎症等原因所致;后期多因造口周围脂肪过多、造口位置不当、体重急剧增加、妇女多胎生育、体内继发恶性肿瘤短期快速生长、术后伤口瘢痕化等导致。临床表现为造口黏膜缩回于腹部皮肤表层以下,导致排泄物易渗漏至周围皮肤。处理:观察造口高度,若造口低于皮肤水平面1cm以下者,需使用凸面底盘并佩戴造口腰带。如出现腹膜炎的症状体征,及时通知医生。

(4)造口狭窄:浆膜外露引起浆膜炎产生肉芽组织、造口周围化脓性感染、造口肠段过短回缩或肠壁血运障碍、术中腹壁皮肤或肌肉腱膜切除过少,或继发皮肤黏膜分离形成瘢痕并收缩,导致造口狭窄。表现为造口开口窄小,黏膜仅部分可见甚至完全不可见,或造口开口正常,但指诊时造口黏膜周围组织紧缩,手指难以进入;患者临床表现为大便变细、排便困难、排便时间延长、腹胀、腹痛等。处理:评估狭窄程度,若患者无不适或不影响排便时,常采用保守疗法,告知其多摄取富含纤维素的食物。同时指导扩肛,即用小指扩张肠造口开口处,每天两次,每次10分钟以上,需长期进行,情况改善后可用食指扩张造口。泌尿造口狭窄排尿不畅者需接受影像学检查,判断肾脏是否有积水情况。肠造口患者若出现腹胀、腹痛、便秘等肠梗阻症状时,应及时入院治疗。

(5)造口脱垂:是指外观可见腹内肠管由造口内向外翻出,长度可由数厘米至数十厘米以上不等。由于肠管于腹壁上固定不够牢固、腹壁基层开口过大等手术原因,以及患者因年老、肥胖、多次手术等造成腹壁薄弱,再加上慢性咳嗽、提举重物等腹压升高因素,导致造口脱垂。处理:用造口腹带预防造口脱垂。评估肠管脱出时间、长度、套叠、水肿、血供等情况。造口脱出时平躺放松,用生理盐水湿纱覆盖外露的肠黏膜,顺势将肠管退回腹腔。若无法回纳引起造口溃烂或坏死时需及时对症治疗。

(6)造口旁疝:造口周围肌肉和组织萎缩、肥胖、营养不良、术后感染、慢性咳嗽等腹压增高的因素都可诱发造口旁疝。早期无明显临床体征,仅在造口旁出现轻微膨胀,随着疝逐渐增大,立位时膨胀明显,常伴有腹痛、腹胀等症状。处理:可使用造口腹带或无孔腹带预防造口旁疝。评估平卧时造口旁疝是否还纳及可触及的筋膜环缺损大小。结肠造口灌洗者停止灌洗。如造口颜色变暗或持续疼痛,无气体、粪便从造口排出,患者出现食欲不振、腹胀、恶心、呕吐,或突入疝环的肠管发生嵌顿时,应及时对症处理。

三、造口护理技术规范检查表(表2-4-2-2~表2-4-2-3)

表2-4-2-2　造口护理技术规范检查核查表

项目	内容	是	部分	否
操作前准备	评估患者意识、生命体征及配合程度			
	查阅病史资料,了解患者诊断、手术方式等。评估腹壁形态、造口袋密闭性及造口袋内排泄物的颜色、量、性状			
	环境清洁、光线充足			
	自身具备此操作能力			
	用物齐全、摆放有序;质量合格,大小型号符合要求			
操作过程	揭除造口袋			
	戴手套			
	一手按压皮肤,一手自上而下轻揭造口袋			
	评估底盘的浸渍及周围皮肤情况			
	清洗造口			
	遵循从外到内、环状清洗的原则			
	用湿纱布或湿巾轻拭造口黏膜及周围皮肤			
	评估造口情况			
	评估造口位置、类型、黏膜颜色、高度、形状、造口大小、黏膜皮肤缝合处有无缝线脱落、分离、出血等、周围皮肤、排泄物颜色、量、性状与气味等			
	保护造口周围皮肤			
	将造口护肤粉均匀涂抹于造口周围皮肤			

项目	内容	是	部分	否
操作过程	将皮肤保护膜均匀喷洒于造口周围皮肤			
	沿造口边缘涂抹/粘贴防漏膏/防漏贴环并抚平			
	选择造口袋			
	根据造口情况和腹壁形态选择合适的造口袋			
	裁剪造口底盘			
	依照造口根部形状和大小裁剪造口底盘中心开口			
	粘贴造口袋			
	揭去贴在底盘上的保护纸			
	对准造口位置,将造口袋底盘覆盖在造口周围			
	轻轻按压造口底盘靠近造口周围的部分			
	从下至上按压造口底盘外围,使之与皮肤紧密粘贴			
	必要时使用造口腰带和/或弹力胶贴加固造口底盘			
操作后处置	协助患者取舒适体位,整理用物			
	分类处理医疗废物			
	在造口护理评估单上及时记录相关信息			
	告知患者造口护理注意事项:包括增强造口底盘密闭性方法、活动、饮食、排泄物的观察、造口袋维护、日常生活护理等			

表 2-4-2-3　造口护理技术规范检查评估表

项目	好(5分)	一般(3分)	差(1分)
操作过程流畅度			
换药技术熟练度			
人文关怀			

打分说明:

好:处理过程清晰流畅,操作熟练;评估、处理方法正确;人文关怀到位;有处理前交流、处理过程中安慰及处理后注意事项的交代。

一般:处理过程能整体完成,操作较熟练;评估、处理方法基本正确;能有部分的处理前交流、处理过程中安慰及处理后注意事项的交代。

差:处理过程不清晰,操作不熟练;评估、处理方法错误;无人文关怀。

四、常见操作错误及分析

(一) 揭除造口底盘或清洗造口时方法不当

操作者揭除造口底盘、清洗造口时未控制好操作力度和速度,导致造口周围皮肤机械性损伤。主要原因是揭除造口底盘操作时,揭除速度过快、用力过大;揭除困难时未辅助使用黏胶祛除剂;清洗造口时用力过大。

(二) 造口底盘开口裁剪不当

底盘开口裁剪不当导致造口黏膜切割伤或造口周围潮湿相关性皮肤损伤。主要原因是操作者未按照造口根部形状和大小裁剪底盘,造成开口形状和大小不合适,或边缘不平整。

(三) 造口用具选择不恰当

未根据造口特征及腹壁形态选择合适的造口用具,导致造口黏膜损伤或排泄物渗漏等。主要原因是造口水肿或脱垂时错误选择材质过硬的底盘;造口回缩、腹部凹陷或褶皱的患者错误选择平面底盘。

五、目前常用训练方法简介

(一) 模型训练

目前造口护理训练常用训练模型有:造口护理模型(图2-4-2-1)。模型使用PVC材料,具有良好的稳定性、耐热性和耐磨性。主要由腰部躯干模型和造口构成,其特征是:躯干模型的腹部设有三个造口,分别为乙状结肠造口、回肠造口及横结肠袢式造口。具有便于操作,形象逼真的优点。可进行造口和周围皮肤的评估,训练更换造口袋的基本流程等。但无法体现不同造口形状和高度、腹部形态、各类造口和周围皮肤并发症的观察和护理技巧,在临床教学中有一定局限性。

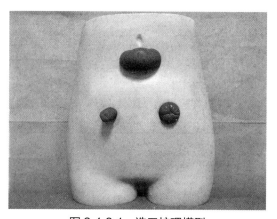

图2-4-2-1 造口护理模型

(二) 其他

造口护理训练可以利用自制简易模型,比如用橡胶块、泡沫等自制模型。此外,学习者还可采用自身体验的方式学习造口护理的方法,将造口袋佩戴在自己腹部,体验造口患者的感受,有助于通过切身体验领会自我护理的细节和难点。

六、相关知识测试题

1. 患者,男,74岁,Miles术后3年,在对其进行造口护理时,**不正确**的操作是
   A. 用酒精或络合碘清洁造口及周围皮肤
   B. 每次除袋后都要观察排泄物颜色、量、性状及气味
   C. 清洗造口后,应观察造口黏膜及周围皮肤的情况
   D. 擦洗造口黏膜及周围皮肤时不要用力过大,以免损伤造口黏膜而引起出血
   E. 造口底盘裁剪大小适宜,边缘平整

2. 患者,女,53岁,在为其更换二件式造口袋时,**不正确**的操作是
   A. 测量造口大小,选择合适的底盘
   B. 贴底盘前,确保皮肤清洁干燥
   C. 将底盘沿着造口适度紧密地贴在皮肤上,由底部开始,用手指紧压一会儿,然后平整向上使底盘紧贴皮肤

    D. 安装造口袋时,使锁环处于闭合状态

    E. 必要时使用防漏膏以确保底盘粘贴紧密

3. 患者,男,48 岁,Miles 术后 2 个月,当患者出现(　　　)时,**不需要**请外科医生处理。

    A. 造口黏膜的颜色,如出现暗红、发黑等血运障碍的表现

    B. 造口黏膜与皮肤分离

    C. 造口黏膜擦洗时少量出血

    D. 造口回缩至腹腔内

    E. 造口黏膜上出现不明新生物

4. 患者,女,57 岁,自诉造口易渗漏,下列**不恰当**的造口护理措施为

    A. 使用防漏膏粘贴造口袋后应体位保持 10~15 分钟

    B. 造口底盘在无渗漏的情况下使用时间不宜超过 10 天

    C. 如出现造口回缩可选择凸面底盘

    D. 当造口有渗漏时或底盘失去活力之前,及时更换底盘

    E. 提倡造口术前定位

5. 患者,男,38 岁,实施造口护理,并对其进行健康教育时,指导患者的措施**不正确**的是

    A. 移除造口袋时注意保护皮肤

    B. 粘贴造口袋前保证造口周围皮肤清洁干燥

    C. 保证造口袋底盘中心开口与造口之间的空隙在合适的范围

    D. 经常做增加腹压的动作

    E. 手术切口愈合、体力恢复后可沐浴和游泳

答案:1. A;2. D;3. C;4. B;5. D。

参考文献

[1] 陈孝平,汪建平. 外科学. 北京:人民卫生出版社,2014:406-409.

[2] 丁炎明. 中国肠造口护理指导意见. 中华护理学会造口、伤口、失禁护理专业委员会,2013:17-74.

[3] 胡爱玲,郑美春,李伟娟. 现代伤口与肠造口临床护理实践. 北京:中国协和医科大学出版社,2015:327-333.

[4] 中华护理学会伤口造口失禁护理专业委员会. 成人肠造口护理标准. 中国 ET 通讯,2019,13:1-6.

[5] 万德森,朱建华,周志伟,等. 造口康复治疗理论与实践. 中国医药科技出版社,2006:407-414.

[6] 薛冬群,柳琪,亢东琴,等. 造口护理临床实践指南现状及推荐意见内容分析. 中国实用护理杂志,2017,33 (34):2683-2687.

[7] 张立颖,甄莉,李亚洁,等. 结直肠癌手术与肠造口护理门诊研究进展. 国际护理学杂志,2017,36 (6):721-723,745.

[8] T/CNAS 07-2019. 中华护理学会团体标准——成人肠造口护理. 中华护理学会,2019:17-74.

第五章

糖尿病护理

第一节　血糖调控护理技术

一、概述

血糖调控护理技术指通过对糖尿病患者进行血糖监测和药物治疗,结合饮食、运动、健康教育等进行综合管理的技术。血糖监测技术包括毛细血管血糖监测、静脉血浆葡萄糖监测以及皮下持续葡萄糖监测。降糖药物包括口服降糖药物、胰岛素和胰高血糖素样肽受体激动剂(GLP-1 受体激动剂)。胰岛素可皮下及静脉注射。胰岛素皮下注射是指通过不同注射装置(如胰岛素笔、胰岛素注射器、胰岛素泵及无针注射器等)将胰岛素注入皮下组织的过程。本节主要介绍毛细血管血糖监测、胰岛素笔注射技术。胰岛素泵使用详见《专科技能培训教程内科学分册》相关内容。

二、操作规范流程

毛细血管血糖监测

(一) 适应证

1. 糖代谢异常患者(糖尿病前期或糖尿病患者)。

2. 其他需要监测血糖的患者。

(二) 禁忌证

1. 绝对禁忌证　所有患者均可进行血糖监测,故无绝对禁忌证。

2. 相对禁忌证　采血部位皮肤有瘢痕、破损、感染、出血等。

(三) 操作前准备

1. 患者的准备

(1)患者或家属了解血糖监测的目的及意义。

(2)患者手部清洁、干燥。

(3)患者取舒适体位。

2. 物品(器械)的准备

(1)血糖监测物品:血糖仪、血糖试纸、一次性采血针、75% 乙醇、无菌棉签、无菌手套、弯盘、治疗盘等。

(2)其他:速干手消毒液、生活垃圾桶、医疗废物桶、锐器盒、签字笔、血糖记录单。

3. 操作者的准备

(1)核对患者信息:包括患者姓名、性别、住院号、出生年月等。

(2)评估患者意识状态、配合程度,生命体征是否平稳。

(3)评估患者采血部位指端末梢血运情况及皮肤有无瘢痕、破损、感染、出血等。

(4)血糖仪性能完好、质控合格,血糖试纸与血糖仪匹配。

(5)询问患者既往有无皮肤消毒剂过敏史。

(6)做好解释取得配合。

(7)确认患者进食情况。

(四) 操作步骤

1. 洗手,戴手套。

2. 采血部位首选采集指尖(新生儿选择足跟)末梢血进行检测,避开水肿、感染、末梢循环不良部位。

3. 75% 乙醇消毒采血部位两遍,待干。

4. 取出血糖试纸,插入血糖仪,开机待用。

5. 取下一次性采血针的针帽,一手固定采血部位,另一手持针紧贴皮肤,向下按压。

6. 见血液自然流出或轻压血液自然流出,用无菌棉签轻拭去第 1 滴。

7. 将第 2 滴血液吸入试纸指定区域。

8. 无菌棉签按压采血部位,直至不出血。

9. 读取血糖结果。

10. 操作后处置

(1)协助患者取舒适体位,整理好床单位。

(2)分类处理废物。

(3)再次核对患者信息。

(4)洗手,并记录监测日期、时间、结果、单位、签名等。

(5)将监测结果报告医生。

11. 健康教育

(1)指导患者自我血糖监测操作的要点及注意事项。

(2)告知患者血糖正常值、个人血糖控制目标、监测频次等。

(3)指导患者选择合理、均衡的膳食,定时定量进餐,戒烟限酒,适量运动,情绪稳定,保持血糖平稳。

(4)糖尿病患者应随身携带急救卡片,备用糖果、饼干等,一旦发生低血糖,立即食用。

(五) 并发症及处理

1. 皮下出血　由于在同一部位反复穿刺、采血后按压方法不当或凝血功能异常等,导致皮下出现瘀斑。预防措施:①多次采血时应注意更换部位;②操作前评估患者凝血功能,根据情况延长按压时间;③穿刺力度适度。一旦出现皮下出血,禁止在此部位再次采血。

2. 采血部位感染　由于操作者未严格遵循无菌技术操作原则或重复使用穿刺针等导致局部的皮肤出现红、肿、热、痛等。预防措施:①严格遵循无菌技术操作原则,采血针一用一丢弃;

②准确评估采血部位,避免在有水肿、发绀、炎症或其他循环不良的部位进行操作;③规律、正确地轮换采血部位。一旦发生感染,及时处理。

(六) 操作注意事项

(1)严格按照血糖仪操作说明书使用,勿将血糖仪暴露在过冷、过热、过湿、多尘或污染的环境中,室温以 10~40℃,湿度为 20%~80% 为宜。

(2)血糖仪应每日进行室内质控。

(3)试纸保存在原装盒内,开启的瓶装试纸应密封保存并在有效期内使用,勿使用过期、弯曲、潮湿、用过、破损的试纸。

(4)不使用含碘、氯的消毒液消毒皮肤,以免消毒剂与试纸的氧化酶发生反应,导致测量结果偏差。

(5)揉擦或按摩采血部位(如指腹侧面),使用合适的采血器获得足量的采样,切勿过度挤压采血部位,以免组织间液混入血样影响测试结果。

(6)应一次性吸取足量的血样(使用某些满足二次加样设计的血糖仪,也应在规定时间内加足量血样)。

(7)测试过程中不要按压或移动血糖试纸和血糖仪。

(8)出现血糖异常结果时,需分析原因,针对不同的原因采取处理措施,如复测、复测质控后重新检测、采集静脉血使用生化分析仪检测、复测后通知医生采取必要的干预措施。

(9)及时处理血糖危急值。

(七) 相关知识

1. 糖代谢状态分类(表 2-5-1-1)

表 2-5-1-1 糖代谢状态分类(世界卫生组织 1999 年)

糖代谢状态	静脉血浆葡萄糖 /(mmol·L^{-1})	
	空腹血糖	糖负荷后 2 小时血糖
正常血糖	<6.1	<7.8
空腹血糖受损	≥6.1,<7.0	<7.8
糖耐量减低	<7.0	≥7.8,<11.1
糖尿病	≥7.0	≥11.1

注:空腹血糖受损和糖耐量减低统称为糖调节受损,也称糖尿病前期;空腹血糖正常参考范围下限通常为3.9mmol/L

2. 血糖控制目标

(1)住院患者血糖控制目标分层(表 2-5-1-2)

表 2-5-1-2 住院患者血糖控制目标分层

项目	严格	一般	宽松
空腹或餐前血糖(mmol/L)	4.4~6.1	6.1~7.8	7.8~10.0
餐后 2 小时或随机血糖(mmol/L)	6.1~7.8	7.8~10.0	7.8~13.9

（2）不同病情患者血糖控制目标（表 2-5-1-3）

表 2-5-1-3 不同病情患者血糖控制目标

病情分类		血糖控制目标		
		宽松	一般	严格
新诊断、非老年、无并发症及伴发疾病，降糖治疗无低血糖风险者				√
低血糖高危人群		√		
心脑血管病高危人群及患者		√	√	
特殊群体	肝肾功能不全	√		
	糖皮质激素治疗		√	
	75 岁以上老年人	√		
	预期寿命<5 年（如癌症等）	√		
	精神或智力障碍	√		
	独居老年	√		
	独居非老年		√	
	胃肠外营养	√		
重症监护单元（ICU）		√		

（3）围手术期高血糖患者血糖控制目标（表 2-5-1-4）

表 2-5-1-4 围手术期高血糖患者血糖控制目标

病情分类		宽松	一般	严格
择期手术（术前，术中，术后）	大中小手术	√		
	精细手术（整形等）			√
	器官移植手术		√	
急诊手术（术中，术后）	大中小手术	√		
	精细手术（整形等）			√
	器官移植手术		√	

（4）妊娠期高血糖患者血糖控制目标（表 2-5-1-5）

表 2-5-1-5　妊娠期高血糖患者血糖控制目标

妊娠期高血糖控制目标	空腹血糖 / (mmol·L^{-1})	餐后 1 小时血糖 / (mmol·L^{-1})	餐后 2 小时血糖 / (mmol·L^{-1})	餐后血糖 / (mmol·L^{-1})
妊前糖尿病计划妊娠期间	3.9~6.5		<8.5	
妊前糖尿病妊娠期间	3.3~5.6			5.6~7.1
妊娠期显性糖尿病				
妊娠期显性糖尿病（GDM）	3.3~5.3			

3. 低血糖

(1)诊断标准：非糖尿病患者血糖<2.8mmol/L。而接受药物治疗的糖尿病患者只要血糖水平≤3.9mmol/L。

(2)诱因：①使用胰岛素或胰岛素促泌剂；②未按时进食或进食过少；③运动量增加；④空腹饮酒或酗酒；⑤血糖控制目标过严；⑥肝肾功能不全或自主神经功能障碍等。

(3)临床表现：与血糖水平以及血糖的下降速度有关，可表现为交感神经兴奋(如心悸、焦虑、出汗、饥饿感等)和中枢神经症状(如神志改变、认知障碍、抽搐和昏迷)。部分老年患者发生低血糖时常可表现为行为异常或无症状。夜间低血糖常因难以发现而得不到及时处理。频发低血糖的患者可能出现无先兆症状的低血糖昏迷。

(4)处理：意识清醒者立即口服 15~20g 糖类食品(葡萄糖为佳)，出现意识障碍者立即静脉推注 50% 葡萄糖 20~40ml。每 15 分钟监测血糖，血糖仍≤3.9mmol/L，再给予口服或静脉注射葡萄糖，若血糖>3.9mmol/L，但距离下次就餐时间在 1 小时以上，则需要再给予淀粉和蛋白质食物。血糖仍≤3.0mmol/L，再予静脉推注 50% 葡萄糖 60ml。低血糖恢复后，应积极了解发生低血糖的原因，调整治疗方案。

4. 血糖监测方案

(1)胰岛素强化治疗患者血糖未达标时，应每天监测 5~7 次血糖(空腹、三餐前后和睡前)。在血糖达标后可改成每日监测 2~4 次血糖(空腹、睡前血糖，必要时加测餐后)(表 2-5-1-6)。

表 2-5-1-6　注射多次胰岛素的血糖监测方案

血糖监测	空腹	早餐后	午餐前	午餐后	晚餐前	晚餐后	睡前
未达标	×	×	√	×	√	×	×
已达标	×				×	×	×

注：× 需测血糖的时间，√ 可以省去测血糖的时间。

(2)基础胰岛素治疗患者在血糖未达标时应每周监测 3 天空腹血糖，复诊前 1 天测空腹、三餐后及睡前 5 个时间点的血糖。在血糖达标后每周监测空腹、早餐后和晚餐后血糖各 1 次即可，复诊前 1 天测空腹、三测后及睡前 5 个时间点的血糖(表 2-5-1-7)。

表 2-5-1-7 基础胰岛素治疗患者的血糖监测方案

血糖监测	空腹	早餐后	午餐前	午餐后	晚餐前	晚餐后	睡前
未达标							
每周 3 天	×						
复诊前 1 天	×	×		×		×	×
已达标							
每周 3 天	×	×				×	
复诊前 1 天	×	×		×		×	×

注：× 需测血糖的时间。

(3)非胰岛素治疗的患者每周监测 3 天,可采取血糖交替监测方案(表 2-5-1-8)。

表 2-5-1-8 非胰岛素治疗患者的交替自我血糖监测方案

血糖监测	空腹	早餐后	午餐前	午餐后	晚餐前	晚餐后	睡前
周一	×	×					
周二			×	×			
周三					×	×	
周四	×	×					
周五			×	×			
周六							
周日	×	×			×	×	

注：× 需测血糖的时间。

胰岛素笔注射技术

(一) 适应证

1. 1 型糖尿病患者。

2. 2 型糖尿病患者生活方式干预加口服降糖药治疗,血糖不达标者。

3. 妊娠糖尿病和 / 或糖尿病合并妊娠。

4. 其他:初诊断的 2 型糖尿病患者行强化治疗、感染及合并严重的并发症、围手术期等。

(二) 禁忌证

1. 对胰岛素过敏者。

2. 低血糖患者。

(三) 操作前准备

1. 患者的准备

(1)完善毛细血管血糖监测。

(2)患者及家属了解胰岛素注射的目的及意义。

（3）注射餐前胰岛素患者已准备好食物,知晓进餐时间。

2. 物品（器械）的准备

（1）注射物品:胰岛素注射笔、胰岛素笔芯（提前 30 分钟从冰箱取出复温）、一次性胰岛素注射笔用针头、无菌棉签、75% 乙醇、弯盘、治疗盘等。

（2）其他:速干手消毒液、生活垃圾桶、医疗废物桶、锐器盒、签字笔、胰岛素注射单。

3. 操作者的准备

（1）核对患者信息:包括患者姓名、性别、住院号、出生年月等。

（2）了解患者有无胰岛素过敏史,查看患者及血糖监测情况,了解有无低血糖。

（3）评估患者意识状态、配合程度,生命体征是否平稳。

（4）评估注射部位有无水肿、瘢痕、疼痛、硬结、溃疡、感染及脂肪增生。

（5）询问患者既往有无皮肤消毒剂过敏史。

（6）做好解释,取得配合。

（7）根据注射部位,将患者置于合适的体位。

（四）操作步骤

1. 核对医嘱

2. 核对胰岛素种类、剂型,检查药物的性状及药物瓶身有无破损或漏液。

3. 装药　取下笔帽,拧开笔芯架,将螺杆复位后将笔芯装入,拧紧。

4. 如使用预混胰岛素,应充分混匀。将胰岛素笔在双手手掌中水平滚搓 10 次,然后手持胰岛素笔,用肘关节和前臂的力量带动胰岛素笔上下翻转 10 次,直至药液呈均匀白色雾状。

5. 安装针头　用 75% 的乙醇消毒笔芯前端,撕去胰岛素针头保护膜,将针尖水平对准并刺透笔芯前端,顺时针拧紧针头。

6. 选择注射部位（图 2-5-1-1）:常选用腹部,边界位置为耻骨联合以上约 1cm,最低肋缘以下约 1cm;脐周 2.5cm 以外的双侧腹部;大腿前外侧的上 1/3;上臂外侧的中 1/3 和臀部的外上侧;双上臂外侧的中 1/3 等部位。中效或长效胰岛素宜选择臀部及大腿外侧,而餐时短效胰岛素宜选择腹部。

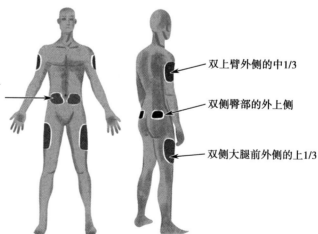

图 2-5-1-1　胰岛素注射部位

7. 消毒　使用 75% 的酒精消毒注射部位两遍,待干。

8. 排气　调剂量旋钮 1~2 个单位,针尖向上直立,取下内针帽,用手指轻轻弹笔芯架,按压注射键直至针尖出现胰岛素液滴。

9. 调节剂量　核对医嘱并将剂量旋钮旋至所需剂量。

10. 根据胰岛素注射笔针头的长短及患者皮下脂肪厚度确定进针的角度及是否要捏皮。使用较短(4mm 或 5mm)针头时,大部分患者无需捏皮垂直进针即可。使用较长(≥ 6mm)针头时需捏皮垂直注射和 / 或采取 45° 进针。

11. 注射　手持胰岛素注射笔快速刺入皮肤后,大拇指按压注射键,缓慢推注药物,直至将药物完全推完(剂量调节显示在"0"的位置),继续按压注射键停留 10 秒以后再拔针。

12. 观察注射部位有无出血。

13. 单手套上针头外帽或使用卸针器,取下针头弃入锐器盒。

14. 操作后处置

(1)协助患者取舒适体位,整理床单位。

(2)分类处理医疗废物。

(3)再次核对医嘱及患者信息。

(4)洗手,记录。在胰岛素注射单上记录相关信息。

15. 健康教育

(1)根据胰岛素种类指导患者正确进食。

(2)指导患者掌握正确的注射方法。

(3)指导患者正确保存及携带胰岛素笔。

(4)指导患者如何识别低血糖及处理方法。

(五) 并发症及处理

1. 低血糖　与注射胰岛素后未按时进餐、胰岛素剂量过大或注射方法不当等因素有关。主要表现为头晕、心悸、出汗、饥饿感等,严重者可出现意识障碍。预防措施:①掌握各类胰岛素的药理特性,督促患者按时进餐,注射胰岛素后等待进餐时避免大幅度运动;②加强患者血糖监测,根据血糖波动情况调整胰岛素剂量;③选择合适的针头长度和进针角度,确保胰岛素注射至皮下组织,避免注入肌肉组织而吸收过快。

2. 皮下脂肪增生　与针头重复使用、注射部位轮换不当、胰岛素使用时间等因素有关。主要表现为注射部位的皮下组织出现质地变硬的"橡皮样"病变,或呈瘢痕样改变。预防措施:①评估注射部位,避免在皮肤硬结和瘢痕组织处注射;②选择合适的针头,针头一用一丢弃;③正确轮换注射部位,每次注射间隔距离至少 1cm。如果发生皮下脂肪增生,停止在该部位注射,并记录增生部位及大小,定期随访。

3. 皮下脂肪萎缩　与胰岛素结晶引发的机体对脂肪细胞产生的局部免疫反应有关。主要表现为局部皮肤不同程度的凹陷。预防措施:①评估注射部位,避免在皮肤凹陷处注射;②选择合适的针头,针头一用一丢弃;③正确轮换注射部位,每次注射间隔距离至少 1cm;④选择合适的胰岛素制剂。

4. 出血和瘀血　与针头损伤血管有关。常表现为注射部位出血和皮下瘀血。预防措施:①选择合适的针头;②注射完毕如有少量出血,可按压至出血停止;③凝血功能障碍患者合理调整胰岛素给药方案,减少注射频次。如果出现皮下出血或瘀血,应及时处理。

5. 感染　与重复使用针头或违反无菌技术操作原则有关。表现为局部皮肤红、肿、热、痛,甚至溃烂或全身感染症状。预防措施:①注射针头一用一丢弃;②严格遵守无菌技术操作原则;③避免在有皮肤感染、硬结等部位进行注射;④按规范轮换注射部位。

（六）操作注意事项

1. 胰岛素避免阳光直射。未启用的胰岛素应在2~8℃的冰箱内储存,已启用的室温下保存,在有效期内使用。

2. 从冰箱内取出的胰岛素使用前应在室温下复温。

3. 避开水肿、瘢痕、疼痛、硬结、溃疡、感染及毛囊根部等部位。

4. 消毒时勿使用含碘消毒液。胰岛素是肽类激素,胰岛素中的氨基酸遇到碘后会变性,影响疗效。

5. 根据患者注射部位的皮肤厚度选择最佳型号的针头。

6. 需捏皮注射时用拇指、示指和中指捏起皮肤,垂直进针。注射完毕后拔出针头,再松开捏皮。

7. 胰岛素注射笔专人专用。

8. 建议胰岛素注射笔与笔芯为同一品牌。

（七）相关知识

1. 胰岛素的分类　根据来源和化学结构的不同,可分为动物胰岛素、人胰岛素和胰岛素类似物。按作用起效快慢和维持时间,胰岛素又可分为速效、短效、中效、长效和预混胰岛素。不同胰岛素特点见表2-5-1-9。

表2-5-1-9　不同胰岛素的特点

胰岛素制剂	起效时间	峰值时间	作用持续时间
短效（RI）	15~60分钟	2~4小时	5~8小时
中效胰岛素（NPH）	2.5~3小时	5~7小时	13~16小时
长效胰岛素（PZI）	3~4小时	8~10小时	长达20小时
预混胰岛素（HI30R,HI70/30）	0.5小时	2~12小时	14~24小时
预混胰岛素（50R）	0.5小时	2~3小时	10~24小时
速效胰岛素类似物（门冬胰岛素）	10~15分钟	1~2小时	4~6小时
速效胰岛素类似物（赖脯胰岛素）	10~15分钟	1.0~1.5小时	4~5小时
长效胰岛素类似物（甘精胰岛素）	2~3小时	无峰	长达30小时
长效胰岛素类似物（地特胰岛素）	3~4小时	3~14小时	长达24小时
预混胰岛素类似物（预混门冬胰岛素30）	10~20分钟	1~4小时	14~24小时
预混胰岛素类似物（预混赖脯胰岛素25）	15分钟	30~70分钟	16~24小时
预混胰岛素类似物（预混赖脯胰岛素50）	15分钟	30~70分钟	16~24小时

2. 临床常用胰岛素注射装置　胰岛素注射装置包括胰岛素注射笔（分为预充式注射笔和笔芯可更换的注射笔）、胰岛素专用注射器、胰岛素泵和无针注射器。为患者选择注射装置时,除根据患者的个人喜好和需要以外,还需根据患者的实际情况,如年龄、视力、手的灵

活性及各种注射装置的优缺点来选择。临床常用注射装置见表 2-5-1-10。

表 2-5-1-10　临床常用注射装置的比较

注射装置	优点	缺点
胰岛素注射笔	剂量更加精确；携带及使用方便；针头细小，减轻注射疼痛	笔芯中胰岛素成分固定，当使用不同类型的胰岛素时，不能自由配比
胰岛素专用注射器	价格便宜，能够按需混合抽取胰岛素	携带和注射较为不便
胰岛素泵	模拟人体胰岛素的生理性分泌，减少注射次数	价格较为昂贵；胰岛素泵需 24 小时佩戴
无针注射器	药液吸收快且均匀；消除针头注射引起的疼痛和恐惧感	价格较高，拆洗安装过程较为复杂

三、血糖调控护理技术规范检查表（表 2-5-1-11~ 表 2-5-1-13）

表 2-5-1-11　毛细血管血糖监测技术规范核查表

项目	内容	是	部分	否
操作前准备	评估患者意识状态、配合程度，生命体征是否平稳			
	评估患者采血部位皮肤情况及末梢血运情况			
	环境清洁、光线充足			
	自身具备此操作能力			
	用物齐全，摆放有序；质量合格，大小型号符合要求			
操作过程	洗手，戴手套			
	选择采血部位，首选采集指尖(新生儿选择足跟)末梢血			
	75% 乙醇消毒采血部位两遍，待干			
	取出血糖试纸，插入血糖仪，开机待用			
	取下采血针针帽，一手固定采血部位，另一手持针紧贴皮肤向下按压。见血液自然流出或轻压血液自然流出后，用无菌棉签轻拭去第 1 滴，将第 2 滴血液吸入试纸区上的指定区域			
	无菌棉签按压采血部位直至不出血			
	读取血糖结果			
操作后处置	调整体位，整理床单位			
	分类处理医疗废物			
	再次核对，洗手，在血糖记录单上记录监测日期、时间、结果、单位并签名			
	告知患者及家属血糖控制目标、血糖监测方法、饮食、运动和低血糖防治等			

表 2-5-1-12　胰岛素笔注射技术规范操作核查表

项目	内容	是	部分	否
操作前准备	评估患者意识状态、配合程度,生命体征是否平稳			
	评估并选择合适的注射部位,确认胰岛素注射笔和胰岛素笔芯相匹配			
	环境清洁、光线充足			
	自身具备此操作能力			
	用物齐全,摆放有序;质量合格,符合要求			
操作过程	核对医嘱,核对胰岛素种类、剂型,检查药物的性状及药物瓶身有无破损或漏液			
	取下笔帽,拧开笔芯架,将螺杆复位后将笔芯装入,拧紧			
	如使用预混胰岛素,滚动与翻转各 10 次,使药液充分混匀			
	75% 乙醇消毒笔芯前端,待干,安装胰岛素笔用针头			
	75% 乙醇消毒注射部位两遍后待干			
	调节剂量旋钮 1~2 个单位,针尖向上直立取下内针帽,轻弹笔芯架,按压注射键,直至针尖出现胰岛素液滴			
	核对医嘱并将剂量旋钮旋至所需剂量			
	根据胰岛素注射笔针头的长短及患者皮下脂肪厚度确定进针的角度及是否要捏皮			
	手持胰岛素注射笔快速刺入皮肤后,大拇指按压注射键,缓慢推注药物,注射完毕(剂量显示在 "0" 位),继续按压注射键停留 10 秒,拔出针头			
	观察注射部位有无出血、针尖有无漏液			
	单手套上外针帽后规范丢弃			
操作后处置	调整体位,整理床单位			
	分类处理医疗废物			
	洗手,在胰岛素注射单上记录相关信息			
	告知患者及家属胰岛素的作用,低血糖防治,注射技术、保存要求等			

表 2-5-1-13　血糖调控护理技术操作评估表

项目	好(5分)	一般(3分)	差(1分)
操作过程流畅度			
操作技术熟练度			
人文关怀			

打分说明:

好:操作过程清晰流畅,操作熟练,评估、操作方法正确,人文关怀到位,有操作前交流、操作中观察及操作后注意事项的交代。

一般:操作过程能基本完成,操作较熟练,评估、操作方法基本正确,有部分的操作前交流、操作中观察及操作后注意事项的交代。

差:操作过程不完整,操作不熟练,评估、操作方法错误,无人文关怀。

四、常见操作错误及分析

(一)皮肤消毒剂选择错误

操作者未使用 75% 乙醇进行皮肤消毒,导致血糖测量时结果误差,注射胰岛素时影响疗效。主要原因是操作者不了解含碘含氯消毒剂会与血糖试纸的氧化酶发生反应,胰岛素中氨基酸遇碘后会发生变性。

(二)血糖监测标本不合格

操作者采集的血标本中混有乙醇或部分组织液导致测试结果有偏差。主要原因是操作者在乙醇消毒后未完全待干后采血、穿刺深度过浅而过度挤压穿刺部位等。

(三)注射部位选择不当

操作者未正确选择注射部位而影响胰岛素疗效。主要是由于操作者未充分评估注射部位皮肤、未掌握胰岛素在不同部位吸收的差异性。

(四)预混胰岛素未充分混匀

使用预混胰岛素时,操作者未将药物充分混匀,导致注射剂量不准确。主要由于操作者未正确掌握预混胰岛素的混匀方法。

五、目前常用训练方法简介

(一)情景模拟训练

通过情景模拟训练帮助医护人员熟练掌握毛细血管血糖监测技术、胰岛素笔注射技术的操作过程,体验评估过程中的患者感受,掌握不同患者、不同时期血糖控制目标,低血糖的预防和处理,如何正确选择并轮换胰岛素注射部位等。

情景模拟训练旨在创建毛细血管血糖监测、胰岛素笔注射场景,包括(空间、人物、患者、护士),所有操作用物及病历资料等。练习者分别担任操作者及患者角色,全程体验血糖监测、胰岛素笔注射、健康教育的操作过程。在操作过程中,模拟患者等人物可给予相应的触觉、语言、反应等反馈,实施血糖监测、不同部位的胰岛素注射方法。通过真实场景演练可使操作更为真实,能更好地体验被操作者的感受和需求,加深了使用者对操作的感觉体会。

(二)其他

在临床教学中,还可采用观看视频、图片或单项练习方法,帮助医护人员熟悉及掌握皮下脂肪增生、脂肪萎缩、皮下出血、采血部位感染的判断方法。

六、相关知识测试题

1. 患者,男,54 岁,因血糖升高 5 年入院,入院后责任护士为患者监测毛细血管血糖,下列关于血糖监测描述正确的是

    A. 血糖试纸包装袋破损的还能用于测试

    B. 血量少时可以用力挤压采血部位

    C. 吸血量应完全覆盖试纸测试区

    D. 血糖仪上的号码可以与试纸号码不一致

    E. 血糖仪更换电池后可以不用校正仪器

2. 患者刘某,住院期间发现自己血糖仪监测血糖存在误差,下列关于毛细血管血糖监

测局限性的表述**不正确**的是

    A. 易受采血部位局部循环差的影响而发生改变

    B. 试纸每次使用时取出,并及时将盖子盖紧

    C. 低血糖的判断应以检测结果为准,而不是完全依靠患者反应

    D. 为使血糖控制好,则必须频繁监测,这个不会导致患者的焦虑情绪

    E. 易受气温、运动、外力挤压等物理因素的影响而发生改变

3. 小张,女,35 岁,2 型糖尿病,遵医嘱给予门冬胰岛素 4 单位餐前皮下注射,下列胰岛素注射方法正确的是

    A. 用多个手指捏起皮肤使针头与皮肤呈 45° 或 90° 进针

    B. 用拇指、食指和中指轻轻捏起皮肤使针头与皮肤呈 45° 或 90° 进针

    C. 胰岛素药液注射完后立即拔出针头用棉签加压,防止皮肤损伤

    D. 针头可反复使用,使用前用酒精消毒即可

    E. 从冰箱取出的胰岛素可以立即注射,不用复温

4. 患者,女,1 型糖尿病患者,因长期皮下注射胰岛素,导致皮下脂肪增生,下列预防局部硬结和皮下脂肪增生最有效的方法是

    A. 减少注射胰岛素的次数   B. 减少胰岛素注射的剂量

    C. 药物预防   D. 注射部位的轮换注射部位

    E. 予以热敷

5. 患者李某,男,63 岁,自行在家注射胰岛素,下列有关胰岛素注射部位轮换的说法**不正确**的是

    A. 将注射部位分为四个等分象限,每周使用一个等分象限按顺时针方向进行轮换

    B. 在任何一个等分区域内注射时,连续 2 次注射应间隔至少 0.5cm,尽量避免在一个月内重复注射一个注射点

    C. 在注射开始时医护人员就应教会患者易于遵循的轮换方式

    D. 医护人员应至少每年评估 1 次轮换方案

    E. 如果发现注射部位有疼痛、凹陷、硬结的现象,应停止在该部位注射

答案:1. C;2. D;3. B;4. D;5. B。

参考文献

[1] 谌永毅,汤新辉.临床护理工作标准流程图标表.长沙:湖南科学技术出版社,2012:51.

[2] 葛均波,徐永健.内科学.北京:人民卫生出版社,2015:733-752.

[3] 中华医学会糖尿病学分会.中国血糖监测临床应用指南(2021 年版).中华糖尿病杂志,2021,13 (10):936-948.

[4] 中华医学会检验医学分会.便携式血糖仪临床操作和质量管理规范中国专家共识.中华医学杂志,2016,96 (36):2864-2867.

[5] 便携式血糖仪临床操作与质量管理指南.中华人民共和国卫生行业标准.WS/T 781-2021.

[6] 中国医师协会内分泌代谢科医师分会.中国住院患者血糖管理专家共识.中华内分泌代谢杂志,2017,33 (01):1-10.

[7] 李小寒,尚少梅.基础护理学.北京:人民卫生出版社,2017:403-451.

[8] 安冉冉,刘莉,安新荣.末梢血糖监测部位轮换方案在糖尿病强化患者中的应用.护理学杂志,2017,

32 (21): 48-49.

［9］ 中华医学会糖尿病学分会 . 中国糖尿病药物注射技术指南 (2017 年版). 中华糖尿病杂志 , 2017, 2 (9): 79-98.

［10］ 中华医学会糖尿病学分会 . 中国 2 型糖尿病防治指南 (2020 年版). 中华糖尿病杂志 , 2021, 13 (4): 315-409.

第二节　糖尿病足风险筛查技术

一、概述

糖尿病足是糖尿病患者踝关节以下的皮肤及其深层组织破坏,常合并感染和 / 或下肢不同程度的动脉闭塞症,严重者累及肌肉和骨组织。糖尿病足患病率高,治疗困难,花费巨大,是糖尿病患者致残、致死的主要原因之一。

糖尿病足的预防胜于治疗,早期识别和及时有效干预糖尿病足的危险因素对糖尿病足的防治非常重要。2005 年,国际糖尿病联盟(international diabetes federation,IDF)提出重视糖尿病足的预防及管理。糖尿病足风险筛查指通过病史采集、体格检查、周围神经病变和下肢动脉病变筛查等方式识别患者糖尿病足危险因素,确定糖尿病足风险级别的过程。

二、操作规范流程

(一) 适应证

糖尿病患者。

(二) 禁忌证

1. 病情不稳定状态。

2. 精神异常或意识障碍。

(三) 操作前准备

1. 患者的准备

(1)患者或家属了解筛查的目的及意义。

(2)清洁足部。

2. 物品(器械)的准备

(1)周围神经病变筛查用物:叩诊锤,10g 尼龙单丝,128Hz 音叉,一次性 40g 压力针头或大头针,Tip-Therm 凉温觉检测器等。

(2)血管病变筛查用物:多普勒血流探测仪、超声耦合剂或动脉硬化检测仪器。

(3)其他:一次性垫巾,消毒湿巾,笔和糖尿病足风险筛查记录单等。

3. 操作者的准备

(1)核对患者信息:包括患者姓名、性别、住院号、出生年月等。

(2)评估患者生命体征、意识状态、配合程度。

(3)评估患者足部情况。

(4)做好解释工作,告知患者糖尿病足风险筛查的目的和配合的要点。

(5)协助取舒适体位,便于操作。

（四）操作步骤

1. 采集病史　了解患者年龄、糖尿病病程、糖尿病并发症、足溃疡史／截肢（趾）史、吸烟史、日常足部护理行为。询问患者有无双足麻木或感觉异常,针刺样、烧灼样疼痛,间歇性跛行及静息痛等。

2. 检查足部　查看足部皮肤颜色,有无干燥、皲裂、水肿、水泡、胼胝及真菌感染等可能导致足溃疡的前期病变;查看有无跗外翻、骨突出、爪形趾、叠趾、锤状趾等畸形;查看有无嵌甲及趾甲感染(图 2-5-2-1~图 2-5-2-8)。

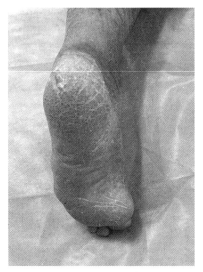

图 2-5-2-1　干燥

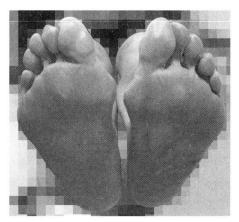

图 2-5-2-2　水泡及胼胝

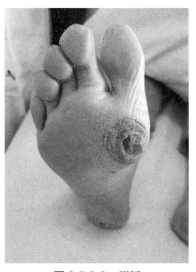

图 2-5-2-3　胼胝

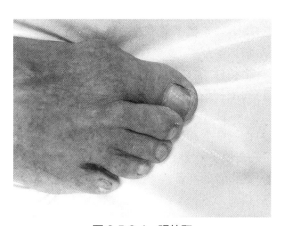

图 2-5-2-4　跗外翻

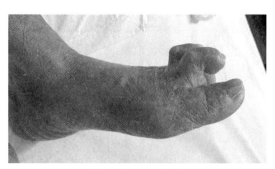

图 2-5-2-5　爪形趾

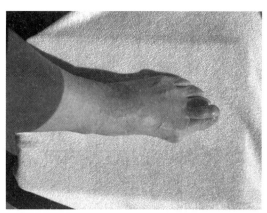

图 2-5-2-6　叠趾

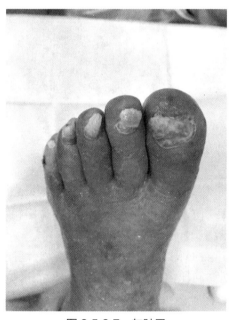

图 2-5-2-7　灰趾甲

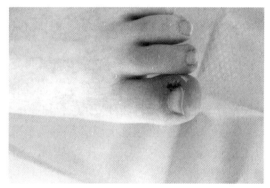

图 2-5-2-8　甲沟炎

3. 检查鞋袜　查看鞋子外形、材质、大小、松紧度,鞋底厚度及柔软度,鞋内是否平整;袜子的松紧度、透气性及颜色等。

4. 筛查周围神经病变

(1)踝反射检查

1)患者仰卧,膝关节屈曲,下肢取外旋外展位;或者跪在椅子上。

2)检查者一手握住患者足尖,并使其稍背屈,另一手用叩诊锤叩击跟腱(图 2-5-2-9)。

3)正常反应为腓肠肌收缩,足向跖面屈曲。足不能跖屈者,为踝反射消失;跖屈不明显,为减弱;轻触碰即有跖屈,则为亢进。踝反射消失或减弱判断为踝反射异常。

(2)振动觉检查

1)患者仰卧,闭目或遮挡其视线。

2)预测试:将振动的音叉置于患者手腕(或肘部或锁骨),让患者体验音叉振动感。

3)测试:将音叉放在双足拇趾表面的骨隆突处(图2-5-2-10),询问患者有无振动感及振动持续时间。每个部位测试3次,其中至少有1次为音叉不振动的"虚假"检测。

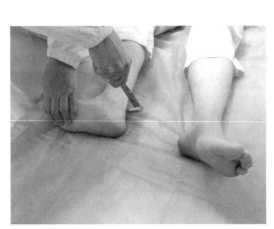

图2-5-2-9　踝反射检查

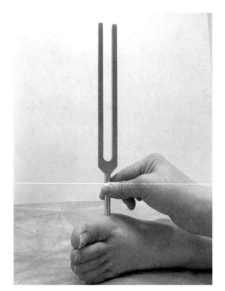

图2-5-2-10　振动觉检查

4)判断结果:3次测试,2次或以上回答错误,判断为振动觉异常。

(3)压力觉检查

1)患者仰卧,闭目或遮挡其视线。

2)预测试:将单丝置于患者手背(或肘部或额头)并使其弯曲,保持1~2秒(皮肤接触、单丝移除总时间不超过2秒),让患者体验单丝压力刺激感。

3)测试:将单丝垂直于患者足部皮肤表面并使其弯曲(图2-5-2-11),保持1~2秒,询问患者是否感觉到压力(回答"有"或"无"),如"有",则询问压力部位(左/右足)。检测部位包括拇趾掌面及第1、5跖趾关节3个点(图2-5-2-12)。同一点重复3次,其中至少有1次是未使用单丝的"虚假"检测。

4)判断结果:检测点的3次检查中有2次回答错误,判断为压力觉异常,说明保护性感觉消失。3个检测点中有1个点压力觉异常即判定为该足压力觉异常。

(4)痛觉检查

1)患者仰卧,闭目或遮挡其视线。

2)预测试:用压力针头或大头针轻压患者手腕或腘窝,使患者感受痛觉刺激。

3)测试:将压力针头或大头针均匀轻刺患者拇趾表面或足背皮肤,由远端向近端,力度以刚好让患者皮肤变形为宜,询问患者是否感到疼痛(图2-5-2-13)。

4)判断结果:无疼痛感(痛觉消失)或疼痛剧烈(痛觉过敏),判断为痛觉异常。

(5)温度觉检查

1)患者仰卧,闭目或遮挡其视线。

2)预测试:将凉温觉检查器的金属端(凉)和聚酯端(温)分别接触患者手背,让患者体验凉、温觉。

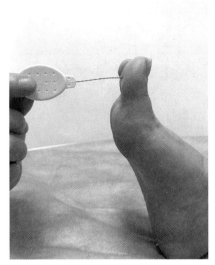

图 2-5-2-11　压力觉检查

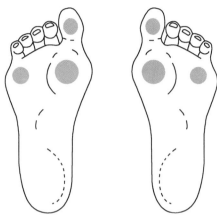

图 2-5-2-12　压力觉检查部位

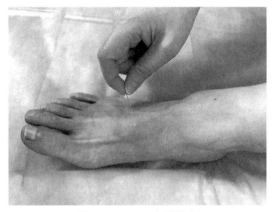

图 2-5-2-13　痛觉检查

3）测试：同法将凉温觉检查器的两端置于患者足背皮肤 1~2 秒，避开胼胝、溃疡、瘢痕和坏死组织等部位，询问患者是否能够正确区分温度差异（图 2-5-2-14）。必要时重复 1~2 次。

4）判断结果：患者回答错误，判断为温度觉异常。

5. 筛查下肢动脉病变（lower extremity arterial disease，LEAD）

（1）检查动脉搏动：检查者用示指和中指触摸患者足背动脉（图 2-5-2-15）和胫后动脉的搏动（图 2-5-2-16），如果动脉搏动减弱或消失，提示患者存在相应部位或以上的动脉病变。

（2）踝肱指数检测（ankle brachial index，ABI）：ABI 是指踝部动脉收缩压与同侧肱动脉收缩压的比值，正常参考值为 1.00~1.30，0.91~0.99 为临界状态，静息状态下 ABI ≤ 0.9，可诊断为下肢动脉病变，轻度、中度及重度动脉病变 ABI 范围分别为 0.71~0.90，0.41~0.70 和 ≤ 0.40。

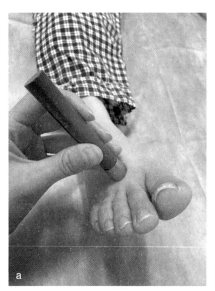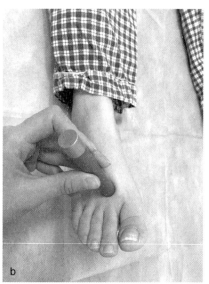

图 2-5-2-14　温度觉检查

（a.金属端；b.聚酯端）

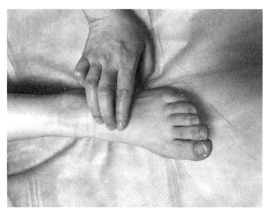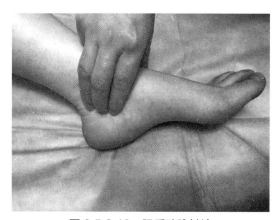

图 2-5-2-15　足背动脉触诊　　　　　　　　图 2-5-2-16　胫后动脉触诊

　　1）多普勒血流探测仪检测。①患者仰卧,脱去鞋袜;②打开血流检测系统软件,填好患者信息并选择检测部位;③将血压计袖带绑在患者上臂,松紧合适,袖带下缘距离肘窝2~3cm;④在肱动脉搏动明显处涂抹耦合剂;⑤手持多普勒探头轻触耦合剂涂抹部位,找到搏动点,加压袖带至肱动脉血流停止,多普勒信号消失;⑥继续加压 20~30mmHg,缓慢放气,直到多普勒信号重新出现,即为收缩压;⑦擦干耦合剂,同法测量另一侧肱动脉收缩压;⑧将血压计袖带置于患者足踝上方,同法测量两侧足背和胫后动脉收缩压,两者之间的高值为踝部动脉收缩压(图 2-5-2-17);⑨填写数据,打印报告单。

　　2）动脉硬化检测仪检测。①绑上臂袖带:袖带下缘与肘关节平行,导气软管对准上臂内侧肱动脉,袖带和上臂之间能插入 1 指为宜(图 2-5-2-18);②绑脚踝袖带:袖带下缘距踝骨 1cm,导气管沿脚踝内侧向上,固定袖带,以袖带和脚腕之间不能插入手指为宜(图 2-5-2-19);③放心电电极夹:将心电电极夹放在双侧手腕上方(图 2-5-2-20);④放心音传感器:

将心音传感器置于患者胸骨和第二肋骨间
(图 2-5-2-21);⑤录入患者信息:包括住院号、
姓名、性别、年龄和身高等;⑥告知患者安静
休息,不要说话;⑦确认自动采集的心电图、
心音图无干扰;⑧点击测量图标,自动测量四
肢血压;⑨确认检查结果,打印报告。

6. 判断风险级别　根据国际糖尿病足
病工作组(international working group on the
diabetic foot,IWGDF)足溃疡风险分级系统
(表 2-5-2-1),结合筛查结果,确定患者糖尿病
足风险级别及筛查频率。

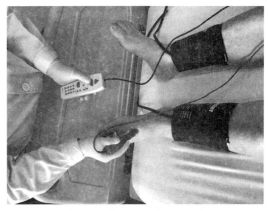

图 2-5-2-17　多普勒检测

表 2-5-2-1　IWGDF 足溃疡风险分级系统

级别	溃疡风险	特点	筛查频率
0	极低危	无周围神经病变和周围血管病变	每年 1 次
1	低危	有周围神经病变或周围血管病变	6~12 个月 1 次
2	中危	有周围神经病变和周围血管病变 或周围神经病变 + 足部畸形 或周围血管病变 + 足部畸形	3~6 个月 1 次
3	高危	周围神经病变或周围血管病变, 加以下任一项:①足溃疡史; ②下肢截肢史;③终末期肾病	1~3 个月 1 次

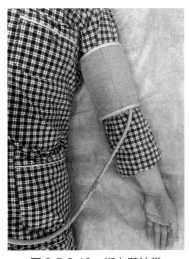

图 2-5-2-18　绑上臂袖带

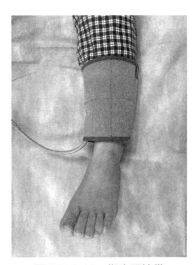

图 2-5-2-19　绑脚踝袖带

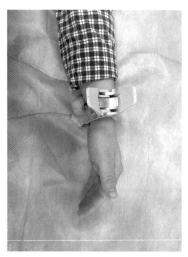

图 2-5-2-20　放心电电极夹

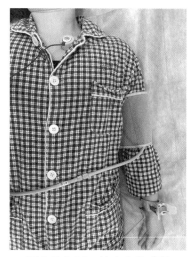

图 2-5-2-21　放心音传感器

7. 操作后处置

(1) 协助患者取舒适体位,整理床单位。

(2) 再次核对患者信息。

(3) 洗手,记录。

8. 健康教育

(1) 饮食:饮食清淡,定时定量,荤素搭配,戒烟限酒。

(2) 运动:合理进行有氧、抗阻或柔韧性运动,运动应量力而行、循序渐进和持之以恒。

(3) 足部护理:每天检查双足表面和足趾间。每天用温水(低于37℃)洗脚,并用浅色毛巾擦干。使用润肤剂保护干燥的皮肤,注意避开趾缝。避免用热水袋或加热器直接接触皮肤。趾甲不要修剪得过短,剪平即可(图 2-5-2-22、图 2-5-2-23)。

(4) 鞋袜选择:穿宽松、透气的软底鞋;保持足部压力均衡,避免局部受压,必要时穿定制鞋垫、定制鞋或矫形器;穿鞋前先检查鞋内有无异常。避免赤足行走,或穿薄底拖鞋走路。穿柔软舒适的白色或浅色棉袜。

(5) 筛查频率:低危或极低危风险者,每 6~12 个月筛查 1 次;中危风险者,每 3~6 个月筛查 1 次;高危风险者,每 1~3 个月筛查 1 次;如果足部出现红肿、水泡、瘙痒、疼痛及嵌甲等问题时应及时就诊。

(五) 并发症及处理

1. 真菌感染　与大头针、尼龙单丝、音叉、叩诊锤、多普勒血流探测仪等筛查工具消毒不规范相关。常表现为皮肤瘙痒、破溃、脱屑,甚至出现水泡。预防措施:严格执行手卫生;检查用具一用一消毒;测量血压时使用一次性垫巾。一旦发生感染,给予抗真菌处理。

2. 皮肤损伤　与痛觉检查时用力不当相关。常表现检查部位皮肤破损或出血。预防措施:动作轻柔。如果刺破表皮,立即予以消毒处理,必要时予无菌纱布包扎。

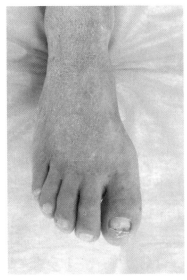

图 2-5-2-22　趾甲过短

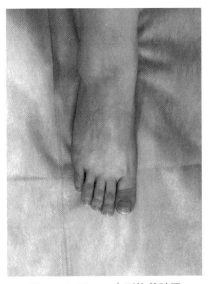

图 2-5-2-23　一字形修剪趾甲

（六）操作注意事项

1. 操作前熟悉各种检查的方法及临床意义。

2. 操作前告知患者放松,如实回答问题。

3. 压力觉测试应避开胼胝及瘢痕部位,每次检查时间为 2 秒左右,勿滑动单丝。单丝频繁或长期使用会影响其弹性,一般检测 10~15 名患者后应间隔 24 小时,每根单丝最多可检测 70~90 名患者。没有单丝时,可进行 Ipswich 触摸测试,即嘱患者闭上眼睛,检查者用示指指尖轻抚患者双足第 1、3 和 5 趾趾尖,持续 1~2 秒,询问患者是否感到触摸。

4. 检测 ABI 时,应充分暴露患者上臂,或者告知患者着短袖和无袖上衣,并根据患者的手臂臂围,选择合适的袖带。

5. 如果 0.9<ABI≤1.3,临床上高度怀疑 LEAD 时,可做 ABI 运动负荷实验。运动后 ABI 较运动前 ABI 降低 15%~20%,可诊断 LEAD。如果 ABI>1.3,可能存在因动脉钙化导致的踝动脉压"假性升高",此时应检测趾肱指数(toe brachial index,TBI),即足趾动脉收缩压与同侧肱动脉收缩压的比值,TBI≥0.75 可基本排除 LEAD。

（七）相关知识

1. 预防糖尿病足的关键

(1)识别有溃疡风险的足。

(2)定期评估和检查有溃疡风险的足。

(3)为患者及家属开展健康教育。

(4)确保日常穿着合适的鞋子。

(5)管理足溃疡的危险因素。

2. 糖尿病足危险因素

(1)整体危险因素:男性、糖尿病病程长、吸烟、视力障碍、糖尿病肾病、脂代谢异常、高尿酸血症、低蛋白血症、贫血、肥胖等。

(2)局部危险因素:糖尿病周围神经病变、下肢动脉病变、足溃疡或截肢史、足底压力异常、足畸形等。

3. 其他糖尿病足风险分级方法

(1)Gavin's 危险因素加权评分:由 Gavin 等研制,包括 7 个项目,分别赋予不同的分值(血管病变 =1 分,足部畸形 =2 分,保护性感觉缺失 =3 分,心脏疾病和 / 或吸烟史 =1 分,病史 >10 年 =2 分,合并肾病或视网膜病变 =1 分,以前有足溃疡或截肢史 =3 分),累计得分为 1~3 分为低危足,4~8 分为中危足,9~13 分为高危足。该工具国内应用较广泛,但没有经过信效度检验。

(2)糖尿病足 60 秒筛查工具:该工具由加拿大多伦多大学研究团队研发,可在 60 秒内完成,具有较好的信效度,适用于基层糖尿病足的筛查。包括病史(有无足溃疡和截肢史)、体格检查(有无足畸形、嵌甲及足背和 / 或胫后动脉的缺失)、足部损伤(有无活动性溃疡、水泡、胼胝和皲裂)和神经病变(双足单丝检查)4 个维度,共 10 个题目。通过询问患者,查看足部、动脉触诊和单丝检查等方法进行判断,如果 10 个题目结果均为"否",则为阴性,不需要进一步治疗,1 年后复查;如果有一个题目结果为"是",则为"阳性",需要由专业的足病防治团队进行处理。

4. 糖尿病周围神经病变

(1)临床表现:主要临床表现包括双侧肢体麻木;感觉异常,如"袜套样"或"手套样"感觉、蚁走感;疼痛,如刺痛、灼感、电击样疼痛等。

(2)临床诊断:糖尿病神经病变的诊断缺乏特异性,主要根据临床症状和体征进行检查和诊断,且排除其他原因引起的神经毒性作用或神经损伤。如患者有明确的糖尿病病史;在确诊糖尿病时或之后出现视神经病变;有临床症状(疼痛、麻木、感觉异常等)者,5 项筛查(踝反射、振动觉、压力觉、针刺痛觉、温度觉)中任 1 项异常;无临床症状者,5 项筛查中任 2 项异常,临床诊断为糖尿病神经病变。临床诊断有疑问时,可做肌电图进行神经传导功能等检查,若上肢的感觉性或运动性神经传导速度 <45m/s,下肢的神经传递速度 <40m/s,且累及 3 支及以上神经,不管有无临床症状,均可诊断。

(3)治疗:对因治疗包括代谢控制、抗氧化应激、改善微循环、抑制醛糖还原酶和神经修复等,对症治疗主要是通过药物改善疼痛症状,包括三环类、五羟色胺再摄取抑制剂等抗抑郁药、抗惊厥药和弱阿片类等。

5. 糖尿病下肢动脉病变

(1)危险因素:年龄、高血压合并心脑血管疾病、血脂异常和既往足坏疽史。

(2)临床表现:下肢肌肉萎缩,皮肤干燥、弹性差,皮温下降,色素沉着,肢端动脉搏动减弱或消失,间歇性跛行,静息痛,趾端坏疽等。

(3)筛查方法:动脉触诊,ABI 检测,经皮氧分压测定,血管超声和影像学检查等。

6. 糖尿病足 Wagner 分级(表 2-5-2-2)

依据解剖学为基础的分级,是常用的经典分级法,可反映溃疡和坏疽的严重程度,预测截肢风险,指导医生制订治疗方案。

表 2-5-2-2　糖尿病足 Wagner 分级

分级	临床表现
0 级	存在足溃疡的危险因素,但目前无溃疡
1 级	足部表浅溃疡,无感染征象
2 级	较深溃疡,常合并软组织感染,无骨髓炎或深部脓肿
3 级	深部溃疡,有脓肿或骨髓炎
4 级	局限性坏疽
5 级	全足坏疽

三、糖尿病足风险筛查规范检查表(表 2-5-2-3 ～ 表 2-5-2-4)

表 2-5-2-3　糖尿病足风险筛查技术操作核查表

项目	内容	是	部分	否
操作前准备	环境清洁、光线充足			
	用物齐全,摆放有序;质量合格,符合要求			
	患者知晓筛查的目的,清洁足部			
	核对患者信息,评估病情及足部,取得患者配合			
操作过程	采集病史:病程,并发症,溃疡史或截肢史,吸烟史,症状,足部护理行为等			
	检查足部:皮肤,外形,趾甲等			
	检查鞋袜:鞋子外形和材质,鞋垫,鞋底,袜子等			
	筛查周围神经病变			
	踝反射检查:摆体位→足部背曲→叩击跟腱			
	振动觉检查:嘱患者闭眼→预测试→测试(3 次,一次虚假检测)			
	压力觉检查:嘱患者闭眼→预测试→测试(3 次,一次虚假检测)			
	痛觉检查:嘱患者闭眼→预测试→测试(由远端到近端)			
	温度觉检查:嘱患者闭眼→预测试→测试(必要时重复 2~3 次)			
	筛查下肢动脉病变			
	检查动脉搏动:触摸足背、胫后动脉			
	检测 ABI:多普勒检测或血流探测仪检测			
	判断风险级别			
操作后处置	调整体位,整理床单位			
	分类处理医疗垃圾			
	洗手,记录			
	健康教育:饮食、运动、足部护理、鞋袜选择、筛查频率等			

表 2-5-2-4 糖尿病足筛查操作评估表

项目	好(5分)	一般(3分)	差(1分)
操作过程流畅度			
操作检查熟练度			
人文关怀			

打分说明：

好：操作过程熟练流畅；病史采集全面；检查手法和意义判断正确；人文关怀到位，有操作前告知、操作中交流及操作后宣教。

一般：操作过程能整体完成；病史采集较全面；检查手法和意义判断基本正确；人文关怀不足，有部分操作前告知、操作中交流及操作后宣教。

差：操作过程不流畅，检查手法及临床意义判断错误，无人文关怀。

四、常见操作错误及分析

(一) 未行"虚假"检测

在检查振动觉及压力觉时，未穿插不振动的音叉和未使用单丝的"虚假"检测。主要原因是操作者未按规范进行检查。

(二) ABI 检测不准确

患者情绪不稳定，体位不当，袖带型号不合适，超声耦合剂不足，多普勒探头放置部位及与皮肤的角度不合适等因素均可导致 ABI 检测不准确。

五、目前常用训练方法简介

(一) 情景模拟训练

通过情景模拟训练帮助医护人员熟练掌握病史采集、足部检查、鞋袜检查、5 项筛查、动脉触诊和 ABI 检测的操作过程，体验筛查过程中的患者感受，熟悉筛查结果的意义，掌握糖尿病足预防宣教要点等。

情景模拟训练旨在创建糖尿病足风险筛查场景，包括空间、人物(患者、护士)，所有筛查用物及病历资料等。练习者分别担任操作者及患者角色，模拟糖尿病足风险筛查技术操作过程。在模拟操作过程中，患者可结合提供的病历资料，配合操作者采集病史；操作者逐一检查患者足部及鞋袜，筛查周围神经病变和 LEAD，患者根据自己的感受，据实回答。模拟操作结束后，操作者向患者解释筛查结果，并进行相应健康宣教。

(二) 其他

通过观看足部及鞋袜图片，帮助医护人员熟悉及掌握足部畸形、胼胝、鸡眼、嵌甲、真菌感染及合适鞋袜的判断方法。

六、相关知识测试题

1. 患者，女，56 岁，糖尿病 10 年，近 1 年诉双下肢麻木，疼痛和感觉异常，以下检查阳性不能诊断 DPN 的是

　　A. 踝反射检查　　　　　　B. ABI 检查　　　　　　C. 压力觉检查

D. 振动觉检查　　　　　　　　E. 痛觉检查

2. 患者,男,56 岁,糖尿病 15 年,医护人员给患者进行压力觉检查时,下列**错误**的选项是

A. 嘱患者放松,闭上眼睛。

B. 先让患者体验单丝刺激的感觉

C. 检查踇趾掌面及第 1、5 跖趾关节 3 个点

D. 每个点检查时间至少 5 秒

E. 每个点检查 3 次,至少有 1 次"虚假检测"

3. 患者,男,65 岁,糖尿病 15 年,吸烟 30 余年,诉间歇性跛行,足背动脉搏动减弱,静息 ABI 为 0.95,下列可排除或诊断 LEAD 的操作是

A. 压力觉检查　　　　　　　　B. 温度觉检查

C. ABI 运动负荷实验　　　　　　D. 针刺痛觉检查

E. 测量 TBI

4. 患者,男,足背动脉及胫后动脉搏动减弱,静息 ABI 为 0.8,下列诊断正确的是(　　)

A. 临界 ABI　　　　　　B. 正常 ABI　　　　　　C. 轻度动脉病变

D. 中度动脉病变　　　　E. 重度动脉病变

5. 患者,女,58 岁,病程 12 年,既往有足溃疡史,周围神经病变诊断成立,该患者糖尿病足风险级别及筛查频率分别是(　　)

A. 0 级,每年 1 次　　　　　　　　B. 1 级,每 6~12 个月 1 次

C. 2 级,每 3~6 个月 1 次　　　　　D. 3 级,每 3~6 个月 1 次

E. 3 级,每 1~3 个月 1 次

答案:1. B;2. D;3. C;4. C;5. E。

参考文献

[1] 中华医学会糖尿病学分会, 中华医学会感染病学分会, 中华医学会组织修复与再生分会. 中国糖尿病足防治指南 (2019 版)(I). 中华糖尿病杂志, 2019, 11 (2): 92-108.

[2] 中华医学会糖尿病学分会神经并发症学组. 糖尿病神经病变诊治专家共识 (2021 年版). 中华糖尿病杂志, 2021, 13 (6): 540-557.

[3] POP-BUSUI R, BOULTON AJ, FELDMAN EL, et al. Diabetic Neuropathy: A Position Statement by the American Diabetes Association. Diabetes Care, 2017, 40 (1): 136-154.

[4] BOULTON AJ, ARMSTRONG DG, ALBERT SF, et a1. Comprehensive foot examination and risk assessment. A report of the Task Force of the Foot Care Interest Group of the American Diabetes Association, with endorsement by the American Association of Clinical Endocrinologists. Diabetes care, 2008, 31 (8): 1679-1685.

[5] 国际糖尿病足工作组. 糖尿病足防治实践指南 -《国际糖尿病足工作组:糖尿病足防治国际指南 (2019)》. 感染炎症修复, 2019, 20 (3): 131-139.

[6]《多学科合作下糖尿病足防治专家共识 (2020 版)》编写组. 多学科合作下糖尿病足防治专家共识 (2020 版) 全版. 中华烧伤杂志, 2020, 36 (8): E01-E52.

[7] 中华医学会糖尿病学分会, 中华医学会感染病学分会, 中华医学会组织修复与再生分会. 中国糖尿病足防治指南 (2019 版)(Ⅱ). 中华糖尿病杂志, 2019, 11 (3): 161-189.

［8］　国际糖尿病足工作组 . 糖尿病足溃疡周围动脉病变诊断、预后与管理指南 -《国际糖尿病足工作组：糖尿病足防治国际指南 (2019)》. 感染炎症修复 , 2019, 20 (4): 195-206.

［9］　中国微循环学会周围血管疾病专业委员会糖尿病足学组 . 糖尿病足创面修复治疗专家共识 . 中华糖尿病杂志 , 2018, 10 (5): 305-309.

［10］　国际糖尿病足工作组 . 糖尿病足溃疡预防指南 -《国际糖尿病足工作组：糖尿病足防治国际指南 (2019)》. 感染炎症修复 , 2019, 20 (3): 140-157.

［11］　中华医学会糖尿病学分会 . 中国 2 型糖尿病防治指南 (2020 年版). 中华糖尿病杂志 , 2021, 13 (4): 315-409.

［12］　GAVIN L A, STESS R M, GOLDSTONE J. Prevention and treatment of foot problems in diabetes mellitus. A comprehensive program. Western Journal of Medicine, 1993, 158 (1): 47-55.

［13］　SIBBALD R G, AYELLO E A, ALAVI A, et al. Screening for the high-risk diabetic foot: a 60-second tool. Advances in Skin & Wound Care, 2012, 25 (10): 465-476.

第六章

手术护理

第一节　手术体位安置技术

一、概述

手术体位安置技术是根据患者手术部位和手术方式,对患者实施体位摆放的技术,由手术医生、麻醉医生、手术室护士共同确认和执行。其目的是充分暴露手术术野,利于病情观察,保障患者术中安全与舒适。常用体位包括仰卧位、侧卧位、俯卧位、截石位等。不当的体位可能影响患者的呼吸、血压、神经功能等,以及对皮肤造成损伤。因此,操作者应掌握生理学与解剖学知识,选择合适的体位安置设备和用品,正确规范摆放手术体位。

二、操作规范流程

手术体位安置
技术

（一）适应证

1. 仰卧位　患者仰卧,头下垫枕,两臂于身体两侧或自然伸直。根据手术部位及手术方式的不同,主要包括标准仰卧位、头(颈)后仰卧位、人字分腿仰卧位、侧头仰卧位等。

（1）标准仰卧位:适用于头面部、胸腹部等手术。

（2）头(颈)后仰卧位:适用于颈部手术,如甲状腺等手术。

（3）人字分腿仰卧位:适用于腔镜下甲状腺手术等。

（4）侧头仰卧位:适用于耳部、侧颈部等手术。

2. 侧卧位　患者侧卧(躯体冠状面与床面垂直),手术侧朝上,双臂自发或向前伸展,双下肢前后分开,自然屈曲。根据手术部位及手术方式的不同,在此基础上摆放各种特殊侧卧位,主要包括一般侧卧位、髋部手术侧卧位等。

（1）一般侧卧位:适用于侧胸壁、侧腰部手术等。

（2）髋部手术侧卧位:适用于髋部手术等。

（3）侧俯卧位:适用于胸腹联合手术等。

3. 俯卧位　患者俯卧,腹部朝下,背部朝上,双下肢自然屈曲。体位辅助用具有俯卧位支架、俯卧位体位垫。适用于后颅窝、脊柱后入路、骶尾部、背部、盆腔后路、四肢背侧等手术。

4. 截石位　患者仰卧,臀部移至床尾边缘,双腿置于支腿架上,最大限度地暴露会阴部。适用于阴道、肛门、尿道、会阴部及腹部会阴联合手术等。

5. 折刀位　患者俯卧耻骨联合部位于手术床背板下缘,足背在腿板边缘,手术床背板摇低 15°,脚板摇低 30°,两臂自然前伸放在头部两侧,双下肢稍分开。适用于肛门及直肠部位的手术。

6. 坐位　患者仰卧,手术床调节至椅坐位或半卧位,双上肢自然平放于身体两侧,双膝下垫软枕。全麻患者头部用外科头架固定,局麻患者自行坐于手术椅上。

(1)全麻坐位手术:适用于松果体、双侧后颅窝及桥小脑区等颅内手术。

(2)局麻坐位手术:适用于鼻中隔矫正、鼻息肉摘除、局麻扁桃体手术等。

7. 沙滩椅位　患者仰卧于手术床后,适度抬高手术床背板,髋膝关节分别屈曲,形似沙滩椅上平躺。适用于肩臂手术等。

8. 小儿常用手术体位　小儿患者由于其年龄、身高、体重及各生理特征的特殊性,在手术过程中,体位的摆置不同于成年患者。主要包括仰卧位、截石位、俯卧位。

(二) 禁忌证

无相关禁忌证。

(三) 操作前的准备

1. 患者的准备

(1)患者或家属了解手术体位摆放目的及意义。

(2)签署手术同意书。

(3)着病服,戴手术帽。

2. 物品(器械)的准备

(1)手术床:手术床(含头板、背板、腿板)及配件功能完好,床单干燥、清洁、平整。

(2)安置体位所需物品

1)仰卧位

标准仰卧位:头枕、膝垫、脚后跟垫、上下肢约束带,上肢外展时备托板及约束带。

头(颈)后仰卧位:头枕、肩垫、膝垫、脚后跟垫、上下肢约束带,上肢外展时备托板及约束带。

人字分腿仰卧位:头枕、肩垫、上下肢约束带、小沙袋。

侧头仰卧位:头枕、膝垫、脚后跟垫、上下肢约束带、头圈。

2)侧卧位

一般侧卧位:侧卧位垫、软垫(开胸手术患者可准备隧道垫一套)、大软枕或软质头圈、双层托手架或托手板加可调节托手架、沙袋、骨盆挡板、约束带。

髋部手术侧卧位、侧俯卧位、45° 侧卧位:侧卧位垫、软垫或软质头圈、软枕、沙袋、肩托挡板、骨盆挡板、双层托手架或托手板加可调节托手架、约束带。

3)俯卧位:弓形俯卧架或俯卧体位垫、外科头架、头托或头圈、软枕、膝垫、足跟垫、约束带。

4)截石位:头枕、约束带、支腿架、软垫、束腿带。

5)折刀位:头枕、约束带、软枕。

6)全麻坐位:专用坐位手术床、头架或坐卧位龙门架、软枕、约束带,必要时备露趾弹力袜、间歇充气加压装置。

7)沙滩椅位:沙滩椅支架、头部固定垫或沙袋、约束带、托手架、软枕。

8)小儿常见体位:根据患儿身材大小,选择合适尺寸的体位垫。体位垫应柔软、平整、透气,可选择抗压体位垫。

小儿仰卧位:大字架、约束带、绷带、中单、棉垫、软枕,必要时备加温毯或充气式加温设备等。

小儿截石位:小儿支腿架及衬垫、约束带。

小儿俯卧位:小儿三角软枕、小儿多功能头部固定系统、约束带、软枕。

3. 操作者的准备

(1)核对患者信息:包括患者姓名、性别、住院号、出生年月等。

(2)了解手术部位、手术方式、麻醉方式、用药情况、营养状况;检查患者皮肤的完整性。

(3)确认患者已签署手术同意书。

(4)评估患者意识状态、配合程度,生命体征是否平稳。

(5)特殊准备:头颈后仰卧位操作时应评估患者颈椎情况,是否接受过颈椎手术;人字分腿仰卧位操作时应评估患者双侧髋关节外展功能状态,是否接受过髋关节手术等。

(四)操作步骤

1. 仰卧位

(1)标准仰卧位(图 2-6-1-1)

1)患者仰卧于手术床上,头部置薄枕,保持中立位置,高度适宜。

2)双上肢自然放于身体两侧,约束固定肘关节。

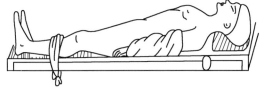

图 2-6-1-1 标准仰卧位

3)外展侧手部掌面向上,远端关节高于近端关节,以利于上肢肌肉韧带放松和血液回流,外展不得超过 90°,以免损伤臂丛神经。

4)膝下宜垫膝枕,约束带在距离膝关节上 5cm 处固定双下肢,松紧适宜,以能容纳一指为宜,防止腓总神经损伤。

5)足下宜放置足跟垫,根据手术时长和其他特殊情况在骶尾部、枕部、肘部、肩胛等部位放置减压贴和间歇充分加压装置。

(2)头(颈)后仰卧位

方法一:利用体位垫摆放

1)双肩下垫一肩垫(平肩峰),抬高肩部 20°,头后仰;颈部手术头稍偏向手术对侧。

2)颈下置颈垫支撑颈部,使下颌与胸部在同一水平线。

3)头两侧置小沙袋或头下置头圈,固定头部,避免术中头部摆动,保持头颈部处于正中过伸位,利于手术操作。

4)将手术床调至头高脚低 15°~20°,有利于头颈部静脉血液回流,减少创面渗血。

方法二:利用手术床调节

1)头部置头枕。

2)将手术床调节至头高脚低位。

3)降低头板高度形成颈伸位。

(3)人字分腿仰卧位

1)患者仰卧于手术床上,头部垫一薄枕,保持中立位置,高度适宜。

2)麻醉前让患者移至合适位置,骶尾部与手术床背板和腿板折叠处齐平或向下超出5cm。

3)双上肢自然放于身体两侧,中单固定至肘关节处,掌面向上,远端关节高于近端关节,以利于上肢肌肉韧带放松和血液回流。

4)分开手术床腿板,双下肢伸直分别置于两腿板上,双下肢分开不宜超过90º,以可站立一人为宜。

5)约束带分别固定双下肢。

(4)侧头仰卧位

1)患者仰卧于手术床上,头偏向健侧,显露患侧,头下置头圈,避免耳廓受压。

2)患侧肩下垫一中方枕,使身体稍转向健侧,避免头部偏转角度过大造成颈部过度牵拉。

3)双上肢自然放于身体两侧,约束固定肘关节处。

4)膝下宜垫膝枕,约束带固定双下肢。

2. 侧卧位

(1)一般侧卧位(图2-6-1-2)

1)患者健侧卧90°。

2)健侧手臂外展置于托手板,远端关节高于近端关节;患侧上肢呈抱球状置于托手架并调节托手架的高度及角度,远端关节稍低于近端关节,共同维持胸廓自然舒展,束臂带固定双上肢。

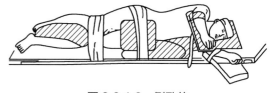

图2-6-1-2 侧卧位

3)腋下距肩峰约10cm处垫胸垫,或者患者直接侧卧于隧道垫上,软垫或隧道垫上覆一中单,使健侧腋窝部放松勿受力,防止腋窝部的血管和神经受压。

4)头下垫一软枕或软质头圈,使下臂三角肌群下留有空隙,防止三角肌受压引起挤压综合征。

5)胸背部两侧各垫一沙袋,置于中单下固定,骶尾部及耻骨联合分别用挡板固定,挡板与患者皮肤之间置小软垫,以缓冲挡板对患者局部皮肤造成的压力,防止压力性损伤。

6)患者双下肢约呈45º自然屈曲(腰部手术患者下腿屈曲90°,上腿伸直),两膝及两腿之间用一软垫支撑患侧下肢重量;约束带固定髋部及膝部。

7)腰部手术患者通过将手术床头、脚摇低以显露腰桥,使腰部平直舒展,充分显露术野。

(2)髋部手术侧卧位

1)患者健侧卧90°。

2)健侧手臂外展置于托手板,远端关节高于近端关节;患侧上肢呈抱球状置于托手架并调节托手架的高度及角度,远端关节稍低于近端关节,共同维持胸廓自然舒展,束臂带固定双上肢。

3)腋下距肩峰约10cm处垫胸垫,头下垫一软枕或软质头圈,使下臂三角肌群下留有空隙,防止三角肌受压引起挤压综合征。

4)胸背部各用一肩托挡板固定或圆枕固定,骶尾部及耻骨联合分别用挡板固定,挡板与患者之间各置小软垫,以缓冲挡板对患者局部皮肤造成的压力,防止压力性损伤。

5)两腿之间垫一大软枕,约束带将大软枕与下腿一并固定。

（3）侧俯卧位

一般侧俯卧位

1)三方医务人员共同核对并将患者摆置为侧卧位,患侧向上。

2)腋下垫一软垫,使下臂三角肌群下留有空隙,防止三角肌受压引起挤压综合征。

3)软垫上垫一圆柱形抱枕,调整其位置,将患者身体缓慢前倾,呈半俯卧位（45°或60°），然后中单固定抱枕。

4)双上肢向前放在双层托手架上,束臂带固定。或将健侧手臂外展放置与托手板,远端关节高于近端关节;患侧上肢呈抱球状至于托手架并调节托手架的高度及角度,远端关节稍低于近端关节,束臂带固定双上肢。

5)头下垫一软枕或软质头圈,防止健侧耳廓受压。

6)患者双下肢约呈45°自然屈曲,两膝及两腿之间用一大软垫支撑患侧下肢重量,约束带固定髋部及膝部。

7)用挡板或沙袋分别置于患者的前胸、下腹部和背侧的腰部、臀部,以固定体位;挡板与患者之间加放中方枕避免受压。必要时用约束带固定。

8)如果未充分暴露术野,可通过调节手术床至理想角度。

颅脑手术侧俯卧位

1)将中长软垫垫于手术床上,距离床头边缘5cm或与其平齐。

2)患者侧卧位,患侧向上,背侧靠近床沿。

3)将抱枕置于中长软垫上,将患者身体缓慢前倾,调整位置使其呈半俯卧位（45°或60°），固定抱枕。

4)健侧上肢置于托手板上并固定,尽量悬空腋窝,避免受压。患侧上肢肘部稍屈曲,固定于患侧体侧或胸腹部前。

5)用头架或硅胶头托、软质头圈固定头部,调整角度;棉球填塞患侧外耳道。

6)健侧下肢伸直,患侧下肢稍屈曲并垫软枕支撑;约束带固定双下肢。

7)用挡板或沙袋分别置于患者的前胸、下腹部和背侧的腰部、臀部,以固定体位;挡板与患者之间加放中方枕避免受压。必要时用约束带固定。

8)如果未充分暴露术野,可通过调节手术床至理想角度。

3. 俯卧位（图 2-6-1-3）

以借用弓形俯卧架摆置俯卧位为例

（1）将弓形俯卧架摆放于手术床上。

（2）根据患者的手术部位、身高和体重,调节俯卧架的宽度、高度及弧度。

（3）待患者麻醉后,将其双臂紧靠躯体两侧,第一人于转运床侧翻转患者,第二人于手术床侧托住患者,第三人于头侧保护气管导管并托住头颈部,第四人于患者足部翻转下肢,四人采用轴线翻身法将患者俯身置于俯卧架上。

（4）检查切口部位是否对准弓形架中部,根

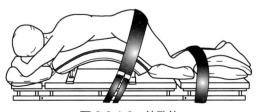

图 2-6-1-3 俯卧位

据情况进行调整。

(5)根据患者脸型调整头部支撑垫宽度。

(6)双上肢屈肘置于头部两侧托手板上并固定,调整双臂高度使远端关节高于近端关节,同时避免指尖下垂。也可根据手术需要将患者双上肢平放于身体两侧并固定。

(7)双下肢略分开,垫软枕于双膝关节及大腿处;垫双软枕叠放于小腿下,保持踝关节功能位,避免足背过伸损伤神经。

(8)检查会阴部避免受压。

4. 截石位

患者仰卧,臀部移至手术床下段1/3交界处,双腿置于支腿架上,最大限度地暴露会阴部。适用于阴道、肛门、尿道、会阴部及腹部会阴联合手术等。

(1)患者取仰卧位,臀部平手术床下段1/3交界处,臀下垫方枕。

(2)平髋关节处安置截石位腿架,并垫棉垫。

(3)双腿置于腿架棉垫上并固定。

(4)双腿分开,夹角<90°,根据手术需要抬高大腿。

(5)遵循"患者足尖、膝关节、对侧肩关节在同一条直线上"的原则调整体位。放下手术床腿板。调节手术床体使患者呈头低足高位;调平手术床头板,以利于头部静脉回流。

5. 折刀位

(1)于手术床中段两侧分别放置长条枕,并固定。

(2)患者俯卧于长条枕上,胸腹部悬空使胸腹部呼吸运动不受限,且避免下腔静脉受压回流不畅引起低血压。

(3)调整体位,使患者耻骨联合平齐于手术床背板下缘,分开腿板约45°,固定双下肢。

(4)分别摇低手术床背板约15°,腿板约30°。

(5)患者双上肢屈肘置于头部两侧托手板上并固定。

6. 坐位

(1)局麻手术坐位

方法一

1)患者坐在手术椅上。

2)头稍后仰靠于手术椅背上。

3)双上肢置于手术椅两侧扶手上。

方法二

1)患者平躺于手术床上。

2)摇高手术床头端75°,摇低腿板45°,调节床体后仰15°,患者呈屈膝半坐位。

3)双上肢自然下垂置于双下肢上。

(2)全麻手术坐位

1)患者仰卧于手术床,约束胸部;摇高床头板及背板约75°,摇高床腿板约30°。

2)腘窝和足踝下分别垫软枕;双下肢穿露趾弹力袜或用弹力绷带缠绕,预防双下肢水肿和深静脉血栓形成;固定双下肢。

3)用棉球填塞双外耳道;双眼覆盖眼贴膜保护,必要时涂抹眼膏。

4)安装头部固定支架支撑和固定头部,调节使头部保持前屈位充分暴露颈后部。

5)双上肢上臂固定在躯体两旁,避免因重力作用使上肢过度外展导致臂丛神经损伤。

6)将 2 个可升高托手架固定于手术床两侧,并调节至合适高度,双上肢分别向两侧侧前方自然伸展置于托手架上,远端关节高于近端关节。

7)调整手术床至满意角度。

7. 沙滩椅位

(1)患者仰卧于手术床上,身体靠近患侧手术床沿,髋关节与手术床上、下半部连接处平齐,必要时加头部延长板,沙袋固定。

(2)抬高患者上半身 30°~45°,髋关节屈曲 45°~60°,膝关节屈曲 30°,摇手术床体整体向后倾斜 10°~15°。

(3)健侧上肢外展于托手板上,远端关节略高于近端关节或者内收固定于体侧。

(4)患侧上肢消毒后无菌巾包扎,便于术中调整位置。

(5)下肢穿弹力袜,双膝关节下垫软枕,足底垫软垫,束腿带固定双下肢。

8. 小儿常见体位

小儿仰卧位

(1)小儿常用仰卧位:适用于 1 岁以上婴幼儿。患儿平躺于手术床,双上肢屈肘上举呈"投降"状,平放于头两侧;双腿自然平放;用棉垫保护各关节并固定。

(2)小儿特殊仰卧位

1)"大"字架固定法:适用于 1 个月内婴儿。患儿平躺在"大"字架垫上,用棉垫分别保护腕关节和踝关节,并固定四肢。

2)襁褓固定法:类似新生儿包裹法,用大单包裹患儿身体及四肢,固定于手术床上。适用于婴儿气管镜、喉镜、食管镜等检查或手术。

小儿截石位

(1)大字架法:适用于身长在 1 米以下的患儿。

1)大字架放在手术床上,分叉处平手术背板下缘,取下腿板。

2)患儿仰卧于大字架上,臀部平大字架分叉处,腿托上垫中单及棉垫。

3)两腿屈髋成八字状平放于大字架腿托上,并固定。

4)双上肢屈肘上举呈"投降"状,平放于头两侧;用棉垫保护关节并固定。

(2)腿架固定法:适用于身长在 1 米以上的患儿。步骤同成人截石位安置法。

小儿俯卧位

(1)头托放于床头板中央;根据患儿躯干长度选择合适的中空俯卧垫。

(2)患儿麻醉后,俯卧于俯卧垫上,胸腹部悬空使胸腹部呼吸运动不受限。

(3)将患儿前额置于头托上,检查颜面部及气管导管有无受压。

(4)足背部垫软垫,避免受压。

(5)根据手术需要,约束四肢关节及躯干。

(6)检查会阴部及全身皮肤,避免受压。

(五)并发症及处理

1. 仰卧位低血压综合征 与仰卧时,增大的子宫或腹腔内巨大肿块压迫下腔静脉,使回心血量减少,心排出量随之减少相关。常见于妊娠晚期。主要表现为头晕、恶心、呕吐、胸闷、面色苍白、出冷汗,心率加快、血压下降等。预防措施:将体位改为左侧卧位或将子宫稍推向左侧,患者下腔静脉受压减轻,回心血量增加,上述症状即缓解或消失。

2. 甲状腺手术体位综合征　与患者颈部过度后仰,导致椎间孔周围韧带变形、内凸压迫颈神经根及椎动脉有关。常见于甲状腺、颈部巨大肿块手术等。主要表现为患者头晕、头痛、恶心、呕吐等,严重者可出现呼吸困难。预防措施:术前进行颈过伸锻炼;术中根据患者的体重、颈长选择高度合适的枕头或肩垫,避免颈部过度后仰。

3. 压力性损伤　骨隆突处或者局部软组织由于长时间存在压力或压力联合剪切力以及微环境的改变导致受压处皮肤损伤。预防措施:保持床单位平整、干燥;使用体位垫扩大受压面积,减少局部压强;使用湿性敷料等保护受压部位;手术时间过长时术中间歇性减压。

4. 眼部损伤　常发生于侧卧位或者俯卧位患者,可因手术长时间的头低位、或局部受压,引起眼部充血、角膜损伤、眼球及眼部神经损伤。预防措施:头低位时尽可能垫高头部,以头部为受力点时,要避开眼眶、眼球等位置的压迫,以防眼球及眼部神经损伤。

5. 神经系统损伤

(1)脊髓损伤:由于用力扭转、牵拉头部或托起肩部头时突然下垂引起颈椎脱位或变更体位时用力不当,导致脊髓损伤。预防措施:避免用力扭转或牵拉头部、避免头部突然下垂、变更体位时,团队成员用力时机和方向一致。

(2)臂丛神经损伤:由于过度牵拉、外展、上肢下垂导致。预防措施:避免过度牵拉、上肢下垂、肩关节外展不超过 90°。

(3)腘窝神经、腓神经损伤:安置体位时由于双下肢过度外展及重力压迫导致神经损伤。预防措施:安置体位时双下肢外展 <90°,且手术人员操作时避免重力压迫,固定下肢时约束带位置应选择膝关节上方或下方 5cm 处,术中加强观察。

(六) 操作注意事项

1. 三方人员(手术医师、麻醉医师、手术护士)在安置体位前应仔细核查患者身份和手术部位等信息,避免错误。

2. 根据不同的手术及患者年龄,采取合适的体位。

3. 操作者选用合适的手术体位用物,熟悉各种体位安置的要求、手术床及各部件的正确使用,保证患者的安全与舒适度。

4. 团队成员应分工协作,由一人喊口令其他人员同时用力,避免用力不协调造成对患者的损伤。

5. 体位安置完成后妥善固定患者,防止调节手术床角度时发生坠床,手术护士应检查床单位平整度及约束带松紧度,约束带内以能伸进一根手指为宜,注意约束带距离手术野至少 15cm。

6. 体位安置时要保护患者受压部位,防止压力性损伤。

7. 操作者正确安置患者体位,避免患者神经受损,保证呼吸循环不受影响。

8. 体位安置过程中,妥善固定各种管路,避免滑脱;避免患者外露部分直接接触床的金属部位,防止电灼伤。

9. 小儿体位安置过程中,动作应轻柔,注意患儿的体温保护,必要时床上置加温毯保温,防止术中低体温的发生。

三、相关知识

(一)手术体位安置原则

巡回护士根据病人的手术部位,调整手术床或利用体位模型垫、约束带等物品安置合适的手术体位。其原则是:最大限度保证患者的安全与舒适感;充分暴露术野,方便手术操作,避免不必要的裸露;不影响呼吸循环功能,不影响麻醉医生监测和观察;妥善固定,避免血管和神经受压、肌肉扭伤、皮肤压力性损伤等并发症。肢体及关节托垫须稳妥,不能悬空。

(二)安置手术体位要求

1. 设计合理的体位安置方案,选择适合患者体重的手术床并注意床垫的防压疮功能。根据手术类型、手术需求、产品更新情况,选择合适的体位设施和用品。

2. 体位用品应耐用、防潮、阻燃、透气并易清洁、消毒。

3. 体位设施应定期检查、维修、保养、清洁、消毒,处于正常功能状态。

4. 转运、移动患者时借助合适器具,确保患者和工作人员安全。

5. 移动或安置体位时,应当留有充足的时间,团队成员之间有效沟通,确保手术体位安置正确,各类管路安全,防止坠床。

6. 高凝状态患者,遵医嘱使用防血栓设备(如弹力袜、弹力绷带等)。

四、手术体位安置规范检查表(以仰卧位为例,表 2-6-1-1~ 表 2-6-1-2)

表 2-6-1-1　仰卧位安置技术操作核查表

项目	内容	是	部分	否
操作前准备	患者签署手术、麻醉及输血同意书			
	了解手术部位、手术方式、麻醉方式、用药情况、营养状况、术前检验检查结果;检查患者皮肤的完整性			
	评估患者意识状态、配合程度,生命体征是否平稳。头颈后仰卧位操作时应评估患者颈椎情况,是否接受过颈椎手术;人字分腿仰卧位操作时应评估患者双侧髋关节外展功能状态,是否接受过髋关节手术等			
	环境清洁、光线充足,调节合适温度			
	自身具备此操作能力			
	用物齐全、摆放有序;质量合格,大小型号符合要求			
操作过程	患者仰卧于手术床上,头部置薄枕,保持中立位置,高度适宜			
	双上肢自然放于身体两侧,约束固定肘关节处			
	外展侧手部掌面向上,远端关节高于近端关节,以利于上肢肌肉韧带放松和血液回流,外展不得超过 90°,以免损伤臂丛神经			
	膝下宜垫膝枕,约束带在距离膝关节上 5cm 处固定双下肢,松紧适宜,以能容纳一指为宜,防止腓总神经损伤			

续表

项目	内容	是	部分	否
操作过程	足下宜放置足跟垫,根据手术时长和其他特殊情况在骶尾部、枕部、肘部、肩胛等部位放置减压贴和间歇充气加压装置			
操作后处置	再次核查手术部位的准确性			
	保护患者隐私,为患者覆盖保暖			
	检查患者皮肤受压及管道固定情况			

表 2-6-1-2　手术体位安置技术操作评估表

项目	好(5分)	一般(3分)	差(1分)
操作过程流畅度			
体位安置熟练度			
人文关怀			

打分说明:

好:操作过程清晰流畅、体位安置熟练、术野暴露充分、皮肤无损伤、人文关怀到位、有术前交流、术中观察、术后检查。

一般:操作过程较清晰流畅、体位安置较熟练、术野暴露较充分、皮肤无损伤、有部分术前交流、术中观察、术后检查。

差:操作过程不熟练、术野暴露不充分、皮肤有损伤、无人文关怀。

五、常见操作错误及分析

(一) 体位摆放用物选择不当

选择体位辅助用具不合适,导致术野暴露不充分,胸廓运动受限,气管导管受压,局部组织压力性损伤等。主要原因是未根据患者手术类型、年龄、体型等因素选择大小、高度、材质合适的体位用具。

(二) 体位安置操作不规范

体位摆放不当,或手术床选择及操作不规范,导致肢体过度牵拉及扭曲、血管神经损伤、局部血液循环受阻、术野暴露不充分、呼吸受限等。主要原因是手术床选择或使用不当;未规范安置体位,如上肢外展超过 90°、胸腹部未悬空、腿架角度和高度不合适等。

(三) 保护性措施不当

未根据患者手术情况采取合适的措施进行保护,导致局部皮肤压力性损伤、坠床、电灼伤、胸廓运动受限、深静脉血栓形成、神经功能受损等。主要原因是保护用具使用不当或未使用,如约束带使用过松或过紧,身体皮肤直接接触金属等。

六、目前常用训练方法简介

情景模拟训练

通过情景模拟训练帮助医护人员熟悉各类不同手术体位摆放要求,熟悉安置流程,体验体位垫及手术床的使用,从而更好地促进学习和成长。

情景模拟训练旨在创建手术体位安置技术场景,包括空间、人物(如患者、医师、洗手和巡回护士等),所有手术体位安置用物等。练习者分别担任操作者及患者角色,依据不同类型手术摆放标准,从术野暴露、呼吸循环、体位用物的选择、患者隐私、肢体功能位等方面进行分组情景模拟手术体位安置技术过程,体位演示完毕后可组织讨论与点评,发现并指出体位安置情景模拟过程中存在的问题,不断改进和完善手术体位安置的流程。通过真实场景演练可使操作更为真实,加深了使用者的操作感受、换位思考及反思观察。

七、相关知识测试题

1. 女性患者,因子宫阴道脱垂行手术,需采用的手术体位是
  A. 截石位   B. 侧卧位   C. 俯卧位
  D. 膝胸卧位   E. 仰卧位

2. 患者,男,行左侧肺叶切除术,摆放侧卧位时,为避免手术中臂丛神经损伤,上肢外展应小于
  A. 90º   B. 100º   C. 110º
  D. 120º   E. 130º

3. 患者,男,43岁,因患有甲状腺癌,拟实施甲状腺开放切除手术,应该安置的体位是
  A. 标准仰卧位   B. 头(颈)后仰卧位   C. 人字分腿仰卧位
  D. 侧头仰卧位   E. 坐位

4. 6岁患儿身高1.1m,做直肠手术应该安置的体位是
  A. 截石位腿架固定法   B. 截石位大字架法
  C. 仰卧位襁褓固定法   D. 俯卧位
  E. 侧卧位

5. 患者行手术体位安置时注意事项中**错误**的是
  A. 避免局部组织长时间受压
  B. 避免患者身体任何部位与金属直接接触
  C. 避免神经损伤
  D. 维持患者身体各部位处于功能位
  E. 过分暴露患者身体
  答案:1. A;2. A;3. B;4. A;5. E。

参考文献

[1] 郭莉. 手术室护理实践指南(2019版). 北京:人民卫生出版社,2020:42.

[2] 贺吉群. 新编手术室专科护理. 3版. 长沙:湖南科学技术出版社,2019:232.

[3] 朱丹. 手术室护理学. 7版. 北京:人民卫生出版社,2013:117.

第二节 围术期低体温预防技术

一、概述

围手术期非计划性低体温(inadvertent/unplanned perioperative hypothermia,IPH)是指在围手术期内任何时间发生的非计划性的对机体有害的体温下降,核心温度低于36℃(96.8°F)。IPH是最常见的手术并发症之一,发生率为50%~70%,其中新生儿IPH的发生率高达89.3%,IPH会引起寒战、凝血功能障碍、心律失常、麻醉苏醒延迟、伤口愈合不良、肾功能损害等,延长住院时间。

围术期低体温预防技术是指医护人员在围手术过程中,正确识别患者非计划性低体温发生的高风险因素,并采取一种或多种主动升温策略的系列措施。手术患者体温管理是患者安全管理的重要措施之一。

二、规范操作流程

(一)适应证

所有手术患者均需要预防术中非计划性低体温的发生。

(二)禁忌证

无相关禁忌证。

(三)操作前准备

1. 患者的准备

(1)患者完善检验检查及术前准备。

(2)患者或家属了解预防围术期低体温的目的及意义。

(3)签署手术、麻醉及输血同意书。

(4)穿病服、戴手术帽,备毛毯或棉被保温。

2. 物品(器械)的准备

(1)环境:根据患者病情、年龄调节室温。

(2)冲洗液:提前将术中需要的冲洗液放入38℃恒温箱中。

(3)手术被:将手术被置暖箱预热。

(4)加温装置:根据手术种类准备合适的输液加温装置、体表加温设备如加温毯等。

(5)体温监测设备:体温计或红外线体温枪、核心体温监测探头及监护仪。

3. 操作者的准备

(1)核对患者信息:包括患者姓名、性别、出生年月等。

(2)了解患者年龄、体重、麻醉风险分级,病情及手术、麻醉方式,预计手术时间及失血量。

(3)确认患者已签署手术、麻醉及输血同意书。

(4)评估患者意识状态、配合程度,生命体征是否平稳,有无手术史及低体温史,了解有无非计划性低体温的风险。

(5)向患者及家属做好解释,告知低体温预防的配合要点。

（四）操作步骤

1. 测量基线体温　入手术室测体温一次，入等候区后每 30 分钟测量一次。

2. 确认环境温度　术前确认室温 ≥23℃（婴幼儿、老年、危重患者 ≥26℃）。

3. 术中保暖　通过以下的保温、加温策略维持患者术中目标体温。

（1）覆盖保温：入手术间后更换预热手术被，手术过程中减少不必要的暴露。

（2）输液加温：使用加温装置对静脉输液通路持续加温（温度设置为 37℃），或输注恒温液体。

（3）体表加温：使用充气式加温毯、水循环热能传输垫等进行加温。

（4）冲洗液加温：术中使用 38℃左右的冲洗液进行持续或间断的体腔冲洗。

（5）其他加温措施：必要时使用湿化加热后的麻醉气体、加温的皮肤消毒剂等。

4. 术中体温监测　患者麻醉后，根据手术部位选择体温探头放置位置，如直肠、鼻咽部、膀胱等；将体温探头连接监护仪，持续监测患者核心温度并记录（30min/ 次）。

5. 术后持续保温

（1）术毕，测量患者核心体温，≥36℃者转出手术室；核心体温<36℃者，采取主动加温措施，直至 ≥36℃。

（2）通知转入病区做好接收患者的准备，并调节室温 ≥23℃（婴幼儿、老年、危重患者 ≥26℃）。

（3）转运前，用被子包裹严实，避免患者受凉。

6. 健康教育

（1）告知患者及家属围术期低体温预防的措施，如调节室温、体表加温设施的使用等。

（2）指导家属术后不可擅自使用热水袋，或自行调节加温设施。如有畏冷、寒战等不适，应立即报告医务人员。

（五）并发症及处理

1. 心律失常　常因手术中未及时采取有效保温措施，或患者短时间大量失血，大量输注低温液体或血制品导致体温降低，窦房结功能受到抑制，且外周血管阻力增大及心肌耗氧增加，表现为室性心律失常、房室传导阻滞、血压下降等，严重时可引起室颤、心搏骤停。预防措施：术中应密切观察生命体征，监测心电变化，早期识别；失血量较大或者手术时间较长患者，从入手术室即应采取综合保温措施；建立多条静脉通路输液的患者，每条通路均应进行液体加温；手术后如体温<36℃，则应继续实施主动升温策略，至体温正常再行转运。

2. 发热　部分婴幼儿、颅脑手术等患者因体温调节功能异常、散热障碍，加温过程中未及时根据体温变化调整升温策略所致。主要表现为面色潮红、皮肤灼热、心率增快等。预防措施：严密监测体温，如发现体温呈持续上升趋势，应及时调整加温措施，必要时停止加温，或物理降温。

3. 皮肤灼伤　在使用充气式加温毯设施时，温毯与加温软管分离，软管直接与患者皮肤接触；或在使用电刀时，负极板黏贴处散热不佳，局部温度过高所致。主要表现为局部皮肤发红、水疱、破皮、疼痛等。预防措施：①使用充气式加温毯时，紧密连接温毯与软管接口，并用棉布等包裹，避免与皮肤直接接触；②粘贴负极板时避免与加温毯重叠，预留足够散热空间；③术毕，应及时查看局部皮肤情况。一旦发现灼伤，立即评估灼伤的深度、面积等，给予对症处理，并做好记录和交接。

（六）操作注意事项

1. 用于加温和保温的设备必须经过相关权威机构认证。使用前认真阅读厂家说明书，遵守操作规程，避免因操作不当造成患者损伤。

2. 手术过程中，如需输注血制品，除不可加温血制品外，均应使用输液加温装置，将血制品加温至37℃。

3. 使用充气式加温毯时需根据手术部位合理选择覆盖位置，如头部手术患者覆盖躯干及四肢，胸腔镜手术患者覆盖上半身效果更佳。

4. 严禁使用热水袋、加热后的输液袋或瓶进行局部皮肤加温。

5. 使用加温后的冲洗液前，应再次双人确认温度，避免灼伤。

6. 实施加温措施过程中，需持续监测体温，密切观察病情，做好交接班。

（七）相关知识

1. 围手术期低体温的影响因素及风险评估方法

（1）围手术期任何影响体温调节系统的因素均可导致低体温。这些危险因素包括患者自身因素、手术因素、麻醉因素（包括药物因素）、环境因素以及是否干预等（表2-6-2-1）。在多重因素作用下，患者发生低体温的概率明显增加。需要指出的是，这些危险因素中，有些可直接导致低体温的发生，比如麻醉；有些则通过增加低体温风险、延长低体温时间或加重低体温程度而起作用。

表2-6-2-1　围手术期低体温的危险因素

因素		具体描述
患者因素	年龄	年龄>60岁的患者低体温发生率更高，体温恢复时间也更长；婴幼儿，尤其是早产和低体重患儿更易发生低体温
	性别	女性更易发生低体温
	BMI	BMI越大，热量散失越快；但肥胖患者由于脂肪保护作用，体表散热减少，核心体温与体表温度差值减少，低体温发生率更低
	ASA分级	ASA分级Ⅱ级以上患者较Ⅰ级低体温发生率增加，且ASA分级越高，低体温发生风险越高
	基础体温	基础体温是独立高风险因素，术前体温偏低患者低体温发生风险极高
	合并症	合并代谢性疾病可影响体温，如糖尿病合并神经病变患者低体温发生风险增加
手术因素	手术分级	手术分级越高，患者低体温发生率越高
	手术类型	开放手术比腔镜手术更易发生低体温
	手术时间	手术时间超过2小时，低体温发生率明显增高，全麻患者尤甚
	术中冲洗	使用超过1 000ml未加温冲洗液患者低体温发生率增高
麻醉因素	麻醉方式	全麻较椎管内或区域麻醉低体温发生率高；联合麻醉，如全麻合并椎管内或区域麻醉较单纯全麻低体温发生率高
	麻醉时间	麻醉时间超过2小时患者低体温发生率增高
	麻醉药物	吸入性麻醉药、静脉麻醉药及麻醉性镇痛药均可显著影响体温调节中枢，导致低体温发生

因素		具体描述
麻醉因素	术中输液/输血	静脉输注1 000ml室温晶体液或1个单位0.5℃库存血,可使体温下降0.25~0.5℃;输入未加温液体超过1 000ml低体温发生风险增高
环境因素	手术间温度	增加环境温度对患者低体温的发生是保护因素,通常低于23℃患者低体温发生风险增高

(2)围手术期低体温风险评估方法包括图表评估、物理测量、患者访谈。对于全麻患者的术前评估,建议采用围手术期低体温风险概率评分表(predictors评分);评估内容包括:①患者自身情况(年龄、体重、代谢障碍、用抗精神病药或抗抑郁剂);②麻醉方式;③手术方式(使用气动止血仪,开放体腔手术,输注冷液体、血液和血液制品,冷灌洗液冲洗体腔);④手术环境。

2. 围手术期低体温的不良结局 围手术期低体温可导致诸多不良结局。围手术期心血管不良事件在体温正常患者的发生率约为1.4%,而在低体温患者却高达6.3%,其中室性心律失常、心肌缺血、术后心肌梗死并发症发生率明显增高;外科伤口感染率在低体温患者中可高达19%,而在体温正常患者中仅为6%;伤口拆线时间延长1天;住院时间延长2.6天;凝血/纤溶功能障碍、输血需求增加、麻醉药物效能和代谢改变、患者术后苏醒推迟、留观时间延长和寒战不适增加等并发症均是围手术期低体温的不良结局(表2-6-2-2)。

表2-6-2-2 围手术期低体温的不良结局

不良结局	具体描述
手术部位感染	体温下降2℃时患者切口感染发生率明显增高
心血管不良事件	低体温可抑制窦房结功能,引起心律失常、房室传导阻滞、血压下降,并可增加外周血管阻力,增加心肌做功和耗氧,引起心肌缺血
凝血功能下降	低体温可减弱血小板功能,降低凝血酶活性;通过调节测定温度后的血栓弹力图监测提示,低体温导致血栓形成过程受阻,血液凝集强度减弱
麻醉苏醒时间延长	低体温可延缓麻醉药物代谢,导致患者麻醉苏醒速度减慢,苏醒时间延长
住院时间延长	低体温导致患者在麻醉恢复室滞留时间延长,进入重症监护室概率增加,术后恢复缓慢,住院时间延长
内分泌功能紊乱	抑制胰岛素分泌,甲状腺素、促甲状腺素、肾上腺素、多巴胺水平等随低温增加,易发生高血糖

3. 围术期体温监测技术

(1)监测设备:核心温度的监测设备应根据其可靠性和可行性来选择:①临床上易获取;②能在围术期各阶段提供准确、连贯的数据读取;③可无障碍地到达监测点;④保障患者安全;⑤使用便利;⑥测量的误差不超过±0.1℃;⑦对外界温度的影响不敏感且不含汞。

(2)监测部位:无创监测,建议采用食管远端、鼓膜、鼻咽或直肠温度监测;病情危重需采取有创监测的患者建议采用肺动脉温度监测。选择时注意综合考虑,避开手术部位。

(3)监测方法:体温监测仪依据制造厂商的说明书使用。常见体温监测方法如下:

1）电子体温计：目前在体温监测中较为常见，其中最为常见的是热敏电阻体温计和温差电偶体温计，可实现体温连续监测，是围手术期监测鼻咽或食道下段温度的常用手段。但置入温度探头可能导致患者不适，建议待患者意识消失后置入并监测。

2）红外线体温计：红外线体温计最常用于鼓膜温度测定，其反应迅速。与中心温度具有较好相关性，测量时患者无不适感。可用于术前及术后患者清醒时的温度测量，但无法实现连续测量。

3）无创体温监测系统：新型无线体温传感器（iThermonitor）可贴于患者体表，并通过隔热材料隔绝体表温度的流失，使核心体温等同于体表温度。并同时记录核心体温；其最大优势是可通过无线技术把连续体温数据接入监护仪，便于建立连续的体温管理数据库。

三、围术期低体温预防技术规范检查表（表 2-6-2-3~ 表 2-6-2-4）

表 2-6-2-3 围术期低体温预防技术操作核查表

项目	内容	是	部分	否
操作前准备	签署手术、麻醉及输血同意书			
	了解患者疾病诊断、拟施手术、麻醉方式、术前检验检查结果、手术特殊要求、非计划低体温的风险等			
	查看手术排程表及患者腕带信息，核对患者姓名、性别及出生日期；患者着病服、戴手术帽，做好保暖			
	环境安全、清洁，温度适宜			
	自身具备此操作的知识和能力			
	用物齐全，摆放有序，质量合格，大小型号符合要求			
操作过程	调节手术室及手术等候区温度 ≥ 23℃；婴幼儿、老年、危重患者 ≥ 26℃			
	患者入手术室，测量体温一次。进入等候区每 30 分钟测量一次			
	患者入手术后，更换预热手术被，避免暴露			
	采取有效的输液加温措施，加温仪温度调节不超过 38℃			
	为患者主动实施体表加温措施，加温毯覆盖位置佳，温度选择适宜			
	使用加温的消毒液进行皮肤消毒；体腔冲洗采用恒温冲洗液			
	手术全程实施体温监测，发现问题及时处理			
	接班护士持续关注患者体温			
操作后处置	告知患者及家属围术期低体温预防的措施指导其不可擅自调节保温设施或使用热水袋保暖等不当措施保温			
	对所有加温设备设施进行清洁、消毒，定期维护，每年校准一次			

表 2-6-2-4　围术期低体温预防技术操作评估表

项目	好(5分)	一般(3分)	差(1分)
操作过程流畅度			
操作技术熟练度			
人文关怀			

打分说明:
好:操作过程清晰流畅,操作熟练;体温监测及保温措施正确;人文关怀到位,有术前、术后健康宣教。
一般:操作过程较清晰流畅,操作较熟练;体温监测及保温措施基本正确;有部分术前、术后健康宣教。
差:操作过程不熟练;体温监测及保温措施部分不正确;无人文关怀。

四、常见操作错误及分析

(一)体温监测不准确

术中体温监测结果不准确,不能实时反映患者实际体温变化。主要原因是体温监测探头位置放置不当或脱出等。

(二)仪器设备操作不当

加温过程中,仪器设备操作不当,导致加温效果不佳或局部皮肤灼伤等。主要原因是输液管未被加温输液装置软管完整包裹,尤其是输液管下段;使用充气式加温仪时,软管与加温毯连接不牢固、温度调节过低或过高等。

五、目前常用训练方法简介

情景模拟训练

手术护士相互扮演患者及护士,模拟患者病情及手术场景;模拟患者手术前、中、后全过程,严密观察患者体温变化,及时调整低体温预防方案。通过对患者术前访视、评估、术中监测及保温措施的实施、术后交接班及健康宣教等进行真实场景演练,加深实施者对操作的切身体会。同时给学员提供了一个安全的教学环境,可以安全有效地进行全方位训练,提高其对流程规范的熟悉度和迅速处理并发症的反应能力和准确度。

六、相关知识测试题

1. 患者在行脊柱后凸畸形矫正术后,术后复苏时体温在 35.6℃左右,疑似发生了围手术期非计划性低体温。所谓围手术期非计划性低体温指在围手术期内任何时间发生核心温度低于

　　A. 34℃　　　　　　　　　B. 35℃　　　　　　　　　C. 36℃
　　D. 37℃　　　　　　　　　E. 36.5℃

2. 患者,女,70 岁,拟全麻下行颅底肿瘤切除术,护士小张今日担任巡回护士,为防止患者出现围手术期非计划性低体温,下列观念正确的是

　　A. 温箱内的冲洗液温度是恒定的,使用加温后的冲洗液前,无需另行检查温度

　　B. 使用充气式加温毯时,可将软管和加温毯分离,以节约成本,降低医疗费用。

　　C. 加温同时使用电外科设备粘贴负极板时,应注意观察负极板局部温度,防止负极

板局部过热性状改变对皮肤造成影响。

  D. 常规加温效果不好时,可采用热水袋对手术患者进行辅助保温

  E. 一般不建议采用综合性保温措施,防止发热。

  3. 患者,男,61岁,拟在全麻下行胸腔镜下食管癌根治手术,术中取侧卧位,护士为他使用充气式加温毯保温,保温毯应该覆盖在( )保温效果最好。

  A. 上半身　　　　　　　B. 头部　　　　　　　　C. 腿部

  D. 腹部　　　　　　　　E. 足底

  4. 患者,男,1月龄,今日在全麻下行小肠坏死段切除术,巡回护士李红特意调高手术室温度,以更好地维持患儿手术中的体温。环境温度低于( )℃时,患者低体温发生风险增高。

  A. 19　　　　　　　　　B. 20　　　　　　　　　C. 21

  D. 22　　　　　　　　　E. 23

  5. 患者车祸后骨盆骨折,右下肢开放性骨折并失血性休克入手术室行骨折开放复位内固定术,术后体温35.8℃,被诊断为围手术期非计划性低体温。围手术期非计划性低体温对机体的危害有

  A. 手术部位感染　　　　　　　　B. 心血管不良事件

  C. 凝血功能下降　　　　　　　　D. 麻醉苏醒时间延长

  E. 内分泌功能紊乱

  答案:1. C;2. C;3. A;4. E;5. ABCDE。

参考文献

[1] 肖瑶,杨慧,胡娟娟,等.围手术期低体温预防及管理的循证实践.中华护理杂志,2019,54(09):1302-1307.

[2] BASHAW MA. Guideline implementation: Preventing hypothermia. AORN J, 2016, 103 (3): 304-313.

[3] 邢丽云,黄丽华.塑料薄膜包裹预防新生儿低体温有效性及安全性的系统评价.中华护理杂志,2019,54(03):374-379.

[4] 王莉.山东省多中心极/超低出生体重儿入院低体温现状及其与预后的关系.济南:山东大学出版社,2019:11-31.

[5] 郎荣蓉,邹萍,焦莉娟,等.加温CO_2气体对腹腔镜手术新生儿及小婴儿体温的影响.中华护理杂志,2018,53(06):684-687.

[6] LINK T. Guidelines in practice: Hypothermia prevention. AORN Journal, 2020, 111 (6): 653-666.

[7] 卫生部办公厅.外科手术部位感染的预防与控制技术指南(试行).(2010-11-29)[2019-02-10]. http://www. gov. cn/gzdt/2010-12/14/content_1765450. htm.

[8] YI J, ZHAN L, LEI Y, et al. Establishment and validation of a prediction equation to estimate risk of intraoperative hypothermia in patients receiving general anesthesia. Sci Rep, 2017, 7 (1): 13927.

[9] Yi J, Lei Y, XU S, et al. Intraoperative hypothermia and its clinical outcomes in patients undergoing general anesthesia: National study in China. PLoS ONE, 2017, 12 (6): 1-13.

[10] YI J, XIANG Z, DENG X, et al. Incidence of inadvertent intraoperative hypothermia and its risk factors in patients undergoing general anesthesia in Beijing: A prospective regional survey. PLoS ONE, 2015, 10 (9): 1-12.

第三节　手术器械、敷料传递技术

一、概述

手术器械敷料传递技术是指在外科手术治疗过程中,手术器械护士/助手密切关注手术进展,及时、主动、准确地与术者递换手术中所需的器械、敷料及其他类别物品的方法。其目的是保证手术过程中物品的顺利传递,维持手术全程无菌状态,避免手术人员职业伤害;有效管理手术台上物品,保证数量准确、结构性能完好,避免遗失等。手术器械敷料传递是保障手术安全、预防手术部位感染的重要措施之一,是手术室护士应掌握的基本技能。

二、手术器械、敷料传递技术操作规范流程

(一) 适应证

所有需要传递器械、敷料的外科手术与治疗、介入诊疗及其他侵入性操作。

手术器械、敷料传递技术

(二) 禁忌证

无相关禁忌证。

(三) 操作前准备

1. 患者的准备

(1)患者完善术前准备,特别是经血液传播疾病的相关检验结果。

(2)签署手术、麻醉及输血同意书等。

(3)更换干净病服、戴一次性手术帽。

2. 环境、物品(器械)的准备

(1)环境:手术间清洁、宽敞,空气自净时间、温湿度符合要求。

(2)手术用物:无菌手术衣、手术巾包、无菌外科手套、手术器械、敷料包及一次性用品。

(3)手术器械:各种类型手术器械、缝针、刀片、针头、橡胶管、阻断带、阻断夹等。

(4)手术敷料:纱垫、纱布、纱条、棉球、棉花片等。

(5)其他:高度约90cm无菌器械桌两张,手术器械清点单及移动式电子清点系统、笔。

3. 操作者的准备

(1)无菌观念强,掌握手术器械、敷料清点和传递的原则与方法。

(2)着装:短袖刷手服,上衣扎入裤子;戴外科手术帽,头发无外露;佩戴一次性系带式外科口罩,口罩上方压条紧贴鼻梁,系带松紧适宜,口罩的边缘与面部紧贴密封,遮住口、鼻、面及下颌;穿手术鞋。

(3)核对患者信息:查看手术排程表及患者腕带信息,核对患者姓名、性别及出生日期等。

(4)了解患者诊断、拟施手术名称、麻醉方式、术前检验检查结果、手术特殊要求;确认患者已签署手术、麻醉及输血同意书等。

(5)检查器械、敷料包品类及质量。

（四）操作步骤

1. 建立无菌器械台

（1）巡回护士与器械护士双人核查无菌包的名称、灭菌效果及有效期。

（2）巡回护士打开无菌包外层包布。

（3）器械护士外科手消毒，穿无菌手术衣，戴无菌手套。

（4）器械护士打开器械包内层，检查包内化学指示卡。

（5）检查所有物品的完整性，如敷料的显影标识、器械配件等。

（6）整理器械台：物品分区分类、按使用频次由近至远摆放，同类同型号器械可分层重叠，易于取放、清点。

2. 清点器械、敷料

（1）按器械清点单物品顺序双人逐项清点。

1）器械护士用右手示指轻点器械关节前端，与巡回护士共同大声报器械名称并依次数数，巡回护士清晰记录于器械清点单。

2）器械护士与巡回护士共同查看器械上的螺钉、关节等是否完好，如有缺损及时更换；

3）器械护士将纱垫等敷料正反面分别展开，与巡回护士共同检查敷料及显影标识的完好性。

（2）清点完毕后，双人再次确认所有物品的种类及数量。

3. 传递手术器械、敷料　不同类型的器械、物品有不同的传递方法和技巧。传递力度适当，达到提醒术者即可；遵循方便使用原则，术者接后无需调整即可使用；递换器械遵循无伤害原则，避免锐利器械尖端朝向他人。

（1）传递锐器

1）手术刀

①安装刀片（图2-6-3-1）：用持针钳夹持刀片，与刀片前段背侧呈45°，轻轻用力将刀片卡入刀柄槽内；②卸取刀片（图2-6-3-2）：用持针钳夹持刀片尾端背侧，轻轻上抬，向前轻推退出刀柄槽；③传递手术刀（图2-6-3-3）：手持刀背，刀刃向下，尖端向后呈水平传递，含同侧、对侧传递法及将刀盛放在弯盘内递给术者；使用弯盘回收。

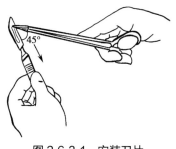
图2-6-3-1　安装刀片

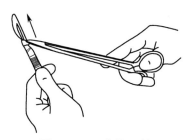
图2-6-3-2　卸取刀片

2）持针器带缝针（图2-6-3-4）：缝针的尖端朝向手心、针弧朝手背、缝线搭在手背或用手夹持，将持针钳手柄轻拍置于术者手心。传递时要避免术者同时将持针钳和缝线握住。

3）穿刺器（针）（图2-6-3-5）：器械护士手持穿刺器（针）前端，将穿刺器（针）尾部传递至术者掌心。如穿刺针较长，器械护士应确认术者双手接过穿刺针不再摆动后松手。

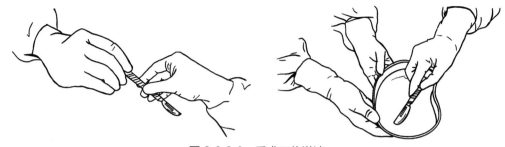

图 2-6-3-3　手术刀传递法

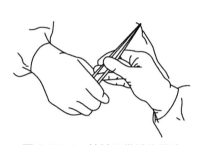

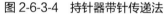

图 2-6-3-4　持针器带针传递法

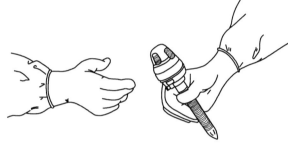

图 2-6-3-5　穿刺器传递法

（2）普通有柄器械：传递有柄器械时，器械护士手握器械前端，将手柄朝向术者进行传递。

1）血管钳、组织剪：传递器械常用拇指和其他四指的合力来共同实现，若器械体积小，也可以通过拇指、中指和示指的合力传递。传递以快、准为原则。常用的传递法有 3 种，可灵活选择。①对侧传递法（图 2-6-3-6）：右手拇指握凸侧 1/3 处，四指握凹侧中部，以手腕的力量，将器械的柄环部拍打至术者掌心，左手则相反；②同侧传递法（图 2-6-3-7）：右手拇指、无名指握凹侧，食指中指握凸侧上 1/3 处，通过腕下传递，左手则相反；③双手交叉传递法（图 2-6-3-8）：同时递两把器械时，递对侧器械的手在上，同侧的手在下，不可从术者的肩上或背后传递。

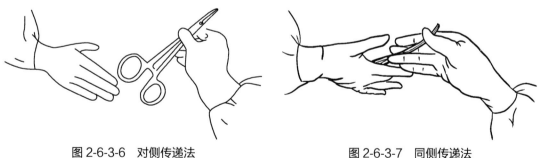

图 2-6-3-6　对侧传递法　　　　　　　　图 2-6-3-7　同侧传递法

2）咬骨钳：传递者握双关节咬骨钳头端，术者按住柄端（图 2-6-3-9a）；枪状咬骨钳握轴部传递（图 2-6-3-9b）。

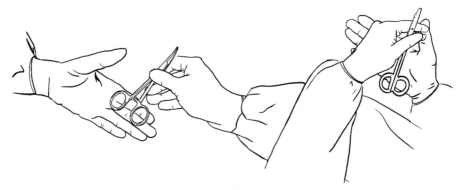

图 2-6-3-8　双手交叉传递法

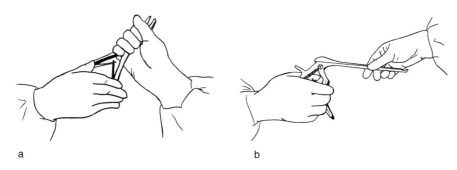

a   b

图 2-6-3-9　咬骨钳传递法

（a. 双关节咬骨钳传递法；b. 枪状咬骨钳传递法）

3）锤、凿（图 2-6-3-10）：传递者一手握凿前端,将柄端递给术者左手；另一手握锤头端,将手柄水平递至术者右手。

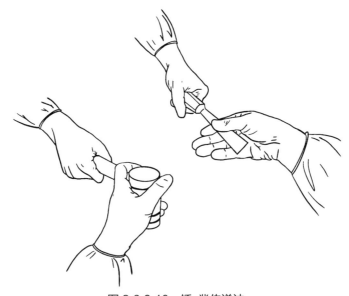

图 2-6-3-10　锤、凿传递法

4)拉钩(图2-6-3-11):传递前盐水湿润拉钩前端,手握前端,将柄端平行传递至术者。

(3)手术镊及显微镜下器械传递

1)手术镊(图2-6-3-12):手握镊尖端、闭合开口,直立式传递术者持镊中部;传递较小的手术镊时,可用拇指、食指、中指握镊前端,以三指的合力关闭镊开口端,让术者持住镊的中部。

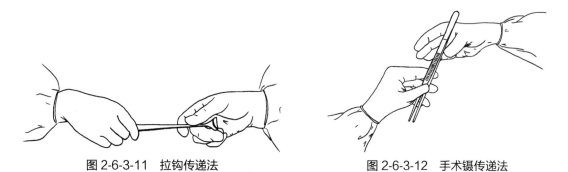

图2-6-3-11 拉钩传递法   图2-6-3-12 手术镊传递法

2)显微器械(图2-6-3-13):手握显微器械前端、闭合开口,尖端朝下,直立式传递到术者虎口位置,轻触大拇指提醒,直至术者执笔式握住器械枪状手柄部分后松手;显微镜下传递器械时,力度不可过大,做到稳、准、轻。

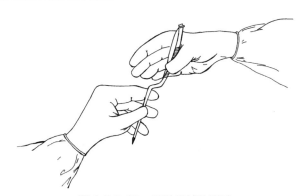

图2-6-3-13 显微器械传递法

(4)管道(条形软轴)的传递(图2-6-3-14):双手分别握住管道或条形软轴两端,将两端先后递至术者双手,待术者将两端均持稳后松手,以免弹动。

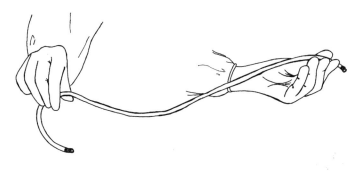

图2-6-3-14 管道传递法

（5）手术敷料

1）纱垫、纱布（图2-6-3-15）：传递者检查完整性，根据使用部位确定是否需浸湿，将敷料展开后一端递给术者，待其接妥后松开另一端。

2）脑棉片（图2-6-3-16）：①脑压板传递法：将脑棉片尾端（带显影线一端）朝脑压板末梢置于脑压板上，传递时将脑棉片尾端朝向术者，前端朝向术野，整体从显微镜光斑边缘缓慢向中间移动，术者接过脑棉片后收回脑压板；②镊子夹持传递法：无齿镊夹持脑棉片前端朝向术野，另一手牵住显影线朝向

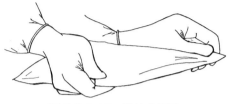

图2-6-3-15　纱垫传递法

术者，从显微镜光斑边缘缓慢向中间移动，术者接过脑棉片后松开无齿镊及显影线。

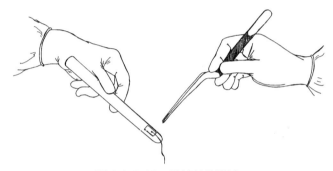

图2-6-3-16　脑棉片传递法

4. 操作后处理

（1）手术结束分类整理器械，再次确认器械敷料数量及完整性。

（2）将复用器械做好预处理，按照流程交消毒供应中心。

（3）分类处理医疗废物。

（4）完善手术护理记录。

（五）并发症及处理

1. 手术人员锐器伤　递换刀片、缝针等锐器时违背无伤害原则，将刀刃或针尖部分朝向他人或自己手部或回收时徒手接持；传递缝针时针尖朝向不对，安装、拆卸刀片夹持角度错误或未抬起刀片尾部致用力不当，手术配合动作不熟练等均可造成手术人员锐器伤。预防措施：遵守操作流程，按照传递原则及方法正确传递。处理：一旦发生锐器伤，应立即脱去手套，流动水下冲洗，从近心端向远心端挤出伤口血液，碘伏消毒伤口，并按照职业暴露处理流程进行处理和上报。

2. 异物遗留体腔　手术器械、敷料清点错误或术中缺损、改型、修剪可能导致异物遗留体腔。预防措施：清点前认真检查，仔细清点；手术中发现器械、敷料数目不对时，首先应立即重新清点，汇报主刀医生，共同在手术台上、台下及时查找；如手术正在关闭体腔或切口时，应暂停；发生意见分歧应请示护士长。处理结束将事情经过、解决方案记录签字备案并按照流程上报不良事件。手术台上敷料等物品需保持原本的型号，不得随意修剪或改型；收回器械、敷料时立即检查、确认完整性，发现缺失再次确认缺失部分及大小，并提醒医生在手术野及时查找；缝针变形时及时更换，若在缝合过程发生缝针断裂，应立即夹持缝合部分组

织,防止断针随肌肉收缩移位并立即寻找。如在手术野未找到,继续在手术台下寻找。发生意见分歧时,应请示护士长。将事情经过、解决方案完整记录,手术医生、器械护士、巡回护士共同签字备案,并按照流程上报不良事件。

(六) 操作注意事项

1. 器械护士与巡回护士必须为有独立上岗资质的注册护士,有实习学生时,必须在带教老师指导下进行操作。

2. 操作中不可接触非无菌区。手术中传递器械应从手术人员胸前无菌区域通过,不得在手术人员背后、腰以下或肩以上传递。

3. 传递不同类型的器械、物品有不同的方法和技巧。手术过程中根据手术部位,更换不同型号的手术器械。

4. 手术过程中任何清点过的物品严禁拿离手术间,清点项目里的同类物品严禁随意拿入手术间。手术台上掉落的物品,应及时放于手术间内固定的位置。

5. 手术区域深部暂时填入物品时,主刀医生、助手及器械护士应共同关注,防止遗留。关闭体腔前,手术医生应先取出体腔内的手术用物,再行清点。因治疗需要留置在患者体内的物品要和主刀医师一起确认名称和数量并详细记录。

(七) 相关知识

1. 手术器械、敷料清点原则

(1) 双人逐项清点:器械护士和巡回护士按照器械记录单顺序及规律逐项清点,以免遗漏。

(2) 同步唱点:清点双方同时清晰说出清点物品名称、数量及完整性。

(3) 逐项即刻记录:清点时,每清点一项,在清点记录单上记录一项,全部品类清点完成后清点双方应再次确认无误。

(4) 原位清点:手术开始前及术中追加器械、物品,都必须即刻清点,无误后方可使用。同一个患者需要两个切口入路时,关闭第一切口时必须按常规清点所有物品,清点后的物品或手术台上掉落物品应保存在手术间;第二切口开始前必须重新清点所有物品,方可开始手术。

2. 手术隔离措施

(1) 进行消化道、呼吸道、泌尿生殖道等涉及自然腔道的手术时,切开空腔脏器前,应先用无菌纱垫保护、隔离周围组织,切开有腔脏器后,迅速抽吸外流的内容物。

(2) 被污染的器械、敷料应放在隔离区内,避免与其他器械接触,不再使用于正常组织;污染的缝针、持针器及吸引头使用后应更换。

(3) 小切口取出标本使用专用标本袋,避免标本污染切口。

(4) 完成全部沾染步骤后,手术人员更换无菌手套。

3. 肿瘤隔离技术

(1) 手术中器械台相对划分为"有瘤区"和"无瘤区";接触过肿瘤的器械、敷料置于"有瘤区",不可污染"无瘤区",不可用于正常组织。

(2) 若手术先行肿块活检再行根治术,应准备两套器械,先后使用。

(3) 切除肿瘤过程中,器械护士应将所有手术器械置于弯盘递给手术医师,医师用毕放回弯盘,不得用手传递,以防可疑沾染肿瘤细胞的器械扩大污染面。

(4) 吸引头应随时更换。每个吸引器头只能在胸腔或腹腔一个部位使用,更换吸引部位即应更换吸引器头。

（5）吸引管、电刀笔、双极电凝、无影灯的无菌调节手柄也应视情况更换。

（6）恶性肿瘤切除加组织修复或重建整形时，执行"有瘤操作"和"无瘤操作"的人员及器械应分组，操作中互不交叉。

（7）肿瘤标本切除后置于专门容器中，禁止用手直接接触。

三、手术器械、敷料传递技术规范检查表（表2-6-3-1～表2-6-3-2）

表2-6-3-1　手术器械、敷料传递技术操作核查表

项目	内容	是	部分	否
操作前准备	患者签署手术、麻醉及输血同意书等			
	了解患者疾病诊断、拟施手术、麻醉方式、术前检验检查结果、手术特殊要求等			
	查看手术排程表及患者腕带信息，核对患者姓名、性别及出生日期等			
	手术间清洁、宽敞，空气自净时间符合要求；无上台手术遗留的物品			
	自身具备此操作能力			
	用物齐全，摆放有序，质量合格，大小型号符合要求			
操作过程	逐层打开无菌包各层，建立无菌器械台，整理并检查器械、敷料的完整性			
	逐项清点器械台上全部物品并记录，全部品类清点完成后双方再次确认			
	正确安装、拆卸刀片			
	正确传递手术刀、缝针、穿刺针等锐器			
	正确传递血管钳、拉钩等普通有柄器械			
	正确传递手术镊及显微镜下器械			
	正确传递管道（条形软轴）			
	正确传递手术敷料			
操作后处置	手术结束分类整理器械，再次确认器械敷料数量及完整性			
	将复用器械做好预处理，按照流程交消毒供应中心			
	分类处理医疗废物			
	完善手术护理记录			

表2-6-3-2　手术器械、敷料传递技术规范检查评估表

项目	好（5分）	一般（3分）	差（1分）
操作过程流畅度			
传递技术熟练度			

打分说明：

好：操作过程清晰流畅；器械清点、传递技术熟练，手法正确；器械、敷料数量准确、无漏项；无意外伤害事件发生。

一般：操作过程较清晰流畅；器械清点、传递技术较熟练，手法基本正确；器械、敷料数量准确、无漏项；无意外伤害事件发生。

差：操作过程清晰欠流畅；器械清点、传递技术不熟练，手法不正确；器械、敷料数量不准确或有漏项；有发生意外伤害事件。

四、常见操作错误及分析

1. 手术器械、敷料掉落或污染　由于器械用完未及时收回,或器械、敷料接触空腔脏器,下垂部分掉落至无菌区域以外,以及人员触碰污染等原因导致。预防措施:严格遵守无菌技术原则,执行手术隔离措施。器械护士密切关注手术进展,及时回收手术台上暂不用器械,巡回护士管理好手术间,避免人员触碰无菌区,一旦污染,应立即停止使用,将污染的器械撤离手术台。

2. 手术器械、敷料传递错误或延迟　常见原因为器械护士未掌握各器械、敷料传递的原则及方法;对手术步骤不熟悉,配合不熟练;对器械的功能及使用方法未掌握等。预防措施:加强基础操作练习及专科知识培训;加强与专科医生的沟通和交流;养成术前预习相关手术、提前评估患者病情并准备的习惯。

五、目前常用训练方法简介

(一) 情景模拟训练

练习者分别担任手术医生及手术护士角色,模拟各类型手术过程,从器械台的建立至清点、传递全程体验,能更好地体会每一不同类型器械传递的要领及接受他人传递器械的感受,体验被传递器械者的感受和需求,换位思考,从他人需求出发,更好地体会传递时机、手法准确的重要性,更好地促进学习和成长。

(二) 其他

在临床教学中,还可采用观摩学习、单项练习等方法,训练少量难度偏大的操作的熟练度如穿针技术等。

六、相关知识测试题

1. 患者,男,54岁,拟行开颅探查术。护士小张担任巡回护士,准备无菌器械台,无菌器械台严格至少应该有无菌单的层数

A. 1~2 层　　　　　　B. 3~4 层　　　　　　C. 4~6 层

D. 5 层　　　　　　E. 8 层

2. 患者,女,60岁,正接受胃大部分切除手术,术者王教授切开患者胃部时,手套不慎触及胃内流出的胃液,此时他应该做的是

A. 将手套用生理盐水冲洗后继续手术

B. 将手套用碘伏消毒后继续手术

C. 将手套用灭菌注射用水灭火细胞后继续手术

D. 未被污染,无需理会

E. 立即更换手套

3. 王教授正为患者实施一台胆总管切开取石手术,他需要为患者擦拭腹腔内血迹,器械护士小刘决定给教授一把镊子夹持纱垫,适合的传递方法是

A. 双手握住镊子两端,将一端先递给术者

B. 手握镊尖端、闭合开口,直立式传递,让术者握住镊子中上部

C. 握住镊子剪端,将镊子柄轻轻拍打术者掌心

D. 双手平端镊子,平行递给术者

E. 握住镊子柄,将尖端递给术者

4. 患者,男,58岁,行剖腹探查术,新护士小李今天担任器械护士,在手术台上传递器械、敷料的过程中,以下做法正确的是

A. 用示指、大拇指捏住缝针进行传递

B. 器械护士用手直接接回切皮后刀片

C. 手术台上拥挤时,可小心地从术者身后传递器械

D. 及时收回切口周围的器械,避免堆积,防止掉地

E. 传递手术刀时应手持刀背,刀刃面向上,尖端向后呈水平传递

5. 患者,男,65岁,拟行二尖瓣置换手术,这台手术中器械、敷料清点的时机有

A. 手术开始前   B. 关闭胸腔前   C. 胸腔完全关闭后

D. 缝合皮肤后   E. 关闭心包前后

答案:1. C;2. E;3. B;4. D;5. ABCDE。

参考文献

[1] 郭莉. 手术室护理实践指南. 北京: 人民卫生出版社, 2020: 20-25.

[2] 贺吉群. 手术室专科护理. 长沙: 湖南科学技术出版社, 2017: 209-218.

第七章

康复护理技术 诱导张口技术

一、概述

张口困难又叫"张口受限",是指因创伤、神经精神因素及关节功能失衡等导致张口角度小于正常或完全不能张开。正常张口度为三横指,4~5cm,测量位置为上、下中切牙切缘之间的距离。张口困难分为四度,轻度张口困难即上、下切牙切缘间距两横指;中度张口困难即仅可置入一横指;重度张口困难即置入不到一横指;完全张口困难即完全不能张口,也称牙关紧闭。

张口困难的患者可通过刺激诱导或辅助工具使其张口,以完成口腔部位的治疗、护理和吞咽及言语训练等操作。诱导张口技术是通过刺激患者外感受器或肌群等诱导患者出现反射性张口反应的技术。目前诱导张口的技术有冰刺激口腔 K 点张口法和刺激咳嗽张口法。冰刺激口腔 K 点法既能诱导患者自行张口,同时可产生吞咽动作,训练患者吞咽功能;刺激咳嗽法分为气管内和气管外刺激,适用于有咳嗽反应的患者,在诱导张口动作的同时提高咳嗽能力促进排痰。

二、操作规程

(一) 适应证

1. 冰刺激口腔 K 点张口法 适用于颅脑神经损伤伴张口困难者。

2. 气管外 / 内刺激咳嗽张口法 适用于颅脑神经损伤伴张口困难且存在咳嗽反射者。

诱导张口技术

(二) 禁忌证

1. 冰刺激口腔 K 点张口法

(1)病情危重。

(2)Ashworth 肌张力评定分级为 3 级、4 级者。

(3)躁动者。

(4)颌面部、口腔手术后。

(5)消化道大出血或食管静脉曲张、咯血等。

(6)破伤风、狂犬病患者。

(7)凝血功能严重障碍者慎用。

（8）三叉神经麻痹。

（9）丘脑、脑桥或大脑中央后回区域功能受损者。

2. 气管外刺激咳嗽张口法

（1）病情危重。

（2）Ashworth 肌张力评定分级为 3 级、4 级者。

（3）咳嗽反射消失者。

（4）颌面部、口腔手术后。

（5）严重的胃食管反流、食管静脉曲张、消化道大出血或咯血者。

（6）破伤风、狂犬病患者。

3. 气管内刺激咳嗽张口法

（1）病情危重。

（2）Ashworth 肌张力评定分级为 3 级、4 级者。

（3）咳嗽反射消失者。

（4）颌面部、口腔手术后。

（5）严重的胃食管反流、食管静脉曲张、消化道大出血或咯血者。

（6）破伤风、狂犬病患者。

（7）颅底骨折伴脑脊液鼻漏患者（忌用经鼻气管内刺激）。

（三）操作前的准备

1. 患者的准备

（1）患者和／或家属了解冰刺激口腔 K 点张口法（或气管外刺激咳嗽张口法、气管内刺激咳嗽张口法）的目的、注意事项及配合要点。

（2）完善检验项目，如血常规、凝血功能等。

2. 物品（器械）的准备

（1）冰刺激口腔 K 点张口法：专用冰棉签、医用手套、纱布、无菌棉签、水杯（内盛温水）、开口辅助工具（压舌板、开口器）、一次性治疗巾、弯盘、手电筒等。

（2）气管外刺激咳嗽张口法：医用手套、纱布、无菌棉签、水杯（内盛温水）、开口辅助工具（压舌板、开口器）、一次性治疗巾、弯盘等。

（3）气管内刺激咳嗽张口法：医用手套、一次性吸痰管、纱布、无菌棉签、水杯（内盛温水）、开口辅助工具（压舌板、开口器）、一次性治疗巾、弯盘、听诊器、手电筒等。

（4）吸氧、负压吸引装置等，必要时备抢救车。

3. 操作者的准备

（1）核对患者信息：包括床号、姓名、性别、出生年月、住院号等。

（2）评估患者病情、意识状态。对于使用冰刺激口腔 K 点张口法还应评估患者的口腔颊部黏膜完好等。使用气管内刺激咳嗽张口法还应评估患者有无鼻腔黏膜损伤、鼻中隔偏曲等。气管切开患者需评估气管导管型号及气囊压力。

（3）做好解释，取得配合。

（4）协助患者取合适体位。

（四）操作步骤

1. 洗手，戴手套。

2. 颌下垫一次性治疗巾。

3. 用温水棉签湿润患者口唇;经鼻气管内刺激咳嗽张口法需湿润鼻腔。

4. 诱导张口

(1)冰刺激口腔 K 点张口法:取专用冰棉签,从患者嘴角沿着下牙外侧与颊部间进入口腔,刺激 K 点(位于腭舌弓和翼突下颌帆的中央位置,即两牙线交点的后方凹陷处,见图 2-7-0-1),诱发患者张颌反射,主动张口。

(2)气管外刺激咳嗽张口法

1)操作者将拇指或示指置于患者胸骨上窝。

2)快速按压气管后,迅速松开,刺激患者咳嗽,诱发反射性张口。气管切开患者,可避开气管导管刺激气管引起咳嗽,诱发患者反射性张口。

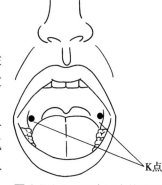

图 2-7-0-1 口腔 K 点位置图

(3)气管内刺激咳嗽张口法:在无菌操作技术原则下,经鼻腔或气管切开进行气管内刺激。通过吸痰管尖端刺激咽部或气管黏膜诱发咳嗽,患者出现反射性张口动作。该项操作需双人配合完成操作。

1)连接吸痰管。

2)无负压经鼻腔到达咽部,或通过气管切开导管进入气管。

3)吸痰管尖端轻触咽部或气管黏膜,诱发咳嗽。

5. 立即使用开口辅助工具置于臼齿固定,维持患者张口状态。

6. 检查口腔情况,如黏膜有无损伤,牙齿有无松动等;有义齿者需取下。

7. 进行下一步的检查、治疗和护理。

8. 操作完成后,清洁并保持口唇湿润。

9. 操作后处置

(1)协助患者取舒适卧位,整理床单位。

(2)再次核对。

(3)正确处理医疗废物。

(4)洗手,记录。

10. 健康宣教

(1)如出现呼吸困难、面色发绀、呛咳等情况,及时报告医务人员。

(2)观察患者口腔黏膜有无损伤或出血。

(五) 并发症及处理

1. 口腔黏膜损伤 由于在冰刺激口腔 K 点张口法中,专用冰棉签较长时间接触口腔黏膜造成的低温冷刺激,或者操作力度不当导致口腔黏膜损伤。主要表现为专用冰棉签与口腔黏膜粘住不易松开,口腔黏膜肿胀、颜色变白、出血,甚至破损等。预防措施:使用专用冰棉签前检查并去除棱角,保持表面光滑;套上保护膜,避免冰块直接接触皮肤黏膜;严格掌握专用冰棉签的使用时间,达到张口目的后立即抽出;刺激力度应从小开始,不宜过大。如果发生口腔黏膜损伤,立即停止操作,予以对症处理。

2. 恶心、呕吐 刺激咳嗽过程中,刺激咽部反射性引起恶心呕吐,或者患者剧烈咳嗽引起腹内压增高导致胃内容物反流。预防措施:操作应在空腹状态下或餐后 1~2 小时进行,肠内营养患者应暂停喂养并评估后再进行操作；操作过程中动作力度适中，刺激时间不宜过长。如患者恶心，应暂停操作，待患者缓解后进行；如发生呕吐，应立即停止操作，将患者头偏一侧，并清理口鼻腔及呼吸道内残留物，防止误吸、窒息的发生。

（六）操作注意事项

1. 冰刺激口腔 K 点张口法

（1）操作者需准确定位口腔 K 点的位置。

（2）确保专用冰棉签表面光滑，使用前去除冰块棱角；保持专用冰棉签外保护膜完好，以免冰块直接接触皮肤黏膜。

（3）刺激 K 点时间不宜过长，刺激后患者通常会主动出现张口动作，如果>10 秒仍未张口，应选择其他张口方法。

（4）刺激 K 点力度应从小开始，达到患者张口即可，防止力度过大损伤口腔黏膜。

（5）操作过程中患者如发生呛咳、发绀等异常情况时，应及时停止操作，并及时处理。

2. 气管外刺激咳嗽张口法

（1）刺激气管时力度适中。力度过大容易引起患者不适或损伤气管黏膜；力度过小则诱导张口无效。按压动作只需操作一次，无需重复。

（2）操作过程中，患者如发生呛咳、发绀等异常情况时，应及时停止操作，并及时处理。

（3）操作应在空腹状态下或餐后 1~2 小时进行，肠内营养患者应暂停喂养并评估后进行操作。

3. 气管内刺激咳嗽张口法

（1）操作时动作轻柔，确保插入吸痰管时无负压，避免鼻腔、呼吸道黏膜损伤。

（2）操作过程中，患者如发生呛咳、发绀等异常情况时，应及时停止操作，并及时处理。

（3）操作应在空腹状态下或餐后 1~2 小时进行，肠内营养患者应暂停喂养并评估后进行操作。

三、相关知识

1. 冰刺激口腔 K 点张口法　原理类似于"下颌张口反射"，主要是口腔 K 点（位于腭舌弓和翼突下颌帆的中央位置，即两牙线交点的后方凹陷处）受到温度（冰）的刺激后，将冲动经三叉神经感觉支传至脑桥的三叉神经脊束核，再发出纤维经三叉丘系传导至丘脑腹后内侧核，再发出丘脑皮质束投射至大脑皮层，大脑皮层接收信号后发出神经纤维下行至脑桥的三叉神经运动核，再发出运动纤维支配咀嚼肌，出现张口动作。而在温度（冰）刺激口腔 K 点的过程中，腭舌弓外侧黏膜也能接受到刺激，将冲动经三叉神经脊束核和孤束核传入至延髓疑核，通过疑核上部或中部发出神经冲动，由舌咽神经或迷走神经支配茎突咽肌、软腭与咽部的骨骼肌，从而产生自主吞咽动作（图 2-7-0-2）。

2. 刺激咳嗽张口法　咳嗽是一种防御性呼吸反射，属于基本保护的反射功能，由延髓咳嗽中枢受到相应刺激引起的，其反射弧包括感受器、传入神经、中枢、传出神经和效应器。咳嗽中枢位于延髓孤束核附近，呈弥散性分布，咳嗽中枢不等同于延髓呼吸中枢。咳嗽反射弧的传出神经是脊髓神经第 3~5 颈神经（膈神经）、胸神经（肋间神经）、迷走神经（气道）、喉返神经（喉、声门）。咳嗽反射的效应器则是气道平滑肌、呼气肌（主要是肋间内肌）、膈肌和声门等。

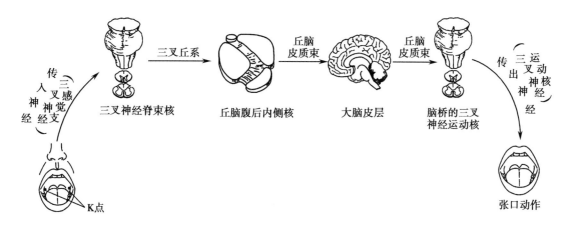

图 2-7-0-2　张口动作反射弧

　　刺激咳嗽张口法原理(图 2-7-0-3)是咽部或气管内黏膜感受器受到刺激后,将冲动传至延髓的咳嗽中枢,咳嗽中枢反射性地将冲动传向运动神经,引起咽肌、膈肌以及其他呼吸肌的运动以完成咳嗽动作。主要表现为先短暂的深吸气后声门关闭,此时呼气肌强劲收缩使肺内压和腹内压上升,随后声门打开,气体以高速冲出,并振动声带发出典型的咳嗽音,从而出现张口表现。

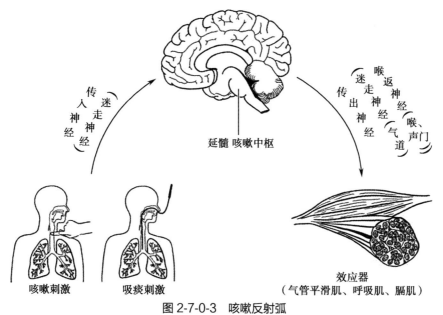

图 2-7-0-3　咳嗽反射弧

四、诱导张口技术规范检查表(表 2-7-0-1~ 表 2-7-0-4)

表 2-7-0-1 冰刺激口腔 K 点张口技术规范操作核查表

项目	内容	是	部分	否
操作前准备	核对医嘱和患者信息,包括床号、姓名、性别、出生年月、住院号			
	评估患者病情、意识状态,口腔颊部黏膜完好等			
	患者知晓目的、注意事项和配合要点,取合适体位			
	物品准备齐全;吸氧、负压吸引装置等			
操作过程	洗手,戴手套			
	颌下垫一次性治疗巾			
	用温水棉签湿润患者口唇			
	取专用冰棉签,从患者嘴角处沿着下牙外侧与颊部间进入口腔,刺激 K 点,诱发患者张颌反射,主动张口			
	立即使用开口辅助工具置于臼齿固定,维持患者张口状态			
	检查口腔情况,如黏膜有无损伤,牙齿有无松动等;有义齿者需取下			
	进行下一步的检查、治疗和护理			
	操作完成后,清洁并保持口唇湿润			
操作后处置	协助患者取舒适卧位,整理床单位			
	再次核对			
	正确处理医疗废物			
	洗手,记录			
	健康宣教			

表 2-7-0-2 气管外刺激咳嗽张口技术操作核查表

项目	内容	是	部分	否
操作前准备	核对医嘱和患者信息,包括床号、姓名、性别、出生年月、住院号			
	评估患者病情、意识状态等			
	患者知晓目的、注意事项和配合要点,取合适体位			
	物品准备齐全;吸氧、负压吸引装置等			
操作过程	洗手,戴手套			
	颌下垫一次性治疗巾			
	用温水棉签湿润患者口唇			
	操作者将拇指或示指置于患者胸骨上窝			

项目	内容	是	部分	否
操作过程	快速按压气管后,迅速松开,刺激患者咳嗽,诱发反射性张口。气管切开患者,可避开气管导管刺激气管引起咳嗽,诱发患者反射性张口			
	立即使用开口辅助工具置于臼齿固定,维持患者张口状态			
	检查口腔情况,如黏膜有无损伤,牙齿有无松动等;有义齿者需取下			
	进行下一步的检查、治疗和护理			
	操作完成后,清洁并保持口唇湿润			
操作后处置	协助患者取舒适卧位,整理床单位			
	再次核对			
	正确处理医疗废物			
	洗手,记录			
	健康宣教			

表 2-7-0-3　气管内刺激咳嗽张口法操作核查表

项目	内容	是	部分	否
操作前准备	核对医嘱和患者信息,包括床号、姓名、性别、出生年月、住院号			
	评估患者病情、意识状态,有无鼻腔黏膜损伤、鼻中隔偏曲等。气管切开患者需评估气管导管型号及气囊压力			
	患者知晓目的、注意事项和配合要点,取合适体位			
	物品准备齐全;吸氧、负压吸引装置等,必要时备抢救车			
操作过程	洗手,戴手套			
	颌下垫一次性治疗巾			
	分别用温水棉签清洁鼻腔及湿润口唇			
	连接吸痰管			
	无负压经鼻腔到达咽部,或通过气管切开导管进入气管			
	吸痰管尖端轻触咽部或气管黏膜,诱发咳嗽			
操作过程	出现反射性张口后,立即使用开口辅助工具置于臼齿固定,维持患者张口状态			
	检查口腔情况,如黏膜有无损伤,牙齿有无松动等;有义齿者需取下			
	进行下一步的检查、治疗和护理			
	操作完成后,清洁并保持口唇湿润			
操作后处置	协助患者取舒适卧位,整理床单位			
	再次核对			
	正确处理医疗废物			
	洗手,记录			
	健康宣教			

表 2-7-0-4 诱导张口技术规范操作评估表

项目	好(5分)	一般(3分)	差(1分)
操作过程流畅度			
操作检查熟练度			
人文关怀			

打分说明:

好:操作过程清晰流畅,操作熟练,评估、处理方法正确,人文关怀到位。

一般:操作过程能整体完成,操作较熟练,评估、处理方法基本正确,人文关怀不足。

差:操作过程欠流畅,操作粗暴,处理方法错误,无人文关怀。

五、常见操作错误及分析

1. 过度刺激 K 点　过度刺激 K 点可能导致患者 K 点的敏感性下降。主要是由于操作者对口腔 K 点刺激过于频繁或停留时间过长。

2. 气管内刺激咳嗽时进管方法不当　气管内刺激咳嗽时进管方法不当可能导致气管黏膜损伤或出血。主要由于操作者进管时力度过大或强行插入吸痰管。

六、目前常用训练方法简介

模型训练

目前诱导张口技术训练常用训练模型有:人体智能张口训练模型(图 2-7-0-4)。人体智能张口训练模型是基于对人体口腔及呼吸道的仿生模拟而建立的,主要分为两个部分,包括口腔模型和呼吸道模型。口腔模型包括口唇、颊、腭、牙、舌及口腔 K 点;呼吸道模型包括鼻、咽、喉、气管、主支气管和肺内各级支气管等。该模型是一种仿真人体解剖模型,模拟患者牙关紧闭状态下,医护人员分别通过冰棉签刺激口腔 K 点、气管外刺激咳嗽、气管内刺激咳嗽等方法诱导患者张口动作的发生,通过对模型的训练帮助医护人员清晰地理解诱导张口触及点的解剖位置,立体感觉与真实操作相近。

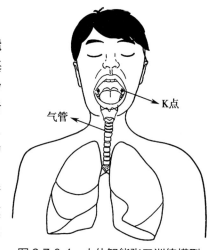

图 2-7-0-4　人体智能张口训练模型

七、相关知识测试题

1. 患者,女,45 岁,颅脑外伤术后 20 日,GCS 评分 5 分,留置气管导管 20 日,留置胃管 20 日,在口腔护理实施过程中,患者牙关紧闭,无义齿无牙齿松动,该患者优先选择打开口腔的方法是

A. 安慰患者,嘱其张口配合

B. 使用压舌板、开口器等用具从白齿处打开口腔

C. 冰刺激口腔 K 点张口法

D. 按摩患者咬肌及下颌关节

E. 徒手按压下颏张口法

2. 患者,男,52 岁,脑出血术后 13 天,GCS 评分 7 分,留置胃管 11 日,无气管切开,行吞咽功能训练时发现患者牙关紧闭,使用冰刺激口腔 K 点打开口腔无效时,该患者优先选择打开口腔的方法是

A. 冰刺激口腔 K 点张口法

B. 气管外刺激咳嗽张口法

C. 气管内刺激咳嗽张口法

D. 徒手按压下颏张口法

E. 使用压舌板、开口器等用具从白齿处打开口腔

3. 患者,男,48 岁,缺血缺氧性脑病,GCS 评分 5 分,留置胃管 9 日,留置气管切开 9 日,行口腔检查时发现患者牙关紧闭,使用冰刺激口腔 K 点张口法无效,该患者优先选择打开口腔的方法是

A. 冰刺激口腔 K 点张口法

B. 气管外刺激咳嗽张口法

C. 气管内刺激咳嗽张口法

D. 徒手按压下颏张口法

E. 使用压舌板、开口器等用具从白齿处打开口腔

4. 患者,女,47 岁,脑出血术后 10 天,GCS 评分 6 分,留置胃管 10 天,行口腔护理实施过程中,患者牙关紧闭,无义齿无牙齿松动,该患者优先选择打开口腔的方法是

A. 安慰患者,嘱其张口配合

B. 按摩患者咬肌及下颌关节

C. 使用压舌板、开口器等用具从白齿处打开口腔

D. 气管外刺激咳嗽张口法

E. 徒手按压下颏张口法

5. 患者,女,70 岁,脑出血术后 8 日,留置胃管 8 日,留置气管切开 8 日,行口腔检查时发现患者牙关紧闭,该患者优先选择打开口腔的方法是

A. 安慰患者,嘱其张口配合

B. 按摩患者咬肌及下颌关节

C. 使用压舌板、开口器等用具从白齿处打开口腔

D. 徒手按压下颏张口法

E. 气管内刺激咳嗽张口法

答案:1. C;2. B;3. C;4. D;5. E

参考文献

[1] 雷泽慧. PDCA 循环管理对鼻咽癌放疗患者张口困难程度及锻炼依从性的影响. 黑龙江医学, 2022, 46 (14): 1740-1742.

[2] 蔡木辉. 口腔 K 点刺激在脑卒中意识障碍患者口腔护理中的运用. 世界最新医学信息文摘, 2018, 18 (A2): 347-348. DOI: 10.19613/j. cnki. 1671-3141. 2018. 102. 188.

[3] 盘丽华, 张传东, 仇洪, 等. K 点刺激联合吞咽 - 摄食管理在颅脑外伤术后吞咽障碍患者中的应用研

究 . 解放军护理杂志 , 2022, 39 (01): 34-37.

［4］夏振兰 , 谭健群 , 刘雪琴 . 从口腔护理技术理论思考基础护理存在的问题 . 护理研究 , 2015, 29 (02): 248-250.

［5］刘秀云 . 长期昏迷患者的口腔护理 . 基层医学论坛 , 2014, 18 (30): 4168-4169.

［6］Seguin Philippe, Laviolle Bruno, Dahyot-Fizelier Claire, et al. Effect of oropharyngeal povidone-iodine preventive oral care on ventilator-associated pneumonia in severely brain-injured or cerebral hemorrhage patients: A multicenter, randomized controlled trial. Pubmed, 2014, 42 (1).

［7］寇利琼 . 两种不同口腔护理方法对预防昏迷、危重患者口腔并发症的效果观察 . 中医临床研究 , 2011, 3 (14): 99-100.

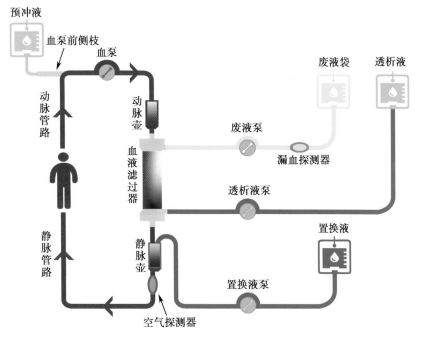

图 1-1-3-1 连续性静脉 - 静脉血液透析滤过示意图

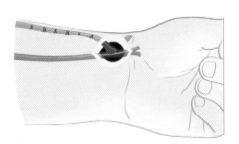

图 1-1-4-1 绳梯式穿刺

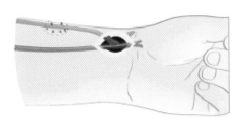

图 1-1-4-2 区域穿刺法

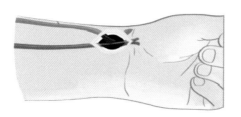

图 1-1-4-3　钝针穿刺法

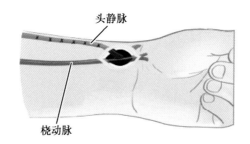

图 1-1-4-4　桡动脉 - 头静脉

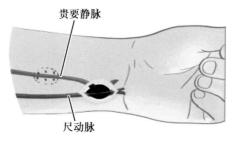

图 1-1-4-5　尺动脉 - 贵要静脉

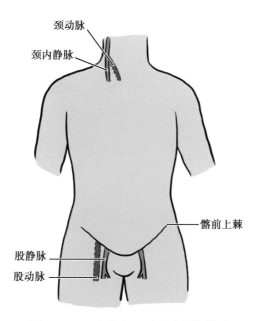

图 1-1-7-1　股静脉、颈内静脉训练模型

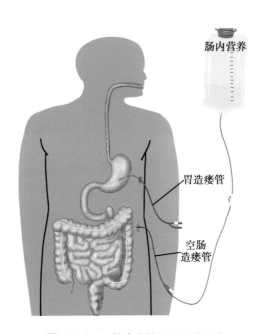

图 1-2-1-1　经皮内镜下胃肠造瘘术

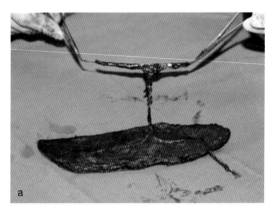

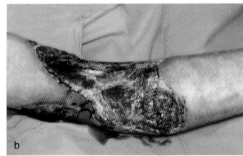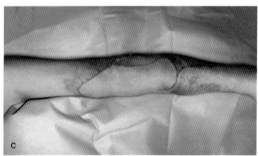

图 1-2-4-1 皮瓣移植术

（a 皮瓣；b 受区；c 皮瓣移植）

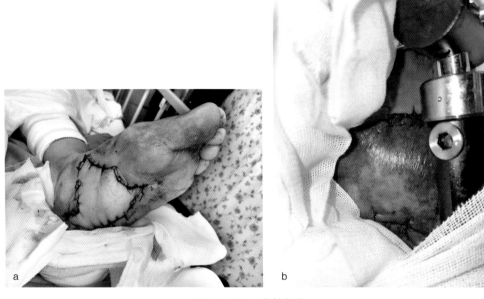

图 1-2-4-2 血管危象
（a 动脉危象；b 静脉危象）

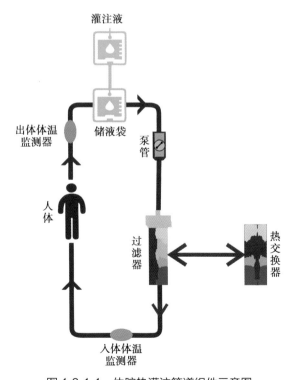

图 1-3-1-1 体腔热灌注管道组件示意图

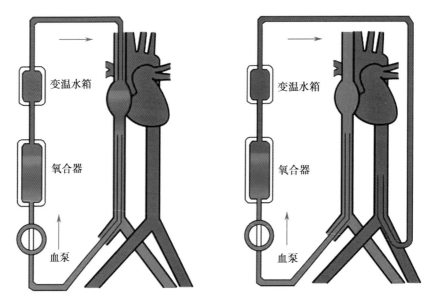

图 1-4-5-1　VV-ECMO 和 VA-ECMO

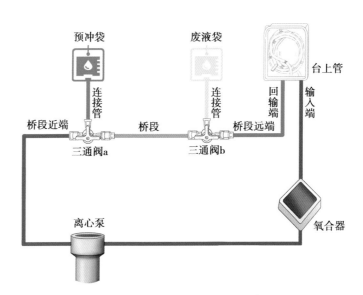

图 1-4-5-2　ECMO 预冲连接示意图

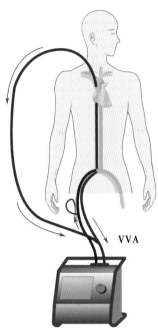

图 1-4-5-3　VVA-ECMO

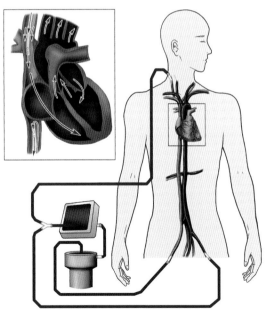

图 1-4-5-4　VAV-ECMO

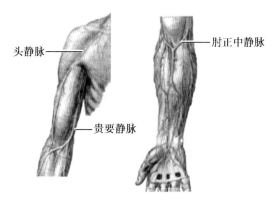

图 2-1-1-1　传统 PICC 穿刺首选静脉

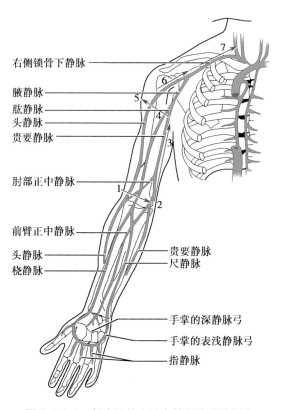

图 2-1-1-4　超声评估上肢血管探头移动顺序

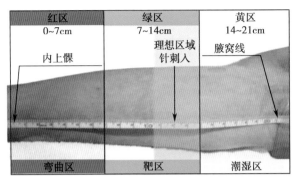

图 2-1-1-5　区域穿刺法

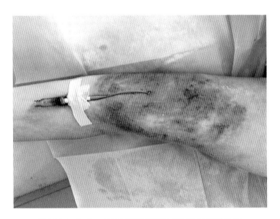

图 2-1-1-8　医用粘胶剂相关性皮肤损伤

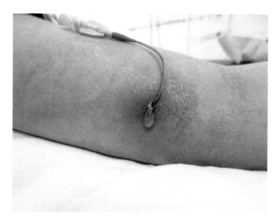

图 2-1-1-9　穿刺点局部感染

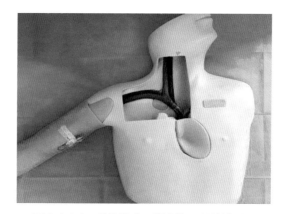

图 2-1-3-2　药物渗出 / 外渗处理训练模型 1

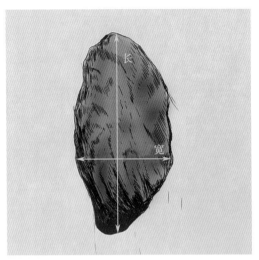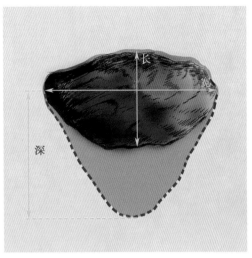

图 2-4-1-1 伤口测量

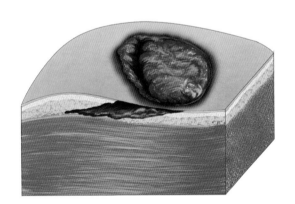

图 2-4-1-2 潜行

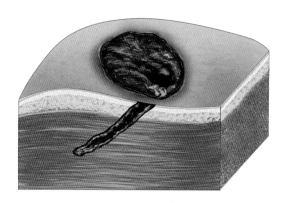

图 2-4-1-3 窦道

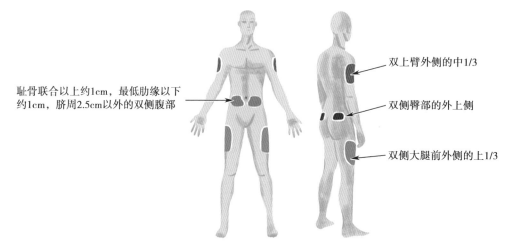

耻骨联合以上约1cm，最低肋缘以下
约1cm，脐周2.5cm以外的双侧腹部

双上臂外侧的中1/3

双侧臀部的外上侧

双侧大腿前外侧的上1/3

图 2-5-1-1 胰岛素注射部位

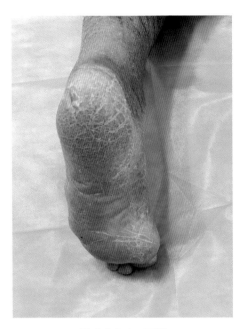

图 2-5-2-1 干燥

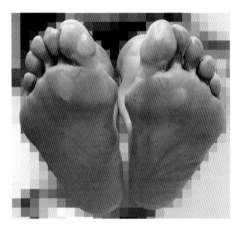

图 2-5-2-2 水泡及胼胝

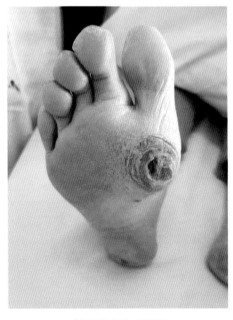

图 2-5-2-3 胼胝

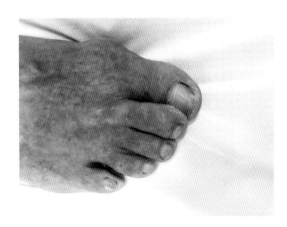

图 2-5-2-4 跆外翻

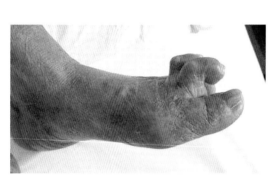

图 2-5-2-5 爪形趾

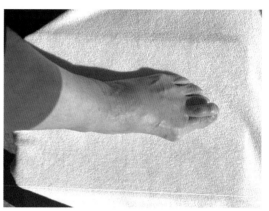

图 2-5-2-6 叠趾

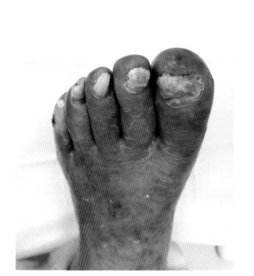

图 2-5-2-7 灰趾甲

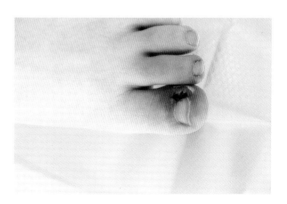

图 2-5-2-8 甲沟炎

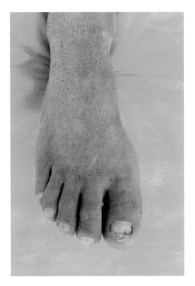

图 2-5-2-22　趾甲过短

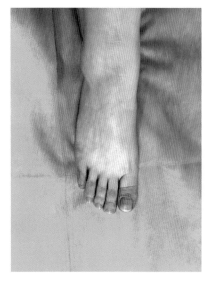

图 2-5-2-23　一字形修剪趾甲